1991

DR. R. MATTERN
Blücherstraße 7
6750 KAISERSLAUTERN
Telefon

Donald H. Enlow
Handbuch des Gesichtswachstums

Handbuch des Gesichtswachstums

Donald H. Enlow, Ph.D.
Professor and Chairman, Orthodontic Department
Assistant Dean for Graduate Studies and Research,
Thomas Hill Distinguished Professor of Oral Biology,
Case Western University, Cleveland, Ohio

Mit Beiträgen von
Robert E. Moyers, D.D.S., Ph.D. und William W. Merow, D.D.S.

Übersetzung von
Dr. Thomas H. Wawerla, Kiel

überarbeitet von
Professor H.-J. Merker, Berlin

Quintessenz Verlags-GmbH 1989
Berlin, Chicago, London, São Paulo und Tokio

Titel der amerikanischen Originalausgabe:
Facial Growth
© 1982 by W. B. Saunders Company

CIP-Titelaufnahme der Deutschen Bibliothek

Enlow, Donald H.:
Handbuch des Gesichtswachstums / hrsg. von Donald H.
Enlow ; Thomas Hill. Mit Beitr. von Robert E. Moyers u.
William M. Merow. Übers. von Thomas H. Wawerla. Überarb.
von H.-J. Merker. – Berlin ; Chicago ; London ; São Paulo ;
Tokio : Quintessenz-Verl.-GmbH, 1989
  ISBN 3-87652-259-5
NE: Hill, Thomas:

Dieses Werk ist urheberrechtlich geschützt. Jede Verwertung
außerhalb der engen Grenzen des Urheberrechtsgesetzes ist ohne
Zustimmung des Verlags unzulässig und strafbar. Das gilt insbesondere
für Vervielfältigungen, Übersetzungen, Mikroverfilmungen und die
Einspeicherung und Verarbeitung in elektronischen Systemen.

© 1989 by Quintessenz Verlags-GmbH, Berlin

Satz und Druck: Kutschbach Druck und Verlag GmbH, Berlin
Bindearbeiten: Lüderitz & Bauer, Berlin
Printed in Germany
ISBN 3 87652 259 5

Vorwort der Übersetzers

Als mir das vorliegende Buch von Donald H. *Enlow* in seiner amerikanischen Originalfassung in die Hände fiel, suchte ich sofort nach seiner Übersetzung und war sehr erstaunt, daß es noch nicht auf deutsch erschienen war. Weder damals noch heute gibt es ein vergleichbares Werk, welches die Grundlagen des Gesichtswachstums und all seiner Randgebiete so leicht verständlich darstellt und beschreibt.

Bei der Erklärung der Wachstumsvorgänge taucht der Begriff „Endost" (inneres Periost) auf. Dieser Terminus ist im deutschen Sprachraum bislang noch nicht geläufig. Da im Zuge der genauen Beschreibung der komplizierten Remodellationsvorgänge eine Unterscheidung zwischen äußerer und innerer Knochenhaut unerläßlich war, habe ich den Begriff aus dem Amerikanischen übernommen.

Ein tiefgreifendes Verständnis des Gesichtswachstums ist die Basis für die Deutung vieler klinischer und röntgenologischer Befunde und die Grundlage für eine fundierte Prognostik, und das nicht nur auf dem Gebiet der Kieferorthopädie. Diese Einsicht wird sich bei uns in Zukunft sicherlich noch weiter verbreiten als bisher. Dem vorliegenden Buch kommt im Zuge dieser Entwicklung eine Schlüsselrolle zu. Manche Versuche, das Gesichtswachstum nur als Begleitthema zu behandeln, müssen allein des geringeren Umfangs wegen oberflächlich bleiben, auch wenn einige Kapitel dieses Buches als Vorlage dienten.

So wird das Original hoffentlich einen großen und kritischen Leserkreis finden und dem neugieren Studenten oder Facharzt die gleiche Faszination bereiten, die ich bei der Arbeit an diesem Buch erfahren konnte.

Thomas H. *Wawerla*

Vorwort zur zweiten amerikanischen Auflage

Das Erfreuliche an jeder Neuauflage ist, daß sie nicht nur nach dem letzten Wissensstand überarbeitet wird sondern auch durch Informationen ergänzt werden kann, die durch Fragen wie: „Warum hast Du diesen wichtigen Punkt nicht berücksichtigt?" angeregt wurden. Auch ist es möglich, all die während der Seminare, Vorlesungen und Colloquien von Kollegen und Studenten aufgeworfenen Fragen einzuarbeiten. In dieser Ausgabe finden wir noch andere Verbesserungen, einige Klärungen von Zweifelsfällen und auf manchen Gebieten interessante Fortschritte. Ich freue mich, sie Ihnen hier präsentieren zu können.

Der Gesamtumfang bleibt unverändert, er hat sich bewährt. Der jeweils erste Teil eines Kapitels (und soweit es die Zeit und Gelegenheit erlaubt auch Teil 2) ist für die studentische Ausbildung geeignet. Der jeweils zweite Teil ist für die fachzahnärztliche Ausbildung gedacht, wobei natürlich – falls nötig – auch Primärliteratur hinzugezogen werden sollte.

Das Kapitel „Einführung" wurde etwas ausgeweitet und bringt nun noch mehr allgemeine Informationen zum Thema „Gesicht". Vor Erscheinen dieses Buches existierte weder für die studentische noch für die fachzahnärztliche Ausbildung ein Werk in dieser Form. Es sollte deshalb für Lehrer wie Studenten gleichermaßen interessant sein.

Donald H. *Enlow*

Vorwort zur ersten amerikanischen Auflage

Dieses Buch ist ein Elementarwerk über das Wachstum der Knochen in Gesicht und Schädel und über die gesamte postnatale Entwicklung des Gesichtes. Es soll kein Nachschlagewerk für Fortgeschrittene sein. Es ist keine allumfassende Darstellung der enorm vielen Faktoren in allen Bereichen des Gesichtswachstums. Es ist kein Lehrbuch der Kephalometrie. Es stellt keinen vollständigen Rückblick oder gar eine Analyse der einschlägigen Literatur dar. Es ist kein Kompendium statistischer „Wachstumsdaten". Dieses Buch ist vielmehr angelegt, dem Studenten der Zahnmedizin oder Medizin ein Grundlagenwissen zu vermitteln. Es behandelt weitgehend die wesentlichen Konzepte des Gesichtswachstums. Es ist bezeichnend, daß es bis heute kein solches Werk gab. In einigen Sparten der Medizin und besonders der Zahnmedizin wird heute allerdings das „Wachstum und die Entwicklung des Gesichtes" als wesentlicher Bestandteil des fachlichen Grundwissens betrachtet.

Einige Universitäten bieten zum Thema Gesichtswachstum besondere Vorlesungen an oder behandeln dieses Thema in anderen mit. Viele Universitäten tun dies aber noch nicht. Eine Ursache dafür mag sein, daß es bis jetzt nicht ein einziges Lehrbuch zu diesem Thema gab. Die Lehrer müssen aus einer Fülle von Einzelveröffentlichungen eine Literaturliste zusammenstellen. Für den Anfänger ist es immer sehr schwierig, sich auf diese Weise das Grundlagenwissen zusammenzusuchen. Die meisten dieser Literaturangaben sind Auszüge aus der Forschungsliteratur oder Kapitel aus sehr spezifischen Untersuchungen. Für den fortgeschrittenen Studenten der Orthodontie mag dies angemessen sein. Der Anfänger auf diesem Gebiet wie alle anderen Studenten brauchen jedoch Literatur anderer Art.

Viele Universitäten vermitteln während des Studiums nur sehr wenig Wissen über das Gesichtswachstum. Während der Vorlesungen in Kieferorthopädie und Pädodontie wird meist nur eine Einführung in die Kephalometrie gegeben. Gäbe es jedoch geeignete Literatur und wäre die auch noch leicht verständlich, würde es der Fakultät viel leichter fallen, ihre Studenten mit dieser Thematik vertraut zu machen.

Dieses Buch eignet sich ganz besonders für eine derartige Einführung. Obwohl ich hoffe, daß bald in allen zahnmedizinischen Studiengängen Sondervorlesungen über Gesichtswachstum und -entwicklung angeboten werden, ist mir bewußt, daß in vielen Fällen die Fülle des Stoffes zu einer Konzentration zwingt. So ist erklärlich, daß dieses wichtige Thema noch häufig in anderen Vorlesungen mitbehandelt wird. Angesichts dieser Tatsachen habe ich das „Lehrbuch des Gesichtswachstums" folgendermaßen konzipiert:

Vorwort zur amerikanischen Auflage

1. Es muß für den Studienanfänger verständlich sein. Er soll jedoch von Fülle und Vielfalt der Informationen nicht überwältigt werden. Dennoch bietet das Buch auch dem fortgeschrittenen Studenten, der an eine Spezialisierung in Kieferorthopädie, Pädodontie, Gesichtschirurgie oder plastischer Chirurgie denkt, wichtiges Grundlagenwissen.
2. Die meisten Kapitel haben 2 Teile. Der erste Teil bietet jeweils einen einführenden Überblick, d. h. eine leicht verdauliche, gekürzte und komprimierte Version des zweiten Teils. Teil 2 enthält dann eine ausführliche Darstellung der in Teil 1 skizzierten Themen. Die den verschiedenen Wachstumsprozessen zugrundeliegenden Theorien werden im einzelnen erklärt.
3. Sollte ein vorklinischer oder klinischer Kurs angeboten werden, so kann dieses Buch von vorne bis hinten abgehandelt werden. Es kann in den ein- oder zweimal wöchentlich stattfindenden Seminaren als kursbegleitende Lektüre benutzt werden. Sollte es dieses Buch in Kursen für Fortgeschrittene benutzt werden, werden die Seminarleiter noch andere Begleitliteratur angeben, damit die Kursteilnehmer die Forschungsergebnisse noch besser beurteilen können.
4. Reicht in einem Kurs die Zeit nicht aus, das gesamte Buch durchzuarbeiten, so kann der Kursleiter sich darauf beschränken nur den ersten Teil (die verkürzte Version) eines Kapitels abzuhandeln. Dieses Vorgehen wäre für Kurz-Kurse von 2-3 Wochen oder für Lerneinheiten innerhalb anderer Kurse geeignet. Der verkürzte Teil 1 ist auch für Fortbildungsseminare, die sich mit dem Gesichtswachstum beschäftigen, zu empfehlen.
5. Manche Leiter vorklinischer oder klinischer Kurse werden gerne bestimmte Kapitel oder Teile daraus zur Vertiefung ihres Kursprogrammes nützen, so z. B. in Kursen über Gesichtschirurgie, die Abschnitte über den Kondylus mandibulae, das Nasenseptum und andere spezielle Problemstellungen. In Prothetik-Kursen können besonders die Kapitel über die Remodellationsprozesse und die Folgen der Zahnlosigkeit hilfreich sein. Anatomische Kurse können u. a. die Kapitel über die faziale Embryologie und einige Abschnitte über die postnatalen Wachstumsprozesse nutzen. In parodontologischen Kursen kann der Teil über das Parodontium und die anderen Weichgewebe Anwendung finden. Kieferorthopädische und pädodontische Kurse werden die Kapitel über Kephalometrie und hier sowohl die gekürzte Version aus Teil 1, als auch einige detailliertere Artikel aus Teil 2 heranziehen. Radiologie-Kurse können von den Sektionen über Kephalometrie und über die Interpretation von Aufnahmen Gebrauch machen. Der jeweils erste Teil eines Kapitels kann in den kieferorthopädischen oder anatomischen Kursen für Dentalhygieniker benutzt werden. Medizinstudenten und Praktikanten der Neurochirurgie, der plastischen Chirurgie, und der Pädiatrie werden die meisten Abhandlungen nützlich und hilfreich sein.

Der Studienanfänger wird dieses Buch vielfältig nutzen können, egal ob er oder sie es auf einmal durchliest, oder ob es Kapitel für Kapitel entsprechend den Fortschritten im Kursplan durchgearbeitet wird. Auch wenn in den vorklinischen Kursen der jeweilige Teil 1 ausreicht, werden wohl einige Studenten schon in dem jeweils 2. Teil nach mehr Information suchen, denn das Thema ist ungemein interessant und nützlich. Immer wenn das Gesichtswachstum in irgendwelchen Kursen angesprochen wird, kann dieses Lehrbuch als Quelle und verläßliches Nachschlagewerk dienen. Der Student wird dieses Buch in Fortbildungsseminaren weiter verwenden können.

Das vorliegende Buch ist absichtlich kurz gehalten und besteht weitgehend aus erklärenden Diagrammen, begleitet von kurzen erläuternden Texten. Es ermöglicht ein Konzept aus dem anderen zu entwickeln. Es lag auch daran, leicht verständliche Diagramme zu betonen und zu beschreiben und nicht seitenlange langweilige Erklärungen abzugeben. Das Buch ist so angelegt, daß die Grundlagen des Gesichtswachstums in möglichst kurzer Zeit erlernt werden können.

Donald H. Enlow

Inhaltsverzeichnis

Vorwort	**5**

1 Einführung	**15**
Das Gesicht	15
Die Veränderungen des wachsenden Gesichts	28

2 Einführung in Konzepte des Wachstumsprozesses	**39**
Teil 1	39
Teil 2	50

3 Der Ablauf des Gesichtswachstums	**81**
Teil 1	81
Teil 2	112

4 Der Bauplan des menschlichen Gesichts	**199**
Teil 1	199
Teil 2	210

5 Die normalen Variationen der Gesichtsform und die anatomische Basis für Malokklusionen	**237**
Teil 1	237
Teil 2	248

6 Die strukturelle Basis für ethnische Variationen der Gesichtsform	**279**

7 Kontrollprozesse des Gesichtswachstums	**289**

8 Wachstum und Entwicklung des Gesichts beim Rhesusaffen	**297**

9 Kephalometrie	**309**
Teil 1	309
Teil 2	313
Technik und Methoden	314
Normen, Variationen, Vergleiche	318
Linien, Ebenen, Winkel	320
Beurteilung des Skeletts	322
Beurteilung der Zähne	326
Beurteilung der Weichteile	327
Analysen	327
Downs-Analyse	329
Steiner-Analyse	331
Wylie-Analyse	333
Tweed-Analyse	334
Ricketts-Analyse	336
Bjork-Analyse	338
Sassouni-Analyse	342
Zusammenfassung der Analysen	343
Die Übereinanderprojektion zur Bewertung von Wachstumsveränderungen	344
Zusammenfassung	344
Die Partner-Analyse (*Enlow*)	346
Begriffserläuterungen	350

10 Die embryonale Gesichtsentwicklung	**353**
Teil 1	353
Teil 2	362
Lippen- und Kieferspalten	373
Vergleich von praenatalen und postnatalen Wachstumsprozessen in Gesicht und Schädel	376
Der nasomaxilläre Komplex	376
Calvaria und Schädelbasis	383
Die Gehörknöchelchen	386
Die Mandibula	389

11 Knochen und Knorpel — 391

    Teil 1 — 391
    Teil 2 — 398
        Knorpel — 398
        Knochen — 400
        Die Knochengewebe — 430

12 Die Reifung des orofazialen neuromuskulären Systems — 449

    Teil 1 — 449
        Konzept 1: Die Klassen der neuromuskulären Aktivität — 449
        Konzept 2: Die pränatale Reifung — 450
        Konzept 3: Die neonatalen oralen Funktionen — 450
        Konzept 4: Entwicklung der frühen postnatalen orofazialen neuromuskulären Funktionen — 450
        Konzept 5: Die okklusale Homeostase — 451
        Konzept 6: Die Auswirkungen des neuromuskulären Systems auf das Gesichtswachstum — 452
        Konzept 7: Die Auswirkungen kieferorthopädicher Therapie auf die Muskulatur — 452
    Teil 2 — 453
        Die neonatalen oralen Funktionen — 453
        Die frühe postnatale Entwicklung der oralen neuromuskulären Funktionen — 455
        Die okklusale Homeostase — 459
        Die Wirkung des neuromuskulären Systems auf das Gesichtswachstum — 460
        Die Wirkung einer kieferorthopädischen Therapie auf die Muskulatur — 461

13 Die zahnlose Mandibula — 463

Literaturverzeichnis — 471

Sachregister — 519

1 Einführung

Das Gesicht

Im Laufe des Lebens sieht man die Gesichter von Tausenden von Menschen und jedes erscheint anders und individuell. Keine zwei Gesichter sind völlig gleich, nicht einmal solche von eineiigen Zwillingen. Das Gesicht eines jeden Menschen ist ein Original, nie zuvor gab es genau das gleiche Gesicht und nie wieder wird es ein solches geben. Dies ist um so bemerkenswerter, wenn man sich klarmacht, aus wie wenig Teilen ein einziges Gesicht besteht: Einem Unterkiefer und Kinn, den Wangenknochen, einem Mund und Oberkiefer, einer Nase und zwei Augenhöhlen. Ergänzen wir noch die Stirn und die supraorbitalen Wülste für den neurocraniellen Anteil des Gesichtes. Wie kann es möglich sein, daß so wenige Komponenten so große Variationen der Gesichtsformen ermöglichen.

Die Antwort ist unsere Fähigkeit, die überaus subtilen Unterschiede in relativer Form, Größe und Proportion sowohl der knöchernen wie auch der Weichgewebe und die minimalen Variationen der topographischen Konturen untereinander wahrzunehmen. Eine sehr geringe Abweichung der Konfiguration z. B. der Nase bewirkt eine wesentliche Veränderung in Erscheinung und Charakter des ganzen Gesichtes. (Siehe Abb. 1.1. Sie zeigt dieselbe Person vor und nach einer Rhinoplastik). Große Bedeutung für den Gesichtsausdruck haben der Mund, der Glanz der Augen und der Tonus der mimischen Muskulatur. Wie oft fragt man sich: „An wen erinnert mich dieses Gesicht?" Das geschieht, weil eine bestimmte Komposition aus Nasenkontur, Lippenkonfiguration, Wangenform etc. an ein anderes bekanntes Gesicht erinnern.

Die Anthropologen können auf mazerierten Schädeln mit Hilfe von Durchschnittswerten über die Schichtdicke der darüberliegenden Weichgewebe die ursprünglichen Gesichter „rekonstruieren". Jedoch können diese Rekonstruktionen nur generelle Verallgemeinerungen sein, weil der Populationsdurchschnitt nie den strukturellen Feinheiten eines Individuums in allen oder auch nur einigen Belangen gerecht werden kann. Jedermann kennt die Methode, mit der Zeichner der Polizei aufgrund von Augenzeugenberichten die Gesichter von Tatverdächtigen wiederzugeben versuchen. Manchmal gelingt es den Zeichnern, mehr oder weniger ähnliche Bilder anzufertigen, aber oft gelingt dies nicht. Es hängt davon ab, wie genau der Zeuge sich an die entscheidenden Gesichtszüge erinnern und diese beschreiben kann.

Durch das Vermögen des Zeugen, aus dem Katalog der verschiedenen Nasen, Wangenknochen, Haarfarben, Augenbrauen und Kinnformen die richtigen auszusuchen, wird die Effektivität des Zeichners stark beeinflußt. Wie schon gesagt,

Einführung

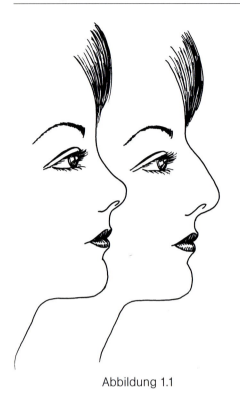

Abbildung 1.1

bewirken also relativ subtile Unterschiede in bestimmten Strukturen den unverwechselbaren, individuellen Charakter eines Gesichtes.
Auf den nächsten Seiten werden die wissenschaftlich-biologischen Grundlagen weitverbreiteter Variationen beschrieben. Drei generelle Probleme müssen in die Überlegungen mit einbezogen werden:

1. Unterschiedliche Gesichtstypen, die mit der Form des ganzen Kopfes zusammenhängen.
2. Unterschiede des männlichen und weiblichen Gesichtes, und
3. Unterschiede zwischen dem kindlichen und Erwachsenen-Gesicht.

Beim Studium dieser Variationen beginnt man zu verstehen, daß teilweise die *gleichen* Charakteristika mit allen drei Kategorien korrellieren, besonders gilt dies für einige physiologische und morphologische Merkmale.

Die Kopfform. In bezug auf die Kopfform existieren zwei Extreme: Der lange, schmale Kopf (Dolichocephalus, Langkopf) und der breite, kurze und runde Kopf (Brachycephalus). Der Gesichtskomplex ist mit der Schädelbasis eng verbunden, und diese bestimmt viele Charakteristika des Gesichtes, wie Dimensionen, Winkel und Tophographie. Der dolichocephalen Kopfform ist ein langes, schmales und vorspringendes Gesicht eigen. Diesen Gesichtstyp nennt man auch „leptoprosop". Im Gegensatz dazu finden wir in Verbindung mit der brachycephalen Kopfform ein Gesicht, das weniger protrusiv ist und deswegen „euryprosop" genannt wird.

Abb. 1.2 zeigt den Unterschied zwischen einem dolicho- oder brachycephalen Kopf. Wenn wir ein Gesicht auf einen Luftballon malen und ihn entweder zusammendrücken oder in die Länge ziehen, dann sehen wir sehr unterschiedliche Gesichtskonturen im Bereich der Stirn, der Form der Nase, dem Ausdruck und der Position der Augen, der Prominenz der Wangenknochen, der Kontur des Gesichtsprofils, der Tiefe des Gesichtes und der Position der Mandibula. Wir sehen, daß die Augen beim Dolichocephalus enger zusammen- und beim Brachycephalus deutlich weiter auseinanderstehen. Wegen der interorbitalen Breitenunterschiede ist die dolichocephale Nase schmaler als die brachycephale Nase. Wir sehen auch, daß die dolichocephale Nase länger ist und viel stärker vorsteht. Die „Boxer-ähnliche" brachycephale Nase ist kürzer und hat eine „rundere Spitze".

Das Gesicht

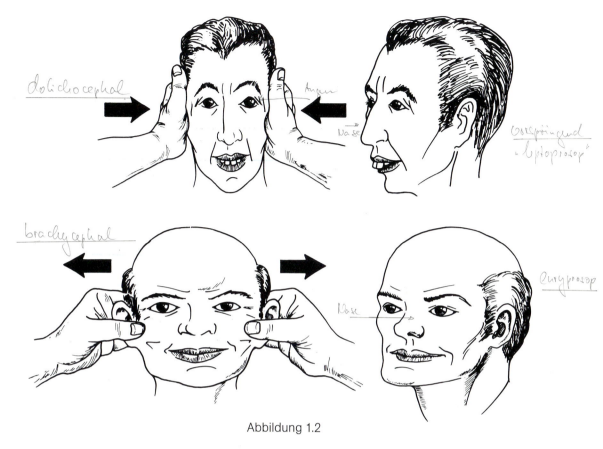

Abbildung 1.2

Obwohl hinsichtlich von Länge, Breite und Tiefe eine sehr unterschiedliche Konfiguration besteht, ist die Form derart, daß beide Nasentypen (lang und schmal im Gegensatz zu breit und kurz) die gleiche Luftwegkapazität haben. Weil der lange, dünne Typus protrusiver ist, tendieren Nasenrücken und -wurzel dazu, höher zu sein. Wegen der Protrusion des *oberen* Teils der dolichocephalen Nase krümmt sie sich manchmal derart, daß sie wie eine konvexe, energische Adlernase (die von „Dick Tracy") aussieht, deren Spitze nach unten zeigt. Wie ausgeprägt die Krümmung ist und wie steil die Spitze nach unten zeigt, hängt von der Höhe der Nasenwurzel ab. Solche konvexen Adlernasen erhalten ein noch markanteres Aussehen, wenn die Nase auch noch vertikal sehr lang ist. Im Gegensatz dazu tendiert die kurze stummelige, brachycephale Nase mehr dazu, gerade oder sogar konkav zu sein, so daß die Spitze häufig nach oben zeigt. (Merke: Unter den Dolichocephali mit langer Nase gibt es eine „dritte" Konfiguration, deren *mittlerer* Teil im Verhältnis zum oberen protrusiver ist. Dieser Nasentypus erscheint sehr grazil gebogen und S-förmig. Die Interorbitalregion ist flacher und die supraorbitale Protrusion ist weniger ausgeprägt.)

Weil der nasale Bereich des flachen (leptoprosopen) Gesichtstyps stark protrudiert ist, ist die äußere knöcherne Lamelle der benachbarten Stirn stärker geneigt und die Glabella und die Augenwulste erscheinen deutlich prominent. Die Stirn des breiten (euryprosopen) Gesichtstyps ist mehr ausgerundet und steiler, und der Sinus frontalis ist wegen der geringeren Trennung von äußerer und innerer Knochenlamelle des Stirnbeins meist kleiner. Die protrusive Lage der nasalen und supraorbitalen Region beim dolichocephalen Kopftypus läßt die Wangenknochen weniger prominent und die Augen, wenn nicht „eingefallen", so doch tiefer in den Augenhöhlen sitzend, erscheinen. Wie wir schon auf Abb. 1.3 gesehen haben, ist das dolichocephale Gesicht kantiger und weniger flach. Bei der brachycephalen Kopfform bewirkt das breitere, flachere und weniger protrusive Gesicht ein quadratisches und charakteristisch prominenteres Aussehen der Wangenknochen. Die brachycephalen Augäpfel scheinen aufgrund der anterior-posterior kürzeren Fossa cranii anterior, (deren Boden zugleich das Dach der Orbita bildet), leicht protoptisch. Das breite brachycephale Gesicht sieht im Vergleich zum markanteren dolichocephalen Gesicht mit seinen kühnen, harten Konturen sehr weich aus. Das vertikal lange Mittelgesicht und der große (stumpfe) Schädelbasiswinkel des Dolichocephalus (siehe Kapitel 5) bewirken eine Rotation der Mandibula nach inferior-posterior. Das führt zu einer retrudierten Mandibula, einer tiefer liegenden Lippe und einem retrognathen (konvexen) Gesichtsprofil. Das brachycephale Gesicht tritt meist in Verbindung mit einem kleineren Schädelbasiswinkel auf, und dadurch ist der Unterkiefer tendenziell protrusiv mit einer stärkeren Tendenz zu einem geraden oder sogar konkaven Gesichtsprofil und einem prominenter erscheinenden Kinn. Die steilere Schädelbasis des Brachycephalus bewirkt eine tendenziell aufrechtere Kopfhaltung, im Gegensatz zur geneigteren Haltung bei Individuen mit dolichocephaler Kopfform. Die schmale, aber lange Fossa cranii anterior beim dolichocephalen Schädel führt zu einem entsprechend längeren, aber schmaler und tiefer positionierten OK-Bogen und Gaumen. Die breitere, aber anterior-posterior gesehen kürzere brachycephale Fossa cranii anterior ist Ursache für einen breiteren, aber kürzeren Gaumen und Maxillarbogen. Die gleichen Relationen mit langen, schmalen Strukturen auf der einen und breiten, kurzen auf der anderen Seite finden wir auch bei anderen Mammalia, z.B. beim Dobermann oder Collie im Gegensatz zu Bulldogge oder Boxer.

In den meisten der auf der ganzen Welt verschiedenen Populationen dominiert entweder die dolichocephale oder die brachycephale Schädelform. Jedoch treten in jeder Probandengruppe auch die Extremformen sowohl der einen wie der anderen Art auf, wenn auch der Mittelwert signifikant zu einer Seite verschoben ist. Es kann eine intermediäre (mesocephale) Schädelform auftreten, wobei dann auch die Gesichtskonturen intermediären Charakter haben. In Nord- und Südteilen des kontinentalen Europas, wie auch in England, Schottland, Skandinavien, Nordafrika und einigen Staaten des Nahen Ostens, z.B. Iran, Afghanistan, Indien, Irak und Saudi-Arabien, scheint die dolichocephale Schädelform zu dominieren. In Mitteleuropa mit der „alpinen" Schädelform und im Fernen Osten mit der „orientalen" Schädelform besteht eher eine Tendenz zum Brachycephalus. Interessanterweise tritt an der geographischen Grenze zwischen den verschiedenen Regionen

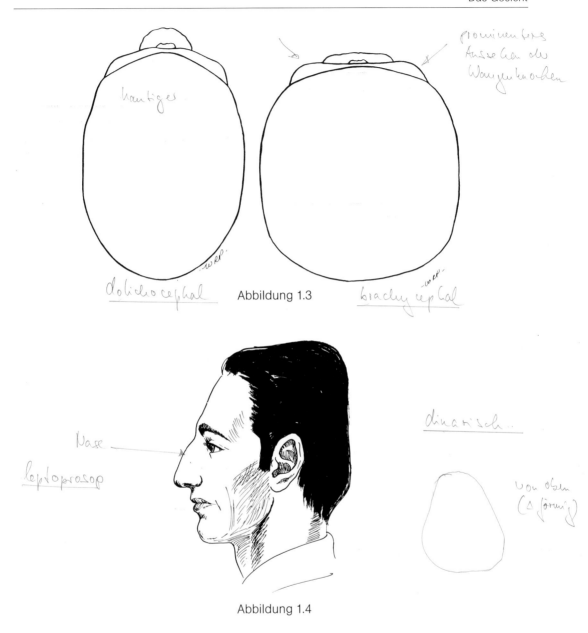

Abbildung 1.3

Abbildung 1.4

mit brachycephal bzw. dolichocephal dominierender Schädelform ein „dritter", von den übrigen gut unterscheidbarer Typus auf. Dazu zählen Gegenden in Grenzgebieten zwischen Mittel- und Nordeuropa, zwischen Mittel- und Südeuropa und zwischen Europa und dem Nahen Osten. Jedoch ergibt die Kreuzung der verschiedenen Schädelformen nicht unbedingt einen „Mesocephalus", obwohl dieser, genau wie ein rein „dolicho-brachycephaler" Nachkomme, in einer einzigen Familie auftreten kann. Als über lange Zeit Kreuzungen verschiedener Populationen stattfanden, hat sich ein „dritter" anthropologischer Typus mit eigener Kopfform entwickelt. Dieser wird *dinarisch* genannt (nach dem Dinarischen Gebirge in Jugoslawien), und diese Kopfform ist in vielen Teilen der Welt weit verbreitet. Obwohl theoretisch „brachycephal", weil er anterior-posterior kurz ist, ist es primär der *posteriore* Teil des Schädels, der „brachycephalisiert" wurde (Abb. 1.4). Die occipitalen Regionen wurden breiter und/oder deutlich abgeplattet. Es kann dabei eine Verbreiterung der Parietalregion auftreten, und der Schädel hat von oben gesehen eine eigentümliche dreieckige Form.*⁾ Die Ohren erscheinen wegen der occipitalen Abplattung weiter hinten am Kopf zu sitzen. Der anteriore Teil des Schädels hat jedoch die charakteristisch schmale dolichocephale Form beibehalten. Die schmale Gesichtsform der dolichocephalen Vorfahren hat vielleicht die schmale Form der anterioren Schädelgrube in diesem Bereich erhalten. Auch wenn die Kopfform brachycephal ist, ist die Form des Gesichtes an sich leptoprosop, obwohl die posterioren Anteile des Gesichtes (wie z. B. der Ramus mandibulae) oft nach lateral tendieren, weil sie sich auf dem sich nach posterior verbreiternden cranialen Dreieck nach hinten bewegt haben. Die Stirn ist gewöhnlich etwas fliehend und die supraorbitalen Wülste relativ prominent, das lange Gesicht ist topographisch protrusiv. Die Nase ist häufig sehr groß, wir finden des öfteren die Adlernase (häufig bei Frauen) und die nasale Brücke ist hoch. Die Mandibula zeigt Tendenz zur Retrusion und das Gesichtsprofil in den meisten Fällen die Tendenz zur Retrognathie. Diese verschiedenen leptoprosopen Merkmale treten bei der dinarischen Kopfform besonders ausgeprägt auf, obwohl der abgeflachte brachycephale hintere Teil des Schädels das Gesicht noch mehr protrudiert hat, als es bei der normalen dolichocephalen Kopfform üblich ist.

Die typisch männlichen im Gegensatz zu den typisch weiblichen Gesichtsmerkmalen

Ein durchschnittlich talentierter Künstler wird eindeutig männliche Gesichter im Gegensatz zu weiblichen darstellen können, und der Betrachter wird keine Probleme haben, das Geschlecht der dargestellten Personen erkennen zu können. (Bei Kindern ist es anders, wie wir später sehen werden.) Viele Künstler sind sich jedoch, genau wie der Normalbürger, gar nicht der besonderen anatomischen Unterschiede bewußt. Sie „wissen" es eben. In der Erinnerung haben wir jahrelang unbewußt assoziiert, welche topographischen Charakteristika für den fazialen Dimorphismus verantwortlich sind. Beachten wir einmal, wie viele der vorhandenen anatomischen Merkmale in den Skizzen (Abb. 1.5) zu erkennen sind.
Der Mann ist im Durchschnitt größer als die Frau. Damit wachsen auch die Lungen, die die relativ größere Muskel- und Organmasse versorgen müssen. Das gilt auch

---

*⁾ Eine verbreitete Variante ist auch die Schädelform, bei der die Ausweitung nicht zur Seite, sondern nach oben stattfindet, wobei eine Ausformung im posterior-superioren Anteil der Kalotte erfolgt. Die craniale Konfiguration ist von oben gesehen weniger dreieckig. Auf welche Weise sich die Ausweitung auch abspielen mag, sie ist immer eine Anpassung an das Hirnvolumen, dessen Gesamtform Alterationen erfahren hat. Die althergebrachte Sitte des Kinderwiegens in der Wiege intensiviert die occipitale Abflachung.

Das Gesicht

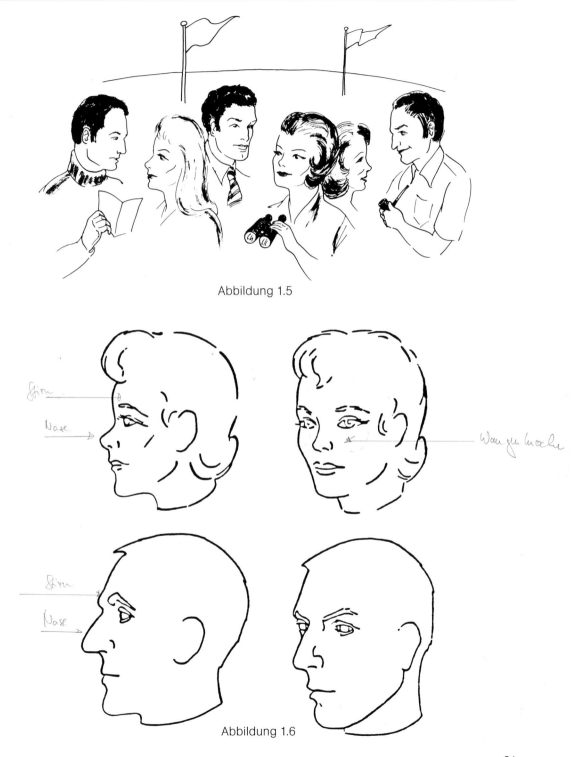

Abbildung 1.5

Abbildung 1.6

für die Luftwege, beginnend mit der Nase und dem Nasopharynx. Ein prinzipiell geschlechtsspezifischer dimorphischer Unterschied ist deswegen die Größe und Form der Nase, und das wiederum führt zu entsprechenden Unterschieden in anderen topographischen Strukturen des Gesichts.

Die männliche Nase ist proportional größer als die weibliche (Abb. 1.5 und 1.6). Dies wurde durch Untersuchungen an einer großen Anzahl von Probanden bewiesen. Jeder einzelne weibliche oder männliche Proband kann natürlich eine größere oder kleinere Nase haben. Generell besteht aber die Tendenz, daß die männliche Nase protrusiver, länger, breiter und fleischiger ist und größere Nasenlöcher hat. Der interorbitale Teil des Nasenrückens ist im Durchschnitt viel höher. All dies steht im Gegensatz zu einer relativ dünnen und weniger protrusiven weiblichen Nase. Die männliche Nase bewegt sich zwischen einem geraden und einem eher konvexen Profil (Adlernase), während die weibliche Nase sich mehr zwischen einem geraden und eher konkaven Profil bewegt. Das Ende der männlichen Nase ist häufiger zugespitzt und nach unten gerichtet; die eher abgerundete weibliche Nase zeigt oft nach oben. Eine Variation der „Adler- oder Römernase", die unter Männern viel verbreiteter ist als unter Frauen, ist die klassische „griechische" Nase, deren Profil von einer protruierten Stirn fast senkrecht nach unten zeigt (Abb. 1.7). Die Ursache für diese Variationen bei männlichen Nasen liegt in der protuberanten Konfiguration der gesamten Nasenregion. Sowohl der obere wie auch der untere Teil der externen nasalen Region sind protrusiv, der untere Teil kann bis zu einem gewissen Grad durch Gaumen und Maxillarbogen beeinflußt werden. Die Kontur der Nase kann dadurch „rotieren"; entweder „krümmt" sie sich zu einer „Hakennase" oder der Nasenrücken rotiert in eine gerade, aber vertikale Lage.

Wegen des größeren und protuberanten Charakters der männlichen Nase wächst der benachbarte Teil der Stirn notwendigerweise auch in eine protrusivere Position. Deswegen finden wir beim Mann oft eine fliehende Stirn im Gegensatz zu einer runderen, steileren weiblichen Stirn. Die Glabella und die supraorbitalen Anteile der männlichen Stirn sind eher protrusiv im Vergleich zu dem viel weniger „Neandertaler-ähnlichen" Charakter der weiblichen Stirn. Dieses zusammen bildet mit der relativen Größe und vertikalen Ausdehnung der Nase zwei der offensichtlichsten Merkmale für unsere unbewußten Wahrnehmungen der fazialen Unterschiede von Mann und Frau. Die gestrichelte Linie (Abb. 1.8) tangiert in vertikaler Richtung die Oberlippe und steht senkrecht auf der optischen Achse des geradeaus blickenden Auges. Bei weiblichen Personen kreuzt diese Linie gewöhnlich in der Mitte der Nasenrücken, und die Stirn liegt eindeutig dahinter. Dagegen sind beim Mann Nase und Stirn oft so protrusiv, daß die Stirn bis an die Linie heran- oder sogar darüber hinausreicht und der größere Teil der Nase jenseits dieser Linie liegt.

Wegen der größeren Protrusion von Nase und Stirn beim Mann erscheinen die Augen tieferliegend. Bei Frauen erscheinen die Augen mehr protoptisch und „näher an der Frontfläche" des Gesichtes. Die weiblichen Wangenknochen sehen aus dem gleichen Grund viel prominenter aus, das heißt, die Wangenprotuberanzen scheinen auffälliger, weil Nase und Stirn weniger prominent sind. In der Tat gelten hohe Wangenknochen als ein klassisches Merkmal der Weiblichkeit. Natürlich sind

Das Gesicht

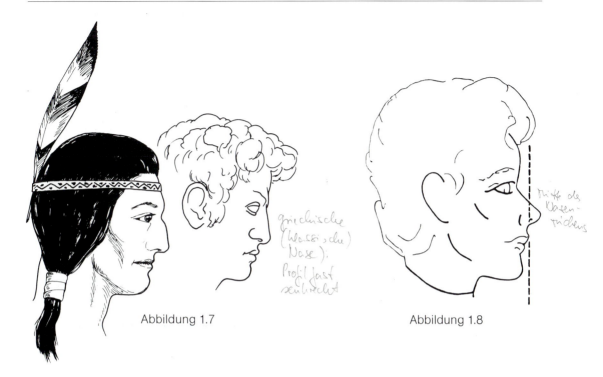

Abbildung 1.7   Abbildung 1.8

diese Wangenprotuberanzen nicht wirklich höher, sie springen nur mehr ins Auge. Aus einem Blickwinkel von 45°, im Halbprofil also, erkennt man die topographischen weiblichen Merkmale am besten (Abb. 1.6).
Außerdem erscheint die anteriore Temporalregion bei Frauen weniger wulstig.
Der protuberante supraorbitale Teil der (wegen der größeren Nase) mehr fliehenden männlichen Stirn entsteht durch eine ausgeprägtere Distanbildung zwischen äußerer und innerer Lamelle des Os frontale. Bei beiden Geschlechtern hört das Wachstum der inneren Knochenlamelle im Alter von 5-6 Jahren auf, wenn das Wachstum der Frontallappen abgeschlossen ist. Die äußere Lamelle unterliegt jedoch fortwährenden Veränderungen, bis das Nasenwachstum einige Jahre später abgeschlossen ist. Die innere und äußere Lamelle entfernen sich dabei voneinander, und der Markraum wird ausgehöhlt. Es entsteht der Sinus frontalis. Aufgrund des beim Mann mehrere Jahre länger anhaltenden Wachstums der Nasenregion entwickelt sich der Sinus frontalis beim männlichen Gesicht viel größer als beim eher jugendlich wirkenden weiblichen Gesicht.
Weil Stirn und Nase des weiblichen Gesichtes weniger protrusiv sind, erscheint der Oberkiefer prominenter. Aus dem gleichen Grund (geringe Protrusion von Stirn und Nase), zusammen mit prominenter und quadratischer erscheinen-

den Wangenknochen, wirkt das weibliche Gesicht „flacher" als das topographisch gröbere, unregelmäßigere und „tiefere" männliche Gesicht.

Nun wollen wir uns auf einige der Gesichtskonturen konzentrieren, die die dolichocephale von der brachycephalen Kopfform unterscheiden (Grad der supraorbitalen Protrusion, Neigung der Stirn, Prominenz der Wangenknochen, Nasenform und schließlich Tiefe bzw. Flächenhaftigkeit des gesamten Gesichtes). Einige dieser Charakteristika, die die verschiedenen Kopfformtypen kennzeichnen, sind auch typisch für die Unterscheidung des männlichen vom weiblichen Gesicht. Die lange schmale Nase ist nicht nur ein Gesichtsmerkmal des dolichocephalen Kopfes sondern auch des männlichen Gesichtes, ebenso wie eine kurze breite Nase nicht nur einen Brachycrphalus sondern auch das weibliche Gesicht charakterisiert. Es ist die Nasenregion, die zum großen Teil den Charakter eines Gesichtes bestimmt. In der Brachy-/Dolicho-Unterscheidung ist es die Länge und Breite der Schädelbasis, die Form und Größe der Nase bestimmt. Im Vergleich von männlich und weiblich ist es die relative Körpergröße, die zu den korrespondierenden nasalen Charakteristika führt. Diese wiederum prägen andere strukturelle Merkmale, die den verschiedenen Kopfformen entsprechen.

Aber wohin gehört jetzt ein weiblicher Dolichocephalus oder ein männlicher Brachycephalus oder ein weiblicher dinarischer Kopf? Wenn einige Anhaltspunkte, wie z. B. Haarschnitt, Make-up auf Porträtfotos entfallen und andere Hinweise wie z. B. Stimme, Kleidung, hervorstehender Larynx, Halsumfang, Schulterbreite, Körperhaltung und -bewegung nicht gegeben sind, kann man bei Erkennungstests die größten Überraschungen erleben. Die richtige Identifikation eines Gesichtes als männlich oder weiblich ist dann oft reiner Zufall.

Bei einem weiblichen *Brachycephalus* werden Charakteristika wie das flache, in einer Ebene liegende Gesicht, die kleinere Nase, die hervortretenden Wangenknochen und die steile Stirn, die sowieso schon geschlechtsspezifisch sind, noch verstärkt und betont. Im Gegensatz dazu wirkt die Gesichtsform eines weiblichen *Dolichocephalus* mit seinen schmalen und protrusiveren Charakteristika der männlichen Gesichtsform „ähnlicher", obwohl diese Merkmale natürlich nicht wirklich männlich sind, sondern nur in bezug auf die Kopfform gelten. So kann eine Frau mit einem schmalen Gesicht eine relativ stark geneigte Stirn, eine größere supraorbitale Protrusion, eine höhere nasale Brücke, eine längere Nase, eine gebogene oder mehr vertikal geneigte nasale Kontur und eine mehr nach unten gerichtete spitzere Nase haben. Der Normalbürger hat unbewußt den Unterschied zwischen brachycephalen und dolichocephalen Frauen gelernt, auch wenn er eigentlich keine Ahnung davon hat, was brachycephal oder dolichocephal eigentlich ist. Bei einem brachycephalen Mann ist es genau umgekehrt. Die eigentlich „weiblichen" Charakteristika des Brachycephalus sind ein flacheres, breiteres Gesicht mit prominenteren Wangenknochen, eine rundere Stirn, eine kleinere, weniger protrusive Nase und eine flachere nasale Brücke, ein tendenziell konkaves Nasenprofil mit einer runderen, eher nach oben zeigenden Spitze. Im Fernsehen sieht man häufiger Männer, die Frauen darstellen (z. B. ein als Frau verkleideter Detektiv in einer dunklen Gasse). Die Verwandlung in eine Frau wirkt umso echter, je breiter das Gesicht, kleiner die Nase und je brachycephaler der Kopf des Schauspielers ist.

Merkmale des Kinder- und des Erwachsenengesichtes

Die Gesichter von präpubertären Jungen und Mädchen sind sich noch sehr ähnlich. Wie oft hat man nicht schon ein kleines Mädchen für einen Jungen gehalten und umgekehrt. Im Alter von ungefähr 13 Jahren verlangsamt sich das Wachstum bei weiblichen Personen merklich. In dieser Zeit der Pubertät manifestieren sich bei den Jungen die vorher beschriebenen geschlechtsspezifischen Merkmale. Dieser Reifungsprozeß der fazialen Strukturen dauert über die ganze Zeit der Adoleszenz bis ins frühe Erwachsenenalter an. Dies ist ein Faktor, der von den Kieferorthopäden und den kieferorthopädisch-chirurgisch tätigen Ärzten berücksichtigt werden muß, wenn die Behandlungsplanung für Jungen und Mädchen vorgenommen wird.

Das jugendliche Gesicht sieht eher brachycephal aus, weil es immer noch relativ breit und vertikal gesehen relativ kurz ist. Es ist breit, weil das Gehirn und dadurch das Neurocranium mit der Schädelbasis im Verhältnis zum Viszerocranium früher reift. Das Neurocranium wächst also früher, schneller und in einem viel größeren Ausmaß als der angrenzende faziale Komplex. Die breite Schädelbasis bestimmt die Position der Fossa glenoidales für die Mandibula und die Lage der cranio-fazialen Suturen des nasomaxillären Komplexes, und bewirkt damit die *Breite* des wachsenden Gesichtes. Die *Höhe* des Gesichtes ist relativ klein aus mehreren Gründen: 1. die Nase ist immer noch klein (entsprechend der kleinen Lungen- und Körpergröße), 2. die erste und zweite Dentition haben noch nicht stattgefunden und 3. das vertikale Kieferwachstum, welches später den Platz für die Zähne schafft und die Vergrößerung von Kaumuskulatur und Luftwegen ermöglicht, hat noch nicht eingesetzt. Wir merken uns die nicht geschlechtsspezifischen Merkmale des kindlichen Gesichtes: Die Nase ist klein, rund und stummelig, die Nasenbrücke ist flach, das Nasenprofil konkav, die Stirn ausgerundet und steil, die Wangenknochen sind prominent, das Gesichtsprofil ist flach, die Augen stehen relativ weit auseinander und treten etwas hervor.

Dieselbe Situation, die wir schon zweimal abgehandelt haben, finden wir auch hier: Die *gleichen* fazialen Merkmale, die sowohl Kopfform wie auch den sexuellen Dimorphismus charakterisieren, beschreiben auch den Unterschied der fazialen Merkmale von Kind und Erwachsenem. In allen drei Kategorien ist der nasale Teil des Gesichtes der Schlüssel, der zu den anderen Gesichtsmerkmalen führt (Neigung der Stirn, Nasenkonfiguration, Höhe der nasalen Brücke, Eng- oder Weitstand der Augen, Prominenz der Wangenknochen, Tiefe des Gesichtes und der allgemeine Umfang der fazialen Protrusion).

Wie erkennt man aus der fazialen Erscheinung das forgeschrittene Alter bei einem *älteren Erwachsenen*? Es gab Zeiten, in denen Zahnlosigkeit tiefgreifende Veränderungen der fazialen Struktur und Topographie bewirkte. In vielen Teilen der Welt hat die moderne Zahnheilkunde viele dieser Folgen behoben. Aber andere faziale Veränderungen sehen wir immer wieder. Die samtig weiche, rosa, feste, elastische und dicke Haut des Kindes wird im Laufe der Jahre ersetzt durch eine lederartige, faltige, großporige, fleckige Haut, welche den älteren Menschen kennzeichnet. Mit dem Älterwerden beginnt das Tegument zu erschlaffen und merklich abzusacken. Es treten verschiedene physikalische und biochemische Alterationen des Bindegewebes der Kutis und Subkutis auf, welche bewirken, daß die Haut

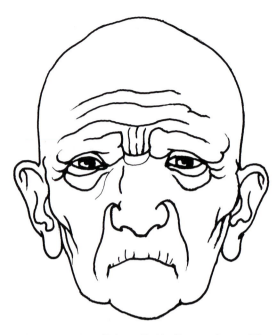

Abb. 1.9 (Aus *Enlow*, D.H.: Faces. Dent. Dimensions, 1:4, 1977)

weniger fest an den darunterliegenden Knochen- und Muskelgeweben verankert ist. Erstens bewirkt der generelle Verlust von Körpergewicht, aus welchen Gründen auch immer, eine Resorption von subkutanem Fettgewebe, was beim alternden Menschen zu einem Absacken und „Überschuß" an Haut und damit zu Runzeln und Falten führt. Der Verlust von Fettgewebe beschleunigt das Auftreten von Alterserscheinungen. Nach einer Diätkur sieht ein Gesicht oft um Jahre gealtert aus. Dieser Effekt kann auch bei Kindern auftreten; der Anblick eines schwer fehl- oder unterernährten Kindes mit einem faltig gezeichneten, hohlen Gesicht hinterläßt einen tiefen Eindruck. Zweitens verändert sich mit fortschreitendem Alter die Verteilung und der Charakter der kollagen-haltigen Matrix. Die Fasern nehmen im Durchmesser zu und die ganze Haut verliert an Elastizität. Drittens wird die Fibroblastenzahl geringer und ihre Stoffwechselaktivität nimmt ab. Dadurch kommt es zu einer merklichen Abnahme der Sekretion und der Gesamtmenge der wasserbindenden Proteine und Glukosaminoglykane (Proteoglykane). Deswegen finden wir eine umfangreiche subkutane Dehydration, welche entscheidend für den Mangel an subkutanem Volumen und den „Hautüberschuß" verantwortlich ist, woraus eine Fältelung der Haut entsteht. In hohem Alter kann das Gesicht von tiefen Falten und Furchen durchzogen sein. Die Resorption des Fettpolsters in der Orbita führt oft zu sogenannten „eingefallenen" Augen. Dieser Effekt wird noch dadurch verstärkt, daß der Venenplexus im Suborbitalbereich durch die dünne Haut hindurchschimmert und dunkle Augenringe bildet. Das suborbitale Tegument kann merklich absacken und die sogenannten Tränen-/Augensäcke formen. Der jugendliche Glanz der Augen verliert bei vielen Leuten im Alter seine Brillianz. Durch das Aufschminken künstlicher Falten und eine graubläuliche Tönung der suborbitalen Region kann ein erfahrener Maskenbildner ein Gesicht in Minuten um Jahre altern lassen. Wenn man jedoch genau beobachtet, wird man bemerken, daß sich die künstliche Haut bei starker Mimik nicht mitbewegt.

Die Linien und Falten im Gesicht entwickeln sich an ganz bestimmten, charakteristischen Stellen und treten meist im mittleren Alter auf (Abb. 1.9). Eine der ersten Linien, die erscheint, ist die *Nasolabialfurche*. Diese „Lachlinie" kann man in jedem Alter sehen, wenn jemand lacht, permanent manifest wird sie bei vielen Leuten aber erst etwa zwischen dem 30. und 40. Lebensjahr. Sie erstreckt sich von den lateralen Nasenflügeln bis hinab zu

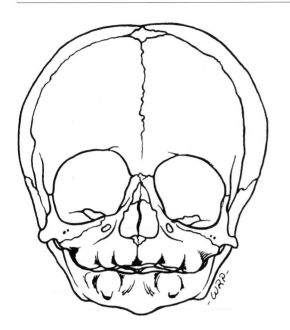 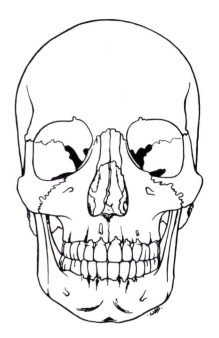

Abb. 1.10 Die Wortkombination „Wachstum und Entwicklung" wird sehr häufig verwendet. Warum beide Begriffe? Wachstum ist, wie wir noch sehen werden, nicht bloß ein Prozeß der Größenzunahme. Vielmehr ist das progressive Gesichtswachstum ein differenzierter Entwicklungsprozeß, in welchem von den vielen Komponenten manche früher und manche später, manche in dieser Gesichtsregion mehr und manche in jener Region weniger reifen und das auch noch in verschiedenen Richtungen und in unterschiedlichem Ausmaß. Es vollzieht sich ein graduierter Reifungsprozeß, der einen Komplex verschiedener, aber miteinander interagierender Organe und Gewebe einbezieht. Der Wachstumsprozeß schließt auch eine verwirrende Folge von regionalen Proportionsveränderungen mit ein und bewirkt zahllose lokale Anpassungen, um eine suffiziente Interaktion und Funktion aller Anteile zu erreichen. So sind die Begriffe Wachstum und Entwicklung sinnvoll und deskriptiv. Das Gesicht eines Kindes ist nicht einmal annähernd die Miniatur des Erwachsenen, wie Abb. 1.10 sehr deutlich illustriert. Sie zeigt einen Neugeborenenschädel vergrößert auf die Höhe eines Erwachsenenschädels.

den Mundwinkeln und ist ein Merkmal, das wir unbewußt mit mittlerem Alter assoziieren. Ein Verzicht auf Lächeln scheint da wenig zu nützen.

Andere Falten und Runzeln beginnen sich als sogenannte Krähenfüße in der Gegend der lateralen Augenwinkel zu entwickeln. Horizontale Linien durchziehen die Stirn, vertikale Korrugationen liegen auf der Glabella, vertikale Falten beherrschen die Oberlippe und von den Mundwinkeln reichen Falten hinab bis lateral des Kinns. Eine horizontale Einziehung knapp über dem Kinn, die suborbitalen Linien, die über die Mandibula hinab hängenden Wangen und der schlaffe Hautsack unter dem Kinn sind Erscheinungen des alternden Gesichtes. Anordnung, Ausrichtung, Tiefe und Anzahl solcher Linien und Falten sind zusammen mit vielen anderen topopgraphischen Merkmalen die Schlüssel, die der Physiognomist (jemand, der die alte chinesische Kunst des Gesichtslesens beherrscht) braucht, um den Charakter und das Temperament beurteilen und das Schicksal eines Menschen vorhersagen zu können. Es gibt jedoch keinen funktionellen, vorhersehbaren oder kausalen Zusammenhang mit den oben erwähnten Korrelationen; dafür spielen zu viele physiologische, anatomische, soziale, entwicklungs- und umweltbedingte sowie ethnische Variablen in der Biologie des menschlichen Gesichtes eine Rolle.

Was ist nun mit Leuten, die jünger aussehen als sie wirklich sind? Oder älter? Aus Gründen, die wir nur teilweise verstehen, ist bei jünger aussehenden Personen die Ausprägung der Lachlinie und anderer Falten im Gesicht verzögert oder nur geringer. Beim umgekehrten Fall können Falten ausgeprägter erscheinen bzw. sich schon im jüngeren Alter entwickeln. Daran sind endogene, physiologische Fakten genauso wie umweltbedingte Einflüsse beteiligt; z. B. zerstören die Sonnenstrahlen die Haut des Gesichtes und beschleunigen besonders bei hellhäutigen Personen den Alterungsprozeß der Haut. Auch bewirkt Alkoholismus ein Absacken der mimischen Muskulatur wegen des lange Zeit anhaltenden „anaesthetisch" schlaffen Hypotonus. Plötzlicher Verlust von Fettgewebe kann das Auftreten von Fältchen beschleunigen, wie schon erwähnt. Ein euryprosoper (brachycephaler) Gesichtstyp erscheint immer jugendlicher, weil die Konfiguration eines breiten Gesichtes auch ein Kindergesicht charakterisiert. Ein dolichocephales Gesicht sieht reifer aus, weil die Nasenregion vertikal länger ist. Ein fettes Gesicht sieht meist jünger aus, weil erstens das subkutane adipöse Gewebe mehr spannt und so die Falten glattzieht, und zweitens erinnert das durch den bukkalen Fettkörper breitere Gesicht an das eines Kindes. So könnte man sagen, daß ein etwas dickerer Mensch mit breiterem Gesicht und dunklerer Haut, der vor übermäßiger Sonnenbestrahlung geschützt war, sein jugendliches Aussehen etwas länger erhalten kann.

Die Veränderungen des wachsenden Gesichtes

Das Gesicht eines Babys hat große strahlende Augen, eine kleine Stummelnase, runde Wangen durch das bukkale Fettpolster, eine hohe „intelligente" Stirn ohne grobe Augenbrauenwülste, eine flache nasale Brücke, einen kleinen Mund, eine samtige Haut und insgesamt breite und kurze Proportionen. Es ist ein liebreizendes Gesicht. Es erwärmt das Herz aller Eltern. Die Eltern könnten eigentlich auch besorgt feststellen: „Das Gesicht hat ja gar kein Kinn" oder „Die Kiefer sind doch viel zu klein" oder „Die Augen stehen viel zu weit auseinander". Diese und viele andere Merkmale des Babygesichtes unterliegen im Laufe der Jahre umfangreichen Veränderungen. Das Kinn entwickelt sich, die Kiefer werden größer und die Augen erscheinen weniger weit auseinander. Monat für Monat entwickelt sich der Charakter des Kindergesichtes hin zu einer definitiven Erwachsenenform. Die generellen Merkmale des voll entwickelten Gesichtes eines Individuums haben mit denen seines eigenen Kindergesichtes fast nichts mehr gemein. Der Versuch zu unterscheiden, welchem Elternteil das Kind ähnlicher sieht oder nach welchem Onkel es schlägt, ist ein amüsantes Spiel, aber mehr oder weniger unsinnig. In der Gesamtform und -proportion der Topographie des Gesichtes ist nur sehr wenig zu finden, was einen Hinweis auf die Gestalt späterer Jahre geben könnte.

Weiter unten werden die wichtigsten Merkmale, die die Unterschiede von Kinder- und Erwachsenengesicht charakterisieren, beschrieben. Man studiere sie gewissenhaft. Spätere Kapitel werden den eigentlichen Wachstumsprozeß erklären und beschreiben.

Abb. 1.11   Das Gesicht des Babys erscheint gegenüber dem viel größeren und frühreiferen Schädel darüber und dahinter sehr klein. Diese Proportionen ändern sich jedoch signifikant. Das Gehirnwachstum verlangsamt sich im Laufe des 3. und 4. Lebensjahres, während das Wachstum der Gesichtsknochen noch mehrere Jahre anhält.
Beim Kleinkind erscheinen die Augen sehr groß. Während das Gesichtswachstum fortschreitet, wachsen Nasen- und Kieferregionen viel schneller und in einem viel größeren Umfang als die schon früher entstandene Orbita und ihre Weichgewebe. Die Augen des Erwachsenen erscheinen deswegen proportional kleiner.
Die Ohren des Kindes erscheinen sehr tief angesetzt, beim Erwachsenen sind sie im Vergleich zum Gesicht viel höher positioniert. Wachsen die Ohren wirklich in die Höhe? Nein, in Wirklichkeit wachsen sie sogar nach unten. Jedoch vergrößert sich das Gesicht viel weiter nach inferior, so daß sich nur die *relative* Position der Ohren nach oben entwickelt.
Die Stirn des Kleinkindes ist steil und ausgerundet. Die Stirn des Erwachsenen ist viel stärker geneigt (die Stärke der Neigung ist geschlechts- und rassenabhängig, wie schon ausgeführt). Die Stirnregion scheint sehr groß und hoch, weil das Gesicht darunter immer noch sehr klein ist, Die Stirn des Kindes vergrößert sich noch in den ersten Jahren, doch das Gesicht vergrößert sich weit mehr, so daß sich die proportionale Größe der Stirn reduziert.

Abb. 1.12   Das kindliche Gesicht erscheint relativ breit. Während die Entwicklung fortschreitet, überholt das *vertikale* Wachstum die Breitenexpansion bei weitem, so daß die fazialen Proportionen des Erwachsenen viel schmaler sind. (Auch wenn viele Erwachsenengesichter relativ breit und rund erscheinen. Dies hat seine Ursache in einer breiteren und runderen Gehirnkonfiguration, einer verbreiteten Variation. Solche Gesichter haben ein mehr jugendliches Aussehen).
Die nasale Brücke ist beim Kind ziemlich flach. Sie wird, abhängig vom Gesichtstyp, mehr oder weniger hoch, so daß sie bei vielen Erwachsenen viel prominenter aussieht.
Die Augen des Kindes erscheinen weit auseinander zu liegen mit einer breiten nasalen Brücke dazwischen. Das kommt durch die niedrige nasale Brücke und dadurch, daß sie ihre definitive Breite schon im Kindesalter fast erreicht. Mit fortschreitendem Wachstum wandern die Augen etwas weiter nach lateral, aber nur in einem relativ geringen Ausmaß. Die Augen des Erwachsenen stehen nicht viel weiter auseinander als die des Kindes. Wegen der höheren nasalen Brücke, der Zunahme der vertikalen fazialen Ausdehnung und der Verbreiterung der Wangenknochen *scheinen* die Augen des Erwachsenen viel enger zusammenzustehen.

Die Veränderungen des wechselnden Gesichtes

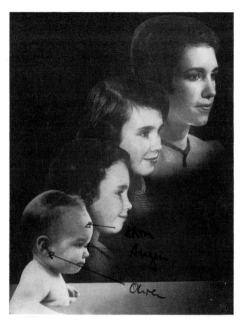

Abb. 1.11 (Courtesy of William L. *Brudon.* Aus *Enlow,* D. H.: The Human Face. New York, Harper & Row, 1968)

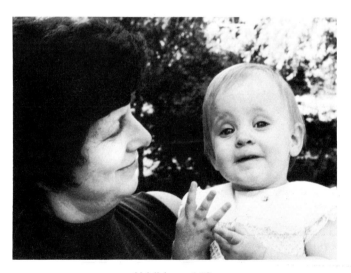

Abbildung 1.12

Abb. 1.13 Das Baby und das Kleinkind haben eine Art „Stummelnase". Sie ist nur sehr wenig protrusiv und vertikal sehr kurz. Die Form und Größe der kindlichen Nase gibt jedoch keine Hinweise auf das, was sich im späteren Wachstum noch abspielen wird. Der untere Teil der Nase des Erwachsenen wird proportinal viel weiter und um vieles prominenter sein. Der Umfang ist ethnisch bedingt.

Die gesamte Nasenregion des Kindes ist vertikal gesehen flach. Die Ebene des Nasenbodens liegt auf Höhe des Infraorbitalrandes. Beim Erwachsenen hat sich das Mittelgesicht weit expandiert und der Nasenboden liegt deutlich unterhalb des Orbitabodens. Diese Veränderung ist wegen der enormen Vergrößerung des Nasenraumes sehr wichtig. Wir sehen beim Kind eine enge Nachbarschaft zwischen dem Maxillarbogen und den Orbitae, im Gegensatz zu ihren Positionen beim Erwachsenen.

Der superiore und inferiore Orbitarand des Kleinkindes stehen ungefähr senkrecht übereinander. Wegen der einzigartigen menschlichen Stirn, der Entwicklung des Sinus frontalis und der supraorbitalen Protrusion überlappt der obere Rand deutlich den unteren. Der Eingang der Orbita wird schräg nach vorne geneigt. Die Protrusion von Supraorbitalregion und Glabella ist beim Mann stärker ausgeprägt, weil die größeren Lungen einen größeren Nasenraum benötigen.

Abb. 1.14 Unter der Orbita expandieren beim Erwachsenen die Nasenräume nach lateral bis etwa zur Hälfte des Orbitabodens. Beim Kleinkind übertrifft die Breite des Nasenraumes kaum die Breite der nasalen Brücke. Während des späteren Wachstums expandiert der inferiore Anteil der Nase viel mehr nach lateral als der obere Anteil.

Die Spitze der kindlichen Nase protrudiert nur sehr wenig mehr als der infraorbitale Rand. Das Gebiet *zwischen* Nasenspitze und inferiorem Orbitarand (d. h. die laterale knöcherne Wand der Nase) ist charakteristischerweise flach. Beim Erwachsenen ist dieses Gebiet deutlich expandiert. Die divergierenden Wachstumsrichtungen von Orbita, Nase, Jochbein und Maxillarbogen bilden die gesamte Konfiguration in diesem Bereich heraus.

Die Veränderungen des wechselnden Gesichtes

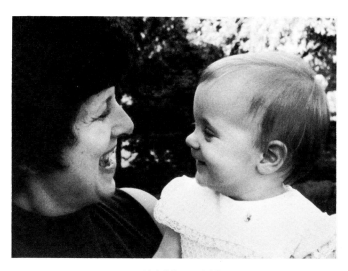

Abbildung 1.13

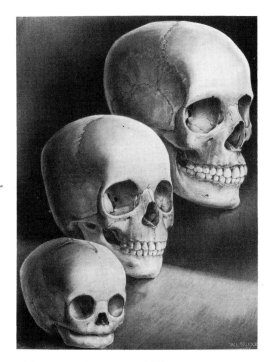

Abb. 1.14 (Courtesy of William L. *Brudon.* Aus *Enlow,* D.H.: The Human Face. New York, Harper & Row, 1968)

Abb. 1.15   Der laterale Orbitarand und das Jochbein des Kindes erscheinen mehr hervorstehend, weil das ganze Gesicht noch relativ flach und breit ist. Wegen einer hier regressiven Art des Wachstums liegt dieser Teil beim Erwachsenen in einer weniger prominenten Position. Beim Kind wird das protrusive Aussehen der Jochbeine durch das bukkale Fettpolster noch verstärkt. Erwachsene, die ein eher breites und kurzes (kinderähnliches) Gesicht haben, zeigen ein eher puttenhaftes Gesicht, wenn sie übergewichtig sind. Die bukkale Region enthält dann viel Fett, was an das infantile Fettpolster erinnert.

Obwohl das Jochbein während der frühen Kindheit sehr prominent wirkt, ist es, verglichen mit dem des Erwachsenen, äußerst zart und zerbrechlich. Während des Wachstums im Laufe der Kindheit erfährt das Os zygomaticum eine beträchtliche Größenzunahme, auch wenn es eigentlich in eine rückwärtige Richtung wächst (wie in Kapitel 3 erklärt). Wegen der unterschiedlichen Wachstumsrate und Wachstumsrichtungen in den anderen Teilen des Gesichtes bleibt das Wachstum des Os zygomaticum meist verborgen. Der protrusive Charakter des Wachstums im Bereich von Supraorbitalregion und Nase führt beim Erwachsenen zu einem immer prominenteren Aussehen dieser Gebiete relativ zum retrudierenden Wachstum von Wangenknochen und lateralen Augenwülsten. Dieser Vorgang läßt eine gewisse Tiefe des Gesichtes entstehen und ist bei Männern ausgeprägter als bei Frauen (siehe Abb. 1.17).

Das gesamte Gesicht erscheint wegen der unterschiedlichen Wachstumsrichtungen in den verschiedenen Regionen tiefer. Das Gesicht des Erwachsenen hat viel ausgeprägtere Gesichtszüge und ist viel weniger flach.

Abb. 1.16   Während das gesamte Gesicht expandiert, vergrößern sich Sinus frontalis, S. maxillaris und die Ss. ethmoidales und nehmen den Raum ein, der nicht anderweitig funktionell genutzt wird. Architektonisch betrachtet sind die Sinus übriggebliebene, funktionell unbrauchbare Räume. Sie sind nicht entstanden, um der Stimme eine bestimmte Resonanz zu verleihen oder das Befeuchten der Nase oder andere spezielle Funktionen zu erfüllen, obwohl sie sekundär solche Aufgaben bekommen haben.

Die Mandibula des Säuglings erscheint sehr klein und im Vergleich zum Oberkiefer und übrigen Gesicht reichlich unterentwickelt. Sie ist nicht nur insgesamt sondern auch proportional sehr klein. Die Mandibula bleibt normalerweise in den Frühstadien des Wachstums etwas zurück, holt aber später die Maxilla ein, wenn nicht die Entwicklung einer Malokklusionen vorprogrammiert ist. Deswegen ist es äußerst schwierig, schon in früher Kindheit die Manifestation möglicher Malokklusion vorherzusagen (siehe Abb. 1.15, 1.17 und 1.18).

Das Kinn ist beim Kleinkind nur unvollständig ausgeformt, es existiert fast gar nicht. Im Laufe der Umbauvorgänge wird das Kinn jedoch Jahr für Jahr prominenter. Manchmal tritt eine Einziehung in den *Weichteilen* des Kinns auf (gewöhnlich nicht aber im Knochen); diese entsteht, wenn während der frühen embryonalen Entwicklung die beiden Kieferbogenanteile miteinander verschmelzen. Während sich die Weichgewebe im Laufe der postnatalen Entwicklung vergrößern, vertieft sich die Einziehung.

Die Mandibula des Säuglings ist anscheinend sehr spitz. Das kommt daher, daß sie breit, kurz und mehr V-förmig ist. Beim Erwachsenen wird der gesamte Unterkiefer eckiger. Durch die Entwicklung des Kinns, zusammen mit dem massiven Wachstum im Kieferwinkelbereich, die Eruption der bleibenden Zähne, die laterale Vergrößerung jedes Ramus, die Expansion der Kaumuskulatur, die Entwicklung der Gaumenregion und die Neukonfiguration des gesamten Unterkiefers zu einer U-Form, bekommt er ein *merklich* volleres Aussehen (vergleiche mit Abb. 1.18).

Beim Säugling und Kleinkind liegt das Gonion gut innerhalb (medial) der Jochbögen. Beim Erwachsenen überragt der Kieferwinkel das Jochbein nach lateral oder erreicht zumindest die gleiche Ebene. Das bewirkt ein kantiges Aussehen des hinteren unteren Kieferbereiches.

Die Veränderungen des wechselnden Gesichtes

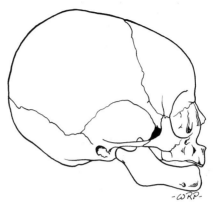

Abbildung 1.15

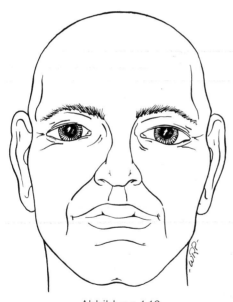

Abbildung 1.16

Abb. 1.17 und 1.18. Der Ramus des erwachsenen Mandibula ist vertikal viel länger und außerdem mehr aufgerichtet (das bezieht sich auf den Ramus als ganzes und nicht auf den mißverständlichen Gonionwinkel). Die Elongation des Ramus begleitet die massive vertikale Expansion der Nasenregion, die Eruption der Milchzähne und der bleibenden Zähne.
Die praemaxilläre Region protrudiert normalerweise über die Mandibula des Säuglings und des Kleinkindes hinaus und liegt auf einer Linie mit der knöchernen Nasenspitze. Das ruft den prominenten Eindruck von Oberkiefer und Oberlippe hervor. Während der späteren fazialen Entwicklung wird die Nase jedoch viel protrusiver und die Spitze des Nasenbeins liegt weit vor der Basis der Praemaxilla. Der Unterkiefer holt auf und gleicht schließlich den Wachstumsvorsprung der Maxilla aus.
Die anteriore Fläche der Maxilla hat beim Säugling eine konvexe Topographie. Das steht im Gegensatz zur charakteristisch konkaven Kontur dieser Region beim Erwachsenen. Der Alveolarknochen in diesem Gebiet ist beim Erwachsenengesicht deutlich protrusiver und proportional viel massiver (durch die Dentition der permanenten Zähne).
Der relativ kleine Processus mastoideus des Säuglings entwickelt sich zu einer ausgeprägten Protuberanz. Ein knöchernes Styloid fehlt beim Neugeborenen. Der ringförmige Knochen um das Meatus acusticus externus herum liegt mehr horizontal nach unten geöffnet. Er richtet sich im Zuge des Wachstums mehr und mehr auf.
Bei der Geburt hat der Schädel etwa 60 bis 65 % seiner späteren Größe erreicht und wächst rapide. Im Alter von 5 Jahren besitzt er etwa 90 % seiner endgültigen Größe. Auch wird im ersten bis zweiten Lebensjahr fast die ganze Breite des endgültigen Schädels erreicht.
Beim Neugeborenen finden wir zwischen den Knochen des Schädeldaches im allgemeinen sechs Fontanellen. Sie bleiben unterschiedlich lange bestehen, sind jedoch bis spätestens zum 18. Lebensmonat zu Suturen verschmolzen. Beim Baby sind die Suturen der Kalotte relativ wenig verzackt, und die Knochenoberfläche ist weich. Eine viel rauhere Oberfläche dagegen kennzeichnet die Oberfläche der erwachsenen Calvaria und die Suturenlinien sind mehr gezackt. Die Sutura frontalis (sie trennt die rechte und linke Hälfte des Os frontale) verschmilzt normalerweise im 2. Lebensjahr.
Beim Kind bewirkt der relativ schlanke Hals unter einem recht ausgeprägten Schädel besonders im occipitalen Bereich eine charakteristisch jungenhafte Erscheinung. Diese verschwindet mehr oder weniger bis zur Pubertät, wenn die Expansion der Halsmuskeln und der anderen Weichgewebe eine proportionale Abnahme des Kopfumfangs relativ zum Halsumfang bewirkt. Bei weiblichen Personen ist dies weniger ausgeprägt.

Die Veränderungen des wechselnden Gesichtes

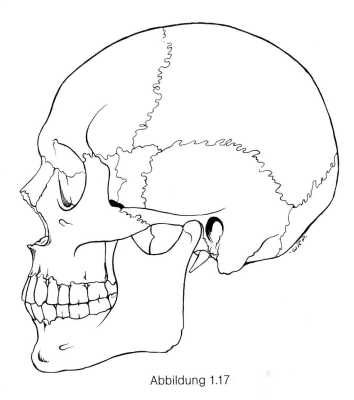

Abbildung 1.17

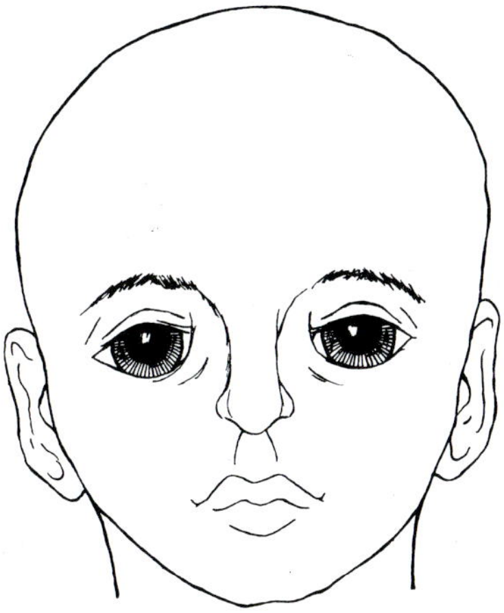

Abbildung 1.18

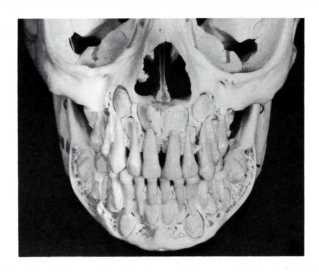

Abb. 1.19   Die äußere Erscheinung des Kindergesichtes verrät überhaupt nichts von der enormen Entwicklung der Zähne. Die Zähne sind der Hauptbestandteil des kindlichen Gesichtes, auch wenn man sie noch nicht sehen kann. Man merkt gar nicht, daß die Zähne alle schon vorhanden sind und vermutet erst recht nicht ihre Größe. Beim Betrachten dieser Abbildung ist man überwältigt von der Ausbreitung der Zähne über den gesamten Mittelgesichtsbereich. Der Normalbürger nimmt nicht wahr, daß der Mund dieses Kleinkindes palisadenartig von Milch- und bleibenden Zähnen in verschiedenen Entwicklungsstadien gesäumt wird. Wenn die Krone während der Eruption durch die Gingiva durchbricht, denken die meisten Eltern, daß der Prozeß gerade begonnen hat und daß der Zahn eine kleine, aber neugierige Ergänzung im kleinen rosa Mund ist. Es wird nicht bemerkt, daß das gesamte Mittelgesicht von einem ganzen Magazin versteckter Zähne beansprucht wird. Der dünne bedeckende und stützende Kieferknochen ist im Kindesalter viel weniger beansprucht als im Erwachsenenalter.

2 Einführung in Konzepte des Wachstumsprozesses

Teil 1*

* Teil 1 ist ein einleitender Überblick. Teil 2 gibt umfassendere Informationen, befaßt sich aber mit den gleichen Problemen.

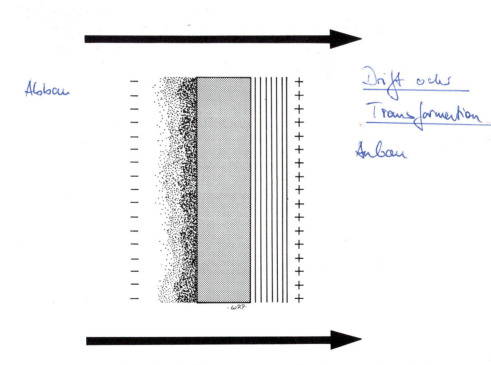

Abb. 2.1 **Konzept 1:** Knochen wachsen durch Anlagerung neuen Knochengewebes auf der einen Seite und Wegnahme von Knochen auf der anderen Seite. Die Fläche, die in Richtung des fortschreitenden Wachstums zeigt, erfährt eine Knochen*apposition* (+). Die Fläche, die auf der Rückseite der Wachstumsrichtung liegt, unterliegt einem Abbau, der *Resorption* (−). Diesen gleichzeitig ablaufenden Prozeß nennen wir „Drift" oder Transformation. Er bewirkt ein direktes *Wachstumsmoment* in jedem beliebigen Gebiet des Knochens.

Abb. 2.2   **Konzept 2:** Sowohl Außen- wie auch Innenseite eines Knochens sind von mosaikartig angeordneten „Wachstumsfeldern" bedeckt. Es ist nicht so, daß die gesamte Außenfläche der Knochen „appositionell" ist, wie man vermuten könnte. Ungefähr die Hälfte der äußeren periostalen Oberfläche des gesamten Knochens hat eine charakteristische Anordnung von *resorptiven Feldern* (dunkel gepunktete Felder). Die übrige Oberfläche bedecken bestimmte *appositionelle Felder* (hell gepunktete Felder). Ist irgend ein periostales Feld resorptiver Art, so ist die gegenüberliegende innere (endostale) Oberfläche desselben Feldes appositionell. Und umgekehrt, ist das äußere periostale Feld appositionell, so ist das endostale gegenüberliegende Feld des Cortex normalerweise resorptiv. Diese Kombinationen bewirken verschiedene *Wachstumsmomente* (d. h. Drifte) in allen Teilen des Knochens. Wie kann sich ein Knochen aber vergrößern, wenn die Hälfte seiner *äußeren* Oberfläche der Resorption unterliegt? Das wird in den folgenden Konzepten erklärt.

Abb. 2.3   **Konzept 3:** Knochen, der durch das äußere Periost gebildet wird (periostaler Knochen), umfaßt etwa die Hälfte allen bestehenden Knochengewebes; der Knochen, der durch das innere Periost gebildet wurde (endostaler Knochen), macht die andere Hälfte aus. In dieser Abbildung sehen wir, wie der Cortex der rechten Seite durch das Periost und der linken Seite durch das Endost gebildet wurde, während beide gleichzeitig nach rechts transformiert werden.

Einführung in Konzepte des Wachstumsprozesses

Wachstumsfeldes

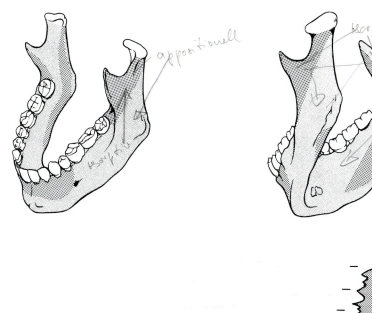

Abbildung 2.2

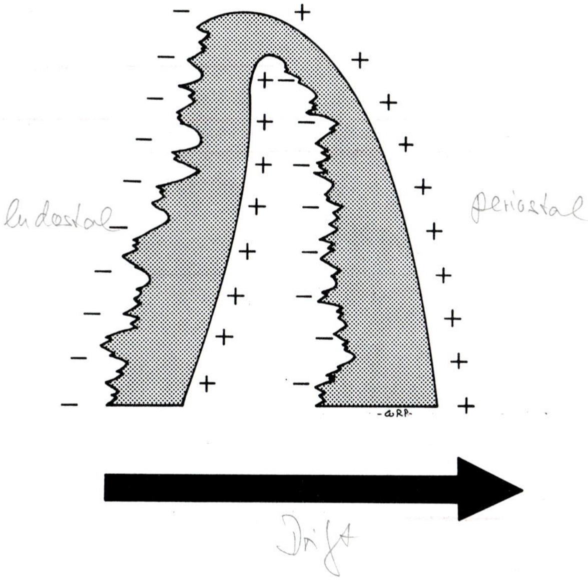

Abbildung 2.3

endostal *periostal*

Drift

Einführung in Konzepte des Wachstumsprozesses

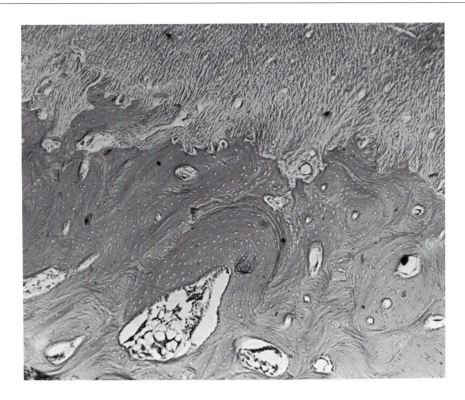

Abb. 2.4 **Konzept 4:** Die Aktivitäten der Wachstumsfelder, die den Knochen bedecken, werden eher durch die Membranen und die anderen umgebenden Weichgewebe bewirkt als durch die harten knöchernen Substanzen. Der Knochen an sich wächst gar nicht; sein Wachstum wird durch die *Weichgewebematrix,* die den gesamten Knochen umschließt, induziert. Die genetischen und funktionellen Determinanten des Knochenwachstums befinden sich in den Weichgeweben. Das Wachstum ist nicht in den kalzifizierten Teilen des Knochens programmiert. Der Plan für das Design, die Konstruktion und das Wachstum eines Knochens liegt im Zusammenspiel von Muskeln, Zunge, Lippen, Wangen, der Haut, Schleimhaut, Bindegewebe, Nerven, Blutgefäßen, Luftwegen, Pharynx, dem Gehirn in seiner Gesamtheit, den Drüsen usw.

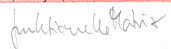

Einführung in Konzepte des Wachstumsprozesses

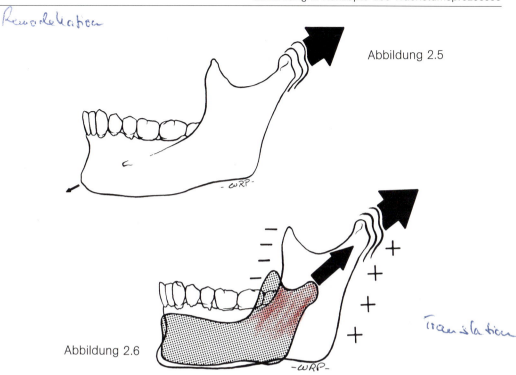

Abbildung 2.5

Abbildung 2.6

Abb. 2.5 **Konzept 5:** All die verschiedenen appositionellen und resorptiven Felder, die über den ganzen Knochen verteilt sind, haben nicht dieselbe Wachstumsrate. Einige appositionelle Felder wachsen schneller und in größerem Umfang als andere. Dasselbe gilt für die resorptiven Felder. Felder, die im Wachstumsprozeß eine besondere Rolle spielen, werden oft als Wachstums*zentren* bezeichnet. Früher wurde vermutet, daß Wachstum ausschließlich in solchen Wachstumszentren stattfindet. Wir wissen heute, daß diese Vorstellung nicht stimmt. Der gesamte Knochen partizipiert am Wachstum. Alle Oberflächen sind Wachstumszentren.
Während des Umbaus liegt das Maß der Apposition etwas über dem der Resorption, so daß sich die regionalen Teile des Knochens allmählich vergrößern und verdichten (siehe Abb. 2.6).

Abb. 2.6 **Konzept 6:** Die *Remodellation* ist ein fundamentaler Bestandteil des Wachstumsprozesses. Der Grund, warum sich ein Knochen umbauen muß, liegt darin, daß während seines Wachstums die regionalen Anteile gegeneinander bewegt werden, diese Transformation („Drift") wandelt die Position jedes Teiles eines Knochens von einer Lokation zur nächsten, während sich der Gesamtknochen vergrößert. Das erfordert ständige Remodellationsvorgänge an Form und Größe jeder Region. Der Ramus z.B. bewegt sich durch die Kombination von Apposition und Resorption fortschreitend nach posterior. Währenddessen wird der anteriore Teil des Ramus zu einem Teil des Corpus remodelliert. Das bewirkt eine Längenzunahme des Corpus. Die fortschreitende nachfolgende Bewegung von Teilkomponenten bezeichnet man als *Translation*. Die Translation ist die Basis für die Remodellation. Der gesamte Ramus wird nach posterior verlagert und der posteriore Teil des sich verlängernden Corpus mandibulae wird in ein Gebiet reloziert, welches vorher der Ramus innehatte. Es findet eine strukturelle Remodellation statt, weg von dem, was Teil des Ramus war, hin zu dem, was neuer Teil des Corpus wird. Infolgedessen wächst das Corpus in die Länge.

Abb. 2.7   Dieselbe Apposition und Resorption, die das Gesamtwachstum und die Vergrößerung des Knochens als Ganzes bewirken, führen gleichzeitig die Translation der Teile und die Remodellation aus. Wachstum und Remodellation sind untrennbare Bestandteile desselben fortlaufenden Prozesses. Jetzt wird auch klar, warum die Hälfte der äußeren periostalen Fläche während der allgemeinen Größenzunahme resorptiv ist. Der Grund dafür ist, daß sich der Knochen nicht einfach durch gleichförmige Knochenablagerungen vergrößert, wie die Abbildung zeigt. Nahezu alle regionalen Anteile des Knochens werden in eine neue Position verlagert. Dafür aber sind natürlich resorptive äußere Oberflächen erforderlich.

Abb. 2.8   In der Maxilla wächst der Gaumen durch periostale Resorption auf der nasalen Seite und periostale Apposition auf der oralen Seite nach unten (d. h. er wird nach inferior *transloziert*). Dieses Wachstum und die Translation bewirken eine Vergrößerung des Nasenraumes. Die Bereiche, die während der frühen Kindheit zum Gaumen und zum knöchernen Alveolarbogen gehörten, werden bis zum Erwachsenenalter zum Nasenraum umgebaut. So ist die Hälfte des Gaumens appositionell und die andere Hälfte resorptiv. Das Bindegewebe der Nasenschleimhaut bildet das Periost auf der einen Seite und das der Gaumenschleimhaut das Periost auf der anderen Seite.
Zusammenfassend gesagt, wird der Prozeß der Wachstumsremodellation durch die den Knochen umgebenden Weichteile bestimmt. Die Funktion dieser Weichgewebe ist vielfältig:

1. die progressive Vergrößerung des gesamten Knochens;
2. die kontinuierliche Translation jeder einzelnen Teilkomponente, um eine Vergrößerung des gesamten Knochens überhaupt zu ermöglichen;
3. die Ausformung des Knochens, damit er im Zusammenspiel mit den physiologischen Einflüssen, denen er ausgesetzt ist, seine verschiedenen Funktionen erfüllen kann;
4. die Anpassung regionaler Strukturen, so daß einerseits eine funktionelle Interaktion sowohl der Knochen untereinander als auch der Knochen mit dem Weichgewebe andererseits erreicht wird.

Abb. 2.9   **Konzept 7:** Während sich ein Knochen vergrößert, wird er als Ganzes von den Knochen, mit denen er im direkten Kontakt steht, wegbewegt. Das schafft den „Raum", in den hinein die Vergrößerung stattfindet. Diesen Prozeß nennen wir *primäre Translation*. Es sind dies physikalische Bewegungen des gesamten Knochens, die auftreten, während der Knochen durch Apposition und Resorption remodelliert wird. Wenn der Knochen durch Apposition auf einer bestimmten Seite wächst, wird er genau in die *entgegengesetzte* Richtung verlagert.

Einführung in Konzepte des Wachstumsprozesses

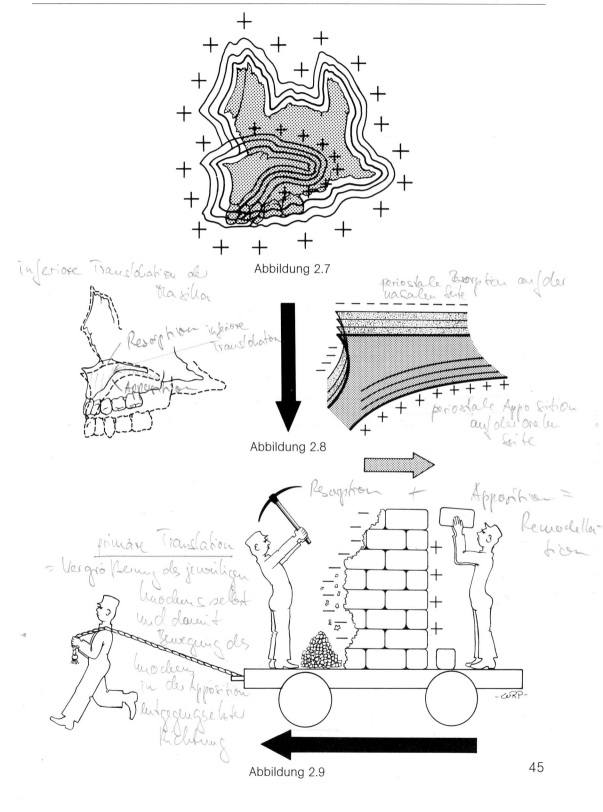

Abbildung 2.7

Abbildung 2.8

Abbildung 2.9

Abb. 2.10, 2.11 und 2.12   Die Apposition neuen Knochens bewirkt die Translation nicht dadurch, daß Druck auf die Kontaktflächen mit dem angrenzenden Knochen ausgeübt wird. Ob Knorpel als Translationskraft bei dieser Translation involviert ist, wird zur Zeit noch kontrovers diskutiert. Siehe dazu Teil 2. Wahrscheinlicher ist, daß der Knochen durch die expansive Kraft der ihn umgebenden wachsenden Weichgewebe weggedrängt wird. Währenddessen wird sofort neuer Knochen auf der Kontaktfläche angelagert und die beiden Knochen verbleiben in konstanter artikulärer Verbindung. Der nasomaxilläre Komplex zum Beispiel steht mit dem Boden der Schädelgrube in Kontakt (Abb. 2.10). Die maxilläre Region wird in toto durch expansives Wachstum der Weichgewebe dieser Region weg vom Schädel nach vorne unten *transloziert* (Abb. 2.11 A). Dies löst dann neues Knochenwachstum an den verschiedenen suturalen Kontaktflächen zwischen nasomaxillärem Komplex und Schädelbasis aus (Abb. 2.11 B). Die Translation erfolgt so nach unten und vorne, während das Knochenwachstum durch Anlagerung in umgekehrter Richtung nach hinten und oben stattfindet (d. h. in Richtung der Kontaktfläche mit der Schädelbasis). Auf ähnliche Weise wird die Mandibula (Abb. 2.12) von ihren Artikulationsflächen in den Fossae glenoidales wegtransloziert. Dies erfolgt durch die Aktivität der angrenzenden Weichgewebe im wachsenden Gesicht. Im Laufe dieses Vorganges wachsen Kondylus und Ramus nach hinten und in diesen „Raum" hinein, der durch den Translationsprozeß entstanden ist. Der Ramus wird während seiner Verlagerung auch remodelliert. Außerdem wird er länger und breiter. Dafür gibt es mehrere Gründe:

1. die Vergrößerung der inserierenden Muskelmasse,
2. die Verbreitung des Pharyngealraumes und
3. die Translation des nasomaxillären Komplexes nach vertikal.

Einführung in Konzepte des Wachstumsprozesses

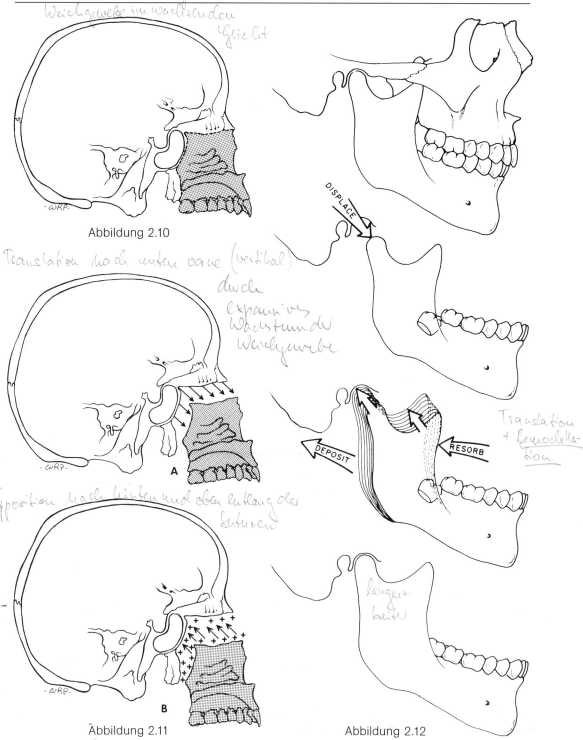

Abbildung 2.10

Abbildung 2.11

Abbildung 2.12

Abb. 2.13 **Konzept 8:** Während des Wachstums tritt der Prozeß der *sekundären Translation* auf. Die *primäre Translation*, wie eben beschrieben, ist mit der Vergrößerung des jeweiligen Knochens selbst verbunden. Bei sekundärer Translation jedoch wird die Bewegung eines Knochens durch die Größenzunahme eines *anderen* Knochens, der direkt anliegend oder auch weiter entfernt liegen kann, hervorgerufen. Zum Beispiel führt die Größenzunahme des Knochens der mittleren Schädelgrube (in Verbindung mit dem Gehirnwachstum) zu einer ausgeprägten Translationsbewegung der gesamten Maxilla nach inferior und anterior. Dies läuft unabhängig von Wachstum und Vergrößerung der Maxilla selbst ab. Der Translationseffekt ist hierbei sekundären Typs. Die Vorgänge tief in der Schädelbasis wirken also auf die Anordnung der Knochen im Gesicht. Der Effekt von Wachstumsaktivitäten in relativ weit entfernten Gebieten ist nicht unerheblich, und all diese Veränderungen muß man in seine Überlegungen miteinbeziehen, wenn man die Wachstumsprozesse und die fazialen Charakteristika jedes Individuums untersucht.

Zusammengefaßt kann man sagen, daß der skelettale Wachstumsprozeß (Translation und Remodellation) zwei generelle Funktionen hat:

1. jeden Knochen zu positionieren und
2. jeden Knochen und seine regionalen Anteile so zu formen und konstruieren, daß er seine multifunktionelle Aufgabe erfüllen kann.

Die funktionellen Einflüsse der umgebenden Weichgewebe auf den Knochen und seine Membranen bewirken die Entwicklung der definierten morphologischen Struktur und die Einnahme einer bestimmten Position.

sekundäre Translation:

Bewegung eines Knochens
durch Größenzunahme
eines anderen Knochens
(kann auch weit entfernt
liegen)
Bsp.: durch Vergrößung
des Knochens der mittl.
Schädelgrube kommt
es zur Translations-
bewegung des Maxilla
nach vorn und
unten.
(funktionelle Matrix:
Gehirnwachstum)

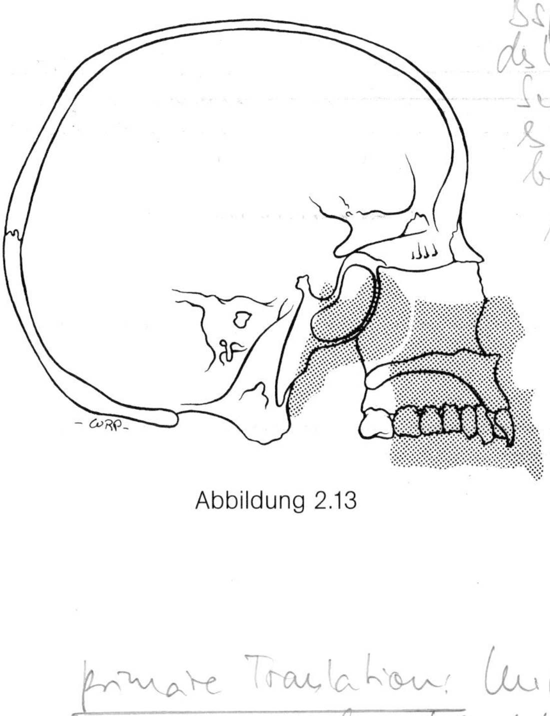

Abbildung 2.13

primäre Translation: Knochen vergrößert
sich; Wachstum durch Apposition,
Verlagerung des Knochens in
entgegengesetzte Richtung

Einführung in Konzepte des Wachstumsprozesses

Teil 2 *

Die Grundlagen des Wachstums, die in Teil 1 zusammengefaßt sind, werden in Teil 2 detaillierter besprochen.

Abb. 2.14   Der erste Schritt zum Verständnis des Wachstums von Gesicht und Schädel ist die Erkenntnis, daß sie sich *nicht* in der hier dargestellten Art und Weise vergrößern. Ein Knochen erfährt seine Größenzunahme nicht durch direkte, überall gleiche, symmetrische Ausdehnung aller äußeren Flächen und Konturen, wie bei der Benutzung einer Vergrößerungslinse.

Abb. 2.15   Ein Knochen wächst *nicht* durch generalisierte, uniforme Appostion (+) neuen Knochens auf allen äußeren Flächen mit korrespondierender Resorption (−) an allen inneren Flächen, wie man vermuten könnte (und wie es oft fälschlicherweise gelehrt wurde). Für die Knochen ist es unmöglich, dadruch ihre komplexe Morphologie zu entwickeln. So könnten sich Mandibula oder Maxilla auf diese Weise nicht vergrößern. Wegen der komplizierten morphologischen Gestalt jedes Knochens, müssen sie sich auf eine sehr unterschiedliche Art vergrößern, wobei einige Bereiche schneller und ausgeprägter wachsen als andere. Ein großer Teil der äußeren Flächen vieler Knochen sind resorptiver Natur. Wie aber kann ein Knochen an Größe zunehmen, wenn ein Großteil seiner äußeren (periostalen) Fläche einem resorptiven Umbau unterliegt? Wir sollten diese Frage im Gedächtnis behalten, wenn auf den folgenden Seiten der faziale Wachstumsprozeß beschrieben wird.

Während der Größenzunahme jedes Knochens des Viszero- und Neurocraniums treten zwei grundsätzliche Arten von *Wachstumsbewegungen* auf:

1. die kortikale Transformation, hervorgerufen durch die Remodellation des Knochens und
2. die Translation.

Die *Translation* ist die Bewegung eines Knochens von einem anderen hinweg. Dies schafft einen Raum, in den hinein die Wachstumsvergrößerung des jeweiligen Knochens stattfindet.
Die *kortikale Transformation* ist derjenige Umbauprozeß, der die Vergrößerung des Knochens bewirkt. Er stellt eine direkte Wachstumsbewegung dar, die durch Knochenapposition auf der einen und Resorption auf der anderen Seite bewirkt wird.
Zuerst wird der Remodellationsprozeß erklärt und dann der Prozeß der Verlagerung.

Abb. 2.16   Diese Skizze schematisiert den Ablauf der Remodellation. Der knöcherne Cortex bewegt sich durch die kortikale Transformation von A nach B. Die der Wachstumsrichtung zugeneigte Fläche verhält sich appositionell (+). Die gegenüberliegende, der Wachstumsrichtung abgeneigte Fläche ist resorptiv tätig (−). Wenn die Rate von Apposition und Resorption gleich ist, bleibt die Dicke des Cortex konstant. Übertrifft die Apposition die Resorption, nimmt die Dicke des Cortex langsam zu. Durch die Skizze wird klar, daß das Knochengewebe an Punkt A nicht dasselbe ist wie an Punkt B. Dies wird hervorgerufen durch den kontinuierlichen Prozeß von Apposition auf der einen Seite, kombiniert mit einer Wegnahme des älteren Knochens von der anderen Seite.
Verschiedenste Kombinationen von Resorption und Apposition (Transformation) in unterschiedlichster Richtung und wechselnden Ausmaßen, verteilt über die gesamten Knochenflächen ermöglichen die Vergrößerung des Knochens bei gleichzeitiger Remodellierung der Form.

Einführung in Konzepte des Wachstumsprozesses

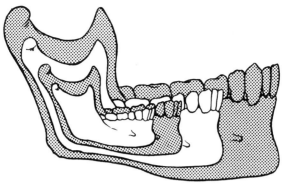

Abbildung 2.14

Transformation:
= bestimmte Formen von
Resorption und Apposition

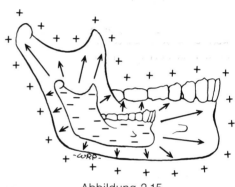

Abbildung 2.15

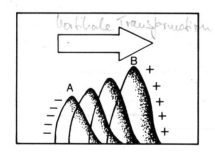

vertikale Transformation

Wachstumsrichtung

Remodellation

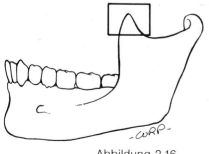

Abbildung 2.16

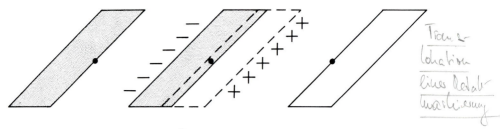

Abb. 2.17   Wenn eine Metallmarkierung *⁾ auf der anlagernden Fläche eines Cortex implantiert wird, wird diese durch die hier stattfindende Apposition immer tiefer in die Cortex eingemauert, während auf der gegenüberliegenden Seite Knochen durch Resorption abgetragen wird. Die Markierung kann sogar durch den Knochen hindurch von einer Seite zur anderen transloziert werden. Dies geschieht nicht aufgrund der ihr eigenen Bewegung (die Markierung selbst ist unbeweglich), sondern wegen der Umformung des wandernden Knochens um sie herum.

*⁾ Zu Abb. 2.17: Metallische Implantate (kleine Stücke aus Thantal oder anderen geeigneten Metallen) werden oft bei der klinischen oder experimentellen Arbeit angewandt, um auf Röntgenbildern Knochenwachstum und Translationen zu studieren. Benutzt man diese Markierungen als Fixpunkte, – so kann man, wenn man eine Serie von Schädelaufnahmen übereinanderlegt –, Umfang und Richtung des Wachstums wie auch die Translationsbewegungen genau verfolgen.

Abb. 2.18   Die Wachstumsrichtungen unterliegen fortwährenden Umkehrungen. Eine Umkehrlinie (der schmale Pfeil zeigt den Übergang zwischen resorptiven (–) und anlagernden (+) Wachstumsfeldern) kann histologisch eindeutig nachgewiesen werden. Sie ist die Grenzlinie zwischen den Knochenschichten, die zuerst auf der einen und dann nach Umkehrung der Wachstumsrichtung auf der anderen Seite des Knochens gebildet wurden. Warum das geschieht, wird in den folgenden Abschnitten erklärt.

Abb. 2.19   Jeder Knochen hat *Felder* mit resorptiver (dunkel gepunkteter) und appositioneller Aktivität verteilt über seine gesamten inneren und äußeren Flächen. Dies ist die Voraussetzung für einen *differenzierten Wachstumsprozeß*, der eine unregelmäßige Knochenform schafft. Die Form muß wegen der verschiedenen Funktionen des Knochens unregelmäßig sein (Ansatz der verschiedenen Muskeln, die alle in verschiedene Richtungen wirken, Kontaktflächen mit anderen Knochen, Halt der Zähne usw.).

Abb. 2.20   In dieser Skizze folgt aus dem Wachstumsmuster eine skelettale Rotation. Solche Rotationen sind signifikante Elemente des Entwicklungsprozesses von Gesicht und Schädel, wie wir später noch sehen werden.

Abb. 2.21   Die Antriebskraft für die Wachstumsfelder steckt in den Weichgeweben von äußerem und innerem *Periost*, nicht in den harten Teilen des Knochens selbst. Der Knochen bewirkt und kontrolliert sein Wachstum nicht selbst. Die Membranen und anderen Weichgewebe, welche den Knochen umschließen, produzieren und kontrollieren das Knochenwachstum. Der Knochen selbst ist passiv. Er ist das Produkt des allgemeinen Wachstumsprozesses und nicht sein Auslöser.

Einführung in Konzepte des Wachstumsprozesses

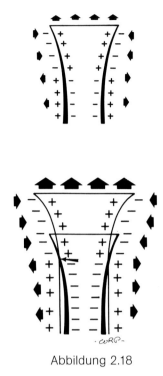

Abbildung 2.18

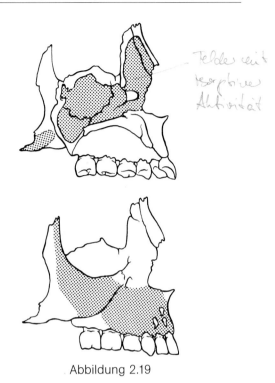

Abbildung 2.19

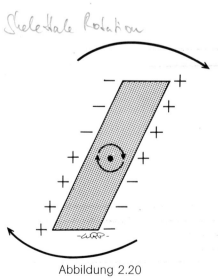

Abbildung 2.20

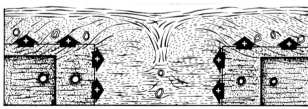

Abbildung 2.21

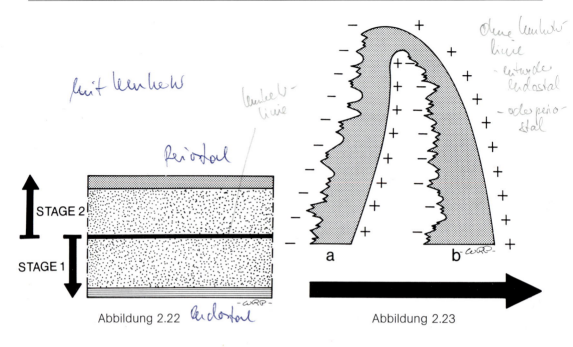

Abbildung 2.22 Abbildung 2.23

Abb. 2.22 und 2.23 Knochenschichten, die von der äußeren bedeckenden Membran (periostales Knochengewebe) und von der innen anliegenden Membran (endostales Knochengewebe) produziert wurden, können in ein und demselben Knochen auftreten, wie wir an den Wachstumsstadien 1 und 2 dieser Abb. sehen können. Getrennt werden sie durch eine Umkehrlinie. Schicht 1 wurde während einer Wachstumsphase produziert, in der kortikales Wachstum in endostaler Richtung vorherrschte. Schicht 2 wurde gebildet, nachdem eine Umkehr der Wachstumsrichtung stattgefunden hatte. Eine Kortikalis kann aber auch ausschließlich aus endostalem (a) oder periostalem (b) Gewebe bestehen, nämlich dann, wenn keine Umkehrungen aufgetreten sind.

Abb. 2.24 In den meisten Knochen des Gesichts und des Schädels (und in den meisten übrigen Knochen des Körpers genauso) ist ungefähr die Hälfte des kortikalen Knochengewebes *endostalen* und die andere Hälfte *periostalen* Ursprungs. Die *periostalen* Flächen sind also etwa zu gleichen Teilen *resorptiv* und *appositioneller* Natur. Das gleiche gilt für die endostalen Flächen. Dies ermöglicht zwei Wachstumsfunktionen: zum einen die Größenzunahme und zum anderen die Remodellation eines jeden Knochens, wobei letzteres ein die Größenzunahme begleitender Prozeß ist.
Im Knochengewebe können vier verschiedene Arten der Remodellation auftreten. Die erste ist die biochemische Remodellation auf molekularer Ebene. Darunter fällt die kontinuierliche Lösung und der Einbau von Ionen, um z. B. den Blutkalziumspiegel konstant zu halten und um andere Funktionen der Homoeostase zu gewährleisten. Eine andere Art Remodellation betreibt die sekundäre Rekonstruktion des Knochens durch das *Havers*'sche System und die Remodellationsvorgänge der Spongiosa. Die dritte Art der Remodellation umfaßt die Regeneration und Rekonstruktion von Knochen während oder in Folge einer pathologischen oder traumatischen Noxe. Der Remodellationsvorgang, mit dem wir uns im Zuge der fazialen Morphogenese beschäftigen, ist die Wachstumsremodellation. Im Verlauf von Wachstum und Größenzunahme eines Knochens unterliegt dieser auch gleichzeitig einem Remodellationsprozeß. Warum das so ist, wird später beschrieben.

Einführung in Konzepte des Wachstumsprozesses

Abb. 2.24 Resorptive surface are indicated by dark stipling, depository surfaces by light stippling. (Aus *Enlow*, D.H., et al.: Angle Orthod., 41 : 161, 1971.)

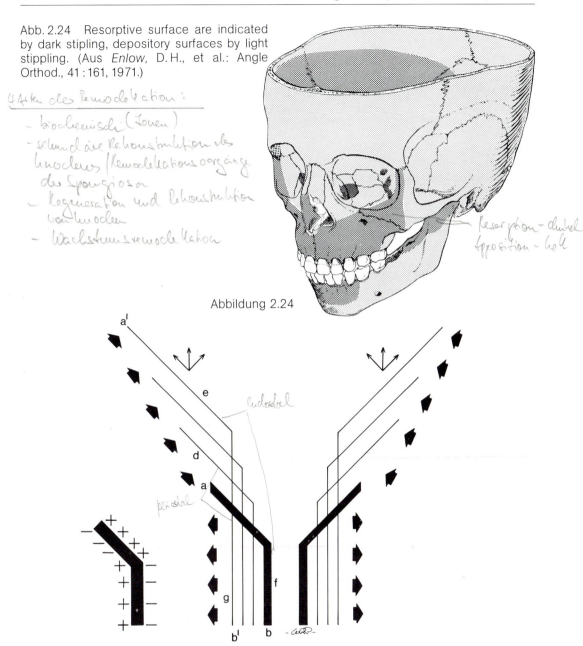

Abbildung 2.24

Abb. 2.25 Das Resorptions- und Appositionsmuster, welches wir hier sehen, löst eine Kombination von Wachstumsbewegungen aus. Dabei wandert Punkt a nach a' und Punkt b nach b'. Die Flächen d und g repräsentieren die äußeren (periostalen) Seiten und e und f die inneren (endostalen) Oberflächen. Fläche f ist resorptiv und g ist appositionell. Die *jüngere* Oberfläche e zeigt in Wachstumsrichtung; der Knochen vergrößert sich hierbei durch kontinuierliche Apposition auf seiner Innenseite. Fläche d ist resorptiv. So erfährt der Knochen eine Größenzunahme, auch wenn die Hälfte seiner äußeren Flächen resorptiver Natur sind.

Einführung in Konzepte des Wachstumsprozesses

Abb. 2.26   Ein sehr nützliches Konzept für das Gesichtswachstum ist das „V-Modell". Viele Knochen des Gesichts und des Schädels oder Teile von ihnen haben eine V-förmige Konfiguration. Dabei ist es wichtig zu wissen, daß die Knochenapposition auf der *Innenseite* des V auftritt, während Resorption auf der Außenseite abläuft. Während sich das „V" von Position A nach Position B *bewegt*, *vergrößert* es seine Gesamtdimension. Die Wachstumsrichtung zeigt in Richtung der Öffnung des „V". So tritt simultan durch Knochenappositionen auf der Innenseite und Resorption auf der Außenseite eine Wachstumsbewegung und Größenzunahme auf. Auf das „V"-Modell werden wir noch beim fazialen Wachstumsprozeß zurückkommen.

Abb. 2.27   Wir sehen, daß der Durchmesser in A *abgenommen* hat und daß der *breite Teil* des Knochens nach Position B verlagert wurde. Dieser Remodellationsprozeß überführt einen breiteren Teil in einen schmalen, während beide fortgesetzt verlagert werden. Periostale Resorption und endostale Apposition sind dafür verantwortlich.

Abb. 2.28   Wenn man einen Horizontalschnitt des Knochens in der Ebene von A anlegt, sieht man eine resorptive periostale Oberfläche. Knochenabbauende Osteoklasten bedecken diese Fläche während der aktiven Phase des Knochenwachstums. Auf der endostalen appositionellen Fläche sitzen knochenproduzierende Osteoblasten. Der Horizontalschnitt B zeigt neuen endostal gebildeten Knochen auf der inneren Fläche der Kortikalis. Der Horizontalschnitt C zeigt eine endostal gebildete Knochenschicht, die während einer nach innen gerichteten Wachstumsphase gebildet wurde. Diese wird bedeckt durch eine periostale Schicht von Knochen aus der folgenden nach außen gerichteten Wachstumsphase, in der der Knochen seinen Durchmesser vergrößert. Der Schnitt D zeigt eine ausschließlich aus periostalen Knochen gebildete Kortikalis. Die äußere Fläche ist appositionell und die endostale Fläche ist resorptiv. Wenn Metallmarkierungen bei X, Y, oder Z in den Knochen geschlagen werden, werden wir feststellen, daß sich die Markierung bei X langsam vom Knochen löst, weil sich dieser Teil des Knochens durch Resorption zurückbildet. Sie wird frei im umgebenden Gewebe liegen. Markierung Z wird sich wegen der endostalen Resorption, die hier stattfindet, auch lösen und sie wird frei im Markraum liegen. Markierung Y wurde ursprünglich auf der periostalen Seite der Kortikalis implantiert und wird dann auf die endostale Seite transloziert. Das geschieht durch Apposition neuen Knochens auf der linken und Resorption alten Knochens auf der rechten Seite. Dies bewirkt die relative Positionsveränderung der Markierung von der einen Seite der Kortikalis zur anderen.

Einführung in Konzepte des Wachstumsprozesses

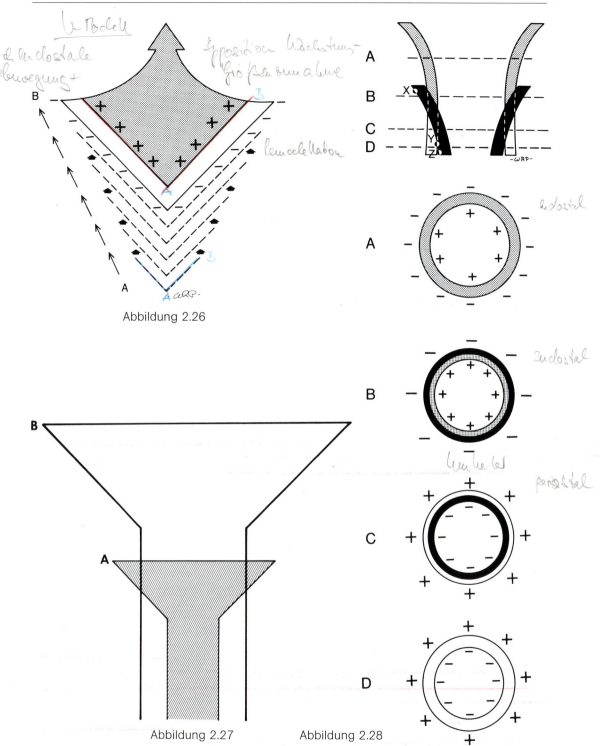

Abbildung 2.26

Abbildung 2.27 Abbildung 2.28

Abb. 2.29   Dieser Querschnitt des Arcus zygomaticus demonstriert, wie ein Knochen wächst und in lateraler Richtung remodelliert wird, während der ganze Knochen gleichzeitig in die Länge wächst. Der Arcus zygomaticus bewegt und vergrößert sich nach lateral und nach inferior, während das gesamte Gesicht, das Gehirn und der Schädel sich in Bereiche ausdehnen, in denen ehemals der Arcus zygomaticus lag. Er schafft dieses durch progressive Anlagerung auf den lateralen und inferioren periostalen und endostalen Flächen und durch Resorption an den gegenüberliegenden Flächen. Die Reste der alten kortikalen Kontur kann man im histologischen Schnitt erkennen. Der rechte und linke Arcus zygomaticus wachsen so nach außen, während der Rest des Kopfes sich zwischen ihnen vergrößert. Die Jochbögen nehmen auch an Größe zu, um dem auf sie wirkenden Muskelzug standzuhalten. Das Knochengewebe ist halb endostalen und halb periostalen Ursprungs. Die eine Hälfte der inneren und äußeren Fläche ist resorptiv und die andere Hälfte appositionell

Abb. 2.30   Warum remodelliert sich ein Knochen während seines Wachstums? Der grundlegende Schlüsselfaktor ist der Prozeß der *Transformation*. In diesem Stapel Chips ist der schwarze im Stadium a ganz rechts. Dieser schwarze Chip wurde auf die Ebene des Condylus der kleinsten Mandibula projiziert, um zu zeigen, wie diese Lokation durch den Ramus hindurch transloziert wird und in der größten Mandibula am anterioren Rand des Ramus zu liegen kommt. Während des Wachstums fortschreitet, wird der schwarze Chip immer mehr verlagert – nicht durch eigene Bewegung, sondern weil neue Chips auf der einen Seite dazukamen und auf der anderen Seite weggenommen wurden. Das verändert die relative Position des Chips innerhalb des Stapels, auch wenn dieser Chip sich selbst nicht bewegt. Setzen wir für den Stapel Chips mit einer perfekt zylindischen Form einen ganzen Knochen mit einer topographisch komplexeren Form. Es ist dann leicht verständlich, daß die relative Positionsveränderung des schwarzen Chips eine kontinuierliche Remodellation der Form erfordert, damit der Chip seine neue Position einnehmen kann. Diese Folge von kontinuierlichen Remodellationsvorgängen muß Schicht für Schicht ablaufen. Der Remodellationsvorgang ist ein Prozeß der Neu- und Umformung einer jeden Ebene (Chip) innerhalb des wachsenden Knochens, während diese nach und nach in eine neue Folge von Ebenen verlagert werden. Dies kommt daher, weil die Anlagerung und/oder Resorption in den verschiedenen anderen Teilen die relativen Positionen aller Ebenen verändert. So wird z. B. die Kondylenstruktur des frühesten Entwicklungsstadiums erst in die Mitte und dann auf die Vorderfläche des Ramus verlagert. Die kontinuierliche Remodellation ist nicht nur in dieser sondern auch in allen anderen Gebieten, wo relative Positionsveränderungen stattfinden, involviert.

Abb. 2.31   Im Gesicht des Kleinkindes liegen der Oberkieferbogen und der Nasenboden auf Höhe des inferioren Orbitarandes. OK-Bogen und Gaumen *bewegen* sich aber nach unten. Dieser Prozeß erfordert z. T. Remodellationsvorgänge im harten Gaumen und knöchernen Maxillarbogen in inferiorer Richtung. Auf den nach unten gerichteten Flächen finden wir eine Anlagerung, auf den nach superior gerichteten Flächen des Gaumens Resorptionen. Diese Kombination führt zu einer Nach-unten-Verlagerung der gesamten Gaumen- und Maxillarbogenregion in immer tiefere Ebenen, so daß der OK-Bogen schließlich deutlich unterhalb des inferioren Orbitarandes zu liegen kommt. Die Folge ist eine enorme Größenzunahme des Nasenraumes.
Die an diesem Prozeß beteiligten Flächen sind halb resorptiv und halb appositionell. Das Knochengewebe des Gaumens ist so je zur Hälfte endostal oder periostal. (Die Kortikalis der nasalen Seite des Gaumens ist durch das Endost der Markhöhle gebildet).

Einführung in Konzepte des Wachstumsprozesses

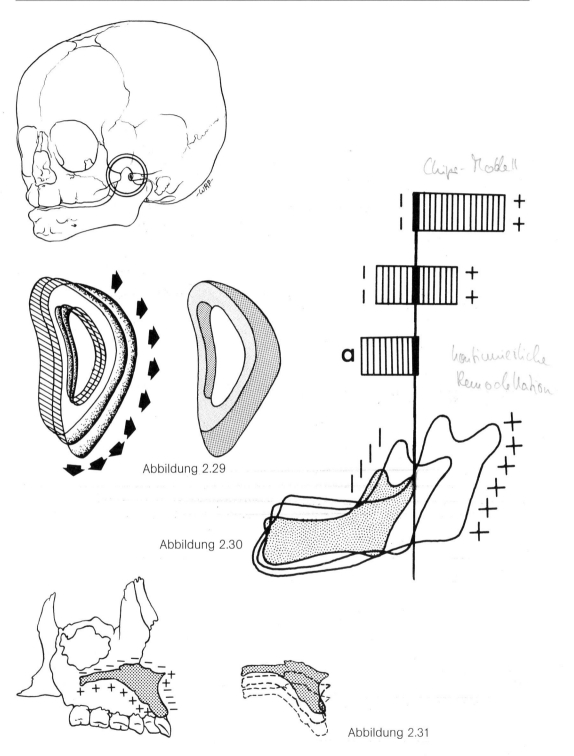

Abbildung 2.29

Abbildung 2.30

Abbildung 2.31

Abb. 2.32 Aufgrund des Verlagerungsprozesses beansprucht die Nasenregion des Erwachsenen Gebiete, in denen beim Kind der knöcherne OK-Boden gelegen hat. Was einmal knöcherner OK-Boden oder Gaumenregion war, wurde in die expandierende Nasenregion umgewandelt. Das ist Wachstumsremodellation, die Basis für die *Verlagerungen*.
Während der Gaumen und der OK-Bogen durch konstante Apposition neuen Knochens auf der einen Seite und Resorption auf der anderen Seite nach unten wachsen, ist das Knochengewebe, das die Zähne in früheren Wachstumsstadien beherbergt hat, in späteren Stadien nicht mehr dasselbe. Dies ist äußerst wichtig, weil das Wachstumsmoment und die Umbauvorgänge des Knochens von den Kieferorthopäden ausgenutzt werden sollen.

Abb. 2.33 Während des Wachstums der Mandibula bewegt sich der Ramus durch die bewährte Kombination von Apposition und Resorption nach hinten. Die beteiligten Flächen sind zur Hälfte resorptiv und zur Hälfte appositionell; die eine Hälfte des gebildeten Knochens ist periostalen und die andere endostalen Ursprungs. So wie der Ramus nach posterior verlagert wird, verlängert sich das Corpus durch eine Umwandlung dessen, was in früheren Wachstumsperioden Ramus war.

Abb. 2.34 Während des Wachstums vom Fetus zum Erwachsenen unterzieht sich die Molarenregion der jungen Mandibula einer Transformation, bei der sie zur Prämolarenregion der später größeren Mandibula wird. Es wird hier deutlich, daß der Prozeß der Remodellation auch ein Prozeß der Transformation ist und daß *dieselbe Apposition und Resorption sowohl die Größenzunahme als auch die Remodellationsvorgänge während des Wachstums bewirken*. Wachstum ist demzufolge ein Remodellationsprozeß, um Größenzunahme zu bewirken (Zum Wachstum gibt es noch mehr zu sagen, wie wir noch sehen werden).

Einführung in Konzepte des Wachstumsprozesses

Wachstumsremodelation – Basis für Verlagerungen

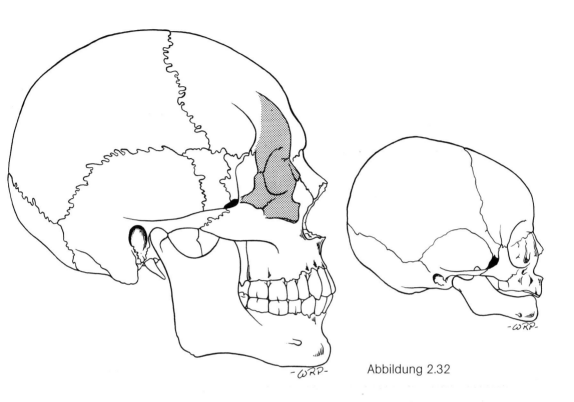

Abbildung 2.32

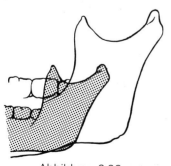

Abbildung 2.33

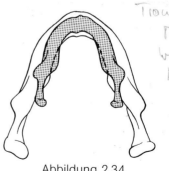

Abbildung 2.34

Transformation Molarenregion wird zur PM region

Einführung in Konzepte des Wachstumsprozesses

Abb. 2.35   Der Remodellationsprozeß prägt die Morphologie eines Knochens während seines Wachstums. Jeder Knochen wächst auf verschiedene Art und Weise, das heißt, er vergrößert sich mehr in die eine Richtung als in die andere und das auch noch in regional verschiedenem Umfang. Wenn ein Knochen gleichförmig in alle Richtungen wüchse, fänden keine Transformationen statt, und auch die Remodellationsprozesse wären als Teil des Wachstums nicht nötig. Wegen der vielfältigen physiologischen und mechanischen Funktionen müssen die Knochen jedoch eine komplexe Form erlangen. Dies kann aber nur durch ein differenziertes Wachstum, wobei Remodellationsvorgänge involviert sind, erreicht werden.
Die Mandibula wächst in fast alle Richtungen, jedoch hauptsächlich nach posterior und superior. Auch wenn sich während der allgemeinen Größenzunahme des Knochens ständig Remodellationen des Knochens abspielen, bleibt die Form des Knochens als ganzes doch weitgehend erhalten (mit Ausnahme einiger altersbedingter Formveränderungen). Es ist bemerkenswert, daß die äußere Morphologie des Knochens relativ konstant bleibt, obwohl das Knochengewebe massiven internen Veränderungen unterworfen ist und während der Transformation in allen seinen Regionen sowohl in Form als auch in Größe verschiedenste Veränderungen erfährt. Die eigentliche Aufgabe der „Wachstumsremodellation" ist es, die Form des gesamten Knochens zu *erhalten*, während sie gleichzeitig seine Größenzunahme ermöglicht. So bewirkt der Remodellationsprozeß nicht primär eine Veränderung der Gesamtform eines Knochens, obwohl dies natürlich nicht völlig ausbleiben kann. Obwohl der Begriff „Remodellation" eine Veränderung andeutet, sind die eigentlichen durch Wachstumsremodellationen hervorgerufenen Veränderungen mehr eine Folge der *Transformationen* der einzelnen Knochenregionen.
Während des Wachstums erfährt also der gesamte Knochen eine Größenzunahme und eine Remodellation. Alle Oberflächen, die inneren sowie die äußeren, sind zeitweise an diesem Prozeß beteiligt. Es sind die gesamten periostalen und endostalen Flächen der Kortikalis (und die trabekularen Oberflächen der Spongiosa) involviert. Der Knochen wächst nicht nur an bestimmten Seiten oder in bestimmte Zentren. Es gibt in den verschiedenen Regionen des Knochens die unterschiedlichsten Wachstumsrichtungen. Es handelt sich um einen dreidimensionalen Wachstumsprozeß.

Abb. 2.36   Die resorptiven und appositionellen Wachstumsfelder, auf Seite 40 schon einmal erwähnt, bedecken die gesamten äußeren und inneren Oberflächen des Knochens. Das mosaikartige Muster ist bei jedem Knochen während der Wachstumsperiode mehr oder weniger konstant, wenn nicht eine größere Veränderung der Form in einer Region geschieht. Wenn der Durchmesser einer solchen Region sich vergrößert, erfahren die damit assoziierten Teile eine entsprechende Größenzunahme.

Einführung in Konzepte des Wachstumsprozesses

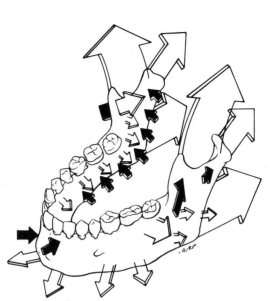

Größenzunahme
+ Remodellation
= dridimensionaler Wachstumsprozeß.

Abbildung 2.35

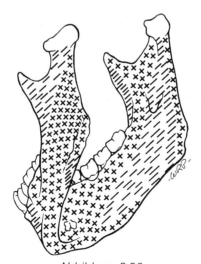

Abbildung 2.36

Abb. 2.37 Während des Verlagerungsprozesses sind es die Wachstumsfelder in den Weichgewebsschichten, die sich zuerst bewegen und die Transformation der zugehörigen knöchernen Strukturen kontrollieren. Die Wachstumsbewegungen des Knochens folgen der Schrittmacherbewegung der aufgelagerten Wachstumsfelder. Zwischen beiden Bewegungen besteht im Grunde kein Zeitunterschied. Wir sehen, daß sich das resorptive Feld a zu a' hin bewegt und daß sich der korrespondierende, darunterliegende Knochen unter der Kontrolle dieses resorptiven Feldes remodelliert und bewegt. Die Grenzen des resorptiven Feldes werden so verändert, daß sie wieder genau die Region umschließen, die gerade nach posterior verlagert wurde. Die Linie X trennt das Feld von dem dahinter liegenden Gebiet des Ramus und bewegt sich selbst nach X'. Das resorptive Feld der größeren Mandibula (a') nimmt dieselbe relative Position ein wie in der kleineren Mandibula während früherer Wachstumsstadien (a). Das Feld ist jetzt natürlich größer und hat sich in eine neue Position bewegt. Es hat dabei den Knochen durch kontinuierliche Apposition und Resorption verlagert (d. h.: Remodellationswachstum). Das während des früheren Stadiums im Ramus vorhandene Knochengewebe wird durch eine neue Generation Knochengewebe ersetzt, während der Ramus seine neue Postion entsprechend seines fortgeschrittenen Entwicklungsstadiums einnimmt. Das *Verteilungsmuster* all der verschiedenen resorptiven und appositionellen Felder hat sich jedoch nicht geändert. Die Felder haben sich nur zu neuen Positionen bewegt, während sich der Knochen insgesamt vergrößerte. Diese Größenzunahme erfordert *Umkehrungen* (von Apposition zu Resorption und umgekehrt), wenn ein Feld sich in Regionen ausbreitet, die eben noch ein anderes Feld innehatte, während letzteres ebenfalls eine neue Position einnimmt.

Wir sollten uns daran erinnern, daß das Wachstumsfeld nicht dem Knochen selbst innewohnt. Der Knochen ist das *Produkt* des Feldes. Der genetische Antrieb und die Zellen, die ihn bewirken, befinden sich in den umschließenden Weichgeweben. Der Knochen selbst sorgt jedoch für die Feedback-Information an die Weichgewebsschichten, so daß bei Erreichen eines Gleichgewichts zwischen Größe, Form und biomechanischen Eigenschaften des Hartgewebes einerseits und funktionellen Anforderungen andererseits die histogenetische Aktivität der osteogenetischen Schichten unterbrochen wird.

Abb. 2.38 Der Osteozyt ist normalerweise nicht am Wachstumsprozeß beteiligt, es sei denn, er wird in einen anderen Zelltyp umgewandelt. Der Osteozyt ist nicht teilungsfähig, er hat ja auch keinen Raum dazu. Seine Gene sind geblockt und für weiteres Wachstum und zur Differenzierung der umgebenden Knochenmatrix nicht verfügbar. (Es kann jedoch eine Osteolyse auftreten; ein Prozeß, von dem einige Untersucher glauben, daß eine begrenzte Resorption in der unmittelbaren Umgebung des Osteozyten auftreten kann).

Einführung in Konzepte des Wachstumsprozesses

Remodellationswachstum: Verlagerung des Knochens durch kontinuierliche Apposition und Resorption

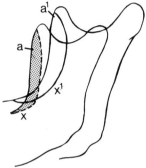

Abbildung 2.37

Osteozyten

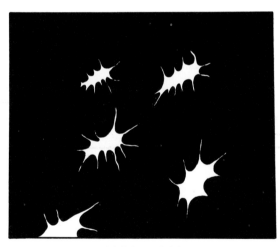

Abbildung 2.38

Abb. 2.39 Jeder Kliniker und jeder Grundlagenforscher muß den Verteilungsplan der Hauptwachstumsfelder im kranialen und fazialen Bereich verstanden haben. Die charakteristischen Muster von Wachstums- und Resorptionsfeldern eines jeden fazialen Knochens stellen *Grundlagenwissen* dar. Diese Felder sind der Schlüssel zur Theorie, die fast jeder klinischen Therapie zugrunde liegt. Arbeitet man jetzt „mit" oder „entgegen" dem Wachstum? In genau welche Richtung wächst eine bestimmte Region? Nach innen? Nach außen? Nach posterior? Was geschieht mit der Region, wenn sie verlagert wird? Welchen Einfluß hat das auf die Zähne? Wie groß ist die relative Geschwindigkeit von Wachstum und Remodellation in dieser oder jener Region? Ist ein Knochen- oder Periosttransplantat oder das Gebiet, wo es eingepflanzt wird, vielleicht dazu verdammt, sich resorptiv zu verhalten, obwohl der Operateur ein appositionelles Feld vermutete? Warum unterliegen einige Knochentransplantate unkontrollierbarer Resorption? Was bestimmt das Knochen-Weichgewebsgleichgewicht in einem Wachstumsfeld? Wie sieht die schon beschriebene *Grenze* eines Wachstumsfeldes aus? Was geschieht mit der Stabilität einer Region, wenn diese Wachstumsgrenze iatrogen geschädigt wird? Welches sind die funktionellen Faktoren, die den Wachstumsprozeß in den verschiedenen Regionen kontrollieren?

Variationen in Form und Größe eines Gesichtes sind die Regel. Keine zwei Gesichter sind genau gleich. Die morphologischen Variationen, ob normal oder abnormal, entstehen durch entsprechende Variationen der Entwicklung, die während des Wachstums auftreten. Einige Variationen können in Form von charakteristischen räumlichen Weichgewebsbeziehungen genetisch fixiert sein, welche ja hereditäte Determinanten des Knochenwachstums darstellen (auch knorpelige Relationen sollen laut mehrerer Untersuchungen genetisch determiniert sein. Andere Variationen werden hauptsächlich durch *funktionelle* Veränderungen dieser Weichgewebsbeziehungen hervorgerufen, die während der einzigartigen Entwicklung eines jeden Individuums auftreten. Die Endstadien der Entwicklung basieren alle auf folgenden Faktoren, die die Art der anatomischen Variationen jedes Individuums bestimmen:

a) fundamentale Unterschiede im *Muster* der Resorptions- und Appositionsfelder, d. h. Unterschiede in Verteilung und Form der Wachstumsfelder jeder einzelnen Person;
b) die spezifische Anordnung der *Grenzen* zwischen den Wachstumsfeldern, d. h. die Größe eines bestimmten Wachstumsfeldes;
c) die unterschiedlichen *Raten* und *Ausmaße* von Apposition und Resorption in jedem Feld;
d) der *Zeitpunkt* des Einsetzens und der *Zeitraum* des Wachstums eines bestimmten Wachstumsfeldes.

Abb. 2.40 Traditionell wird einigen bestimmten Wachstumsfeldern wegen ihrer herausragenden Rolle beim Entstehen der fazialen und kranialen Knochen besondere Aufmerksamkeit geschenkt. Diese speziellen *Wachstumszonen* sind die Suturen von Gesicht und Schädel (a, b, c, d, f), der Proc. condylaris (e), die Tuberositas maxillaris (h), die Synchondrosen der Schädelbasis (i) und Proc. alveolaris mit den Zähnen (g). All diese Wachstumszonen werden in späteren Kapiteln beschrieben, wobei es jedoch wichtig ist zu verstehen, daß die Wachstumszonen *nicht* den *gesamten* Wachstumsprozeß all der verschiedenen Knochen, mit denen sie verbunden sind, alleine vollziehen. Auch *alle anderen* inneren und äußeren Oberflächen jedes beliebigen Knochens partizipieren aktiv am gesamten Wachstumsprozeß der Knochen. Der Beitrag dieser anderen Wachstumsfelder am Wachstumsprozeß ist genauso grundlegend und essentiell wie der der speziellen hier herausgesuchten Wachstumsfelder. Dieser ungemein wichtige Punkt wurde in der Vergangenheit nicht immer richtig verstanden.

Einführung in Konzepte des Wachstumsprozesses

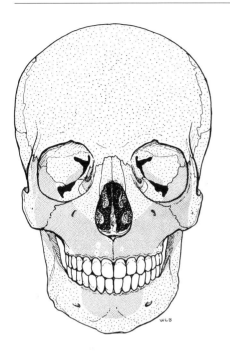

Abb. 2-39 (Nach *Enlow*, D.H.: The Human Face. New York, Harper & Row, 1968.)

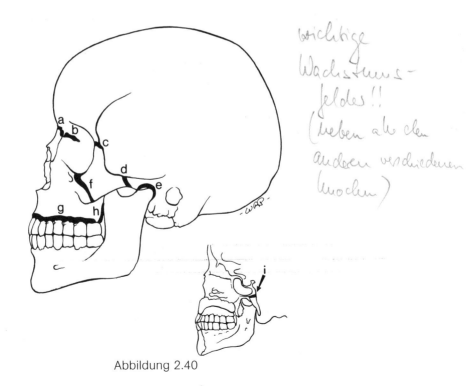

Abbildung 2.40

Abb. 2.41   Wie schon erwähnt, ist der Proc. condylaris der Mandibula eine besondere Wachstumszone. Er und einige andere Zonen werden manchmal als Wachstums-„zentrum" bezeichnet. Dieser Begriff erscheint unglücklich, weil nach heutigen Vorstellungen der Wachstumsprozeß eines gesamten Knochens nicht von einem solchen Zentrum allein kontrolliert werden kann. Diese Areale stellen also nicht die Kontrollzentren dar, welche den Wachstumsablauf des ganzen Knochens mit all seinen regionalen Teilen direkt regulieren. Obwohl diese „Zentren" wichtige Wachstumszonen sind, repräsentieren sie nur regionale Felder, die auf die lokalen morphogenetischen Reize hin in bestimmten Gebieten adaptives Wachstum ausführen. Wie schon erwähnt, sorgen solche Zentren nicht für das gesamte Wachstum eines Knochens, wie manchmal fälschlicherweise vermutet wurde.

Abb. 2.42   Normale Schädelaufnahmen sind naturgemäß *zweidimensional*, und diese Einschränkung beinhaltet einige unangenehme Probleme. Es kann auf einer lateralen Schädel-Aufnahme nur die anteriore und posteriore Kante, z. B. des Ramus, beurteilt werden (A u. B). Wichtige Veränderungen im Bereich zwischen diesen Kanten (C) kann man nicht feststellen. Für den Kliniker und den Wissenschaftler sollte dies ein Grund mehr sein zu verstehen, was geschieht, wenn diese Region in dreidimensionaler Art und Weise wächst. Schädelaufnahmen können diesen Vorgang nicht darstellen.

Abb. 2.43   Beim *Remodellationsvorgang* wächst der Knochen durch Apposition auf der Seite, die in Richtung der Wachstumsbewegung zeigt, von A nach B (kortikale Wanderung). Beim Prozeß der Translation wird jedoch der gesamte Knochen durch mechanische Kräfte von B nach A bewegt und vergrößert sich gleichzeitig von A nach B. Die Transformation und die Translation sind verschiedene Prozesse, aber sie stehen in Verbindung.
Die Vergrößerung eines Knochens ist ein Vorgang, bei dem sich Größe und Form des Knochens als Antwort auf das Zusammenspiel aller auf diesen Knochen wirkenden funktionellen Reize der Weichgewebe entwickeln. Der Knochen verhält sich nämlich nicht als isoliertes Gebilde, sondern behält während der Größenzunahme seine Artikulationskontakte mit *anderen* Knochen bei, die sich ihrerseits gleichzeitig auch vergrößern. Aus diesem Grunde sind die Artikulationskontakte sehr wichtig, – Proc. condylaris, Suturen, Synchondrosen. Sie stellen Zonen dar, in denen die Translationen stattfinden. Die Artikulationsflächen sind solche Berührungsflächen („interface"), von denen sich die vergrößernden Knochen während der Translationsprozesse wegbewegen. Das Ausmaß der Vergrößerung entspricht dem Ausmaß der Translation. Diese Translation aber hängt von dem Wachstumsverhalten der umgebenden Weichgewebe ab. Das Knochenwachstum hält dabei mit dem Wachstum der Weichgewebe Schritt.

Einführung in Konzepte des Wachstumsprozesses

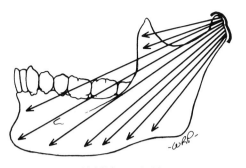

Abbildung 2.41

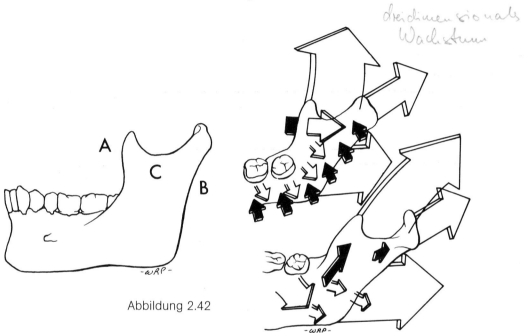

Abbildung 2.42

dreidimensionales Wachstum

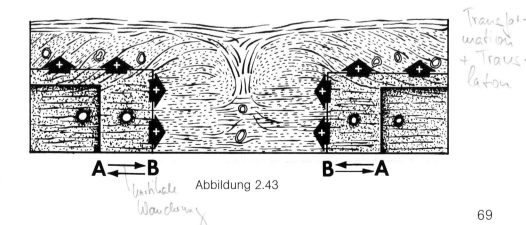

A ⇌ B   B ⇌ A

Abbildung 2.43

Transformation + Translation

Abb. 2.44 und 2.45   In diesem Beispiel kann ein einziger Ballon ungehindert expandieren und muß nicht um Raum kämpfen. Bei *zwei* sich vergrößernden Ballons, die in Kontakt miteinander stehen, tritt jedoch eine *Translationsbewegung* auf, die solange andauert, wie einer oder beide Ballons expandieren. Diese Bewegung ist von der Berührungsfläche zwischen beiden Ballons weggerichtet. Was geschieht z. B. mit der Mandibula, wenn sie in Richtung ihres Artikulationskontaktes mit der Schädelbasis wächst? Eine Translationsbewegung tritt ein, wobei die gesamte Mandibula sich vom Os temporale *entfernt*, während sie sich in dessen Richtung vergrößert.

Abb. 2.46   Schieben sich die beiden Ballons durch den entstehenden Druck während der Expansion zur Seite? Oder werden die Ballons durch die äußeren Kräfte auseinanderbewegt, wobei die Vergrößerung nur als Antwort auf die Trennung zu verstehen ist, um den Kontakt zwischen beiden Ballons aufrecht zu erhalten? Bei der ersten Möglichkeit gleicht die Größe des Drucks den Umfang der Expansion aus und ist also deren Folge. Bei der zweiten Möglichkeit gleicht der Umfang der Expansion das Ausmaß der Separation (gleichzeitig) aus und ist nun seinerseits deren Folge, wobei die Ballons in den entstehenden Raum hineinwachsen. Was löst nun die primäre (auslösende) Bewegung aus? Translation oder Remodellationswachstum? Diese Frage ist mehr als nur akademisch, denn die klinischen Behandlungsmaßnahmen machen sich beide Mechanismen zunutze. Ein Kliniker sollte deshalb schon wissen, welche Prozesse er oder sie kontrollieren möchte.

Abb. 2.47   Dies war und ist noch immer eine der großen historischen Streitfragen der kraniofazialen Biologie. Die Mandibula wächst durch Resorption und Apposition in der hier gezeigten Weise. Die vorherrschenden Vektoren (Größe und Richtung) des Wachstums sind nach posterior und superior gerichtet. So wächst der Proc. condylaris direkt in Richtung seines Artikulationskontaktes in der Fossa glenoidalis der Schädelbasis.
Während sich also die gesamte Mandibula nach vorne und unten transloziert, wächst sie zu gleichem Umfang nach hinten und oben. Die Wachstumsrichtung durch Knochenanbau am Condylus und die Translationsrichtung sind einander entgegengesetzt.

Einführung in Konzepte des Wachstumsprozesses

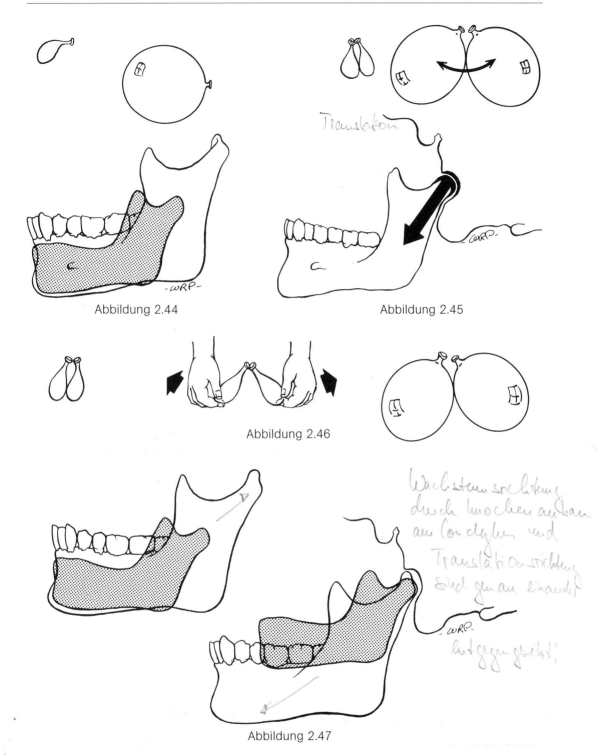

Abbildung 2.44

Abbildung 2.45

Abbildung 2.46

Abbildung 2.47

Abb. 2.48   Geht die Translation der Mandibula nach unten und vorne mit einem Druck auf die Artikulationsflächen, der durch das Konyluswachstum hervorgerufen wird, einher, oder ist es umgekehrt, daß die Verlagerung begleitet ist durch einen Zug auf die Mandibula, der durch andere Kräfte ausgelöst wird (wie z. B. expansives Wachstum der benachbarten Muskel- und Bindegewebsmassen)? Wenn letzteres zutrifft, folgt das Knochenwachstum am Proc. condylaris sekundär (aber etwa gleichzeitig), um konstanten Kontakt mit dem Os temporale zu erhalten. In dem Maße wie Kraft (a) die Mandibula nach anterior und inferior zieht, wird der Kondylus zu einem Wachstum in Richtung (b) provoziert.
Ist das Wachstum der Proc. condylaris also die aktive Ursache für die Verlagerung oder die passive Antwort darauf? Die momentan aktuelle Theorie favorisiert das passive *Zug-Konzept* mehr als das des aktiven Druckes (welches über viele Jahre sehr verbreitet war). Das Problem ist bislang jedoch nicht zufriedenstellend gelöst (siehe das später beschriebene Konzept der „funktionellen Matrix").
Zusammenfassend kann gesagt werden, daß im Laufe des Wachstums von Gesicht und Schädel zwei Arten der skelettalen Bewegung auftreten. Der *Remodellationsvorgang* erfordert Anlagerung von Knochen auf der Seite, die in Richtung des Wachstums weist, während auf der gegenüberliegenden Seite im Bereich der Compacta und Spongiosa Resorption auftritt. Die *Translation* ist eine andere Bewegung *des gesamten* Knochens durch bestimmte physikalische Kräfte, die den Knochen in toto von seinen Kontaktflächen mit anderen Knochen wegziehen, während diese auch gleichzeitig eine Größenzunahme erfahren. Dieser zweiphasige Remodellations- und Translationsprozeß findet im Grunde gleichzeitig statt. Die Translationsbewegung wird von vielen Autoren als auslösende Veränderung angesehen, wobei Umfang und Richtung des Knochenwachstums eine transformative Antwort darstellen. Es gibt zwei Arten von Translationen: die primäre und die sekundäre.

Abb. 2.49   Die *primäre Translation* ist ein Prozeß, bei dem die Bewegung des Knochens in Verbindung mit seiner *eigenen* Größenzunahme steht. Die beiden wichtigsten Wachstumsvektoren, z. B. der Maxilla, sind nach posterior und superior. Während deren Wirkung zum Tragen kommt, wird der gesamte Knochen in entgegengesetzter Richtung, nämlich nach inferior und anterior, transloziert. Die primäre Translation schafft einen Raum, in den hinein der Knochen wächst. Der Umfang der primären Translation wird durch die Apposition neuen Knochens exakt ausgeglichen. Die Wachstumsrichtung ist der Richtung der primären Translation immer entgegengesetzt. Weil diese primäre Translation immer von den Berührungsflächen mit anderen benachbarten skelettalen Elementen ausgeht, haben *Gelenkskontakte* bei dieser Art Remodellation eine große Bedeutung.

Abb. 2.50   Bei der *sekundären Translation* wird die Bewegung eines Knochens nicht direkt durch sein eigenes Wachstum bestimmt, z. B. wird die Maxilla durch das anteriore Wachstum der mittleren Schädelgrube und den Lobus temporalis des Gehirns nach inferior und nach anterior verlagert. Wachstum und Größenzunahme der Maxilla selbst haben auf diese Art der Translation keinen Einfluß. So wie ein Knochen sich remodelliert und in Verbindung mit seinem eigenen Wachstumsprozeß transloziert werden kann, so ist auch eine zusätzliche Translation durch das Wachstum anderer Knochen und deren Weichgewebe möglich. Dieses Verhalten kann einen „Domino"-Effekt erzeugen, h. h. Wachstumsveränderungen können von Region zu Region weitergegeben werden und einen Effekt in einem relativ entfernt liegenden Gebiet hervorrufen. Diese Veränderungen sind kumulativ.

Einführung in Konzepte des Wachstumsprozesses

Ursache und Folge?

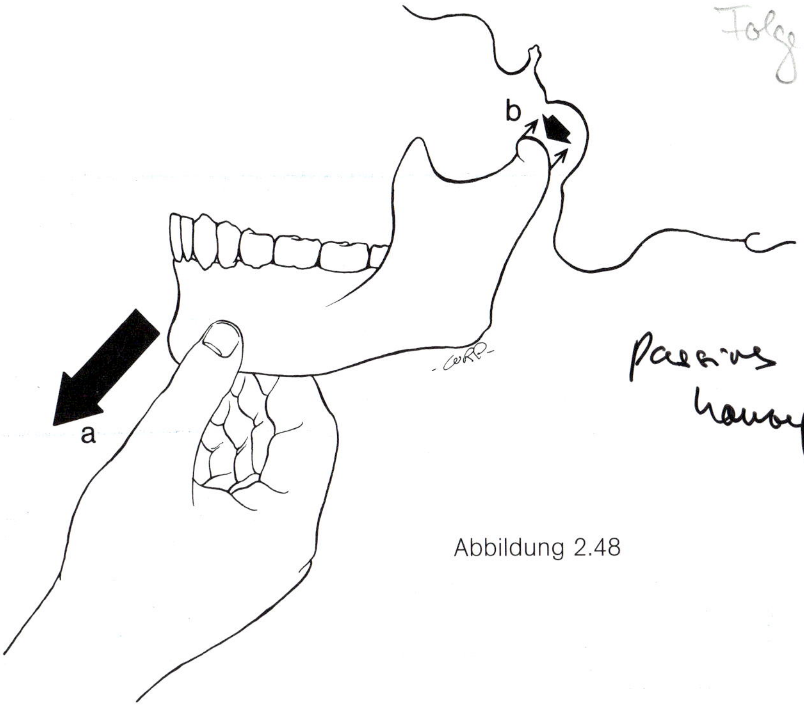

passives Zug-haupt

Abbildung 2.48

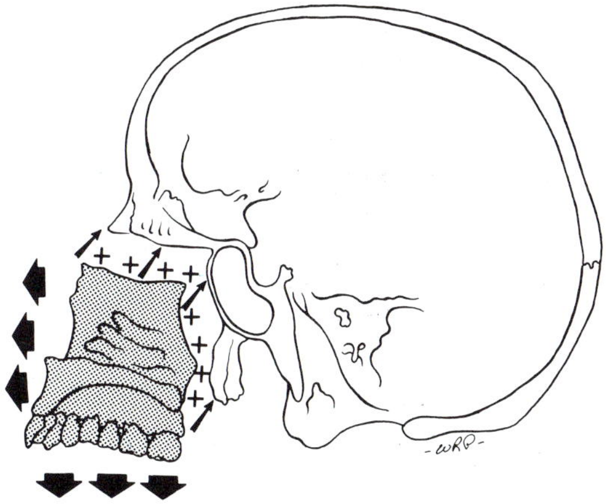

Abbildung 2.49

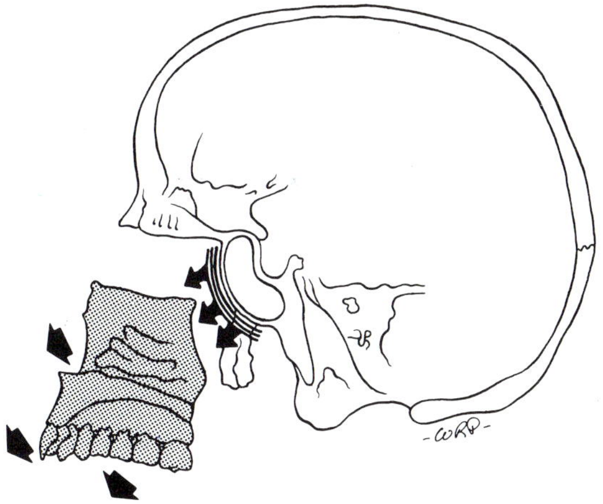

Abbildung 2.50

primäre Translation
Wachstumsrichtung ist Richtung der Translation entgegengesetzt

sekundäre Translation mit kummulativem Effekt

Abb. 2.51 Wir sehen, daß ein größerer Teil der anterioren Mittelgesichtsregion *resorptiver* Natur ist. Und das, obwohl das Gesicht nach *vorne* wächst. Wodurch kann das bedingt sein? Das Gesicht wächst eben nicht so einfach direkt nach anterior. Die Vorwärtsbewegung ist ein Resultat der verschiedenen Wachstumsveränderungen

a) durch Resorption und Apposition, wodurch sich die Maxilla *nach hinten vergrößert* und
b) durch primäre und sekundäre Translationsbewegungen, wodurch die Maxilla nach *vorne gezogen wird*.

Die resorptive Natur der nach anterior gerichteten Fläche der Praemaxilla steht in Zusammenhang mit ihrem nach unten und nicht nach vorne gerichteten Wachstum (Erklärung in Kapitel 3).

Abb. 2.52 Um die komplexe Natur der verschiedenen Wachstumsprozesse zu verdeutlichen, betrachten wir das vergleichbare Wachstum des Armes. Die Fingerspitze entfernt sich von der Schulter, wenn sich der gesamte Arm verlängert. Der Hauptteil der Wachstumsbewegung des Fingers ist natürlich nicht Ergebnis seines eigenen Wachstums. Vielmehr ist die Summe des Wachstums von Finger-, Mittelhand- und Handwurzelknochen, von Radius, Ulna und Humerus zum größten Teil dafür verantwortlich. Der Beitrag der Spitze des distalen Phalanx-Knochens an der gesamten Bewegung ist nur verschwindend klein. Die sekundäre Translation all der anderen Knochen des Armes bewirkt den Hauptteil der Wachstumsbewegung der Fingerspitze.

Abb. 2.53 In ähnlicher Weise entsteht der größte Teil der Wachstumsbewegung der Prämaxilla, nämlich durch die Expansion aller dahinter oder darüberliegenden Knochen und anderer Teile der Maxilla selbst. Die Prämaxilla selbst beteiligt sich nur zu einem ganz geringen Teil an ihrer eigenen nach vorne gerichteten Wachstumsbewegung. Die Größenzunahme der Maxilla selbst sowie andere Knochen (Os frontale, Os ethmoidale, Os occipitale, Os sphenoidale und der Os temporale) bewirken in ihrer Summe den Hauptteil der gesamten Vorwärtsbewegung der Prämaxilla. (Die Prämaxilla selbst ist mehr an ihrer nach unten gerichteten Bewegung beteiligt, wie in Kapitel 3 beschrieben). Wir sollten hierbei nicht vergessen, daß die biomechanische Grundlage für diese verlagernden Wachstumsbewegungen eigentlich ein „Transportphänomen ist". Es wird durch die mit den Knochen assoziierten Weichgewebe hervorgerufen. Ein „Druckeffekt" von Knochen gegen Knochen ist also dafür nicht verantwortlich.

Einführung in Konzepte des Wachstumsprozesses

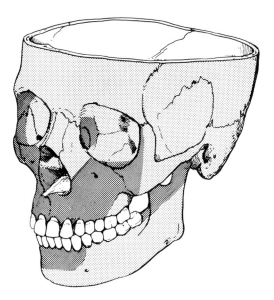

Abb. 2.51 (Aus *Enlow*, D. H. und R. E. *Moyers*: J. A. D. A., 82 : 763, 1971)

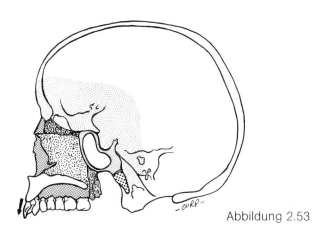

Abbildung 2.53

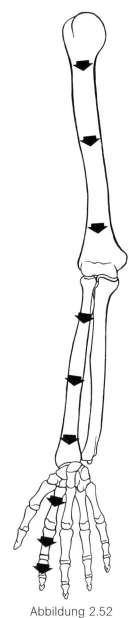

Abbildung 2.52

Abb. 2.54 Bei kraniofazialen Größenzunahmen spielt der Prozeß der sekundären Translation eine grundlegende Rolle. Die Wachstumseffekte der skelettalen Anteile werden von Knochen zu Knochen auch auf weiter entfernt liegende Areale weitergegeben und finden schließlich ihren Ausdruck in der topographischen Situation des Gesichts. Ungleichgewichte kraniofazialen Wachstums führen oft zu ausgeprägten Fehlstellungen und Fehlposition der beteiligten Knochen. Die sekundäre Translation ist eine von vielen Ursachen für entwicklungsbedingte Malokklusionen und andere Arten fazialer Dysplasien.

Abb. 2.55 Sowohl die primäre und sekundäre Translation als auch die Remodellationsprozesse sind in die Wachstumsbewegung einen jeden Knochens involviert. Wir finden im kraniofazialen Komplex eine große Anzahl unterschiedlichster Kombinationen dieser drei Prozesse, z. B. sind Knochen X und Y miteinander in Kontakt (wie bei einer Sutur, dem Proc. condylaris oder der Synchondrose). Durch Knochenapposition bei a wird die gleiche Längenzunahme wie bei Knochenapposition bei b erreicht, nur daß bei b der gesamte Knochen Y eine primäre Translation nach rechts erfährt. Durch Knochenapposition c wird das Segment Y durch primäre Translation nach rechts bewegt. Durch Resorption d behält aber der Gesamtkomplex die gleiche Länge wie die Beispiele darüber. Eine sekundäre Translation des Segments Y wird durch die Apposition e am Segment X hervorgerufen. Damit können wir eine primäre Translation durch Apposition f kombinieren. Die gleiche Länge wie die Beispiele vorher erreichen wir durch Resorption g.
Die Analyse der zusammengesetzten Wachstumsveränderungen ist auf Schädelaufnahmen immer sehr schwierig, weil, wie wir ja gerade gesehen haben, vergleichbare Wachstumsergebnisse theoretisch durch die unterschiedlichsten Kombinationen von Remodellation und Translation erreicht werden können. Die Aufgabe von Kapitel 3 wird es sein, zu analysieren, welche der verschiedenen hypothetischen Kombinationen in den verschiedenen Regionen von Viscero- und Neurocranium vorkommen.
Wir sollten uns einen wichtigen Punkt merken: Das Wort „Wachstum" ist ein Überbegriff, der unglücklicherweise in einem zu lockeren und unpräzisen Zusammenhang verwendet wird. Z. B. hört man oft, daß irgendeine klinische Prozedur das Wachstum stimuliert. Man sollte immer, wenn irgend möglich, versuchen zu spezifizieren, welche Art „Wachstum" eigentlich gemeint ist. Wachstums-Remodellation? Primäre oder sekundäre Translation? Eine bestimmte Kombination? Die biologischen Gründe sind offensichtlich. Wenn nämlich jemand den Wachstumsprozeß kontrollieren will, muß er das, was er kontrollieren will, auch verstanden und die spezifischen Zusammenhänge erkannt haben.

Abb. 2.56 Eine sehr verbreitete Methode zur Darstellung des Wachstums ist das Übereinanderlegen der Durchzeichnungen von Schädelaufnahmen (z. B. Durchzeichnung von Aufnahmen desselben Individuums in verschiedenem Alter). Die Sella turcica wird dabei gewöhnlich als Bezugspunkt genommen. Es werden hierbei Durchzeichnungen anstatt der Schädelaufnahmen selbst benutzt, weil zwei übereinandergelegte Röntgenbilder nur ungenügend lichtdurchlässig sind.
Diese sog. Überprojektion mit Hilfe von bestimmten Punkten auf der Schädelbasis demonstriert die nach unten und vorne gerichtete (eines der meist verbreitetsten Klischees der fazialen Biologie) Expansion des gesamten Gesichts relativ zur Schädelbasis. Man muß jedoch sehr vorsichtig sein, um mögliche Fehlinterpretationen zu vermeiden.

Einführung in Konzepte des Wachstumsprozesses

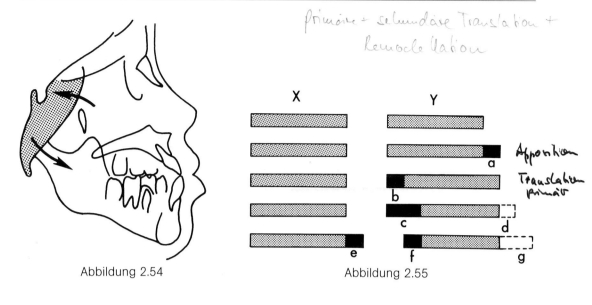

primäre + sekundäre Translation + Remodellation

Abbildung 2.54

Abbildung 2.55

Apposition
Translation primär

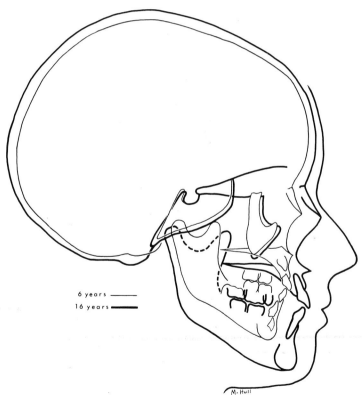

Abb. 2.56 (Aus *Enlow*, D.H.: The Human Face. New York, Harper & Row, 1968)

Abb. 2.57, 2.58 und 2.59   Diese Methode ist geeignet und verläßlich, weil wir alle die Größenzunahmen des Gesichts in *Relation* zum Neurocranium (und Gehirn) darüber und dahinter wahrnehmen. Das heißt, das charakteristisch kleine Gesicht und das früher und stärker entwickelte größere Gehirn der ersten Kindheit *verändern* fortschreitend ihre Proportionen zueinander. Während der Kindheit wächst und entwickelt sich das Gesicht rapide; die Größe und Form des Gehirns und der Kalotte ändern sich aber auch, jedoch weniger auffällig. Die Eltern sehen diese strukturellen Transformationen des kindlichen Gesichts Monat für Monat, und wie das Gesicht das schon eher gereifte Gehirn und die Kalotte einholt. Die Methode der Bildüberlagerung, orientiert an Punkten der Schädelbasis (Sella usw.) zeigt genau die Vorgänge, die man bei Betrachtung eines wachsenden Gesichts beobachtet.

Die Überlagerung von Schädeldurchzeichnungen ist jedoch nicht verwendbar, wenn folgende falsche Vermutungen aufgestellt werden:

a) Die falsche Vermutung, daß die Schädelbasis stabil und unveränderlich ist. Sie ist es nicht. Diese Vermutung wird fälschlicherweise oft angestellt. Die Schädelbasis unterliegt während der ganzen Kindheit Remodellationsveränderungen (obwohl dies in anderen Regionen deutlicher ist). Diese Situation muß aber nicht berücksichtigt werden, wenn man nur die fazialen Wachstumsveränderungen relativ zur Schädelbasis zeigen will. Ob die Schädelbasis stabil ist oder nicht, spielt in diesem Falle keine auschlaggebende Rolle.

b) Die falsche Vermutung, daß es irgendwelche „Fixpunkte" gibt, also anatomische Orientierungspunkte, die sich nicht bewegen oder remodellieren. Alle Oberflächen, innere wie äußere, unterliegen während der Morphogenese kontinuierlichen Wachstumsbewegungen und Veränderungen durch Remodellation (mit Ausnahme der unveränderlichen Gehörknöchelchen). Obwohl die *relative* Position einiger Punkte verhältnismäßig konstant sein kann, erfahren sie signifikante Wachstumsbewegungen und Veränderungen durch Remodellation wie alle übrigen Strukturen auch (2.58). Die Sella (a) wurde oft als wirklich fester Punkt angesehen. Und man vermutete hier den „Ausgangspunkt" des Kopfwachstums. Natürlich ist sie das nicht. Die Sella verändert sich während des Wachstums. Dies sollte jedoch nicht den Sellapunkt als Registrierpunkt der Schädelbasis abwerten, wenn diese verschiedenen Überlegungen in Betracht gezogen werden. Das *Nasion* (b) ist ein anderer solcher Orientierungspunkt. So viele ausgeprägte Wachstums- und Remodellationsvariationen sind mit diesem Punkt verbunden z. B. die Abhängigkeit von Alter, Geschlecht, ethnischen und individuellen Unterschieden, daß der Gebrauch des Nasion als kephalometrischer Orientierungspunkt nur mit sehr großer Vorsicht geschehen sollte. (Es gibt noch andere wichtige Gründe, warum Orientierungspunkte wie Nasion und Sella zur Fehlinterpretation führen können, wenn sie falsch angewendet werden, siehe Kapitel 4 und 5).

c) Ein Grundproblem, dem man immer wieder bei der Überprojektion von Schädeldurchzeichnungen begegnet, ist, daß Wachstum durch Resorption und Apposition einerseits und durch Translation andererseits *nicht unterscheidbar* ist. Dies ist eine wichtige Feststellung. Die Aufgabe des nächsten Kapitels ist es, diese unterschiedlichen Mechanismen zu demonstrieren und zu erklären, wie diese Prozesse des kraniofazialen Wachstums wirklich ablaufen.

Einführung in Konzepte des Wachstumsprozesses

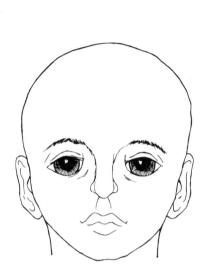
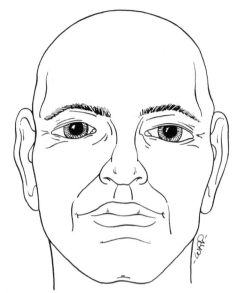

Abbildung 2.57

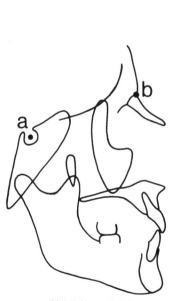

Abbildung 2.58

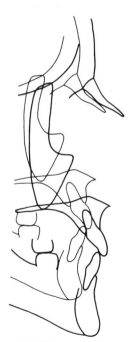

Abbildung 2.59

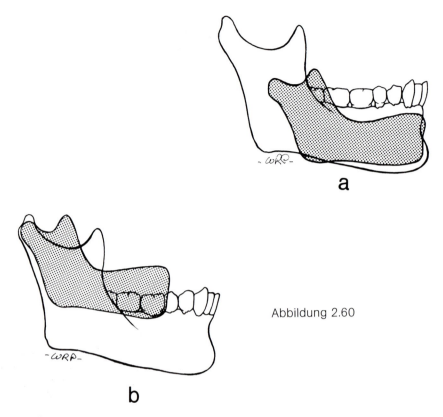

Abbildung 2.60

Abb. 2.60 Überprojektion der Durchzeichnungen von Schädelaufnahmen auf der Schädelbasis zeigt die Kombination von a) Apposition und Resorption (Remodellation) und b) primärer und sekundärer Translation im Verhältnis zu einem gemeinsamen Bezugspunkt (wie Sella-Nasion). Die Überprojektion ergibt jedoch weder eine genaue Darstellung der a) Remodellation noch b) der Translation in den meisten Gesichtsregionen. Beachten Sie, daß z. B. beide Positionen der Mandibula in Abb. 2.56 weder korrekt das Wachstum durch Apposition und Resorption (a) noch die Translation (b), wie sie Abb. 2.60 zeigt, wiedergeben. Bei der Überprojektion in Abb. 2.56 ist aus der Position der Mandibula lediglich die sukzessive Veränderung der Lage im Verhältnis zur Schädelbasis während der beiden Altersabschnitte zu erkennen, nicht aber die tatsächliche Art des Wachstums.

Ein grundsätzliches Problem, das immer bei den üblichen Methoden der Überprojektion von Durchzeichnungen von Schädelaufnahmen auf der Schädelbasis auftritt, ist, daß die unterschiedlichen Wirkungen a) des Wachstums durch Apposition und Resorption und b) durch Translation nicht erkennbar sind. Das ist stets zu beachten. Deshalb wollen wir auch im nächsten Kapitel die unterschiedlichen Wirkungen untersuchen und erklären, wie das kraniofaziale Wachstum wirklich erfolgt.

3. Der Ablauf des Gesichtswachstums

Teil 1

Auf den folgenden Seiten wird Schritt für Schritt das Wachstum von Gesicht und Schädel beschrieben und erklärt. Teil 1 ist eine leicht verdauliche Version zur Erlangung eines generellen, weniger detaillierten Überblicks über den Wachstumsprozeß als Ganzes. In Teil 2 wird die Folge der Wachstumsveränderungen wiederholt und genauer auf die zugrundeliegenden Theorien der beteiligten Wachstumsmechanismen eingegangen. Bevor wir mit der Beschreibung der einzelnen Wachstumsprozesse beginnen, werden im folgenden die dahinterstehenden Überlegungen erläutert.

1. Die vielen Wachstumsprozesse in den verschiedenen Bereichen des Gesichts und des Schädels werden getrennt nach „Regionen" und „Stadien" beschrieben. Wir beginnen willkürlich mit dem OK-Bogen. Danach kommen wir zu den Veränderungen der Mandibula, gefolgt von den Veränderungen der einzelnen Schädelregionen und der übrigen Bereiche. Wir dürfen dabei nicht vergessen, daß alle diese Wachstumsprozesse, auch wenn sie hier als Folge verschiedener Stadien aufgeführt werden, gleichzeitig ablaufen.

2. Eine Wachstumszunahme wird derart dargestellt, daß die kraniofazialen Größen die ganze Zeit beibehalten werden, d.h. Proportionen, Form, relative Größe und Winkel innerhalb einer Region bleiben unverändert. So bleibt die geometrische Form des gesamten Gesichts im ersten wie im letzten Stadium gleich und nur die *Gesamtgröße* hat sich verändert. Jedes folgende Stadium bezieht alle vorherigen mit ein. So ist das letzte Stadium eine akkumulierte Komposition.

3. Eine faziale und kraniale Größenzunahme, bei der Form und Proportionen konstant bleiben, bewirkt ein „balanciertes" Wachstum. Jedoch finden wir im Leben *nie* ein perfekt balanciertes Wachstum *aller* Teile vor. Da während des Entwicklungsprozesses immer Ungleichgewichte entstehen, treten immer wieder *Veränderungen* auf, d.h. die Ungleichgewichte im Wachstumsprozeß führen zu entprechenden Ungleichgewichten der Struktur. Die meisten dieser „Ungleichgewichte" sind völlig normal und ein regulärer Bestandteil des Entwicklungs- und Reifungsprozesses. Während das Wachstum fortschreitet, vollziehen sich am kindlichen Gesicht verschiedene Veränderungen des Profils und der Proportionen. Die Mandibula des Kleinkindes ist in Relation zur Maxilla sehr klein, holt diese aber später ein und erreicht eine anatomische Balance. Die Stirn des kleinen Kindes ist sehr ausgerundet und wird mit zunehmendem Alter durch die Entwicklung der Sinus frontales

immer fliehender (geneigter). Die Nasenregion ist im frühen postnatalen Leben sehr flach, expandiert aber im Verhältnis zu den anderen kranialen und fazialen Regionen enorm. Und viele andere solcher „unausgewogenen" Veränderungen treten noch auf. Solch *ungleichmäßiges* Wachstum ist bei der Entwicklung eines *jeden* individuellen Gesichtes beteiligt. Der Grund dafür, warum kein Gesicht dem anderen bis in jede Einzelheit gleicht, ist der, daß Ausmaß, Ort und Art der Wachstumsveränderungen äußerst variabel und individuell sind.

4. Es gibt zwei Gründe, warum zuerst das „balancierte" Gesichtswachstum beschrieben wird. Erstens: Es zeigt, was das „Gleichgewicht des Wachstums" ausmacht und wie es zu verstehen ist. Zweitens: Um verstehen und erklären zu können, was faziale *Ungleichgewichte* sind, ist es unerläßlich zu wissen, was die Abweichungen vom balancierten Weg verursachen kann, d. h. *wo* sich die Disproportionen entwickeln können, die eine gewisse faziale Struktur verursachen, und *wie groß* die Auswirkungen auf Längenmaße und Winkel sind. Nur, wenn man den balancierten Prozeß verstanden hat, wird man in der Lage sein, unbalancierte Veränderungen zu erkennen, zu beurteilen und, was am wichtigsten ist, in der Therapie berücksichtigen können.

5. Wie schon oben erwähnt, sind wir noch keinem in allen seinen Teilen sowohl anatomisch als auch geometrisch voll balancierten Gesicht begegnet, obwohl normalerweise ein funktionelles Gleichgewicht besteht. *Variationen in Form und Gleichgewicht* heißt unser Spiel. Durch die Analyse des Wachstumsprozesses und das Ergebnis des Gesichtswachstums bei einer bestimmten Person können wir erkennen, *wo* „Ungleichgewichte" auftreten, und wir können feststellen, wie diese entwicklungsbedingten Variationen eine bestimmte Gesichtsform entstehen ließen. Jedes Gesicht ist eine Komposition aus einer großen Zahl regionaler Ungleichgewichte, manche mehr, manche weniger ausgeprägt. Das Gesicht eines jeden von uns ist die Summe der vielen balancierten und unbalancierten kraniofazialen Bestandteile, die zu einer Komposition des Ganzen zusammengefügt worden sind. Oft kompensieren sich regionale Ungleichgewichte gegenseitig, um ein funktionelles Gleichgewicht zu erlangen. Der Prozeß der *Kompensation* ist ein Merkmal des Entwicklungsprozesses. Er ermöglicht – in manchen Bereichen – ein gewisses Spektrum von Ungleichgewichten, um in anderen Regionen die Folgen irgendwelcher Disproportionen auszugleichen.

6. Weil lokale Variationen der kranialen und fazialen Balance normal sind, gibt es viele verschiedene Arten und Kategorien von Gesichtsformen. Dieses beruht auf den charakteristischen Unterschieden, die wir in Bezug auf Alter, Geschlecht, ethnische Zugehörigkeit und Individualität finden. Einige Variationen übertreten jedoch die Grenze dessen, was wir noch als „normal" ansehen können. Wenn wir das Wachstum des balancierten Gesichts beurteilen können, können wir auch viele (nicht alle) entwicklungsbedingten und strukturellen Faktoren des „abnormen" Gesichts erklären. Dies ist Aufgabe späterer Kapitel.

7. Die Beschreibung des regionalen Wachstumsprozesses ist nicht wahllos aneinandergereiht, vielmehr benutzen wir dasselbe System, das dem Wachs-

Der Ablauf des Gesichtswachstums

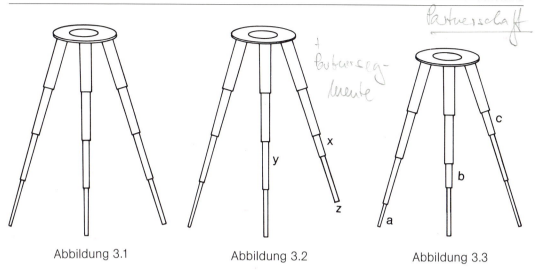

Abbildung 3.1   Abbildung 3.2   Abbildung 3.3

Abb. 3.1 und 3.2   Um das Prinzip der Partnerschaft zu erläutern, soll hier als Analogie ein ausziehbares dreibeiniges Fotostativ benutzt werden. Das Stativ hat eine Serie von teleskopartigen Segmenten in jedem Bein. Die Länge eines jeden Segmentes entspricht der Länge seines Partners in den anderen Beinen. Wenn alle Segmente gleichwertig ausgezogen sind, befindet sich das Stativ in Balance und Symmetrie. Wenn jedoch ein Segment nicht gleich den anderen herausgezogen ist, ist das ganze Bein entweder kürzer oder länger, obwohl die übrigen Segmente dieses Beines ihren jeweiligen Partnern entsprechen. Man kann so genau feststellen, welches spezielle Segment abweicht und das Ausmaß des Ungleichgewichtes bestimmen. Segment x, z. B., ist relativ zu y zu kurz, und bewirkt so eine Retrusion von z. Die relative (nicht seine absolute) Länge eines Beines kann auch durch Alteration seiner Richtung verändert werden.

Abb. 3.3   Es gibt natürlich noch viele andere hypothetische Kombinationen, z. B. sind hier die Segmente a, b und c im Verhältnis zu ihrem Partner-Segment in den anderen Beinen zu kurz. Die gesamte Balance ist aber nur deshalb erhalten, weil diese regionalen Ungleichgewichte einander gegenseitig aufheben und die Gesamtlänge eines jeden Beines daraufhin gleich bleibt.

tumsprozeß selbst zugrunde liegt. Es ist das Prinzip des *Wachstumspartners* im kraniofazialen Bereich. Damit soll nur ausgesagt werden, daß das Wachstum eines kranialen oder fazialen Teils bestimmten *anderen* strukturellen und geometrischen „Partnern" in Gesicht und Schädel entspricht. So ist z. B. der OK-Bogen ein Partner oder Gegenstück des UK-Bogens. Gemeint sind also regionale Beziehungen im Bereich des Gesichtes und des Schädels. Wenn jedes regionale Teil und sein entsprechender Partner sich gleichmäßig vergrößern, ist das Resultat ein balanciertes Wachstum zwischen beiden. Dies ist der Schlüssel für Gleichgewicht oder Ungleichgewicht in einer bestimmten Region. Ungleichgewichte entstehen dann, wenn bestimmte Teile und deren Partner in verschiedenem Umfang und verschiedene Richtung wachsen. Überall im Gesicht und Schädel existieren viele dieser Beziehungen. Sie erlauben eine leichte und aussagekräftige Beurteilung des Gesichtswachstums und der morphologischen Beziehung zwischen den einzelnen Strukturbestandteilen.

Eine Partner-Beziehung zu erkennen, ist nicht schwierig. Die Frage, die man stellen muß, ist: „Wenn ein Knochen eine bestimmte Größenzunahme erfährt, *wo* muß dann eine äquivalente Größenzunahme in *anderen* Knochen stattfinden, damit Form und Gleichgewicht erhalten bleiben?" Die Antwort auf diese Frage identifiziert die Knochenanteile, die als Partner zu betrachten sind.

Das Partner-Prinzip finden wir in diesem und in den folgenden Kapiteln immer wieder, wenn es um faziale Variationen und Abnormitäten geht.

8. Wir finden in jeder Region zwei verschiedene Arten des Wachstums. Erstens: die durch *Apposition und Resorption (Remodellation)* hervorgerufenen Veränderungen, die in den Zeichnungen durch dünne Pfeile gekennzeichnet sind. Und zweitens Veränderungen durch *Translation*, die dann durch dicke Pfeile gekennzeichnet sind. Diese beiden Prozesse finden verständlicherweise zur gleichen Zeit statt. Wir beschreiben sie aber getrennt, weil ihre Auswirkungen auch sehr verschieden sind.[*]

Dann stellt sich noch die Frage: „Wo treten zusätzlich Partner-Veränderungen auf, wenn die Form erhalten werden soll?" Dies wird deutlich an der *nächsten* (benachbarten) anatomischen Region, die folgend beschrieben wird.

---

[*] Die Veränderungen durch Remodellationsveränderungen einer jeden Region werden zuerst beschrieben und dann die der Translation, weil diese Abfolge leichter darzustellen ist. Wie schon angeführt, nimmt man jedoch an, daß die Translationsbewegungen die eigentlichen Schrittmacher des Wachstums sind.

Abb. 3.4 und 3.5 **Regionale Veränderung 1:** Wir benutzen zwei Referenzebenen, eine horizontale und eine vertikale[*], so daß Richtung und Umfang der Wachstumsveränderungen deutlich gemacht werden können. Der knöcherne Maxillarbogen verlängert sich sagittal in *posteriore* Richtung (das kommt Neulingen und auch einigen alten Hasen recht unwahrscheinlich vor). Deutlich wird dies aber durch eine posteriore Bewegung der Fossa pterygopalatina *(FPP)*. Ihre neue Lokalisation befindet sich hinter der vertikalen Referenzlinie.

[*] Die vertikale Linie ist keine künstliche Linie; es ist die PM (posteriomaxilläre) Grenze, eine der wichtigsten natürlichen anatomischen Ebenen des Kopfes (siehe Kap. 4). Die horizontale Linie ist die „funktionelle" Kauebene.

Der Ablauf des Gesichtswachstums

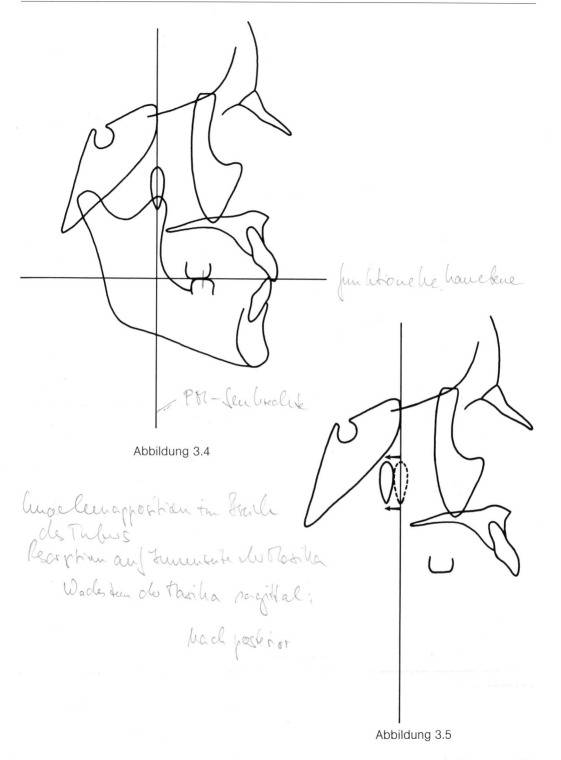

Abbildung 3.4

Abbildung 3.5

85

Abb. 3.6 Die Flügelgaumengrube (Fossa pterygopalatina – FPP) ist ein viel gebrauchter Bezugspunkt, um das Tuber maxillae zu lokalisieren. Sie erscheint auf Röntgenbildern als umgekehrter Tropfen durch den Spalt zwischen Proc. ptyerygoideus und Maxilla (dicker Pfeil). Der „Punkt", der bei Röntgenaufnahmen Anwendung findet, wird durch den dünnen Pfeil gezeigt. Die sagittale Gesamtlänge des OK-Bogens hat in dem Umfang zugenommen, wie die FPP nach posterior gewandert ist. Knochenapposition findet auf der nach posterior gerichteten Seite der Corticalis im Bereich des Tuber maxillae statt. Auf der gegenüberliegenden Seite dieser Corticalis finden wir Resorption, also auf der Innenseite der Maxilla und damit an der Rückseite des Sinus maxillaris.

Abb. 3.7 **Regionale Veränderung 2:** Der vorangegangene Schritt ist der erste des zweiteiligen Wachstumsprozesses, den es in jeder Region gibt, d. h. also Wachstum durch Appostion und Resorption. Der zweite Teil beschreibt die *Translation* und wird nun erläutert. Während das Tuber maxillae nach posterior wächst, wird die gesamte Maxilla gleichzeitig nach anterior *verschoben*. Der Umfang dieser Translation nach vorn entspricht dem Ausmaß des nach posterior gerichteten Wachstum. Wir sehen, daß die FPP auf die vertikale Referenzlinie „zurückgeschoben" wird. Natürlich entfernt sie sich tatsächlich nie von dieser Linie, weil das rückwärtige Wachstum (Stadium 1) und die nach vorne gerichtete Translation gleichzeitig stattfinden. Diese Translation ist primären Typs, weil sie in Verbindung mit der Vergrößerung des translozierten Knochens auftritt. Eine Protrusion des vorderen Teils des Kiefernbogens tritt also nicht wegen direkten Vorwärtswachstums dieser Region auf, sondern aufgrund von Wachstum in der *posterioren* Region der Maxilla und einer gleichzeitigen Translation des gesamten Knochens nach vorne.

Abb. 3.8 **Regionale Veränderung 3:** Die Frage, die sich nun stellt, ist: „Wenn sich die Maxilla entsprechend Stadium 1 vergrößert, *wo* müssen *noch* äquivalente Veränderungen ablaufen, um die strukturelle Balance zu erhalten?" Mit anderen Worten, welches sind die *Partner* des knöchernen Maxillar-Bogens? Es gibt mehrere, wie den oberen Teil des nasomaxillären Komplexes, die anteriore Schädelgrube, den Gaumen und das Corpus mandibulae. Hier soll zunächst die Mandibula abgehandelt werden. Die Mandibula ist nicht als ein einziges funktionelles Element anzusehen, sie besteht aus zwei Hauptteilen, *Corpus* und *Ramus*. Diese Teile müssen getrennt betrachtet werden, weil jedes seine eigenen verschiedenen Partner-Beziehungen mit anderen Regionen des kraniofazialen Komplexes unterhält.

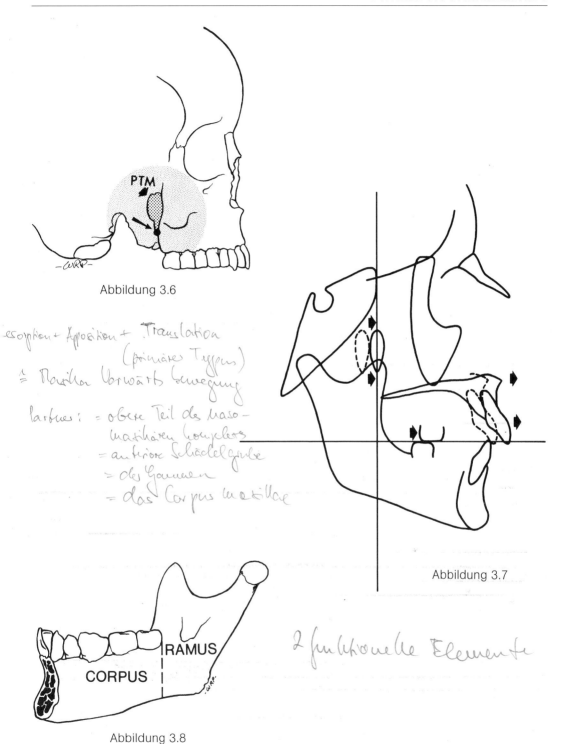

Abb. 3.9   Der knöcherne Mandibularbogen steht während des Wachstums mit dem knöchernden Maxillarbogen in Beziehung, d. h. das Corpus der Mandibula ist ein struktureller Partner des Maxillar-Körpers. Das Corpus mandibulae verlängert sich, um mit dem Wachstum der Maxilla Schritt zu halten und schafft dies, indem es sich Teile des Ramus einverleibt. Der anteriore Teil des Ramus wächst nach posterior; ein Translationsprozeß, der eine entsprechende Verlängerung des Corpus bewirkt. Was einmal Ramus war, wird nun in einen Teil des Corpus umgebaut. Der Mandibularbogen wird in dem Maße transloziert, wie sich der Maxillarbogen transloziert (Stadium 1) und beide elongieren in posteriorer Richtung. Wir sehen jedoch, daß die Kieferbogen immer noch ungleich sind. Die Maxilla steht in protrusiver Stellung, auch wenn Ober- und Unterkieferbogen sich gleichzeitig verlängern, wie in Abb. 3.10 gezeigt. Zwischen OK- und UK-Molaren besteht eine Klasse II-Beziehung. Eine gute Klasse I-Position zeigt Stadium 1. Der UK-Molar sollte normalerweise etwa 1/2 Pb vor seinem maxillären Antagonisten stehen, wie in Abb. 3.4 gezeigt.

Abb. 3.10   **Regionale Veränderung 4:** Nun zum zweiten der beiden Wachstumsprozesse. Erinnern wir uns daran, daß diese beiden Prozesse *gleichzeitig* ablaufen. Der gesamte Unterkiefer wird nach anterior *transloziert*, genau wie auch die Maxilla nach anterior verschoben wird, während sie gleichzeitig nach hinten wächst. Um dies zu ermöglichen, wächst der Proc. condylaris und der hintere Teil des Ramus nach posterior. Dies bringt dem Ramus wieder die gleiche Breite wie in Stadium 1 und 2. Der Umfang der anterioren Resorption entspricht dem Umfang der posterioren Apposition. Das Ziel ist also keine Verbreiterung des Ramus, sondern die Translation nach posterior, um eine Längenzunahme des Corpus zu ermöglichen.

Der Ablauf des Gesichtswachstums

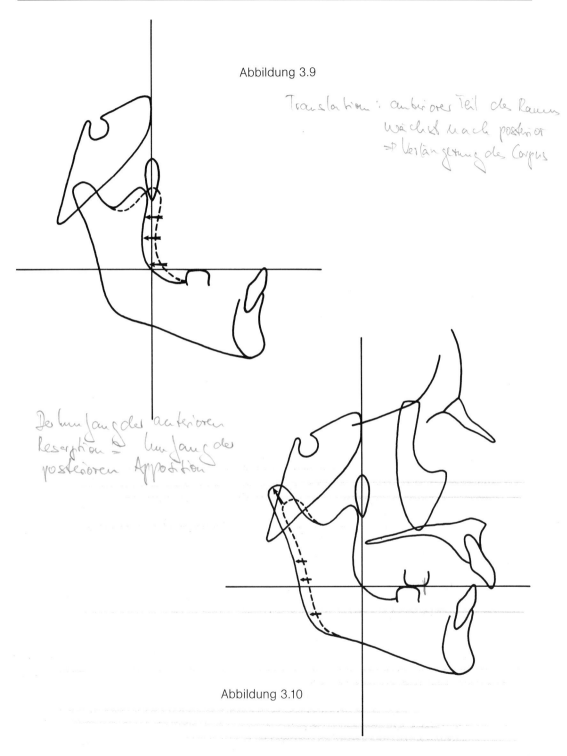

Abbildung 3.9

Abbildung 3.10

Abb. 3.11 **Regionale Veränderung 5:** Die gesamte Mandibula wird nun in dem Maße nach vorn transloziert, wie der Ramus nach posterior transloziert wurde. Hier spricht man von primärer Translation, weil sie in Abhängigkeit von der Größenzunahme desselben Knochens auftritt. Während der Knochen transloziert wird, wächst er gleichzeitig, um mit dem Umfang der Translation Schritt zu halten. Wir wollen uns folgendes merken:

a) Das Corpus mandibulae wächst, genau wie die Maxilla, in *posteriorer* Richtung (Stadium 1). Dies geschieht durch Umwandlung von Teilen des Ramus in Teile des Corpus. In diesem Punkt unterscheidet sich die Verlängerung des UK-Bogens von der des Mandibula-Bogens. Das posteriore Ende des OK-Bogens, das Tuber maxillae, stellt eine freie Oberläche dar im Gegensatz zum posterioren Ende des Mandibularbogens, der in den Ramus ascendens übergeht.

b) Der gesamte Ramus hat sich nach posterior bewegt. Die einzige wirkliche Veränderung des Corpus mandibulae in der horizontalen Ebene ist jedoch nur die seiner Länge. Die sagittale Ausdehnung des Ramus bleibt in *diesem* Stadium konstant. (Seine Breitenzunahme ist Teil eines anderen Wachstumsstadiums.)

c) Die *Translation* der Mandibula nach anterior entspricht der entsprechenden Translation der Maxilla. Dieser Vorgang stellt die Mandibularbogen in eine optimale Position unterhalb der Maxilla. Der UK-Bogen verlängert sich so lange, bis Mandibula und Maxilla zueinander in einer ausbalancierten Position stehen und eine Klasse I-Okklusion erreicht ist.

d) Der Ramus ascendens ist jedoch schräg nach posterior und superior ausgerichtet. Damit eine sagittale (a-p) Größenzunahme möglich wird, muß auch eine *vertikale* (s-i) Größenzunahme stattfinden. Dabei werden aber die Zahnreihen von OK und UK voneinander entfernt, weil die Mandibula ja nach vorne und unten transloziert wird.

e) Sowohl bei der Mandibula als auch bei der Maxilla ist diese Art Translation *primären* Typs, weil sie in Verbindung mit der Größenzunahme der Knochen auftritt.

Abb. 3.12 Zusammenfassung: Das nach posterior gerichtete Wachstum der Maxilla (Stadium 1); die Vorwärtstranslation der Maxilla (Stadium 2); die Remodellation der anterioren Ramuskante und die Verlängerung des Corpus (Stadium 3); das rückwärtige Wachstum der posterioren Ramuskante (Stadium 4); die Vorwärtstranslation der Mandibula (Stadium 5). All diese Schritte der Stadien haben bei balanciertem Wachstum genau die *gleiche* Größe. Was geschieht, wenn sie nicht exakt gleich sind (wie es normalerweise passiert) oder wenn zeitliche Verschiebungen auftreten, wird später beschrieben.

Der Ablauf des Gesichtswachstums

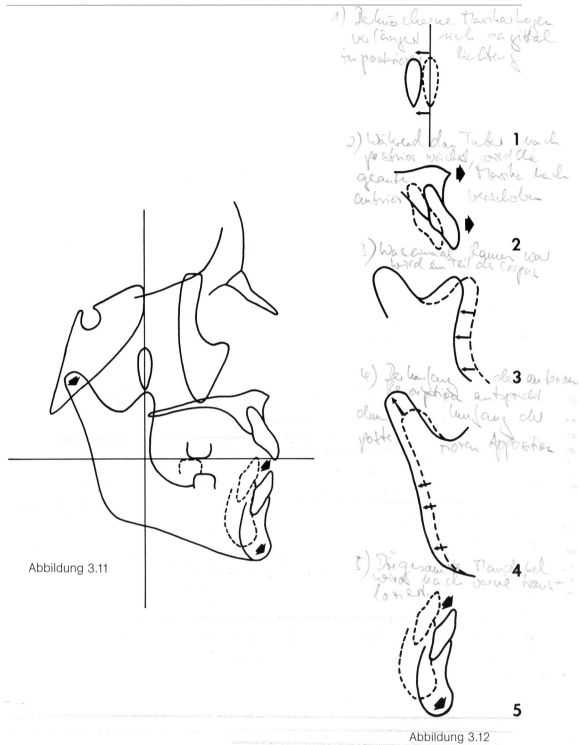

Abbildung 3.11

Abbildung 3.12

Abb. 3.13 **Regionale Veränderung 6:** Während all die eben beschriebenen Umbauvorgänge abliefen, haben sich gleichzeitig die Ausmaße der mittleren Schädelgrube vergrößert. Dies geschieht durch Resorption von innen und Apposition an der äußeren Oberläche der Schädelbasis.
Die spheno-occipitale Synchondrose (eine knorpelige Hauptwachstumszone des Schädels) bewirkt das enchondrale Knochenwachstum im Bereich der mittleren Schädelbasis. Die gesamte Expansion der mittleren Schädelgrube projiziert sich nun anterior der vertikalen Referenzlinie.

Abb. 3.14 **Regionale Veränderung 7:** Alle Schädel- und Gesichtsteile, die anterior der mittleren Schädelgrube (vor der vertikalen Referenzlinie) liegen, werden folglich nach vorne *transloziert*. Die gesamte vertikale Referenzlinie bewegt sich in dem Maße nach anterior, in dem die mittlere Schädelgrube expandiert. Diese Linie stellt ja die Grenze zwischen der sich vergrößernden mittleren Schädelgrube und den anterior gelegenen kranialen und fazialen Bereichen dar. Während die vertikale Referenzlinie nun nach vorne wandert, verbleibt die Tuberositas maxillaris in konstanter Position relativ zur Linie. Die Stirn, die vordere Schädelgrube, die Wangenknochen, der Gaumen und der Maxillarbogen, alle werden nach anterior transloziert. Dies ist eine Translation *sekundären* Typs, denn die Größenzunahme eines jeden dieser Teile selbst ist an der Translation nicht direkt beteiligt. Sie werden einfach deswegen nach vorne transloziert, weil die dahinterliegende mittlere Schädelgrube in diese Richtung expandiert. Die anteriore Schädelgrube und der nasomaxilläre Komplex werden jedoch nicht nach vorne *gedrückt* oder *gestoßen*, sondern vielmehr nach vorne *bewegt*, so wie sich der Frontal- und der Temporallappen des Großhirns durch ihr eigenes Wachstum voneinander entfernen.

Der Ablauf des Gesichtswachstums

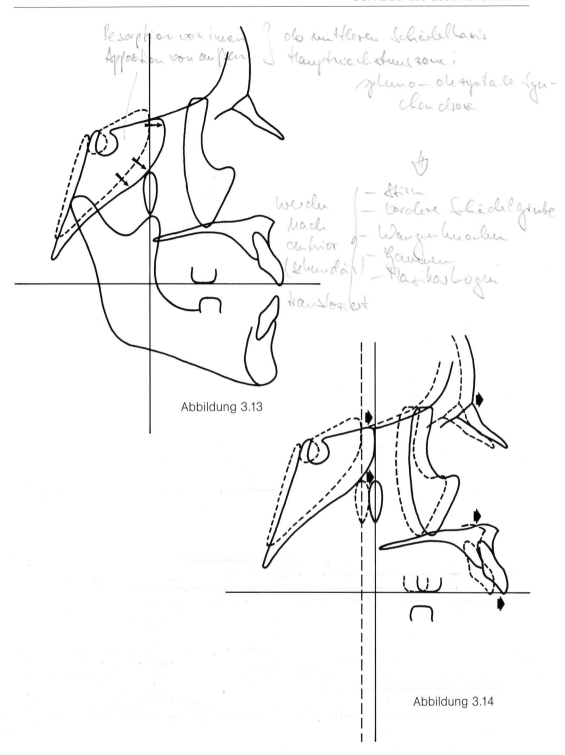

Abbildung 3.13

Abbildung 3.14

Abb. 3.15 und 3.16 **Regionale Veränderung 8:** Die eben beschriebene Expansion der mittleren Schädelgrube hat auch auf die Mandibula einen translozierenden Effekt. Dieser Prozeß ist ebenfalls sekundären Typs. Die Auswirkungen dieses Effektes auf die Mandibula sind jedoch wesentlich geringer als diejenigen auf die Maxilla. Der Grund dafür ist, daß der größte Teil des Wachstums anterior des Proc. condylaris und *zwischen* Proc. condylaris und Tuber maxillae auftritt. Auch die spheno-occipitale Synchondrose liegt zwischen dem Proc. condylaris und der Vordergrenze der mittleren Schädelgrube. So wird durch Expansion der mittleren Schädelgrube die Maxilla weit mehr nach anterior verlagert als die Mandibula. Die Folge ist eine unterschiedliche horizontale Position von unterem und oberem Kieferbogen. Die oberen Inzisivi überlappen die unteren sagittal und die Molaren befinden sich in einer „Klasse II"-Position, auch wenn sich die Größe der Kieferbögen in etwa entsprechen. Die *Sella-Nasion-Linie* (eine häufig gebrauchte kephalometrische Ebene) sollte nicht die Dimension des „Obergesichts" oder der „anterioren Schädelbasis" repräsentieren und mit denen von Mandibula, Ramus oder Corpus verglichen werden, wie das oft getan wird. Der Vergleich ist unbrauchbar, weil nicht Vergleichbares in Beziehung gesetzt wird, und die Linie Sella-Nasion keine anatomisch bedeutungsvolle Ebene darstellt, weder für das Obergesicht noch für die Schädelbasis.

Regionale Veränderung 9: Die Frage, die sich nun stellt, ist: „Wo müssen äquivalente Veränderungen noch auftreten, um eine Balance zu erhalten, während diese Veränderungen der mittleren Schädelgrube stattfinden?" Das würde den Partner der mittleren Schädelgrube identifizieren und zeigen, wo faziales Wachstum stattfinden muß, um einen Ausgleich zu schaffen.
In dem Maße, wie die Verlängerung der mittleren Schädelgrube den Maxillarbogen in eine weiter anteriore Position transloziert, bringt das horizontale Wachstum des Ramus mandibulae den Unterkieferbogen in die entsprechende Position. Was die mittlere Schädelgrube für die Maxilla tut, erreicht der Ramus für den Corpus. *Der Ramus ist somit der spezifische strukturelle Partner der mittleren Schädelgrube.* Beide sind auch Partner des *Pharynxraumes*. Die Funktion des Ramus ist es, den Pharynxraum zu überbrücken und sich den Maßen der mittleren Schädelgrube anzupassen, um den Mandibularbogen relativ zum Maxillarbogen in die richtige Position zu bringen. Der kritische Punkt ist also die anterior posteriore Breite des Ramus. Ist sie zu schmal oder zu breit, wird der Mandibularbogen entweder zu weit posterior oder anterior transloziert. Wie noch später beschrieben, kann die horizontale Ausdehnung des Ramus durch das Wachstum verändert werden. Er kann so durch Anpassungen morphogenetischer Ungleichgewichte in anderen Regionen des kranio-fazialen Komplexes kompensieren.

Der Ablauf des Gesichtswachstums

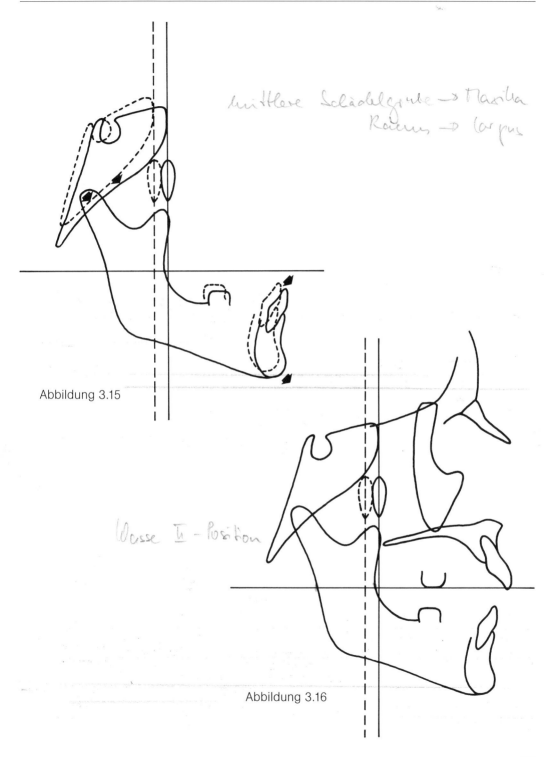

Abbildung 3.15

Abbildung 3.16

Abb. 3.17 Die horizontale Ausdehnung der mittleren Schädelgrube entspricht der horizoatalen Größenzunahme des Ramus. Die horizontale (nicht die schräge) Ausdehnung des Ramus ist damit gleich der entsprechenden Ausdehnung der mittleren Schädelgrube. Ihre effektive Breite, soweit sie für den Ramus Bedeutung hat, ist die gradlinige Verbindung zwischen Schädelbasis Proc. condylaris-Gelenk und der vertikalen Referenzlinie. Erinnern wir uns, daß der Ramus ursprünglich in Remodellationsvorgänge involviert war, die mit der Verlängerung des Corpus zusammenhingen (Stadium 4). Die eigentliche Breite wurde jedoch in diesem Stadium nicht verändert.

Abb. 3.18 **Regionale Veränderung 10:** Die gesamte Mandibula wird in der Zeit, in der sie nach posterior wächst, nach anterior transloziert. Der Umfang der Anteriortranslation entspricht (a) dem nach posterior gerichteten Ramus- und Kondylenwachstum (Stadium 9); (b) der anterior des Proc. condylaris stattfindenden Größenzunahme der mittleren Schädelgrube; (c) dem Umfang der Anteriortranslation der vertikalen Referenzlinie und (d) dem Ausmaß der daraus folgenden Anteriortranslation der Maxilla (Stadium 7).
Die schräge Wachstumsrichtung des Proc. condylaris bewirkt natürlich eine Projektion des Processus nach hinten und oben mit einer entsprechenden Translation der Mandibula nach vorne und unten. Der Ramus wird auf diese Art horizontal wie vertikal vergrößert. Daraus resultiert eine *weitere* Absenkung des Mandibularbogens und eine Öffnung der Okklusion (schon in Stadium 5 und 8 finden wir eine Absenkung).
Wir sehen, daß die Protrusion der Maxilla während des Stadiums 7 durch eine äquivalente Protrusion der Mandibula ausgeglichen wird. Die Molaren werden damit wieder in eine Klasse I-Position gebracht und die oberen Inzisivi zeigen keine sagittale Frontzahnstufe mehr. Der anteriore Rand des Ramus liegt vor der vertikalen Referenzlinie. Die „eigentliche" Verbindung zwischen Corpus und Ramus jedoch ist die Tuberositas lingualis, die den letzten Molaren beherbergt, und nicht der „anteriore Rand". Die Tuberositas lingualis liegt auf der vertikalen Referenzlinie hinter dem anterioren Rand, der die Tuberositas überragt (in der Abbildung nicht gezeigt; siehe eine mazerierte Mandibula).

Der Ablauf des Gesichtswachstums

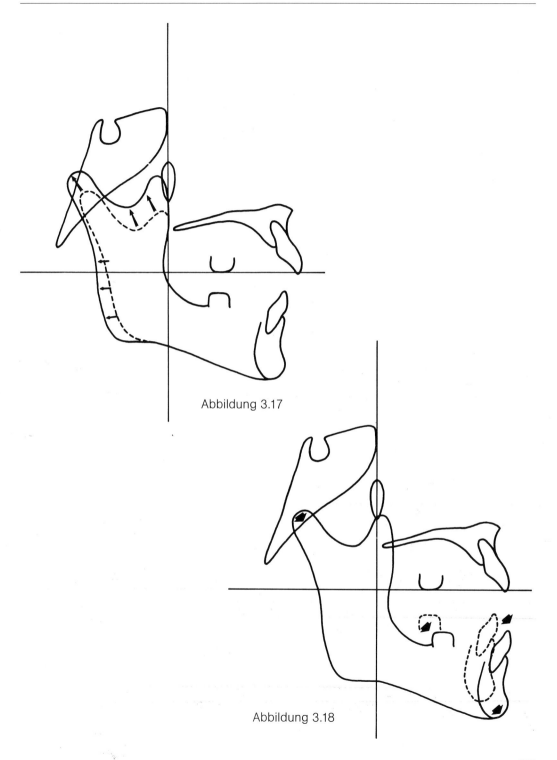

Abbildung 3.17

Abbildung 3.18

Abb. 3.19 **Regionale Veränderung 11:** Der Boden der vorderen Schädelgrube und die Stirn wachsen durch Apposition von außen und Resorption von innen. Die Nasenknochen werden nach anterior verschoben. Die anterior-posteriore Länge der vorderen Schädelgrube steht mit der horizontalen Ausdehnung des Maxillarbogens, ihrem strukturellen Partner, im Gleichgewicht (Stadium 1). Da die beiden Regionen äquivalente Größenzunahmen erfahren, behält das Gesichtsprofil seine ursprüngliche balancierte Form. (Natürlich treten immer altersbedingte Unterschiede auf, sowohl in zeitlichem Ablauf wie auch in der Größe. Unsere Absicht ist es aber hier, perfekt „balanciertes" Wachstum zu beschreiben).
Das wachsende Gehirn drängt den Knochen der Calvaria auseinander. Jeder Knochen vergrößert sich durch suturales Wachstum. Während das Gehirn expandiert, antworten die Suturen durch Appostion neuen Knochens an den Kontaktflächen. Dadurch wird die Fläche eines jeden Knochens größer. Gleichzeitig wird aber auch auf beiden Seiten sowohl von innen als auch von außen Knochen angelagert.
Auch der obere Teil des Gesichts, die ethmomaxilläre (nasale) Region, unterzieht sich äquivalenten Größenzunahmen. Diese Gesichtsregion wächst horizontal derart, daß die Expansion der anterioren Schädelgrube, der Maxilla und des Gaumens ausgeglichen wird. Diese Regionen stellen also Partner dar. Während dieses Wachstumsprozesses kommt es zur direkten Knochenanlagerung an den Vorderflächen des Os ethmoidale, des Processus frontalis der Maxilla und des Os nasale. Die meisten inneren Flächen der Nasenkammer sind dagegen resorptiv. Die zusätzliche Translation nach anterior wird durch ein gleichzeitiges suturales Wachstum von Os ethmoidale und Maxilla bewirkt. Das Zusammenspiel all dieser Veränderungen führt zu einer Vergößerung der Nasenkammern in anteriorer (und lateraler) Richtung.

Abb. 3.20 **Regionale Veränderung 12:** Die *vertikale* wie auch die horizontale Verlängerung des nasomaxillären Komplexes entsteht aus einer Kombination von (a) Remodellations-Wachstum durch Appostion und Resorption und (b) durch primäre Translation direkt hervorgerufen durch die eigene Größenzunahme. Letzteres wird später besprochen. Die Kombination von Resorption an der oberen (nasalen) Seite des Gaumens und von Apposition auf der inferioren (oralen) Seite bewirkt eine Bewegung des gesamten Gaumens nach unten von 1 nach 2. Diese Verschiebung nach inferior ermöglicht die vertikale Vergrößerung des darüberliegenden Nasenraumes. Die Expansion des Nasenraumes ist während der Kindheit besonders ausgeprägt, um mit der Größenzunahme der Lungen Schritt zu halten. (Art und Umfang der nach unten gerichteten palatinalen und maxillaren Remodellation variieren zwischen mesialen und distalen Bereichen oft sehr stark, wie wir noch sehen werden. Dies ermöglicht eine große Anzahl Anpassungen des Kieferbogens zur Kompensation von Wachstumsvarianten und Verlagerungsrotationen.)

Der Ablauf des Gesichtswachstums

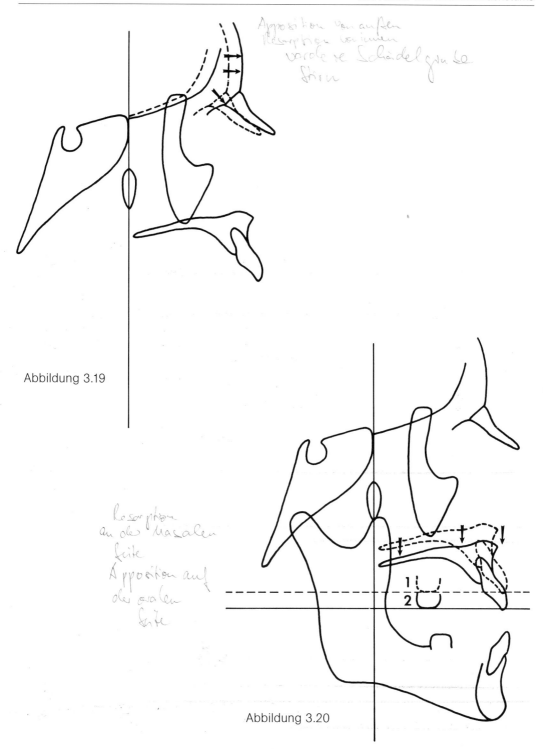

Abbildung 3.19

Abbildung 3.20

Abb. 3.21   Der anteriore Bereich der knöchernen Maxilla hat eine resorptive periostale Oberfläche (der Mensch mit seinen rückgebildeten Kiefern ist die einzige Spezies mit diesem Merkmal), denn dieser Bereich wächst *gerade nach unten.* Bei den anderen Spezies (einschließlich der Primaten) wächst die prämaxillare Region sowohl nach vorne wie auch nach unten und schafft so eine hervorstehende Schnauze.

Abb. 3.22   Das Diagramm zeigt, wie die labiale (äußere) Seite der prämaxillären Region von der nach unten gerichteten Wachstumsrichtung abgewandt ist und so resorptiv sein muß. Die orale Seite zeigt nach unten in Richtung der Wachstumsrichtung und ist somit appositionell. Dieses Wachstumsmuster ermöglicht es auch dem Alveolarknochen, sich an die variable Position der Inzisivi anzupassen.

Abb. 3.23   **Regionale Veränderung 13:** Das durch *Translation* hervorgerufene vertikale Wachstum ist immer mit Wachstum an den verschiedenen Suturen der Maxilla verbunden, über die sie mit den darüber gelegenen Knochen in Kontakt steht. In diesen Suturen wird Knochen angebaut und die Maxilla zugleich nach inferior transloziert. Jedoch ist es nicht so, daß der Anbau neuen Knochens die Maxilla nach unten drückt; vielmehr wird die Maxilla durch andere Kräfte nach inferior *bewegt*. Diese Kräfte lösen eine Knochenapposition in den Suturen aus und simultan wird neuer Knochen angebaut und so die Knochen-Knochen-Verbindung aufrechterhalten. Der Umfang des Knochenwachstums gleicht genau das Ausmaß der Inferiortranslation der Maxilla aus. Es handelt sich hier um eine Translation *primären* Typs, weil die Translation des Knochens mit einer Größenzunahme seiner selbst einhergeht.

Der Ablauf des Gesichtswachstums

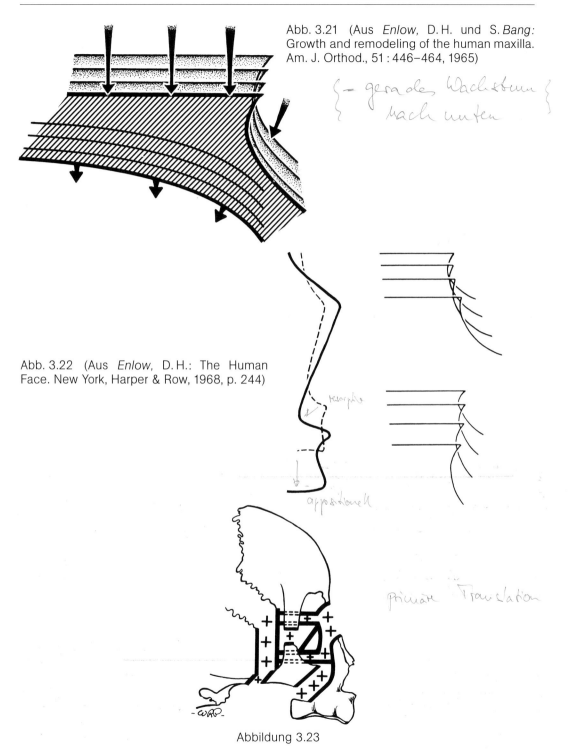

Abb. 3.21 (Aus *Enlow*, D.H. und S. *Bang:* Growth and remodeling of the human maxilla. Am. J. Orthod., 51 : 446–464, 1965)

Abb. 3.22 (Aus *Enlow*, D.H.: The Human Face. New York, Harper & Row, 1968, p. 244)

Abbildung 3.23

Abb. 3.24 Von der gesamten nach unten gerichteten Bewegung von Gaumen und Maxillarbogen wird die Strecke zwischen 2 und 3 sowohl durch suturales Wachstum und primäre *Translation* hervorgerufen. Die Strecke zwischen 1 und 2, die ungefähr die Hälfte der Gesamtstrecke ausmacht, wird durch direktes kortikales Wachstum und Wachstumsremodellation, also durch resorptive und appositionelle Vorgänge zurückgelegt. Entsprechend werden die Zähne durch die Translation der Maxilla von 2 nach 3 einfach passiv mitgenommen. Der Weg von 1 nach 2 wird jedoch von jedem Zahn *selbst* aktiv zurückgelegt, indem der Knochen einer jeden Alveole in bestimmten Bereichen resorbiert und in anderen angebaut wird. Dieser Prozeß stellt den *vertikalen Drift* eines Zahnes dar, der durch dieselben Resorptions- und Appositionsprozesse bewirkt wird wie der allen bekannte „mesial Drift" (siehe Kapitel 11). Der vertikale Drift tritt *zusätzlich* zur Eruption auf, die eine eigene Wachstumsbewegung darstellt. Der vertikale Drift ist für den Kliniker sehr wichtig. Er schafft einen großen Fundus an Wachstumsbewegung, mit dem sich therapeutisch arbeiten läßt. Auch das Zahnwachstum von 2 nach 3 läßt sich klinisch beeinflussen. Es erfordert spezielle Apparate, um die Translationsbewegung des gesamten nasomaxillären Komplexes zu beschleunigen oder zu hemmen. Das wiederum verursacht Remodellationsveränderungen in Größe und Form, die die gesamte Maxilla oder auch noch andere Knochen betreffen (im Gegensatz zu den isolierten Veränderungen am zahntragenden Alveolarfortsatz).

Die Abbildungen 3.20 und 3.24 zeigen, wie sich Gaumen und Maxillarbogen in idealer Weise nach inferior bewegen, wobei die weiter anterior und posterior liegenden Regionen in gleichem Maße nach unten wachsen. Mesio-distale Varianten sind jedoch sehr häufig. Im Laufe der Translationsbewegung tritt oft eine *Rotation* im oder entgegen dem Uhrzeigersinn auf. Im Zusammenhang damit kann die durch einfache Remodellation hervorgerufene Bewegung (1 nach 2) eine umgekehrte Rotationsrichtung beschreiben und dadurch kompensierend wirken und so den Gaumen durch diese Feinabstimmung in seine definitive adulte Position bringen. Dies ist möglicherweise die primäre Funktion der Remodellationsphase in diesem kombinierten, nach unten gerichteten Wachstumsprozeß. Diese selektiven Remodellationsvorgänge im anterioren oder posterioren Bereich können also sowohl die durch primäre Translation des nasomaxillaren Komplexes entstehen, wie auch die durch sekundäre Translation der mittleren und/oder vorderen Schädelgrube hervorgerufenen Rotationen ausgleichen oder ihnen entgegenwirken.

Einen wichtigen Punkt sollten wir nicht vergessen: Die Zähne selbst haben nur eine sehr geringe Remodellationskapazität. Sie können nur durch einen Translationsprozeß bewegt werden, entweder durch Remodellation innerhalb einer einzigen Alveole oder durch Bewegung eines Kieferbogens als Ganzes. Es ist der *Knochen*, der sich den erforderlichen Remodellationsvorgängen unterziehen muß.

Abb. 3.25 **Regionale Veränderung 14:** In drei vorangegangenen Stadien (5, 8 und 10) haben wir gesehen, daß die Mandibula durch die vertikale Größenzunahme sowohl des Ramus als auch der mittleren Schädelgrube abgesenkt wird. Ihre vertikalen Dimensionen stellen zusammen den funktionellen Partner zur vertikalen Ausdehnung des nasomaxillären Komplexes und des Alveolarfortsatzes dar. Mit anderen Worten: Der durch das Wachstum von mittlerer Schädelgrube und Ramus hervorgerufene Abstand zwischen oberem und unterem Kieferbogen muß durch ein äquivalentes Maß vertikalen Wachstums von nasomaxillärem Komplex und Alveolarfortsatz der Mandibula ausbalanciert werden. Der Maxillarbogen ist in Stadium 13 auf Ebene 3 nach unten gewachsen. Nun wachsen die Zähne und der Alveolarfortsatz der Mandibula nach *oben*, um eine volle Okklusion herzustellen. Dies geschieht auf der einen Seite durch einen superioren *Drift* eines jeden Zahnes und einer Höhenzunahme des Alveolarfortsatzes selbst. Der Umfang dieses superioren Wachstums zusammen mit dem inferioren Wachstum des Maxillarbogens gleichen das vertikale Wachstum der mittleren Schädelgrube und des Ramus aus, wenn sich das Wachstumsmuster des Gesichts *nicht* ändert. Wichtig zu merken ist folgendes: Das Ausmaß des nach unten gerichteten Drifts der Oberkieferzähne übertrifft bei weitem den Drift der Unterkieferzähne nach oben. So ist im Oberkiefer also viel mehr Wachstum vorhanden und für die kieferorthopädische Therapie eher zu nutzen als im Unterkiefer.

Der Ablauf des Gesichtswachstums

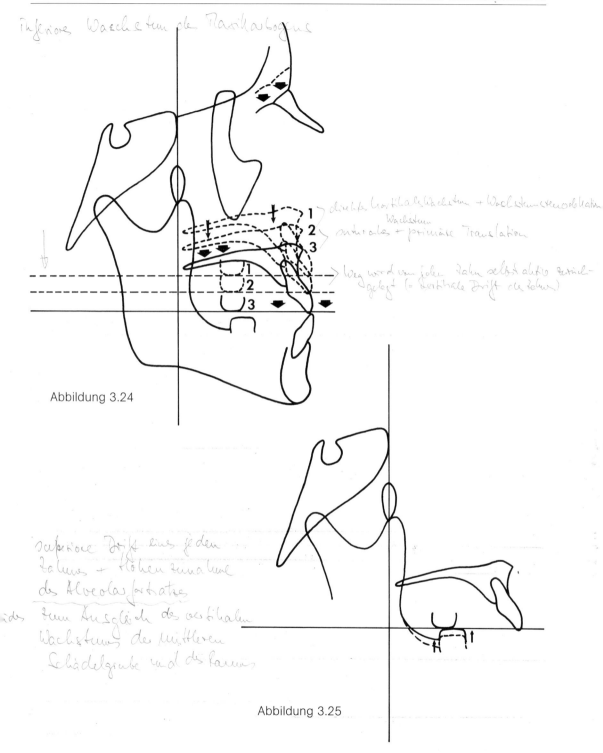

Abbildung 3.24

Abbildung 3.25

Abb. 3.26 **Regionale Veränderung 15:** Während die Aufwärtsbewegung der Unterkieferzähne und deren Alveolen ablaufen, treten auch Remodellationsvorgänge im Bereich des inzisalen Alveolarfortsatzes, des Kinns und des Corpus mandibulae auf. Die unteren Inzisivi erfahren eine linguale Kippung (Retroklination), so daß die oberen Inzisivi die unteren überlappen und eine genügend große vertikale Frontzahnstufe (*Overbite*) entsteht. Das erfordert eine Rotation der UK-Inzisivi nach hinten, während sie gleichzeitig nach oben driften. Diese Bewegung der Zähne ist von einer Resorption der äußeren (labialen) Fläche des Alveolarkamms dieser Region oberhalb des Kinns begleitet (die linguale Seite verhält sich appositionell). Der Alveolarfortsatz wird so nach lingual transloziert, und die Zähne nach lingual gekippt. Bei Individuen mit Kopfbiß finden diese Vorgänge nicht im gleichen Maße statt.
Entlang den vorderen und unteren Flächen des Kinns, aber auch an allen anderen äußeren Oberflächen des Corpus wird fortlaufend Knochen angebaut. Es handelt sich hierbei um ein sehr langsames Wachstum, das die ganze Kindheit hindurch andauert. Bei Geburt ist die Protuberantia metalis klein und unauffällig. Viele ängstliche Eltern sind zuerst um das kinnlose Gesicht ihres Kindes besorgt, jedoch tendiert die Mandibula dazu, in ihrem Wachstum hinter dem der Maxilla hintenanzustehen, holt diesen Vorsprung jedoch bis zum Wachstumsabschluß auf. Das Kinn wird von Jahr zu Jahr ausgeprägter. Die Kombination von Knochenanbau am Kinn und Resorption in den Bereichen darüber schafft eine immer deutlichere Prominenz. Die gesamte Mandibula wird inzwischen durch das Wachstum des Proc. condylaris und durch die Verlängerung der Mandibula zusätzlich nach anterior transloziert.

Abb. 3.27 **Regionale Veränderungen 16:** Der vordere Teil des Jochbeins und die Wangenregion der Maxilla gehorchen während des Wachstums ähnlichen Regeln wie der übrige maxilläre Komplex. So wie die Maxilla sich horizontal durch posteriores Wachstum vergrößert, wächst auch die Wangenregion durch kontinuierliche Knochenapposition an der posterioren und Resorption an der anterioren Wand nach posterior. Die gesamte anteriore Fläche des Jochbeins ist also resorptiv. Der Remodellationsprozeß erhält das Jochbein in seiner richtigen Position relativ zur übrigen sich verlängernden Maxilla. *Beide* wachsen nach posterior unter Beibehaltung der relativen anatomischen Position zueinander. Der Umfang der posterioren Apposition übersteigt den der anterioren Resorption, so daß die Wangenregion protuberanter wird. Ein anderer Weg, die Grundlagen des Wachstums des Processus zygomaticus der Maxilla zu verstehen, führt über einen Vergleich mit dem Proc. coronoideus der Mandibula. So wie der Proc. coronoideus durch anteriore Resorption und posteriore Apposition nach posterior wächst, um mit der posterioren Verlängerung des gesamten Knochens Schritt zu halten, wächst auch der Processus zygomaticus durch Resorption anterior und Apposition posterior nach posterior.
Die vertikale Ausdehnung des lateralen Orbitarandes vergrößert sich durch suturales Wachstum in der Sutura zygomatico-frontalis. Durch Apposition entlang der inferioren Kante verdickt sich der Arcus zygomaticus merklich. Der Arcus wächst durch Resorption medial und Apposition lateral nach lateral (die Situation läßt sich in seitlichen Schädelaufnahmen natürlich nicht darstellen).

Der Ablauf des Gesichtswachstums

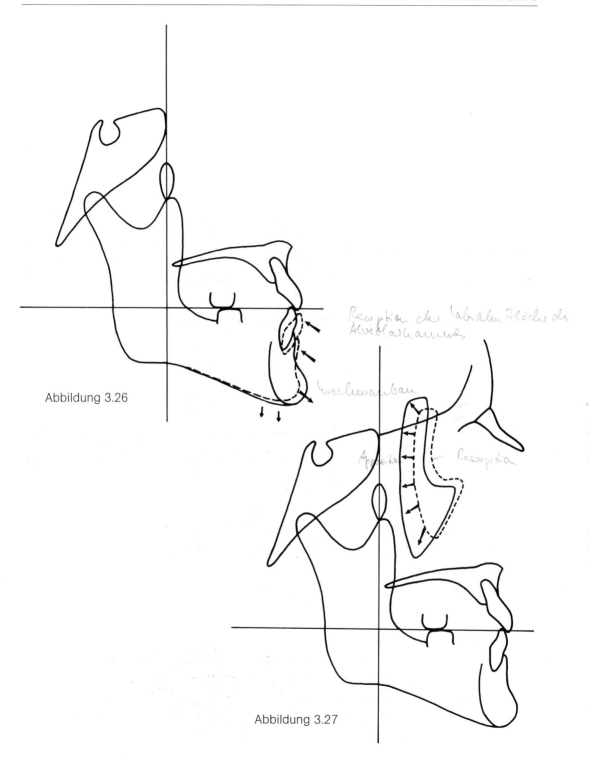

Abbildung 3.26

Abbildung 3.27

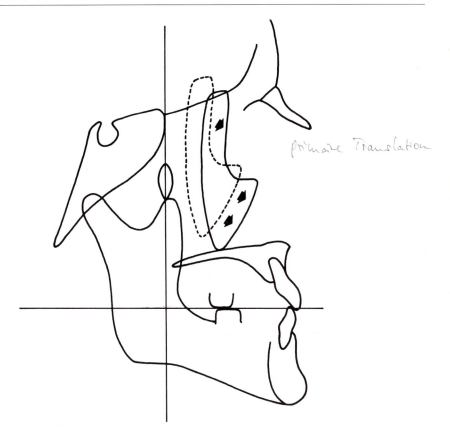

Abb. 3.28 **Regionale Veränderung 17:** Während die Maxilla nach inferior und anterior verlagert wird, nimmt gleichzeitig ihre Gesamtgröße deutlich zu. Dasselbe gilt für das Os zygomaticum. Dabei ist der Umfang (1) des horizontalen und vertikalen Wachstums und (2) die Richtung und Größe der primären Translation den entsprechenden Vorgängen in der Maxilla vergleichbar. So runden die anfänglichen Vorstellungen den regionalen Wachstumsveränderungen im Bereich der Schädelbasis und des Gesichtes ab. Das endgültige Ergebnis ist eine kraniofaziale Komposition mit den gleichen Formen und Mustern wie im Anfangsstadium. Nur die Größe hat proportional zugenommen. All die Wachstumsveränderungen der verschiedenen Teile und deren Partnern sind mit Absicht balanciert dargestellt, um das Verständnis für das balancierte Wachstum zu vermitteln. Gleichzeitig soll für die Analyse der Veränderungen bei unbalanciertem Wachstum, wie sie in späteren Kapiteln beschrieben werden, eine Basis geschaffen werden.

Der Ablauf des Gesichtswachstums

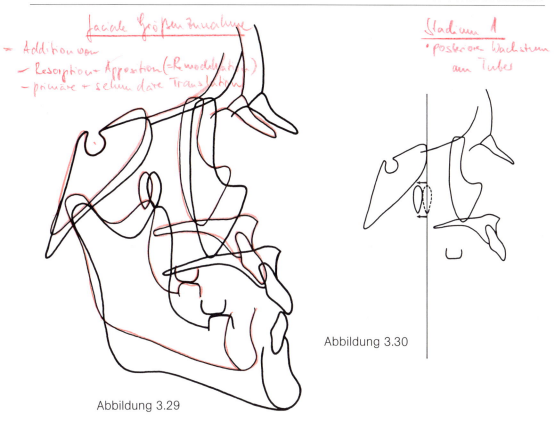

Abbildung 3.29

Abbildung 3.30

Abb. 3.29   Hier sind das erste und das letzte Stadium übereinanderprojiziert, wobei die Sella als Bezugspunkt dient. Wenn man sich die Folge der Veränderungen von 1 bis 17 betrachtet, wird deutlich, daß sich das Gesicht nicht einfach von einem Profil zum anderen entwickelt. Vielmehr sind all die eben beschriebenen regionalen Veränderungen involviert. Die hier gezeigte Doppelprojektion ist eine typische Art der Darstellung der fazialen Größenzunahme. Diese Übereinanderprojektion zeigt jedoch nicht die eigentlichen Wachstumsprozesse selbst – das heißt die Veränderungen (1) durch Resorption und Apposition und (2) durch primäre und sekundäre Translation. Viele Autoren haben diese basale und wichtige Tatsache bisher nicht ausreichend gewürdigt. Die Übereinanderprojektion zeigt die Addition von *beiden* Vorgängen (1 und 2).
Bevor wir zu Teil 2 übergehen, hier alle 17 Stadien noch einmal kurz zusammengefaßt:

Abb. 3.30   **Stadium 1:** Der knöcherne Maxillarbogen verlängert sich durch posteriores Wachstum am Tuber maxillae.

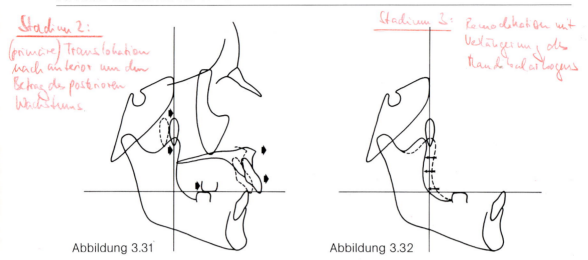

Abbildung 3.31   Abbildung 3.32

Abb. 3.31 **Stadium 2:** Die gesamte Maxilla wird um genau den Betrag nach anterior transloziert, um den sie nach posterior wächst. Wir sehen, daß der obere und untere Kieferbogen nun eine sog. „Klasse II"-Beziehung zeigen.

Abb. 3.32 **Stadium 3:** Der knöcherne Mandibularbogen verlängert sich durch Abbau am anterioren Rand des Ramus. Dadurch wird die Bogenlänge der Maxilla erreicht, die beiden Bögen stehen jedoch immer noch nicht übereinander.

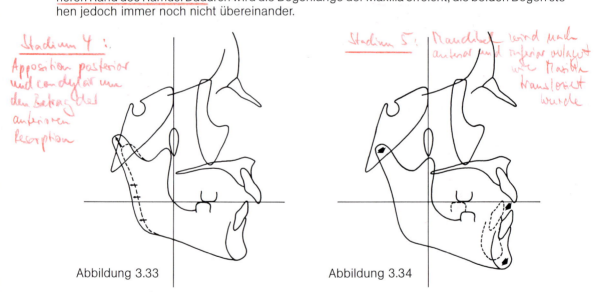

Abbildung 3.33   Abbildung 3.34

Abb. 3.33 **Stadium 4:** Der gesamte Ramus wächst nach posterior, um eine Verlängerung des Corpus zu ermöglichen. Das der posterioren Kante des Ramus und am Kondylus auftretende Wachstum entspricht genau der an der anterioren Kante abgelaufenen Resorption.

Abb. 3.34 **Stadium 5:** Die gesamte Mandibula wird nach anterior (und inferior) verlagert und zwar um die gleiche Strecke wie die Maxilla in Stadium 2 transloziert wurde. Dies bringt den Maxillar- und den Mandibularbogen in die richtige Position zueinander, obwohl die Okklusion nun durch das vertikale Wachstum des Ramus gesperrt ist.

Der Ablauf des Gesichtswachstums

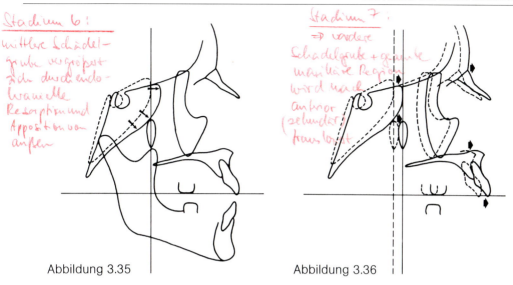

Abbildung 3.35 Abbildung 3.36

Abb. 3.35 **Stadium 6:** Die mittlere Schädelgrube vergrößert sich durch Resorption von innen (endokranial) und durch Apposition von außen, durch Wachstum an der sphenooccipitalen Synchondrose und an den Suturen der Schädelbasis.

Abb. 3.36 **Stadium 7:** Aufgrund der Expansion der mittleren Schädelgrube (Stadium 6) werden sowohl die vordere Schädelgrube als auch die gesamte maxilläre Region nach anterior transloziert.

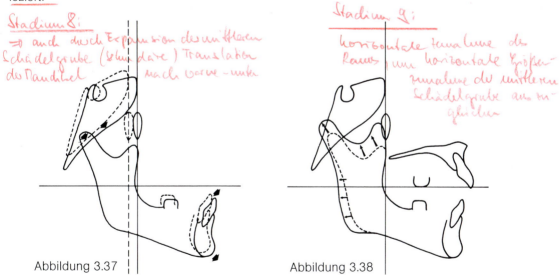

Abbildung 3.37 Abbildung 3.38

Abb. 3.37 **Stadium 8:** Die Größenzunahme der mittleren Schädelgrube bewirkt auch eine Translation der Mandibula nach vorne und unten, jedoch in einem viel geringeren Umfang als bei der Maxilla.

Abb. 3.38 **Stadium 9:** Die horizontale Dimension des Ramus nimmt zu, um die horizontale Größenzunahme der mittleren Schädelgrube auszugleichen.

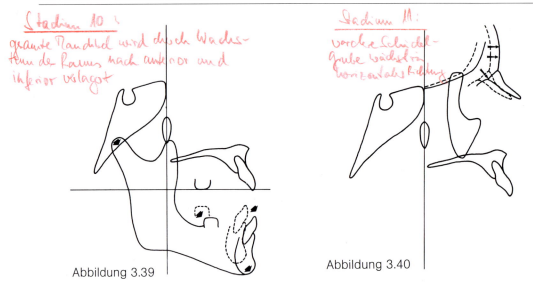

Abbildung 3.39   Abbildung 3.40

Abb. 3.39 **Stadium 10:** Gleichzeitig wird die gesamte Mandibula durch das Wachstum des Ramus (Stadium 9) nach anterior (und inferior) verlagert.

Abb. 3.40 **Stadium 11:** Die vordere Schädelgrube wächst in horizontaler Richtung. Dies wurde bereits durch das horizontale Wachstum der Maxilla ausgeglichen (Stadium 1).

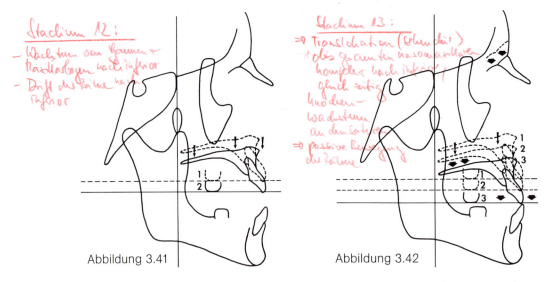

Abbildung 3.41   Abbildung 3.42

Abb. 3.41 **Stadium 12:** Der Maxillarbogen und der Gaumen wachsen durch Resorption nasal und Apposition oral nach inferior. Gleichzeitig driften die Zähne durch Umbauvorgänge in den Alveolen aktiv nach inferior von 1 nach 2.

Abb. 3.42 **Stadium 13:** Der gesamte nasomaxilläre Komplex wird parallel dazu nach inferior transloziert. Dies ist von Knochenwachstum an den Suturen begleitet (aber nicht durch suturales Wachstum verursacht). Die Zähne werden passiv von 2 nach 3 bewegt.

Der Ablauf des Gesichtswachstums

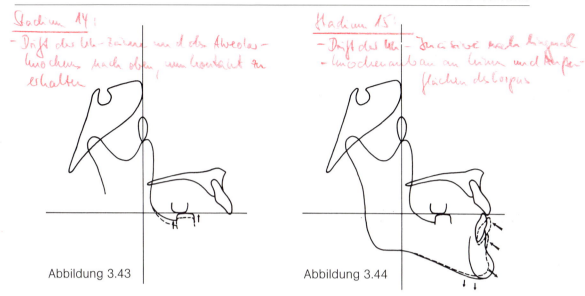

Abbildung 3.43

Abbildung 3.44

Abb. 3.43 **Stadium 14:** Die Unterkieferzähne driften nach superior, um den okklusalen Kontakt zu erhalten. Der Alveolarknochen wächst ebenfalls zu dieser Richtung, um mit den Zähnen und deren Parodontien Schritt zu halten.

Abb. 3.44 **Stadium 15:** Die unteren Inzisivi driften nach lingual und der Alveolarknochen bewegt sich nach posterior durch Resorption auf der labialen und Apposition auf der lingualen Seite. Am Kinn und an den Außenflächen des Corpus wird Knochen angebaut.

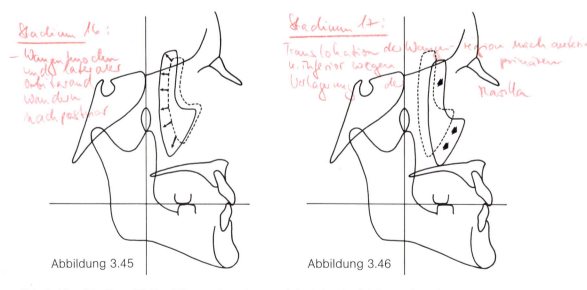

Abbildung 3.45

Abbildung 3.46

Abb. 3.45 **Stadium 16:** Der Wangenknochen und der laterale Orbitarand wachsen nach posterior entsprechend dem Wachstum der Maxilla.

Abb. 3.46 **Stadium 17:** Die Wangenregion wird nach anterior und inferior transloziert, um mit der entsprechenden primären Verlagerung der Maxilla Schritt zu halten.

Teil 2

Die in Teil 1 beschriebenen regionalen Wachstumsstadien werden nun Schritt für Schritt wiederholt und der Wachstumsprozeß wird noch einmal tiefgreifender beschrieben. Dreidimensionale Darstellungen der einzelnen Knochen vervollständigen und vertiefen die bisherigen etwas vereinfachten zweidimensionalen Beschreibungen.

Abb. 3.47   **Stadium 1:** Rufen wir uns ins Gedächtnis, daß die horizontale Größenzunahme des knöchernen Maxillarbogens durch Wachstum im Bereich des Tuber maxillae bewirkt wird. Dies äußert sich in einer Wanderung der Fossa pterygopalatina nach posterior hinter die vertikale Referenzlinie.

Abb. 3.48   Das hier gezeigte Gebiet ist für die eben beschriebenen speziellen Veränderungen verantwortlich. Es handelt sich um ein *appositionelles* Feld, auf dem auf der nach posterior gerichteten Fläche so lange Knochen angebaut wird, wie Wachstum in diesem Bereich des Gesichts andauert. Der Kieferbogen wird auch breiter, und auch die lateralen Flächen sind in gleicher Weise appositionell. Die nach innen gerichtete Fläche der Corticalis im Bereich des Tuber maxillae ist dagegen resorptiv. So driftet die Corticalis langsam nach posterior und in einem geringen Maße auch etwas nach lateral. In der Tiefe dieser Region liegt der Sinus maxillaris. Infolge der beschriebenen Prozesse nimmt er an Größe zu. Beim Neugeborenen ist dieser Sinus relativ klein, expandiert aber im Laufe des Wachstums und füllt schließlich einen großen Teil der suborbitalen Region aus.
In Kapitel 11 werden die verschiedenen Typen von Knochengewebe beschrieben und ihre unterschiedlichen Bezeichnungen zu den regionalen Wachstumsvorgängen erläutert. Berücksichtigt sind auch die sehr schnell wachsenden Knochentypen. Das Tuber maxillae ist einer dieser Knochenabschnitte. Er bewirkt postnatal einen großen Anteil und nach zwei bis drei Jahren nahezu ausschließlich das Längenwachstum des Kieferbogens. Das erfordert eine ziemlich ausgeprägte kontinuierliche Knochenneubildung. Das Tuber maxillae ist also ein Haupt„wachstumszentrum" des maxillären Wachstums. Dieser Bereich bewirkt natürlich nicht das Wachstum der gesamten Maxilla, sondern seine Wirkung bleibt auf das Areal, in dem die nach posterior gerichtete Kieferbewegung abläuft, beschränkt. In den verschiedenen Bereichen der Maxilla gibt es noch eine ganze Reihe anderer wichtiger Wachstumszentren.

Der Ablauf des Gesichtswachstums

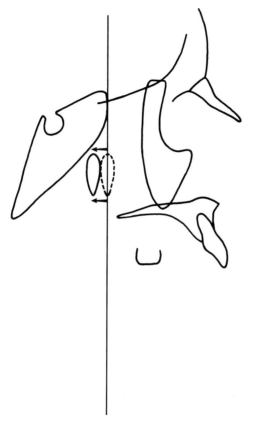

Abbildung 3.47

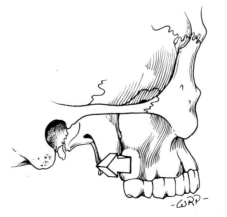

Abbildung 3.48

Abb. 3.49 und 3.50 **Stadium 2:** Die Maxilla unterliegt einem Prozeß der *primären Translation* nach anterior, während sie gleichzeitig nach posterior wächst. Über die Ursache und Kraft, die diese Anteriorbewegung verursacht, hat es in der Vergangenheit harte Kontroversen gegeben. Eine frühe (heute veraltete) Theroie vertrat die Ansicht, daß der Anbau neuen Knochens auf der posterioren Fläche des Tuber maxillae die Maxilla gegen den muskelverstrebten Processus pterygoideus „drückt". Dies sollte einen Schub auf die gesamte Maxilla ausüben und diese, bedingt durch ihr eigenes posterior gerichtetes Wachstum, nach anterior bewegen. Diese Theorie wurde aufgegeben, als man erkannte, daß die Knochenhaut drucksensibel ist und das Knochenwachstum nicht die Potenz hat, einen Knochen von einem anderen wegzudrücken. Eine andere Theorie besagte, daß Knochenwachstum in den verschiedenen maxillären Suturen ein Auseinanderstoßen der Knochen und eine resultierende Verschiebung der Maxilla nach inferior und anterior bewirken sollte. Diese Theorie wird heute noch vertreten, auch wenn sie aus den eben genannten Gründen bereits weitgehend widerlegt ist: Knochenwachstum ist in Druckbereichen zur Schuberzeugung für Verlagerungen nicht möglich. Das suturale Bindegewebe ist für einen Druck produzierenden Wachstumsprozeß nicht geeignet (im Gegensatz dazu der knorpelige Knochen-Knochenkontakt, der viel besser druckadaptiert ist). Die Sutur besteht ausschließlich aus *zugadaptiertem* Gewebe. Ihr kollagenes Fasergerüst ist für das Auffangen von Zugkräften, die im Bindegewebe zwischen den Knochen auftreten, konstruiert. Druckkräfte im Suturenbereich haben Resorption zur Folge und nicht Apposition. Das suturale Gewebe kann aufgrund seiner vaskulären und zellulären Bestandteile einem Druck nicht standhalten. Man glaubt deshalb heute, daß der Stimulus für suturales Wachstum die zugerzeugende *Verschiebung* der Knochen ist. Die Apposition neuen Knochens ist also eine Folge der Translation und nicht deren Ursache.

So wird während der Translation der Maxilla nach anterior (und inferior) in den suturalen Geweben Zug erzeugt. Dies wiederum provoziert das suturale Gewebe, neuen Knochen zu bilden, den Knochen zu vergrößern und den Knochen-Knochenkontakt zu erhalten. Da die „suturale Druck-Theorie" nicht länger haltbar ist, werden einige Leser den suturalen Wachstumsprozeß mit neuen Augen sehen. Das gleiche Problem gilt für die Parodontalmembran und den Drift- und Eruptionsprozeß der Zähne. Wir haben immer noch eine Menge zu lernen über das Wachstumsverhalten von Suturen und anderen Weichgeweben, die mit den Knochen zusammenhängen. Wir müssen anerkennen, daß uns die Ursachen der Beteiligung von Suturen, Periost und Parodontalmembran an den Verlagerungen im Moment noch unbekannt sind und höchstens Spekulationen erlauben (z. B. die Anwesenheit von aktiv kontraktilen Myofibroblasten, die die Eruption und den Drift der Zähne, oder die Verschmelzung der Suturen bewirken könnten). Siehe Kapitel 11 zur weiteren Diskussion des suturalen Wachstumsprozesses.

Wie jede wichtige grundlegende Theorie ist auch die Nasenseptumtheorie vielfachen Studien und Tests unterzogen und auf ihren Wert geprüft worden. Untersu-

Der Ablauf des Gesichtswachstums

- Stimulus für suturales Wachstum = entgegenragende Verschiebung der Knochen, um Knochen-Knochenkontakt zu erhalten
- Apposition als Folge der Translation und nicht als Ursache

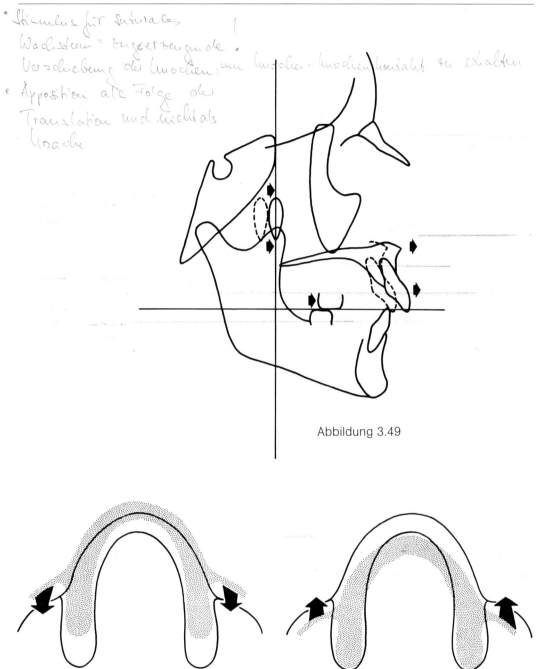

Abbildung 3.49

Abbildung 3.50

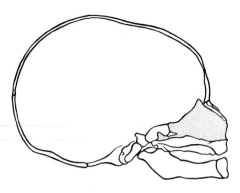

Abb. 3.51 Eine andere Erklärung der maxillären Verlagerung bietet die heute aktuelle „Nasenseptum"-Theorie. Sie wurde hauptsächlich von *Scott* entwickelt und die Prämissen dieser Idee sind gut nachvollziehbar. Diese Theorie entstand aus der Kritik an der oben beschriebenen „suturalen Theorie". *Knorpel* ist an bestimmte druckaffektierte Wachstumszentren spezifisch angepaßt. Es ist das einzige Gewebe, das auch in Druckzonen eine Wachstumskapazität behält (siehe Kapitel 11). Knorpel finden wir in den Epiphysenfugen der langen Röhrenknochen, in der Synchondrose der Schädelbasis und am Kondylus, wo er überall durch enchondrale Osteogenese lineares Wachstum ermöglicht. Auch wenn das knorpelige Nasenseptum selbst in nur sehr geringem Maße enchondral ossifiziert und Wachstum hervorruft, beruht die Theorie auf der Annahme, daß die Druck angepaßte Expansion des Septumknorpels als Quelle der Kraft für die Verlagerung der Maxilla nach anterior und inferior gilt. Dies erzeugt einen Zug in allen maxillären Suturen. Die Knochen vergrößern sich dann sekundär und fast gleichzeitig in ihren Suturen als Reaktion auf den durch Translation ausgelösten Zug.

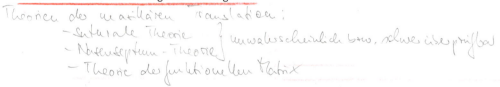

chungen, wie die von *Sarnat*, kommen zu dem Ergebnis, daß das Nasenseptum ein Faktor bei der primären Translation des nasomaxillären Komplexes zu sein scheint. Andere experimentelle Studien jedoch konnten nicht schlüssig nachweisen, daß dem Nasenseptum eine Rolle bei dem Translationsprozeß zukommt. *Latham* meint, daß das Nasenseptum zusammen mit dem sog. septoprämaxillären Ligamentum zwischen dem Septum und der Prämaxilla, sowohl prae- als auch früh postnatal eine aktive Kraft ausübt. Danach müssen jedoch andere Kräfte wirksam werden, weil die Masse des Gesichts die Translationspotenz des Septums übersteigt. Andere meinen, daß das Septum ausschließlich als Stütze des Nasendaches dient und nicht aktiv an den Translationsbewegungen des Nasenbodens partizipiert.

Es gibt zwei entscheidende Gründe, warum dieses Problem noch nicht gelöst ist und Raum für solche unterschiedlichen Auffassungen bleibt. Der erste ist, daß die Ursachen für die maxilläre Translation multifaktorieller Natur sind. Wenn das Nasenseptum wirklich beteiligt ist und andere Faktoren auch eine Rolle spielen, dann ist es schwierig, ihre jeweilige Bedeutung in kontrollierten Experimenten getrennt darzustellen. Der zweite Grund ist, daß diese experimentellen Studien meist chirurgische Eingriffe erfordern (Entfernung des Septums), um ihren Einfluß auf die Wachstumsprozesse zu testen. Bei solchen Studien ist es immer schwierig, die durch diese Methode selbst induzierten Variablen zu beurteilen, wie z.B.: Zerstörung von Gewebe, Gefäßen und Nerven, die beim Wachstumsprozeß auch eine Rolle spielen können. Kritiker dieser Methode sagen, daß die experimentelle Entfernung eines Organs oder Gewebeteils nicht unbedingt auf die Aufgabe dieser Struktur, die sie in situ ausübt, schließen läßt. Es wird nur gezeigt, wie der Wachstumsprozeß ohne diese Struktur verläuft. Wenn eine Struktur chirurgisch entfernt und dadurch der Wachstumsprozeß beeinflußt wird, kann man daraus nicht folgern, daß diese Struktur den Wachstumsprozeß „kontrolliert".

Ein anderer wichtiger Ansatz ist das Konzept der „multiplen Absicherung" (*Latham* und *Scott*, 1970). Die wachstumsbedingten Prozesse und Mechanismen sind im wesentlichen immer multifaktoriell. Sollte irgendeine Dominante des Wachstumsprozesses ausfallen (bei experimenteller Entfernung einer Struktur), können einige andere morphogenetische Komponenten in manchen Fällen „kompensierend" wirken. Das heißt, diese Komponenten bieten eine alternative Möglichkeit, mehr oder weniger dasselbe funktionelle und morphologische Ergebnis zu erreichen, wenn auch vielleicht mit einer gewissen anatomischen Verzerrung. Dieses Konzept hat weitreichende Folgen. Bei der Interpretation und Bewertung von Tierexperimenten, bezüglich der fazialen Wachstumsprozesse, ist somit größte Vorsicht geboten.

Im Moment wird die Nasenseptumtheorie von vielen Autoren als eine brauchbare Erklärung akzeptiert, wenn auch jeder weiß, daß noch viele Lücken zum endgültigen Verständnis geschlossen werden müssen. Viele Lehrer benutzen das Septum als ein „Symbol" für Kräfte, die eine Verlagerung auslösen. Es muß aber klargestellt werden, daß es noch eine Menge anderer Faktoren gibt, für die noch eine vollständige Erklärung fehlt.

Ein großer Fortschritt war die Entwicklung des Modells der *funktionellen Matrix*, hauptsächlich durch *Moss*. Er beschreibt die Einflußgrößen von Knochen- und Knorpelwachstum als Gesamtwert. Das Konzept der funktionellen Matrix besagt, daß jedes Knochenwachstum als Antwort auf die funktionellen Beziehungen zu verstehen ist, die durch alle mit dem Knochen assoziiert arbeitenden Weichgewebe bewirkt werden. Das heißt, daß der Knochen Umfang und Richtung seines eigenen Wachstums nicht selbst bestimmt. Die funktionelle Weichgewebsmatrix ist die eigentliche bestimmende Determinante des skelettalen Wachstumsprozesses. Richtung und Umfang des Knochenwachstums sind erst in zweiter Linie abhängig von den Schrittmacher-Weichgeweben (Periost). Natürlich sind Knochen und Knorpel an den Operationen der funktionellen Matrix beteiligt, so z.B. dadurch, daß sie durch einen Feedback-Mechanismus Informationen an die Weichgewebe zurückgeben. Das wiederum veranlaßt die Weichgewebe, Rate und Umfang der Knochenwachstumsaktivität herab- oder heraufzusetzen, immer in Abhängigkeit vom Stand des funktionellen und mechanischen Gleichgewichts des Knochens mit seiner Weichgewebsmatrix. Die genetischen Determinanten sind aber vollständig in den Weichgeweben lokalisiert und nicht im harten Teil des Knochens selbst.

Das Konzept der funktionellen Matrix ist die Basis für das Verständnis der Rolle des Knochens im Rahmen der Wachstumskontrolle. Dieses Konzept hat auf das Gebiet der fazialen Biologie große Auswirkungen gehabt.

Das Konzept der funktionellen Matrix ist die Quelle für mechanische Kraft, die die Verlagerungsprozesse auslöst. Entsprechend dieser heute verbreiteten Auffassung wachsen die Knochen unter Kontrolle der sie umgebenden Weichgewebe. Solange die Gewebe wachsen, werden die Knochen durch die verknüpfenden Sharpey'schen Fasern passiv *mitbewegt* (verlagert). So gilt für den nasomaxillaren Komplex, daß die Expansion der Gesichtsmuskulatur des subkutanen und submukösen Bindegewebes, der die oralen und nasalen Räume auskleidenden Epithelien, der Gefäße und Nerven, usw., zusammen die Gesichtsknochen passiv bewegen, während sie wachsen. Dieser Mechanismus stellt jeden Knochen mit seinen Teilen in eine korrekte anatomische Lage, damit er seine Funktion erfüllen kann. Es sind nämlich die funktionellen Faktoren, die die endgültige Form und Größe des Knochens *verursachen* und ihn seine endgültige Position einnehmen lassen.

Welche Beziehung hat das Konzept der funktionellen Matrix zur Nasenseptumtheorie? Die Antwort ist immer noch kontrovers. Das Problem ist, daß niemand weiß, wieviel genetischer Einfluß jeder Knorpel bei der Ausbildung der verschiedenen strukturellen und funktionellen Variationen des Knorpels ausübt. Die nach „vorne und unten"-Translation des nasomaxillären Komplexes könnte allein durch das Konzept der funktionellen Matrix erklärt werden, ohne einen besonderen Einfluß des wachsenden Nasenseptums. Jedoch gibt es in Bezug auf die genetische Rolle des Knorpels im Septum Differenzen. Hat es eine eigene genetische Kapazität, und die Richtung der eigenen Wachstumsexpansion und damit die daraus resultierende Translation des Mittelgesichts zu bestimmen? Oder wird das Wachstum des Knorpels und des Knochens durch die umgebende Weichgewebematrix bestimmt? Näheres soll dazu bei der Behandlung des Proc. condylaris und der sphenooccipitalen Synchondrose in späteren Abschnitten dieses Kapitels besprochen werden.

Das Konzept der funktionellen Matrix hat sich durchgesetzt und es hilft uns, die Basis für die vielen Interaktionen innerhalb des Gesichtswachstums zu verstehen. Dabei muß jedoch klar sein, daß das Konzept nicht erklärt, *wie* die Wachstumskontrollmechanismen funktionieren. Das Konzept beschreibt nur *was* während des Wachstums passiert; es berücksichtigt nicht die Regulationsprozesse auf zellulärer und molekularer Ebene, die sie eigentlich ausführen.

Fassen wir zusammen: Stadium 2 des Wachstumsprozesses besteht in einer *Nach-Vorn-Translation* der gesamten Maxilla. Der Umfang der Bewegung entspricht dem Anbau neuen Knochens auf der posterioren Fläche des Tuber maxillae. Der Ablauf dieser Wachstumsveränderung ist zeitlich so festgelegt, daß der Anbau neuen Knochens mit der Nach-Vorn-Translation gleichzeitig oder nicht meßbar zeitversetzt abläuft, jedenfalls muß die Translation stattfinden, damit der Raum für die Wachstumsexpansion überhaupt entstehen kann. Die Kraft, die diese Translationsbewegung verursacht, ist entsprechend der aktuellen Theorie die „funktionelle Matrix" (obwohl manche die Nasenseptumtheorie noch nicht aufgegeben haben).

Der Ablauf des Gesichtswachstums

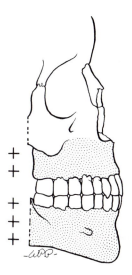

Abb. 3.52 **Stadium 3 und 4:** In diesem Stadium wird das Corpus madibulae soweit verlängert, daß es dem knöchernen Maxillarbogen, seinem Partner nämlich, entspricht. Bei diesem Wachstumsprozeß besteht zwischen Maxilla und Mandibula ein wichtiger struktureller Unterschied: Die Mandibula hat einen *Ramus*. Das Tuber maxillae ist eine *freie* knöcherne Oberfläche. Posterior davon liegt der oropharyngelae (retromaxilläre) Raum und die (während der Kindheit) separaten Processi pterygoidei. Diese maxilläre Fläche wächst direkt nach posterior. Das posteriore Wachstum des knöchernen Mandibularbogens jedoch muß in einen Raum hinein geschehen, der schon vom Ramus ausgefüllt wird. Dies erfordert eine Remodellation von Ramus zu Corpus mandibulae. Das heißt: Der gesamte Ramus wird nach posterior verschoben und die früher anterioren Teile des Ramus werden strukturelle Bestandteile des Corpus, der dadurch verlängert wird.

Abb. 3.53 Die nach hinten gerichtete Bewegung des Ramus wird gewöhnlich als ein ausschließlich zweidimensionaler Prozeß dargestellt. Diese Sicht ist nicht nur unvollständig, sondern auch ungenau.

Abb. 3.54 Das Problem ist, daß einige wichtige anatomische Bereiche, die an Translations- und Remodellationsprozessen von Ramus und Corpus teilnehmen, auf den normalen zweidimensionalen Schädelaufnahmen und Durchzeichnungen nicht darstellbar sind. Dazu gehört auch die *Tuberositas lingualis*. Sie ist eine wichtige Struktur, weil sie das direkte anatomische Äquivalent zur Tuberositas maxillaris darstellt. Wie die Tuberositas maxillaris für den Oberkiefer eine Hauptwachstumsregion bildet, so ist dies die Tuberositas lingualis für den Unterkiefer. Bis jetzt gehört diese Struktur noch nicht einmal zum kephalometrischen Vokabular. Der Grund dafür ist ganz einfach der, daß sie sich auf normalen Schädelaufnahmen nicht darstellen läßt. Dies ist ein großes Handicap, denn die Tuberositaa lingualis ist nicht nur eine Hauptwachstumszone, sondern auch die eigentliche Grenze zwischen beiden Teilen der Mandibula, dem Ramus und dem Corpus. Die Unzugänglichkeit der Tuberositas lingualis für die routinemäßige Kephalometrie ist ein großes Manko. Trotzdem müssen die Wachstumsveränderungen dieser Struktur verstanden werden, umso mehr als sie sich nicht darstellen läßt, zumindest nicht in Schädelaufnahmen.

Abb. 3.55 Die Tuberositas lingualis wächst durch Anbau an der nach posterior gerichteten Fläche nach posterior, ähnlich dem Wachstum der Tuber maxillae. Idealerweise steht die Tuberositas maxillaris genau über der Tuberositas lingualis (das heißt, beide liegen auf der vertikalen Referenzlinie). Darüber hinaus zeigen Tuber maxillae und Tuberositas lingualis sich entsprechende Wachstumsraten und Größen. Auch wenn diese Wachstumsveränderungen nur selten einander entsprechen, läßt sich ein solcher „balancierter" Wachstumsprozeß hier beschreiben. (Variationen und deren Folgen werden später abgehandelt).
Wir sehen, daß die Tuberositas lingualis deutlich nach lingual (medial) vorsteht und daß sie gerade in der Mitte des Ramus liegt. Die Prominenz der Tuberositas wird durch ein direkt darunter liegendes resorptives Feld noch verstärkt. Dieses resorptive Feld erzeugt eine deutliche Einziehung, die *Fossa lingualis*. Die Kombination von Resorption in der Fossa und Apposition auf der medialwärtigen Fläche der Tuberositas hebt die Konturen beider Regionen noch deutlicher hervor.

Der Ablauf des Gesichtswachstums

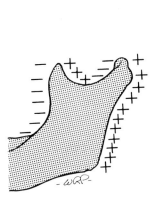

Abbildung 3.53

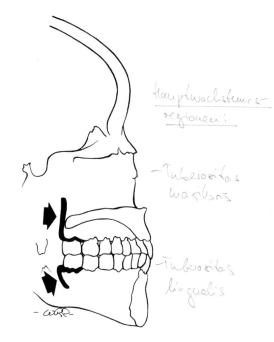

Abbildung 3.54

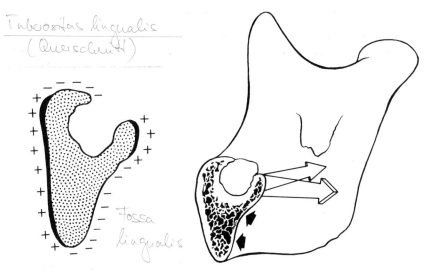

Abbildung 3.55

Abb. 3.56   Die Tuberositas wächst fast genau nach posterior und nur sehr wenig nach lateral. Letzteres kommt daher, daß sich während der Kindheit der Interkondylarabstand nicht annähernd so stark vergrößert wie die Länge der Mandibula, der Hauptteil des Breitenwachstums der Schädelbasis ist schon nach dem zweiten bis dritten Lebensjahr abgelaufen.

Abb. 3.57   Das posteriore Wachstum der Tuberositas ist von kontinuierlichem Anbau neuen Knochens auf seiner nach posterior gerichteten Fläche begleitet. Gleichzeitig wächst der gerade dahinter liegende Teil des Ramus nach *medial*. So kommt dieses Gebiet des Ramus in eine Flucht mit dem Kieferbogen und wird so Teil des Corpus, der dadurch verlängert wird. Wie schon oben gesagt, liegt der gesamte Ramus deutlich lateral des Zahnbogens.
Die Apposition auf der lingualen Ramusseite gerade hinter der Tuberositas bewirkt einen medialen Drift (Transformation) dieser Region. Dabei dürfen wir nicht vergessen, daß der Ramus gleichzeitig nach posterior verschoben wird. Zusammengefaßt: Die Längenzunahme des knöchernen Kieferbogens und des Corpus wird (1.) durch Knochenanbau auf der posterioren Fläche der Tuberositas lingualis und der benachbarten lingualen Fläche des Ramus und (2.) durch den daraus resultierenden lingualen Drift dieses Ramusteils bewirkt.

Abb. 3.58   Das Vorhandensein von Resorption auf der anterioren Fläche des Ramus wird gewöhnlich als ein „Platzschaffen für den letzten Molaren" beschrieben. Sie bedeutet jedoch viel mehr. Dieser resorptive Prozeß ist direkt an der Translation nach posterior beteiligt; die Wachstumsbewegung fängt bei der zarten Mandibula des Föten an und endet erst mit der Erlangung der endgültigen Form beim Erwachsenen. Die gesamte Strecke der Ramuswanderung beträgt mehrere Zentimeter und nicht nur die Breite eines Molaren.

Abb. 3.59   Ein anderer wichtiger Punkt ist, daß die traditionelle Beschreibung des posterioren Ramuswachstums eine *gradlinige*, zweidimensionale Bewegung – wie a und b zeigt – impliziert. Dies ist aber nicht der Fall. Solch eine Darstellung des Ramuswachstums zeigt nur die Resorption an der anterioren Kante und die Apposition an der posterioren Kante, das ist aber unvollständig. Das Wachstum verläuft in Wirklichkeit so ab, wie bei c gezeigt. Die bei d gezeigten Wachstumslinien folgen eher den X-Pfeilen als den Y-Pfeilen. Vergleiche mit Abb. 3.56.

Der Ablauf des Gesichtswachstums

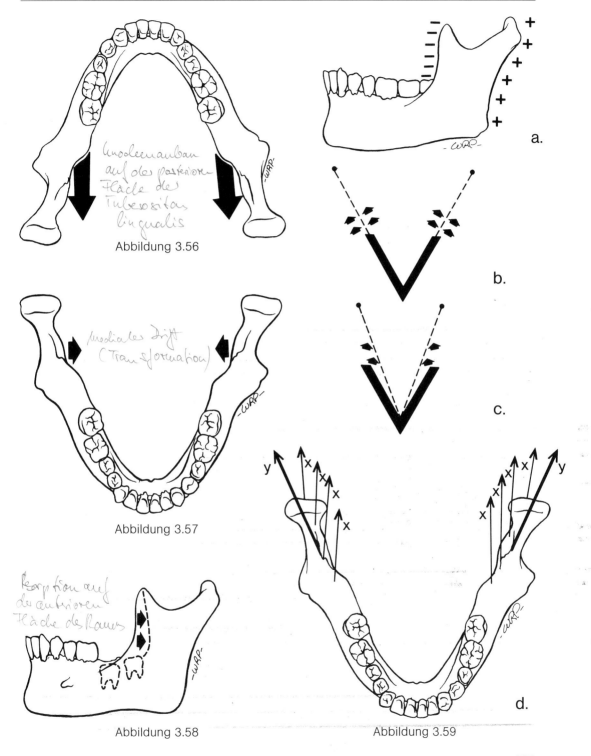

Abbildung 3.56

Abbildung 3.57

Abbildung 3.58

Abbildung 3.59

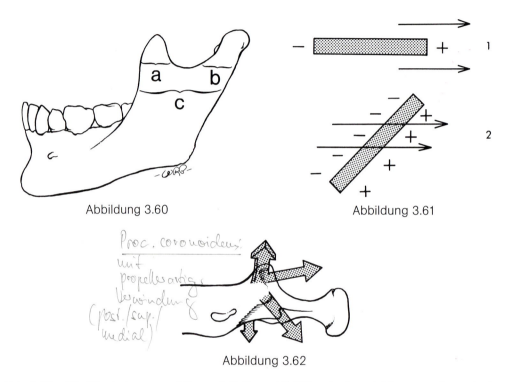

Abbildung 3.60

Abbildung 3.61

Abbildung 3.62

Abb. 3.60 Die Wachstums- und Remodellationsaktivitäten laufen nicht nur an den anterioren und posterioren Rändern ab. Wie bei a, b und c gezeigt, sind auch die Flächen *dazwischen* wegen der Ausrichtung des Ramus direkt involviert.

Abb. 3.61 Wenn das Wachstum, wie im Diagramm 1 gezeigt abliefe, mit Resorption auf der einen und Apposition auf der anderen Seite (wie beim Ramus durch Aktivität am anterioren und posterioren Rand), liefe es entlang der Pfeile ab, ohne daß Aktivität auf den dazwischenliegenden Flächen notwendig wäre. Die verschiedenen Anteile des Ramus sind jedoch so orientiert, daß der Bereich dazwischen mit ins Spiel kommt, wie im Diagramm 2 gezeigt. Die vielen verschiedenen Bereiche des Ramus sind in verschiedene Richtungen ausgerichtet, wie wir gleich sehen werden.

Abb. 3.62 Der *Proccessus coronoideus (muscularis)* beschreibt eine propellerartige Verwindung, so daß seine linguale Fläche in drei Richtungen gleichzeitig zeigt: posterior, superior und medial.

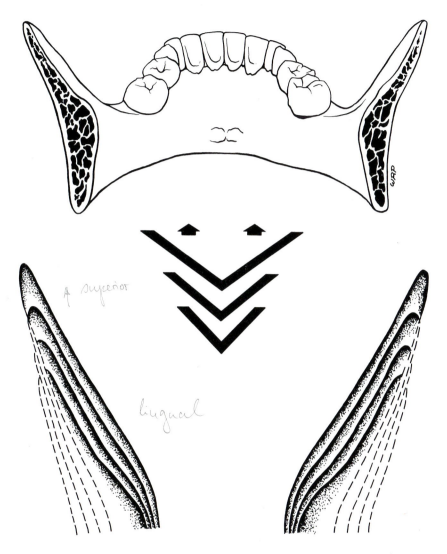

Abb. 3.63 Wenn Knochen an der lingualen Seite des Processus coronoideus angebaut wird, so wächst er dabei nach *superior* und dieser Bereich des Ramus wird so in vertikaler Richtung verlängert. Wir sehen, daß sich jeder Processus coronoideus nach superior verlängert, auch wenn der Knochenanbau nur auf den medialen Flächen des rechten und linken Processus geschieht. Dies ist ein Beispiel für das V-Prinzip, hier mit vertikaler Ausrichtung.

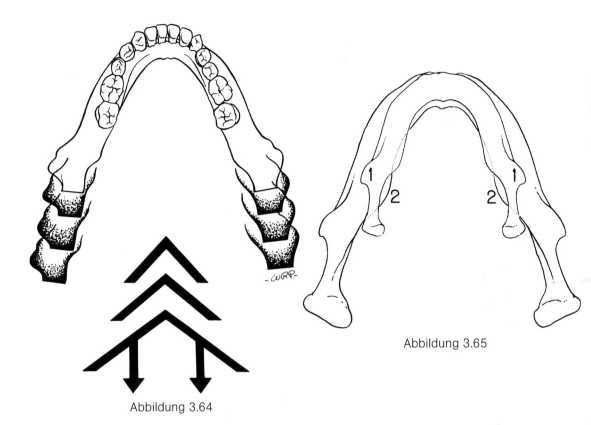

Abbildung 3.64

Abbildung 3.65

Abb. 3.64　Der*selbe* Knochenanbau auf der lingualen Seite bewirkt auch eine *posteriore* Wachstumsbewegung, denn diese Fläche zeigt auch nach posterior. Dies ruft eine rückwärtige Bewegung der beiden Processi coronoidei hervor, auch wenn die Appositionen an der lingualen Fläche stattfinden. Auch dies ist ein Beispiel für das V-Prinzip, diesmal mit horizontaler Ausrichtung. Wir sehen, daß dieser Processus dem gesamten posterioren Bereich der Mandibula ermöglicht, sich zu verbreitern (wenn auch nicht sehr viel, hauptsächlich während der foetalen und der frühkindlichen Phase, solange die Schädelbasis in die Breite wächst), auch wenn der Knochenanbau auf der Innenseite des V abläuft.

Abb. 3.65　Der*selbe* linguale Knochenanbau dient auch dazu, die Basis des Processus coronoideus nach *medial* zu führen und den Teil dem sich verlängernden Corpus einzugliedern, der ja deutlich medial des Processus coronoideus liegt. Dies ist wiederum ein Beispiel für das V-Prinzip, denn der breitere Teil erfährt eine Translation zu einem schmaleren Teil, während das ganze V sich in Richtung seiner Öffnung bewegt. So wird der Teil, der bei Mandibula 1 noch im anterioren Bereich des Ramus liegt, in den posterioren Bereich bei Mandibula 2 reloziert.

Abb. 3.65 (Nach *Enlow*, D. H. und D. B. *Harris*: A study of the postnatal growth of the human mandible. Am. J. Orthod., 50 : 25 – 50, 1964.)

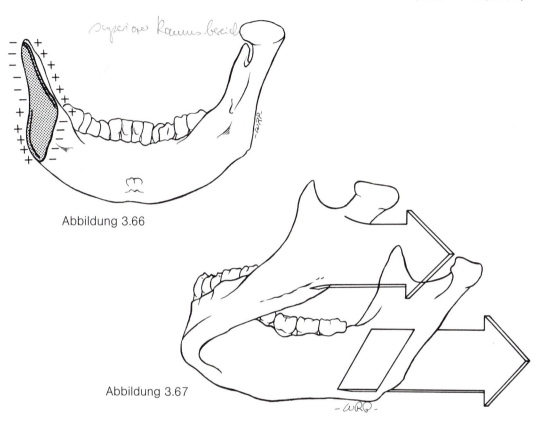

Abbildung 3.66

Abbildung 3.67

Abb. 3.66 In all den oben genannten Fällen hat die bukkale Fläche der Processi coronoidei eine resorptive *periostale* Oberfläche. Diese Oberfläche zeigt von der komplexen superioren, posterioren und medialen Wachstumsrichtung weg. Der größte Teil des superioren Ramusbereiches, einschließlich dem Gebiet gerade unterhalb der Inzisura semilunaris und der *superiore* (nicht laterale oder mediale) Teil des Collums wachsen durch linguale Apposition und bukkale Resorption nach superior.

Abb. 3.67 Der untere Bereich des Ramus unterhalb des Processus coronoideus hat auch eine gewundene Kontur. Seine bukkale Seite zeigt nach posterior in Richtung des rückwärtigen Wachstums, und so haben wir hier eine appositionelle Oberfläche. Die gegenüberliegende linguale Seite, die von der Wachstumsrichtung abgewandt ist, ist resorptiv.

Abb. 3.68 Auf der inferioren Kante der Mandibula befindet sich ein einziges resorptives Feld und zwar an der Grenze zwischen Ramus und Corpus. Dieses bildet durch Remodellationsvorgänge an dem gerade dahinter liegenden Ramus die *antegoniale Einziehung*, während der Ramus weiter nach posterior verschoben wird. Immer dann, wenn der Corpus relativ zum Ramus nach unten rotiert ist, wird diese Einziehung größer (wie später beschrieben). Andere wichtige mandibuläre Rotationsformen können ein deutliches resorptives Feld auf der anterioren Ramuskante entstehen lassen, wie Abb. 3.103 und 3.104 zeigen.

Abb. 3.69 Die posteriore Ramuskante ist eine Hauptwachstumszone. Der Proc. condylaris wächst schräg nach hinten oben; in welchem Winkel (wieviel nach hinten und wieviel nach oben) er wächst, ist variabel und hängt vom Wachstumstyp des Individuums ab, nämlich ob er horizontal oder vertikal wächst (in Bezug auf die Mandibula). Das Wachstum an der posterioren Ramuskante hält jedoch mit jeder Vorgabe kondylären Wachstums mit. Obwohl korreliert, sind diese beiden Wachstumszentren jedoch grundsätzlich verschieden. Zusammen bilden sie die aktivste Zone des mandibulären Wachstums, sowohl was die Wachstumsstrecke als auch die Menge angebauten Knochens angeht. Wegen der relativ großen Wachstumsrate des Ramus ist die Art des angebauten Knochengewebes vom schnellwachsenden Typ (Kapitel 11). Das Ramuswachstum erfordert oft eine Rotation des gesamten Ramus und dann tritt am hinteren Rand unterhalb des Kondylus ein resorptives Feld auf, wie in Abb. 3.101, 3.103 und 3.104 gezeigt.
Die Region der Angulus verhält sich wegen der großen Variationen in ihrem Wachstumsmuster anatomisch sehr variabel. Abhängig von einem medialen oder lateralen Wachstum ist die bukkale Seite entweder appositionell oder resorptiv, wobei die linguale Seite dann jeweils umgekehrten Wachstumstyps ist. Wegen der topographischen Komplexität und Variabilität kann hier eine Vielzahl histogenetischer Kombinationen auftreten.

Abb. 3.70 Während der gesamte Ramus nach posterior und superior wächst, driftet auch das Foramen mandibulae gleichermaßen nach posterior und superior. Dies geschieht durch Apposition an den anterioren und Resorption an den posterioren Kanten. Dadurch behält das Foramen etwa seine Position in der Mitte zwischen der anterioren und der posterioren Ramuskante. Auch wenn der Ramus deutliche Veränderungen, wie z. B. durch Zahnlosigkeit, erfährt (wodurch er sehr schmal werden kann), bleibt das Foramen meist in dieser Mittelposition.

Der Ablauf des Gesichtswachstums

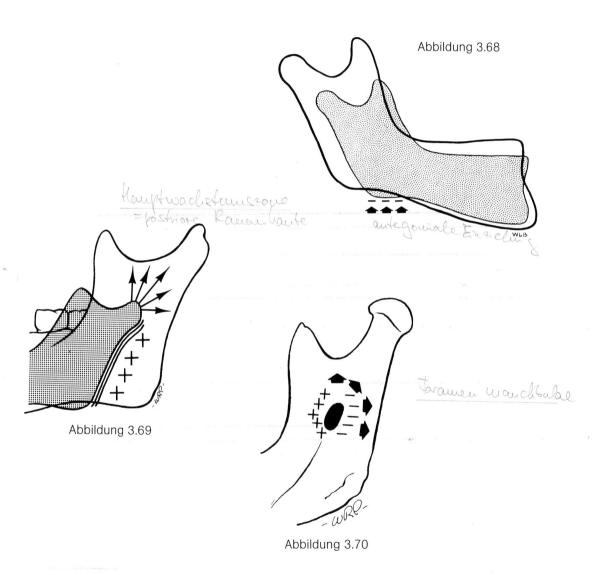

Abbildung 3.68

Abbildung 3.69

Abbildung 3.70

Abb. 3.71 Der Proc. condylaris *mandibulae* ist eine anatomische Struktur von besonderer Art, weil er eine Hauptwachstumszone mit überragender klinischer Bedeutung darstellt. Historisch wurde der Proc. condylaris als eine Art Füllhorn angesehen (Abb. 3.71A), aus dem die Mandibula sozusagen ausgeschüttet wird. Man glaubte (und manche glauben es heute noch), daß der Proc. condylaris die oberste Determinante darstellt, die die mandibuläre Wachstumsrate, Wachstumsumfang, Wachstumsrichtung und die gesamte Größe und Gesamtform der Mandibula bestimmt. Heute jedoch sieht kaum ein Theoretiker mehr den Proc. condylaris als eine die Morphogenesis der gesamten Mandibula bestimmende Struktur. Man glaubt nicht mehr an eine übergeordnete Steuerzentrale, der alle anderen Wachstumsfelder untergeordnet sind und dessen direkter Kontrolle sie unterliegen. Trotzdem ist der Proc. condylaris ein wichtiges Hauptwachstumszentrum. Was könnte noch wichtiger sein als ein Hauptwachstumszentrum? Die Antwort wird auf den folgenden Seiten gegeben. Während der mandibulären Entwicklung spielt der Proc. condylaris die Rolle eines *regionalen* Wachstumszentrums, das die Anpassungsvorgänge an die lokalen Verhältnisse gewährleistet, genau wie auch die anderen regionalen Wachstumszentren die Anpassungsvorgänge an die jeweiligen Gegebenheiten ermöglichen. Das Wachstum der Mandibula ist ein Produkt all der verschiedenen regionalen Kräfte und funktionellen Wachstumskontrollen, die die komplexe Topographie der Mandibula als Ganzes bewirken. „Wachstum" ist nur eine verkürzte Bezeichnung für die Komposition all dieser lokalen Faktoren.

Der Mechanismus des Kondylarwachstums ist als geklärt anzusehen. Im Gelenkbereich finden wir Knorpel, weil hier Druckkräfte zwischen Condylus und dem Os temporale auftreten. Es muß ein enchondraler Wachstumsmechanismus vorliegen, denn während der Condylus in Richtung seines Gelenks wächst, treten ständig Druckkräfte auf. Ein Wachstum in den übrigen Bereichen könnte nicht funktionieren, weil die periostal bedingte Osteogenese nicht druckadaptiert ist. Enchondrales Wachstum finden wir nur nahe den Gelenkflächen, nämlich da, wo Druckkräfte auftreten, die jenseits der Toleranzgrenze periostalen Gewebes liegen. Wie in Abb. 3.71 B gezeigt, wird das aus dem Condylusknorpel (a) gebildete enchondrale Knochengewebe (b) nur in Richtung Mandibula angebaut. Die umschließende Corticalis (c) wird dann durch periostale osteogenetische Vorgänge gebildet; diese Membranen sind nicht den Druckkräften des Gelenkes ausgesetzt, sondern eher den durch die einstrahlende Muskulatur ausgelösten Zugkräften. Die eigentliche funktionelle Aufgabe des Condylusknorpels ist die Adaptation dieser Region an die regionalen Druckkräfte, und diese regionale enchondrale Knochenbildung ist als spezifische Antwort auf diese bestimmten lokalen Verhältnisse zu sehen. Der Knorpel selbst verfügt über kein genetisches Programm, das direkt die Wachstumsrichtung in anderen Bereichen der Mandibula bestimmen oder steuern kann. Jedoch erfüllt der drucktolerante Condylusknorpel noch eine andere überaus wichtige Wachstumsfunktion, die noch später in Abb. 3.81 gezeigt wird.

Der Knorpel des Proc. condylaris ist sekundären Knorpeltyps, d. h., er entwickelt sich nicht aus dem primär gebildeten Knorpel der Schädelbasis (wie z. B. die Knorpel der Kiemenbögen, wie der *Meckel*'sche Knorpel und die definitiven Knorpel der Schädelbasis). Im Laufe der Phylogenese der Mammalier werden die Bestandteile des ursprünglichen Gelenkes in Gehörknöchelchen umgewandelt. So mußte sekundärer Knorpel entwickelt werden, um eine Artikulation des Unterkiefers mit dem Schädel zu ermöglichen. Man nimmt an, daß die besondere Bindegewebsmembran, die den Condylusknorpel überzieht, periostaler Herkunft ist. Seine undifferenzierten mesenchymalen Stammzellen differenzieren sich jedoch wegen der auf die Membran einwirkenden Druckkräfte nicht zu Osteoblasten, sondern zu Chrondroblasten. Dieser jugendliche sekundäre Knorpel entsteht also wegen der funktions- und entwicklungsbedingten Einflüsse in diesem Bereich der Mandibula. Dabei ist dieser Knochen phylogenetisch gesehen nicht von der Art endochondralen Knochens, wie die der Schädelbasis. Die Mandibula ist im Grunde ein Deckknochen, wobei sich ein Teil (bei den Mammaliern der Proc. condylaris) unter dem Einfluß einer sich phylogenetisch verändernden Situation entwickelt. Diese entsteht durch ektopischen Druck, der wiederum lokale Ischämien und Anoxien hervorruft; beides bekannte Faktoren, die in einem undifferenzierten Bindegewebe eher eine Chondrogenesis als eine Osteogenesis induzieren.

Der Ablauf des Gesichtswachstums

Proc. condylaris: Hauptwachstumszone

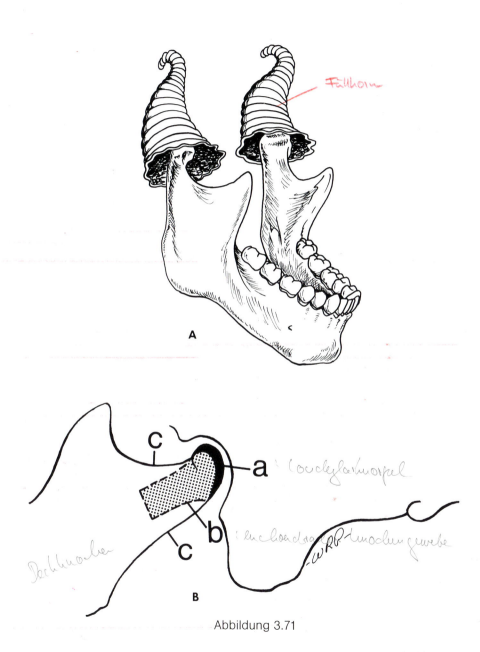

Abbildung 3.71

Der Knorpel des Proc. condylaris unterscheidet sich histologisch von den meisten anderen knochenbildenden Wachstumsknorpeln. Er ist nicht direkt mit dem Epiphysenknorpel vergleichbar. Auch wenn einige Autoren die Begriffe „primären" und „sekundären" Knorpel[*] etwas unterschiedlich verwenden, so ist doch allgemein anerkannt, daß der Condylusknorpel nicht die Schrittmacherrolle des mandibulären Wachstums spielt. Seine Aufgabe ist es vielmehr *regional adaptives Wachstum* zu ermöglichen („sekundäres Wachstum ist dafür nur ein anderer Ausdruck). Er erhält die Condylusregion in einer suffizienten anatomischen Position relativ zum Os temporale, während die gesamte Mandibula gleichzeitig nach unten und vorne verlagert wird (siehe Stadium 5). So ist der Proc. condylaris also kein „primäres" Wachstumszentrum. Man glaubt heute *nicht*, daß der Condylus die Rate oder den Umfang des Mandibularwachstums als Ganzes bewirkt. Der Condylus hat jedoch die Fähigkeit, als spezifische Reaktion auf die verschiedenen Verlagerungs- und Rotationsbewegungen in verschiedene Richtungen zu wachsen und sich zu remodellieren. Im Gegensatz zu den durch die einheitliche Ausrichtung der chondrozytären Proliferation unidirektionalen linearen Wachstums der Epiphysenfugen ist der Condylus durch seine besonderen Strukturen zu multidirektionalem Wachstum fähig.

[*] Oft werden einfach die Wachstumsknorpel als sekundär bezeichnet, die eine andere Struktur als der typische Knorpel der Epiphysenfugen besitzen. Auch der Gelenkknorpel wäre dann ein Beispiel für den sekundären Typ. Wie *Moss* zeigen konnte, ist der Knorpel Proc. condylaris sowohl in Struktur als auch in seinem Wachstumsverhalten eher mit Gelenkknorpel vergleichbar als mit dem Knorpel der Epiphysenfugen. Jedoch stellt der kondyläre Knorpel wegen seines speziellen Faserüberzuges keinen typischen Gelenkknorpel dar.

Abb. 3.72 Die oberste Schicht (a) des Condylusknorpels wird von einer besonderen *kapsulären Schicht* wenig vaskularisierten Bindegewebes überzogen. Während früher Entwicklungsphasen ist diese Schicht zellreich, wird jedoch im Alter sehr faserreich. Darunter liegt eine Schicht von Praechondroblasten (b). Dies ist das wichtigste Zentrum der Zellproliferation und es produziert den Knorpel für die enchondrale Ossifikation.

Der Ablauf des Gesichtswachstums

a: kapsuläre Schicht: wenig
vaskularisiertes BG
hohe Proliferationsrate → b: Prächondroblastenschicht
c: hypertrophe Chondroblasten
d: neugebildeter Knochen

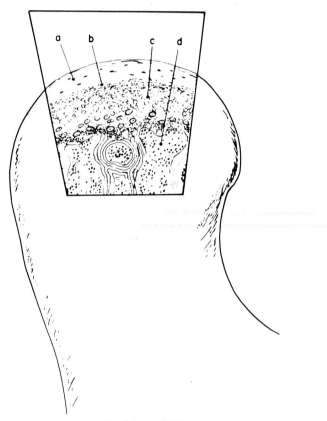

Abbildung 3.72

Abb. 3.73   Der profilerative Prozeß bewirkt eine Wachstumsbewegung des Condylus nach oben und hinten. Der Proc. condylaris *bewegt* sich, ausgelöst durch mitotische Aktivität der Praechondroblasten in Richtung der Gelenkseite, während gleichzeitig eine Menge Knorpel auf der gegenüberliegenden (inneren) Seite aufgelöst wird. In dem Bereich, in dem sich der Knorpel auflöst, entsteht enchondraler Knochen. So folgt auf den sich bewegenden Knorpel ein schmaler Streifen kontinuierlich neu gebildeten Knochens, wie Schicht d in Abb. 3.72 zeigt.
Die Prächondroblasten sind dicht gepackt und es findet sich nur sehr wenig interzelluläre Matrix. Dies ist durch ihre hohe Proliferationsrate bedingt. Unter der proliferierenden Schicht liegt eine Übergangszone aus noch unreifem Knorpel, die jedoch schon etwas mehr Matrix enthält. Diese Schicht scheint nicht wesentlich an den Zellteilungsprozessen beteiligt zu sein. Die tiefer gelegenen Zellen bewegen sich scheinbar in die nächste Schicht, da auf der einen Seite Knorpel abgebaut und an der Oberfläche Knorpel neu gebildet wird. Die tiefere Schicht besteht aus dicht gepackten hypertrophen Chondroblasten (c). Auch hier ist die Matrix deutlich verringert.
Ein geringer Teil der tiefer gelegenen Matrix der hypertrophen Schicht wird mineralisiert. Sie wird resorbiert (Resorptionszone) und durch neugebildeten Knochen ersetzt (d). Im Gegensatz zur typischen Anordnung im *primären* Wachstumsknorpel zeigen diese Zonen hier *keine Säulenanordnung der neugebildeten Tochterzellen*. Dies ist ein deutlicher histologischer Unterschied zwischen primärem und sekundärem Wachstumsknorpel. Wie von *Koski* gezeigt, entspricht die Anordnung der neugebildeten Zellen nicht der Richtung, in die der Proc. condylaris wächst.

Abb. 3.74   Während dies alles abläuft, bilden das Periost die äußere knöcherne Umhüllung, die den inneren Bereich aus enchondral gebildete Knochengewebe umschließt (die äußere kompakte Zone nimmt alle auf den Condylus einwirkenden Druckkräfte auf). Die äußere Deckknochenschicht reicht bis hinunter zum Collum. Der anteriore Rand des Collums ist appositionell. Diese Oberfläche ist Teil der Inzisura semilunaris. Die gesamte Kante wächst also durch immer neuen Knochenanbau nach superior.
Die posteriore Collumkante, die in den Hinterrand des Ramus übergeht, ist auch appositionell und wächst nach posterior, wie in Abb. 3.74 gezeigt. Wenn sich jedoch eine *Rotation* der Mandibula vollzieht, kann die posteriore Kante auch resorptiv werden, wie in Abb. 3.103 gezeigt.

Der Ablauf des Gesichtswachstums

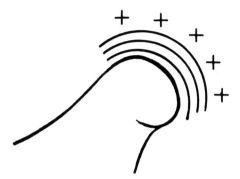

Abbildung 3.73

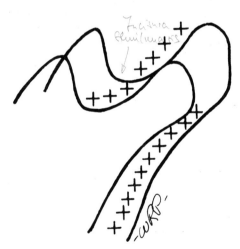

Abbildung 3.74

Abb. 3.75 und 3.76   Die bukkale und die linguale Collumseite haben charakteristischerweise *resorptive* Oberflächen (dunkel gepunktet). Das liegt daran, daß der Proc. condylaris breit ist und das Collum relativ schmal. Das Collum breitet sich in Bereiche aus, die vorher vom viel breiteren Condylus eingenommen waren und so entwickelt sich das Collum nach und nach aus dem Kondylenfortsatz, während dieser in superior-posteriorer Richtung hinwegbewegt wird. Was einmal Proc. condylaris war, wird schließlich zum Collum. Hervorgerufen werden diese Vorgänge durch periostale Resorption auf der einen und Apposition auf an der anderern Seite.

Der Ablauf des Gesichtswachstums

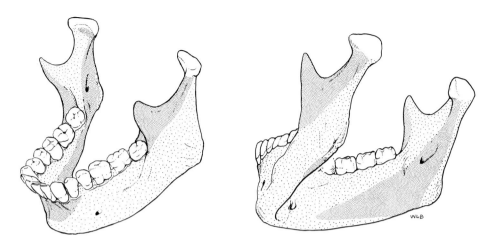

Abbildung 3-75 (Aus *Enlow*, D. H.: The Human Face. New York, Harper & Row, 1968, p. 135.)

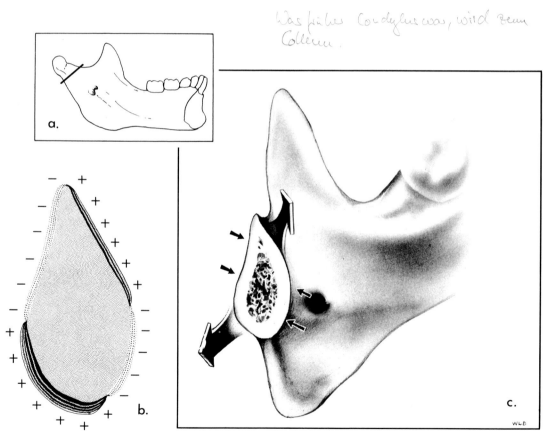

Abbildung 3-76 (Aus *Enlow*, D. H., und D. B. *Harris:* A study of the postnatal growth of the human mandible. Am. J. Orthod., 50 : 25 – 50, 1964.)

Abb. 3.77 Mit anderen Worten: ein Teil der Oberflächen des Collums weist in Richtung des Wachstums, andere dagegen haben eine entgegengesetzte Position. Dies ist ein neues Beispiel für das V-Prinzip. Das V-förmige Collum wächst in Richtung seiner Öffnung nach oben.

Abb. 3.78 und 3.79 **Stadium 5:** Welches ist die Kraft, die die *Translation* der Mandibula nach vorne und unten verursacht? Viele Jahre lang hat man das Wachstum des Kondylen-Knorpels als Grund angesehen, weil man wußte, daß Knorpel ein druckadaptiertes Gewebe ist, und man vermutete, daß die Mandibula so einen Druck auf die Fossa mandibulae ausüben würde. Die Proliferation des Knorpels in Richtung seiner Kontakfläche hat, so vermutete man, die Mandibula davon weggedrückt.
Wir befinden uns im Moment in einer Phase des Umdenkens. Einige akzeptieren diese Theorie immer noch, jedoch wird die Zahl derer größer, die diese Erklärungsversuche für unvollständig und falsch halten.
Eine wesentliche Frage wurde aufgeworfen, als man Fälle von Mandibeln ohne Kondylen fand. In allen anderen Bereichen war deren Morphologie aber normal, nur der Condylus und Teile des Collums waren kongenital aplastisch. Mehr noch, diese Mandibeln mit einer *bilateralen* Kondylenaplasie befanden sich in einer normalen *Position*. Der knöcherne Kieferbogen ermöglicht eine Okklusion und die Mandibulabewegungen sind (zwar mit geringen Einschränkungen) gut durchzuführen, obwohl kein eigentliches Gelenk besteht. Diese Beobachtungen erlauben zwei Schlußfolgerungen.

1. Die Kondylen spielen nicht die Rolle von übergeordneten Wachstumszentren, die das Wachstum auch in anderen Teilen der Mandibula regulieren.

2. Die gesamte Mandibula wird nach inferior und anterior verlagert, ohne daß ein Druck gegen die Schädelbasis beteiligt ist.
    In der Folgezeit wurden viele Experimente mit ähnlichen Ergebnissen durchgeführt. Trotzdem streiten sich die Untersucher noch über die richtige Interpretation der Ergebnisse.

Der Ablauf des Gesichtswachstums

Collum-; V-Wachstum

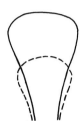 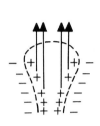 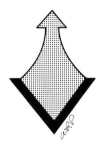

Abbildung 3.77

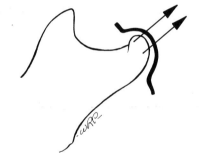 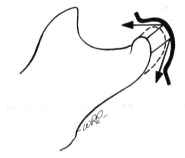

Abbildung 3.78   Abbildung 3.79

Hypothese: Translation der Mandibel nach vorne unten durch Proliferation des Knorpels in Richtung der Kontaktfläche

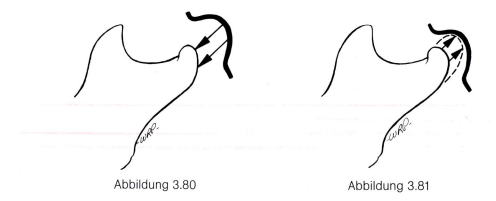

Abbildung 3.80   Abbildung 3.81

Abb. 3.80 und 3.81   Diese Beobachtungen führten zum Nachdenken über die Bedeutung einer „funktionellen Matrix". Die zugrundeliegende Idee dabei ist, daß die Mandibula in dem Maße nach vorne und unten *bewegt* wird, wie die Maxilla in Abhängigkeit von der Expansion ihrer Weichsgewebsmatrix bewegt wird. Es ist dies eine passive Bewegung, an der das mandibuläre Wachstum selbst nicht direkt partizipiert; die Größenzunahme der Mandibula ist mehr die Folge der Translation als deren Ursache. In dem Umfang, wie die Mandibula von ihrem artikulären Kontakt mit der Schädelbasis wegverlagert wird, wächst der Condylus *sekundär* (aber fast gleichzeitig) auf die Schädelbasis zu, dabei schließt sich der potentielle Raum (es sei denn, es liegt eine Condylusaplasie vor, wie oben erwähnt), ohne daß ein richtiger Spalt entstanden wäre. Trotzdem ist der Proc. condylaris an seiner Gelenkfläche einem gewissen Druck ausgesetzt, der vermutlich ein Rest des Druckes der durch die wachsenden Weichgewebe der Umgebung hervorgerufen wird. Dadurch wird das Kondylenwachstum noch stimuliert.

Die klinischen Bedeutungen liegen auf der Hand. Wie stark ist der Proc. condylaris bei Gesichtsanomalien involviert? Was geschieht mit der Mandibula, wenn der Condylus während der Kindheit verletzt wird? Die Schlüsselfrage für die Kieferorthopäden betrifft die Auswirkungen von Druck und Zug auf diesen Fortsatz. Welche Kraftart sollte benutzt werden? Wie kann die Länge der Mandibula bei Klasse II- oder III-Patienten durch physiologische oder mechanische Kräfte vergößert oder verkleinert werden?

Zur Zeit glaubt man, daß dem Proc. condylaris ein begrenztes genetisches Programm innewohnt. Dies jedoch scheint auf die Kapazität zur kontinuierlichen Zellproliferation begrenzt zu sein. Das heißt: Die Knorpelzellen sind darauf programmiert, sich zu teilen und teilen sich auch, aber extrakondyläre Faktoren sind nötig, diese Aktivität aufrecht zu erhalten. Die kondyläre Wachstumsrate und -richtung unterliegen vermutlich extrakondylären Ursachen, was innere und äußere biomechanische Kräfte und physiologische Induktoren einschließt. Man glaubt, daß eine Druckzunahme auf den Condylus die Zellteilungs- und Wachstumsrate senkt. Drucksenkungen scheinen das Wachstum zu stimulieren und zu beschleunigen. Vermutlich bewirken Kräfte, die den Druck auf den Condylus erhöhen, eine verkürzte Mandibula, wenn sie während einer aktiven Phase des Condyluswachstums appliziert werden. Ähnlich wird eine Senkung der auf den Condylus wirkenden Druckkräfte während der aktiven Wachstumsphase eine größere Mandibula bewirken. Diese Schlußfolgerungen basieren hauptsächlich auf Tierversuchen und sind im Moment noch nicht auf den täglichen klinischen Gebrauch übertragbar. Neuere Untersuchen (*McNamara*) haben vielmehr gezeigt, daß die Natur des Kondylenstimulus viel komplexer ist, als daß bloße Krafteinwirkungen involviert wären. Vielmehr sind auch Nerv-, Muskel- und Bindegewebseinflüsse beteiligt. Deren Veränderungen bewirken eine Kombination aus Gewebsantwort und „Feedback"-Sequenzen sowohl des Proc. condylaris als auch anderer an diesen Vorgängen partizipierenden Teilen der Mandibula. Die sensiblen Reize, ausgehend vom Parodontium und der gesamten Weichsgewebsmatrix des Gesichtsbereiches stimulieren via motorischer Nerven die Muskulatur, die dadurch Translation und die Position der Mandibula verändern, was wiederum die Wachstumsrichtung und die Umbauvorgänge der Kondylenfortsätze und aller anderen Gebiete der wachsenden Mandibula beeinflußt. Ein wichtiger Punkt ist, daß bestimmte Regionen des Proc. condylaris durch lokale Kräfte stimuliert oder gehemmt werden und dadurch entweder mehr oder aber weniger wachsen. Diese verändert das Ramuswachstum in den verschiedenen Richtungen, während Lage und Form des Ramus kontinuierlich den multiplen anatomischen und funktionellen Verhältnissen angepaßt werden.

Die zufällige Anordnung der Chondroblasten im Kondylus, wie oben beschrieben, steht im Gegensatz zu den linearen Säulen der streng in einer Richtung wachsenden langen Knochen. Diese Gewebsanpassung des Condylusknorpels eröffnet die Möglichkeit selektiver multidirektionaler Wachstumspotentiale (Abb. 3.69 bis 3.101). Man bedenke die immense Zahl der anatomischen Variationen in den strukturellen Mustern von Mittelgesicht und Schädelbasis. Da gibt es dolichocephale und brachiocephale Kopfformen, vertikal lange oder kurze Mittelgesichtstypen, breite und schmale Gaumen- und Maxillarbögen, große und kleine Interkondylarabstände, spitze und stumpfe Schädelbasiswinkel, breite und schmale Pharynxräume, große und kleine Zahnformen usw. Wenn Größe und Form der Mandibula wirklich in den Genen der kondylären Chondroblasten vorprogrammiert wären, und wenn der Proc. condylaris wirklich als das oberste Wachstumskontrollzentrum arbeitete, ohne die strukturellen und entwicklungsbedingten Abweichungen des übrigen kranio-fazialen Komplexes zu berücksichtigen, wäre es unmöglich, daß die Mandibula auf der einen Seite mit der Schädelbasis und auf der anderen Seite mit der Maxilla zusammenpaßt. Wenn der Proc. condylaris als eine selbständige, unabhängige Struktur funktionierte und sein Wachstum allein im Knorpel kodiert wäre, ohne Berücksichtigung der Variationen und der kontinuierlichen Veränderungen des Wachstums und der Morphologie der angrenzenden Regionen, wäre die Entstehung funktioneller Interaktionen ausgeschlossen. Es ist jedoch die adaptive, reagierende Natur des kondylären Wachstumsprozesses, die eine große Anzahl morphologischer und morphogenetischer Anpassungen erlaubt und befriedigende (wenn schon nicht perfekte) funktionelle Verhältnisse schafft. Was könnte wohl für den Proc. condylaris ein höheres Ziel sein, als als „Hauptwachstumszentrum" zu funktionieren? Die Antwort heißt: eine adaptive Fähigkeit zu besitzen.

Ein wichtiger Punkt jedoch muß genau verstanden werden. In der Vergangenheit wurde dem Proc. condylaris die Ehre zuteil, entweder als Hauptdeterminante des Mandibulawachstums zu gelten, oder – wie wir heute sehen – die Rolle einer reaktiven Struktur zu übernehmen, die ein adaptives, korreliertes Wachstum ermöglicht. Das Problem jedoch ist, daß wir immer noch den althergebrachten Begriff des „kondylären Wachstums" verwenden. Dieser Begriff sorgt unglücklicherweise immer wieder für ein unvollständiges und ungenaues Verständnis der Vorgänge. Richtig ist, daß der Proc. condylaris eine wichtige Rolle spielt. Er ist als regionales Wachstumszentrum direkt involviert; er ermöglicht ein unentbehrliches Spektrum adaptiven Wachstums; er schafft die Möglichkeit der Artikulation; er ist drucktolerant und erlaubt (enchondrales) Knochenwachstum in einer Region, in der normales periostales Wachstum nicht möglich wäre; und er kann auch – leider viel zu oft – an pathologischen Veränderungen und Problemen im Bereich des Kiefergelenkes beteiligt sein. Es ist nicht der Proc. condylaris alleine, dem in Bezug auf das Wachstum und die adaptiven Fähigkeiten der Mandibula eine Schlüsselrolle zukommt. Der gesamte Ramus ist direkt involviert. Der Ramus überbrückt den pharyngealen Bereich und ermöglicht die Stellung der Mandibula in okklusionsfähiger Position zur Maxilla. Die horizontale Breite des Ramus determiniert die anterior-posteriore Postion des unteren Kieferbogens, und die Höhe des Ramus paßt sich den vertikalen Dimensionen und dem Wachstum der mastikatorischen Komponenten des Mittelgesichts an. Größe und Morphologie sind direkt durch die Muskelansätze der Kaumuskulatur beeinflußt, und er muß sich deren Größe und Wachstum anpassen. Es ist das Wachstum und die Entwicklung des *gesamten* Ramus und nicht nur des Condylus, die diese Aufgaben erfüllen. Wie schon gesehen, erfordern das Wachstum und der komplexe Umbau des Ramus viele regionale Wachstumszentren, von denen der Proc. condylaris nur eines ist. Der Begriff „kondyläres Wachstum" ist somit mißverständlich und provoziert biologische Fehldeutungen. Der Begriff sollte besser „Ramus- und Kondylenwachstum" heißen. Dies ist entscheidend, denn viele Studien haben gezeigt, daß der gesamte Ramus und nicht nur der Condylus Angriffspunkt vieler kieferorthopädischer Maßnahmen ist. Vergleiche Abb. 2.5 (dieses unvollständige Bild provoziert den alten Begriff „kondyläres Wachstum") mit Abb. 2.42 (Ramuswachstum). Die eben beschriebene „adaptive Potenz" des Proc. condylaris beeinflußt *auch* den gesamten Ramus. Der Ramus ist ein wichtiger, direkt in die Wachstums*kompensationen* involvierter Bereich, wie wir noch sehen werden.

Abb. 3.82 und 3.83 **Stadium 6:** Es wurde oft angenommen, daß das Gesicht von der Schädelbasis mehr oder weniger unabhängig ist, daß die fazialen Wachstumsprozesse und die topographischen Merkmale des Gesichts mit der Größe, der Form und des Wachstums der Schädelbasis nichts zu tun haben. Was im Bereich der Schädelbasis passiert, beeinflußt aber sehr wohl Struktur, Größen, Winkel und Positionen der verschiedenen Gesichtsregionen. Der Grund dafür ist, daß die Schädelbasis sozusagen das Fundament ist, auf dem sich das Gesicht entwickelt. Das Wachstum der mittleren Schädelgrube wird gleich beschrieben, das der anterioren Schädelgrube später. Wie die Strukturunterschiede der Schädelbasis die fazialen Wachstumsmuster beeinflussen, wird in anderen Kapiteln behandelt.
Während die Temporallappen des Großhirns wachsen, expandiert die mittlere Schädelgrube, die die unteren Bereiche der Temporallappen beherbergt, entsprechend. Die knöcherne Oberfläche der gesamten Schädelbasis ist vorwiegend resorptiv (dunkel gepunktet). Dies steht im Gegensatz zur inneren Oberfläche der *Calvaria* (Schädeldach). Sie ist vorwiegend appositionell (hell gepunktet; beachte die circumcraniale Umkehrlinie, durch einen Pfeil gekennzeichnet). Der Grund für den Unterschied liegt in der mangelnden Unterteilung des Schädeldaches in umschriebene Gruben. Die Schädelbasis dagegen beherbergt die *Schädelgruben* und andere Einsenkungen wie die Sella turcica. Wieso dadurch ein anderes Wachstum bedingt wird, soll gleich erklärt werden.

Der Ablauf des Gesichtswachstums

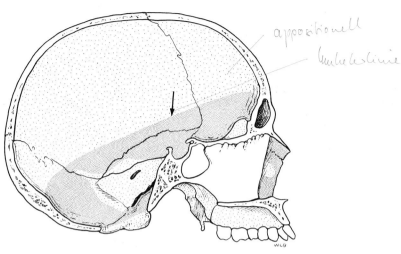

Abbildung 3.82

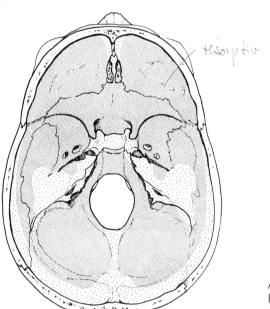

Abbildung 3-83 (Aus *Enlow*, D.H.: The Human Face. New York, Harper & Row, 1968, p. 197.)

Abb. 3.84, 3.85, 3.86 und 3.87   Während der Expansion des Großhirns (a) wird die Calvaria entsprechend nach außen verlagert (b). Man glaubt, daß es sich dabei um eine passive Bewegung der Knochen handelt. Abb. 3.85 zeigt, wie die primäre Verlagerung auf die Suturen Zugkräfte entstehen läßt, was entsprechend der Theorie den Anbau neuen Knochens an den suturalen Rändern auslöst (a). Alle Knochen (Os frontale, Os parietale usw.) vergrößern dabei ihren Umfang. Gleichzeitig wird sowohl auf den Innen- sowie auf den Außenflächen neuer Knochen angebaut (b). Die anderen Flächen der inneren und äußeren Compacta sind resorptiv. Dadurch wird der Knochen insgesamt verdickt und der Raum für die Diploë vergrößert. Der oberflächliche Knochenanbau ist nicht die einzige Wachstumsveränderung, die die Auswärtsbewegung und die Flächenzunahme des Knochens bewirkt. Dies wird vielmehr durch die Expansion des Großhirns und das suturale Wachstum hervorgerufen. Die Konvexität des Knochens nimmt ab und er wird flacher (3.87). Wegen ihrer relativ einfachen Kontur und Morphologie sind die Remodellationsvorgänge an diesen flachen Knochen nicht sehr ausgeprägt; in Bereichen nahe der Suturen können einige Anpassungsprozesse auftreten. Hier laufen in Abhängigkeit von der lokalen Konvexität auf der Außen- oder Innenseite Resorptionsvorgänge ab. Dadurch wird die Konvexität fortlaufend verringert. Die auswärtige Bewegung eines jeden Knochens, in Abb. 3.87, wird durch die Expansion des Großhirns veranlaßt. Während dies geschieht, wird gleichzeitig die Konvexität durch die in Abb. 3.85 und 3.86 gezeigten Umbauvorgänge verringert.

Der Ablauf des Gesichtswachstums

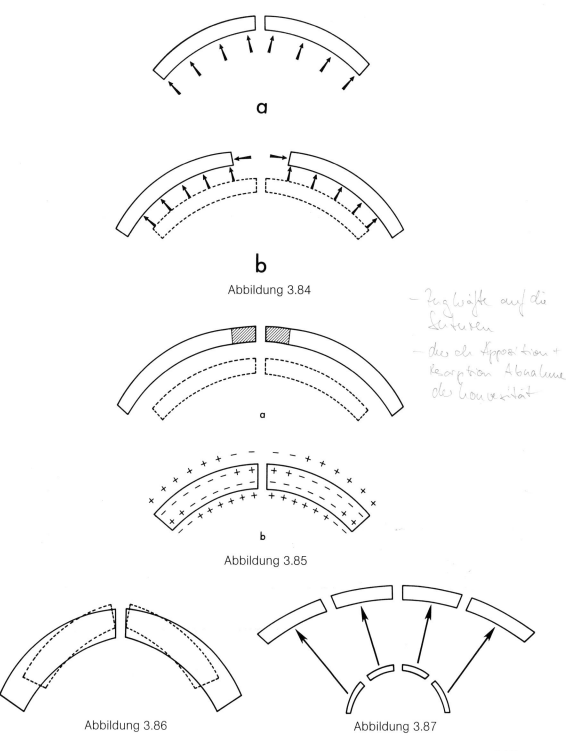

Abbildung 3.84

Abbildung 3.85

Abbildung 3.86   Abbildung 3.87

Abb. 3.88   Wegen der komplexen Topographie und der engen Kurven ist das Wachstumsmuster der Schädelbasis völlig anders. Die endokranielle Oberfläche (mit der als Periost dienenden Dura) ist in den meisten Gebieten *resorptiv*. Der Grund dafür ist, daß die Suturen nicht allein im gesamten Bereich für die Expansion sorgen können. Das von unseren Vorfahren der Mammalierreihe ererbte System von Suturen ist nicht in der Lage, die sehr tiefen endokranialen Gruben der menschlichen Schädelbasis auszuformen und umfangreiche Umbauvorgänge durchzuführen. Zum Beispiel sind in Diagramm a die Suturen bei 1 und 2 und wachsen in Richtung der Pfeile. Jedoch kann von diesen beiden Suturen nicht ein Wachstum in andere Richtungen ausgehen, das nötig wäre, die Schädelbasis an die Gehirnexpansion anzupassen, wie in Diagramm b gezeigt. Das Wachstum hier geschieht durch direkten kortikalen Drift mit Apposition außen und Resorption innen, es ist dies zusammen mit dem suturalen Wachstum der Hauptremodellationsprozeß, der eine Größenzunahme der verschiedenen endokraniellen Gruben bewirkt.

Abb. 3.89   Die verschiedenen Regionen der inneren Schädelbasis sind durch erhabene knöcherne Leisten voneinander getrennt. Die mittlere und hintere Schädelgrube sind durch das Felsenbein getrennt, die Fossae olfactoriae werden durch die Christa galli geteilt; die rechte und linke mittlere Schädelgrube werden durch die Erhebung des Os sphenoidale entlang der Mittellinie voneinander getrennt und die rechte und linke, vordere und hintere Schädelgrube werden durch Knochenleisten in sagittaler Richtung geteilt. All diese erhabenen Areale sind im Gegensatz zu den übrigen Schädelbasisregionen durch *appositionelle* Vorgänge entstanden (a). Das Schema der appositionellen Natur dieser Areale zeigt Diagramm b. Das Prinzip ist ganz einfach. Die Fossae expandieren durch Resorption nach außen und die Bereiche dazwischen müssen durch proportionale Apposition nach innen wachsen.[*]
Das *mittlere* Segment der Schädelbasis wächst weit langsamer als der Boden der lateralen Schädelgruben. Dies entspricht dem langsameren Wachstum von Medulla, Pons, Hypothalamus, Chiasma opticum usw., steht aber im Gegensatz zur massiven Expansion der Hemisphären. Eine Anpassung an diese unterschiedlichen Wachstumsraten der Schädelbasisregionen kann nur durch das kombinierte suturale und remodellierende Wachstum erfolgen. Entlang der Mittellinie finden wir weit weniger suturales Wachstum, hier sehen wir hauptsächlich remodellierendes Wachstum, das einerseits das sehr variable Wachstum der mittleren Bereiche ermöglicht und andererseits deren Relation zu den viel schneller wachsenden lateralen Regionen erhält (s. auch Abb. 3.97 b).

---

[*]   Die Aktivität des Knochens im Bereich der Sella turcica ist sehr variabel und kann entweder resorptiv oder appositionell sein. Verschiedene Ursachen bedingen dieses Verhalten, z. B. die unterschiedlichen Schädelbasiswinkel, der unterschiedliche Umfang der Translation der medio-ventralen Areale der Schädelbasis durch unterschiedliche Form und Größe der Gehirnlappen. Die Sella turcica jedoch muß mit der Hypophyse in Kontakt bleiben und sich der variablen Größe der Drüse anpassen. Wenn durch eine zweite Translation der Schädelbasis die Sella turcica zu weit nach unten bewegt wird, wird der Boden der Sella durch entsprechende Apposition nach oben angehoben werden, um mit der Hypophyse in Kontakt zu bleiben. Manchmal ist der Sella-Boden aber auch ausschließlich resorptiver Natur und erhält so das Gleichgewicht zwischen Verlagerung der Schädelbasis und Kontakt zur Hypophyse. Eine häufige Variante ist ein resorptiver posteriorer Bereich in der Fossa hypophysialis und eine appositionelle Oberfläche auf dem sphenoidalen Bereich des Clivus (siehe Abb. 3.96). Dies bewirkt eine leichte nach-hinten-Kippung des Dorsum sellae, wodurch es der sich weniger nach unten verlagernden Hypophyse angepaßt wird. Das Jugum sphenoidale zeigt aus denselben Gründen ähnliche Variationen. Seine dorsale Fläche ist in manchen Fällen resorptiv, in manchen Fällen appositionell.

Der Ablauf des Gesichtswachstums

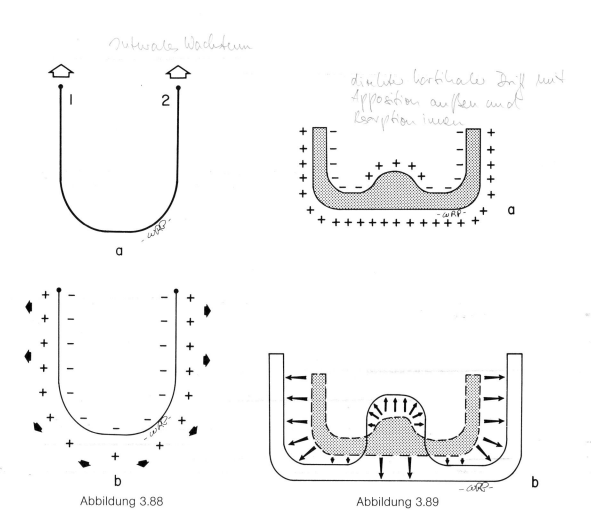

Abbildung 3.88   Abbildung 3.89

Abb. 3.90 Im Gegensatz zum Schädeldach muß die Schädelbasis die Durchtrittöffnungen für Nerven und wichtige Blutgefäße bilden. Wenn hier nur ein suturales Wachstum abliefe (wie im Bereich des Schädeldaches), wären die Knochen der Schädelbasis wegen der Größenzunahme der Hemisphären großen Verlagerungsbewegungen ausgesetzt. Das *remodellierende* Wachstum der Schädelbasis ermöglicht eine Stabilität dieser Nerven und Gefäßwege. Das bedeutet, sie werden durch das Hemisphärenwachstum nicht überproportional auseinandergedrängt, wie es geschehen würde, fände dieses Wachstum primär sutural statt. Die Foramina eines jeden Nerven oder Gefäßes unterziehen sich auch noch einem eigenen Driftprozeß (+ und −), der sie konstant in der richtigen Lage erhält. Das Foramen wandert von a nach b und folgt so dem darin liegenden Gefäß oder Nerven. Das Ausmaß dieser Driftbewegung ist viel geringer als die remodellierende Bewegung der lateralen Wände der Fossa (c).

Abb. 3.91 Der differenzierte Remodellationsprozeß erhält auch das Rückenmark in seiner richtigen Lage, obwohl die posteriore Schädelgrube viel mehr expandiert, als das Foramen magnum. Wir sehen im Bereich der Squama occipitalis und der Hemisphären eine viel größere Expansion als im Bereich des Rückenmarks und des Foramen magnum. Differenzierte Remodellation und nicht etwa suturales Wachstum sind dafür verantwortlich.

Abb. 3.92 Der mittlere Bereich der Schädelbasis ist charakterisiert durch die Anwesenheit von *Synchondrosen*. Sie sind Relikte primärer Knorpel der frühen knorpeligen Schädelbasis, bevor im Laufe der fetalen Entwicklung enchondrale Ossifikationszentren auftreten. Während der fetalen und frühen postnatalen Phasen gibt es mehrere Synchondrosen (siehe Kap. 10). Während der kindlichen Entwicklung ist jedoch die spheno-occipitale Synchondrose (siehe Pfeil) der eigentliche „Wachstumsknorpel" der Schädelbasis. Wie alle direkt mit Knochenentwicklung assoziierten „Wachstumsknorpel" besitzt die spheno-occipitale Synchondrose einen druckadaptierten Wachstumsmechanismus. Dieser steht im Gegensatz zu den zugadaptierten suturalen Wachstumsprozessen. Im Gegensatz zur Calvaria treten im Bereich der Schädelbasis Druckkräfte auf, vermutlich wegen des Gewichtes von Gehirn und Gesicht, welche auf die in der Mitte der Schädelbasis liegende Synchondrose drücken. Die spheno-occipitale Synchondrose bleibt während der Kindheit erhalten, solange das Gehirn und die Schädelbasis wachsen und expandieren. Sie bleibt bis zu einem Alter von etwa 12 bis 15 Jahren aktiv und verschmilzt spätestens bis zum 20. Lebensjahr.
Die Anwesenheit der spheno-occipitalen Synchondrose erlaubt durch den druckadaptierten Mechanismus der enchondralen Ossifikation eine Verlängerung des mittleren Bereichs der Schädelbasis (siehe Kapitel 11). In ihren lateralen Bereichen besitzt die Schädelbasis auch Suturen. Die (1) Kompressionskräfte werden jedoch durch die Synchondrose aufgefangen und nicht durch die Suturen. Das (2) Hemisphärenwachstum jedoch verursacht in diesen lateralen Zonen Zugkräfte im Gegensatz zu dem unabhängig von den Hemisphären langsamer wachsenden medial liegenden Bereich. Die Suturen sind Bindegewebsschichten, die zugadaptierte Zonen intramembranösen Knochenwachstums bilden.
In der Vergangenheit wurde die Synchondrose als *das* Wachstumszentrum und der Schrittmacher der Schädelbasis angesehen. Diese Simplifizierung ist jedoch genau wie beim Proc. condylaris ein gedanklicher Anachronismus. Die Entwicklung der Schädelbasis ist multifaktoriell bedingt und nicht nur das Produkt von lokalem Knorpel, der völlig unabhängig von den regionalen Wachstumsbedingungen arbeitet. Nur ein sehr geringer Prozentsatz des Knochens der Schädelbasis wird durch die Synchondrose gebildet.

Der Ablauf des Gesichtswachstums

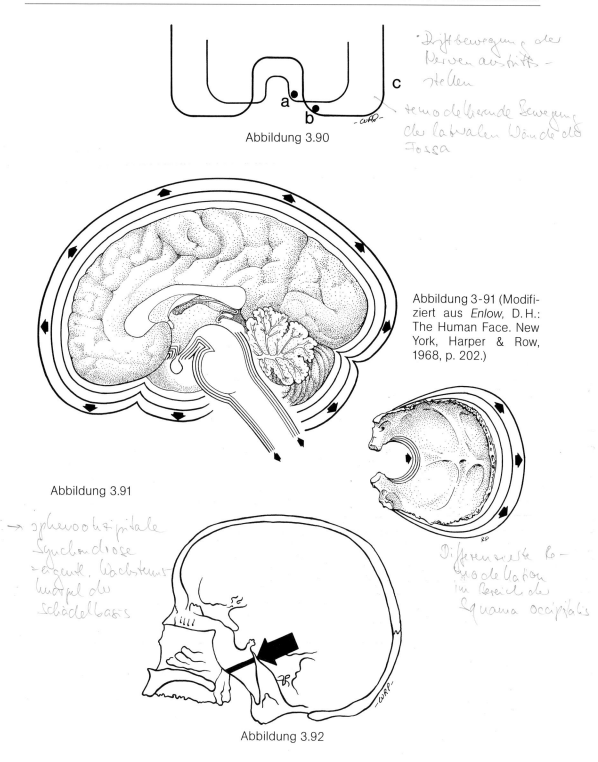

Abbildung 3.90

Abbildung 3-91 (Modifiziert aus *Enlow*, D. H.: The Human Face. New York, Harper & Row, 1968, p. 202.)

Abbildung 3.91

Abbildung 3.92

Synchondrose: = primäres Wachstumsknorpel
Condylenknorpel: = sekundäres "

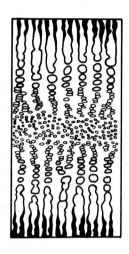

Abb. 3.93 Die Struktur der Synchondrose ist der des primären Wachstumsknorpels sehr ähnlich, während sie sich vom Aufbau des sekundären Wachstumsknorpels deutlich unterscheidet (siehe S. 132 die Beschreibung des sekundären Wachstumsknorpels des Proc. condylaris). Genau wie die Epiphysenfuge der langen Röhren-Knochen gliedert sich auch die Synchondrose in mehrere Zonen, nämlich in die Reservezone, die Proliferationszone (Zellteilungszone) die Hypertrophiezone und die Verkalkungszone. Ähnlich der Epiphysenfuge, aber im Gegensatz zum Kondylenknorpel sind die Zellverbände der Condroblasten in nebeneinanderliegenden parallelen Säulen angeordnet, die in Richtung des Wachstums ausgerichtet sind. Im Gegensatz zu den Epiphysenfugen zeigt aber die Synchondrose *zwei* Hauptwachstumsrichtungen. Strukturell ähnelt sie zwei Epiphysenplatten, die „Rücken an Rücken" stehen und durch eine Zone gemeinsamen Reserveknorpels getrennt werden.

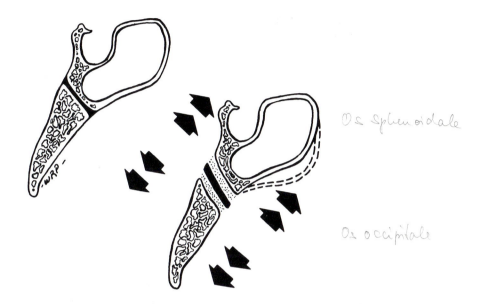

Abb. 3.94 Das enchondrale Wachstum der spheno-occipitalen Synchondrose führt zu einer Primär-*Translation* des Knochens. Das Os sphenoidale und das Os occipitale bewegen sich daher durch einen primären Translationsprozeß *auseinander*. In der Zeit, in der neuer enchondral gebildeter Knochen im inneren Bereich eines jeden Knochens abgelagert wird, bildet das Periost außen eine kompakte Rinde. Dabei werden beide Knochen (sowohl Os sphenoidale als auch Os occipitale) verlängert. Der Umfang beider Knochen nimmt also auch durch periostale Aktivität zu. Der innere Teil des Os sphenoidale wird ausgehöhlt und so formt sich ein relativ großer *Sinus sphenoidales*. Dieser Sinus liegt direkt hinter und mit diesem auf einer Linie mit dem knöchernen Nasenseptum. Während das Mittelgesicht nach vorne und unten verlagert wird, bleibt das Os sphenoidale mit ihm in Kontakt, und der Sinus sphenoidalis wird durch die Vergrößerung dieses Teils des Sphenoidkörpers ausgebildet. Durch die Expansion des Sinus wird die Maxilla jedoch nicht etwa geschoben oder gedrückt. Der Sinus wird sekundär gebildet, indem der Sphenoidkörper expandiert und in konstanter relativer Position zum Mittelgesicht verbleibt.

Zwei Schlüsselfragen treten auf, wenn wir uns die Verlängerung der Schädelbasis an der Synchondrose und den damit verbundenen Prozeß der Verlagerung beider Knochen betrachten:

1. Verursacht die Synchondrose die Verlagerung durch Wachstumsdruck, oder ist ihr enchondrales Wachstum eine Antwort auf die durch andere Kräfte ausgelöste Verlagerungen und Verschiebungen (vielleicht durch Gehirnexpansion)?
2. Hat der Knorpel ein genetisches Programm, das Geschwindigkeitsrate, Umfang und Richtung des Schädelbasiswachstums reguliert? Oder ist der Knorpel mehr oder weniger abhängig von irgendwelchen anderen Schrittmachern und reagiert sekundär auf ihren Einfluß.

Traditionell hat man den Schädelbasisknorpel (und die Schädelbasis als Ganzes) als wesentlich autonome Wachstumseinheit betrachtet, die sich sowohl in Korrelation mit dem Gehirn als auch unabhängig davon entwickelt. Das ist schwierig zu verstehen; jedoch wurde vermutet, daß das Wachstum der Schädelbasis durch einen genetischen Code kontrolliert wird, der in den Knorpelzellen lokalisiert ist.

Mit anderen Worten: Die Form, Größe und Charakteristika der Schädelbasis haben sich in direkter phylogenetischer Beziehung zu dem ihm aufliegenden Gehirn entwickelt (d. h. hier liegt ein phylogenetischer Typus funktioneller Matrix vor). Vermutlich hat aber die Schädelbasis auch eine eigene genetische Kapazität für ihr eigenes Wachstum entwickelt, die jedoch partiell unabhängig auch ohne das Gehirn während des ontogenetischen Wachstums funktionieren kann (wie z. B. bei der Nichtanlage des Großhirns). Für die Morphogenese der Schädelbasis wären noch bessere und ausführlichere biologische Einsichten wünschenswert.

Experimentelle Studien, z. B. durch *Koski*, zeigen, daß die unabhängige Proliferationskapazität der Synchondrose nicht annähernd so ausgeprägt ist wie z. B. die der Epiphysenfuge eines langen Röhrenknochens. Das läßt darauf schließen, daß eine wie auch immer geartete Wachstumskapazität der Schädelbasis (nicht aber der Calvaria) für ein kontinuierliches Wachstum exogene Kontrollfaktoren benötigt. Welche Faktoren das im einzelnen sind und wie sie wirken, verstehen wir im Moment noch nicht, seit wir wissen, daß sich die Schädelbasis mal mehr und mal weniger entwickeln kann, auch wenn das Gehirn fehlgebildet ist oder fehlt. Dies ist ein Hauptproblem der heutigen Zeit und hat für Studenten der Gesichtsbiologie mehr als nur akademische Bedeutung. Im Gegensatz dazu scheint das Wachstum der Calvaria vorwiegend von ihrer umgebenden Matrix abhängig zu sein.

Der Ablauf des Gesichtswachstums

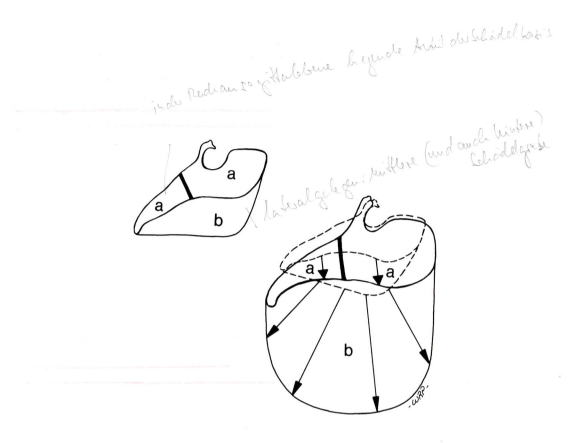

Abb. 3.95 Wie vorher betont, beläuft sich der Einfluß der Synchondrose nur auf die medioventrale Achse des Schädels und nicht auf den gesamten Schädelboden. Charakteristischerweise vergrößert sich der im Bereich der Mediansagittalebene liegende Anteil der Schädelbasis (a) weit geringer als der mehr lateral gelegene Teil wie z. B. die mittlere (und auch hintere) Schädelgrube (b). Dieses beruht darauf, daß sich die verschiedenen Lobus der Hemisphären weitaus mehr vergrößern als Medulla, Hypophyse, Hypothalamus usw. Resorptionsvorgänge an die inneren, endokraniellen Oberflächen spielen sich sowohl im Bereich des Clivus als auch lateral davon am Boden der mittleren Schädelgrube ab. Am Clivus wird dadurch ein anterior-inferiorer Drift *zusätzlich* zum linearen Wachstum der Synchondrose erzeugt. In der mittleren (und auch hinteren) Schädelgrube wird dagegen eine massive Vergrößerung erreicht, natürlich auch durch eine gleichzeitige Beteiligung suturaler Wachstumsprozesse. Der Clivus verlängert sich durch appositionelles Wachstum an der Oberfläche der vorderen Kante der Foramen magnum (weitere Einzelheiten über die regionalen Wachstumsprozesse bei jedem einzelnen Schädelknochen. Das Dorsum sellae zeigt jedoch viele Variationen in Form und Größe. Bei einigen Individuen zeigt es in eine mehr superior-posteriore Richtung. Der sphenoidale Teil des Clivus ist dann entsprechend resorptiv und nicht appositionell (Abb. 3.96).

Abb. 3.96 und 3.97   **Stadium 7 u. 8:** Die Expansion der mittleren Schädelgrube hat einen *sekundären* Translationseffekt sowohl auf den vorderen Teil der Schädelbasis als auch den nasomaxillären Komplex und die Mandibula. Weil die hintere Grenze des Gesichtsbereiches nun exakt mit der Grenze zwischen vorderer zur hinteren Schädelgrube übereinstimmt, bewirkt eine horizontale Vergrößerung der mittleren Schädelgrube eine Vorverlagerung sowohl des Mittelgesichtes wie auch der vorderen Schädelgrube und zwar in gleichem Umfang. Die Horizontalverlagerung der Mandibula ist dagegen viel geringer, weil sich der größte Teil der Vergrößerung *anterior* des Proc. condylaris vollzieht.

Die Vergrößerung der mittleren Schädelgrube *schiebt* die Mandibula, das Mittelgesicht und die anteriore Schädelgrube nach vorne. Man stelle sich die beiden sich vergrößernden Temporal- und Frontallappen des Großhirns vor wie zwei einander anliegende Luftballons. Beide streben *auseinander*, während sich die hauptsächliche Bewegung nach anterior vollzieht. Der Temporal- bzw. Frontal-„Ballon" haben jeweils bindegewebige Verbindungen zur vorderen bzw. mittleren Schädelgrube. Während sich *beide* Ballons ausdehnen, werden die beiden Fossae auseinandergezogen. Das wiederum bewirkt Zugkräfte entlang der verschiedenen Frontal-, Temporal-, Spenoidal- und Ethmoidalsuturen, die vermutlich suturales Knochenwachstum auslösen (in Verbindung mit direktem Wachstum durch Resorption und Apposition). Beide Fossae vergrößern sich auf diese Weise, und der nasomaxilläre Komplex wird durch die anteriore Schädelgrube nach anterior mitgenommen, an die er ja angeheftet ist. Im Alter von ca. 5–6 Jahren ist das Wachstum des Frontallappens und die Expansion der vorderen Schädelgrube abgeschlossen. Das Wachstum der Temporallappen jedoch, und mit ihm das der mittleren Schädelgrube, hält noch mehrere Jahre an. Die Expansion des Temporallappens verschiebt den Frontallappen nach vorne und das wiederum bewirkt Zugkräfte zwischen diesen beiden Bereichen. Die anteriore Schädelgrube und die Maxilla werden also durch den Temporallappen nach vorne verschoben, der sich selbst durch sein eigenes Wachstum nach vorne ausdehnt (*Merke*: Die das Wachstum auslösende Zugkraft als Reaktion auf das *Großhirnwachstum* ist heute nur als Theorie anzunehmen, die erst künftige Forschung bestätigen sollte).

Abb. 3.97   Wie in Abb. 3.97 a skizziert, tritt am Vorderrand der mittleren Schädelgrube Resorption auf (1), während an der orbitalen Fläche des Sphenoids und der Sutra sphenofrontalis Apposition stattfindet. Die vorderen Schädelgruben werden ebenso wie die Frontallappen nach anterior verschoben (3). Das Felsenbein (4) vergrößert sich durch Apposition seiner endokranialen Oberfläche, und eine Verlängerung des Clivus wird durch ein Wachstum der Spheno-Occipital-Synchondrose bewirkt (5). Durch Resorption endocranial und Apposition ektokranial senkt sich das Foramen magnum immer mehr ab. Das unterstützt noch die Verlängerung des Clivus (6). Inferior der circumcraniellen Umkehrlinie (siehe Abb. 3.82), vergrößern sich die Schädelgruben durch eine Kombination aus endokranialer Resorption und ektokranialer Apposition (7) einerseits und Wachstum in den Suturen der Schädelbasis andererseits.

In Abb. 3.97 b wird die Abnahme des suturalen Wachstums in Richtung des medioventralen Teils der Schädelbasis deutlich (hellgraue Bezirke 1). Die Fossae vergrößern sich durch direktes Remodellations-Wachstum (Drift in Richtung nach außen) wie die dunkelgrauen Areale zeigen (2). Der Clivus verlängert sich durch enchondrales Wachstum an der spheno-occipitalen Synchondrose (3), aber auch durch direktes Remodellations-Wachstum im Bereich des Bodens der Schädelbasis am Rand des Foramen magnums. Der Sphenoid- und Occipitalkomplex rotiert nach anterior und inferior durch endokraniale Resorption (0) und ektokraniale Apposition. Die vertikale Vergrößerung der mittleren Schädelgrube hat einen großen Effekt auf die vertikale Position von Maxillar- u. Mandibularbogen. Sie bewirkt ein fortschreitendes Auseinanderweichen der beiden Bögen.

Der Ablauf des Gesichtswachstums

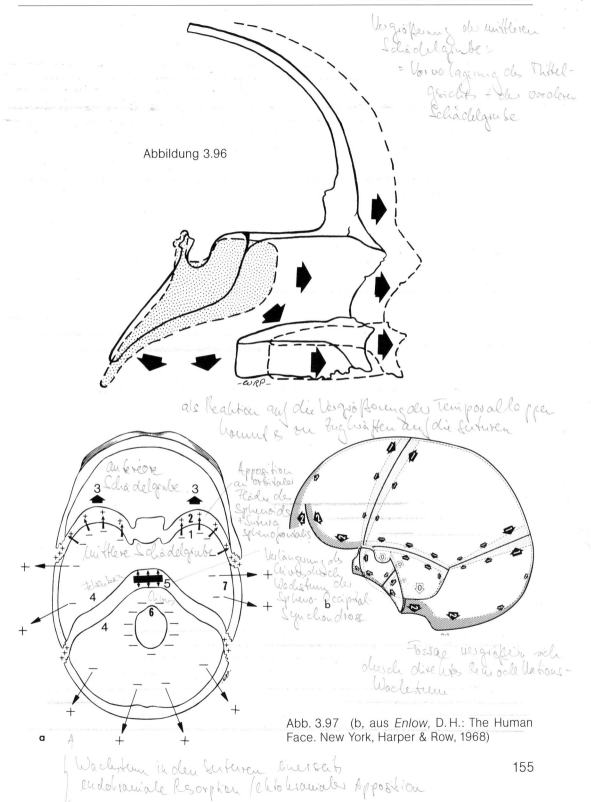

Abbildung 3.96

Abb. 3.97 (b, aus *Enlow*, D. H.: The Human Face. New York, Harper & Row, 1968)

Abb. 3.98, 3.99 und 3.100 **Stadium 9 und 10:** Während die Erweiterung der mittleren Schädelgrube fortschreitet und der nasomaxilläre Komplex nach vorne verlagert wird, erweitert sich auch der Durchmesser des Pharynx. Die skelettalen Ausmaße der Pharynx werden durch die Fossa cranii media geprägt. Der Ramus mandibulae überdeckt den lateralen Pharynx. Während sich dieser Raum ausweitet, vergrößert sich der Ramus entsprechend, so daß die Gesichtsform erhalten bleibt. Die effektiven *horizontalen* Dimensionen des Ramus und der mittleren Schädelgrube (und nicht die anderen Dimensionen) sind direkte Partner. Eine strukturelle Funktion des Ramus bedingt durch die Überbrückung der mittleren Schädelgrube, ist die Bereitstellung von Wachstumskapazität, um jede mögliche Adaptation des Corpus zu erreichen, die ihn in funktioneller Position relativ zum Oberkieferbogen erhält. Ist dies suffizient, wird eine normale Klasse I-Okklusion erreicht. Geschieht diese Anpassung der kompensatorischen und adaptiven Funktionen mehr oder weniger unvollkommen, so ist dies zum Teil Ursache für viele Malokklusionen.
In Stadium 3 und 4 wird der Ramus durch sein eigenes Wachstum nach posterior transformiert. Dadurch wird der *Corpus* in horizontaler Richtung verlängert und nach anterior verlagert. Währenddessen erweitert sich aber auch die mittlere Schädelgrube (in sagittaler Richtung). Diese Veränderung gleicht nun der Ramus durch entsprechendes Breitenwachstum aus. Dieser Prozeß wird schon im Stadium 3 und 4 beschrieben, zusätzlich muß hier aber der Umfang der posterioren Knochenapposition die anteriore Resorption übertreffen. Die horizontale Breite des Ramus wird dadurch also vergrößert.

Der Ablauf des Gesichtswachstums

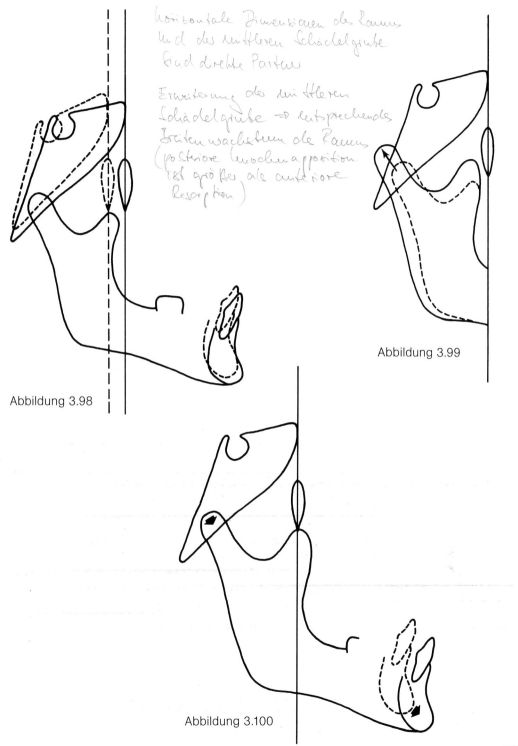

horizontale Dimensionen des Ramus
und der mittleren Schädelgrube
sind direkte Partner

Erweiterung der mittleren
Schädelgrube ⇒ entsprechendes
Breitenwachstum des Ramus
(posteriore Knochenapposition
ist größer als anteriore
Resorption)

Abbildung 3.98

Abbildung 3.99

Abbildung 3.100

Abb. 3.101 Während der Entwicklung der Mandibula richtet sich der Ramus normalerweise immer mehr auf. Solange der Ramus aktiv in posteriore Richtung wächst, wird dieses einfach dadurch hervorgerufen, daß am unteren Teil der hinteren Kante mehr Knochen angelagert wird als am oberen Teil. Dafür tritt korrespondierend eine größere Resorption mehr an der unteren als an der oberen Ramusvorderkante auf. So scheint der Ramus eine „Rotation" auszuführen. Dadurch könnte das Kondylenwachstum mehr in vertikaler Richtung ausgerichtet werden.

Abb. 3.102 Der Grund dafür, daß sich der Ramus aufrichtet, besteht einfach darin, daß er sich in vertikaler Richtung mehr verlängert als er sich horizontal verbreitert. In diesem Schema erweitern sich Pharynx und mittlere Schädelgrube von a nach a'. Der Ramus vergrößert sich entsprechend von b nach b', um diese Veränderung auszugleichen. Er *verlängert* sich jedoch auch *vertikal*. Der Winkel c wird reduziert zu c' und paßt sich somit dem vertikalen Wachstum an, welches auch eine ausgeprägte *Größen*zunahme des *nasomaxillären* Komplexes erlaubt, die ja gleichzeitig stattfindet. Der Kieferwinkel muß also auch Veränderungen (Verkleinerung) unterworfen sein, um eine Änderung der okklusalen Beziehung zwischen Oberkiefer- und Unterkieferbogen zu verhindern.

Abb. 3.103 und 3.104 Das vertikale Längenwachstum des Ramus hält auch dann noch an, wenn das horizontale Wachstum sich schon verlangsamt oder schon ganz aufgehört hat (wenn das horizontale Wachstum der mittleren Schädelgrube sich verlangsamt). Dieses ist nötig, um das vertikale Wachstum des Mittelgesichtes auszugleichen. Deshalb richtet sich das Condyluswachstum immer mehr vertikal aus und es können verschiedene Arten der Ramusremodellation auftreten. Die Richtung von Resorption und Apposition wird umgekehrt. So kann ein *nach vorne* gerichtetes Wachstum an der *anterioren* Grenze des oberen Teils des Proc. coronoideus auftreten. Resorptionen finden dann im oberen Teil auf der Rückseite statt. Eine nach posterior gerichtete Remodellation läuft am unteren Teil der posterioren Grenze ab. Die Folge hieraus ist eine mehr aufrechte Position und eine vertikale Verlängerung des Ramus, ohne daß eine Breitenzunahme stattfindet. Diese Veränderungen durch einen Wachstums-Transformation erscheinen am ausgeprägtesten in der späten Kindheitsphase, wenn die Vergrößerung der Temporallappen sich verlangsamt oder ganz aufgehört hat (zusammen mit einer korrespondierenden Abnahme des horizontalen Ramuswachstums) und wenn die rückwärtige Translation des Ramus zum Zwecke der Corpusverlängerung abgeschlossen ist.

Abb. 3.105 So unterzieht sich der Ramus Remodellations-Veränderungen, wobei sich sein Winkel verändert. Dadurch wird eine konstante räumliche Beziehung zwischen oberen und unteren Kieferbogen erreicht. Wenn Mandibula a in Abb. 3.104 auf Mandibula b in einer anatomisch funktionellen Position projiziert wird, sieht man, daß all die komplexen Remodellationsvorgänge in Abb. 3.104 einfach nur dazu führen, daß der Kieferwinkel ohne eine Zu- oder -Abnahme der Breite des Ramus verändert wird (siehe auch Stadium 15 und Seite 254 – 267 für weitere Informationen über Mandibularrotation). Diese Remodellationsvorgänge geschehen in Verbindung mit der wachsenden Muskelschlinge und den mit der mandibulären Rotation assoziierten muskulären Adaptationen. Außerdem wird zusätzlicher Raum für die Eruption des 3. Molaren geschaffen.

Der Ablauf des Gesichtswachstums

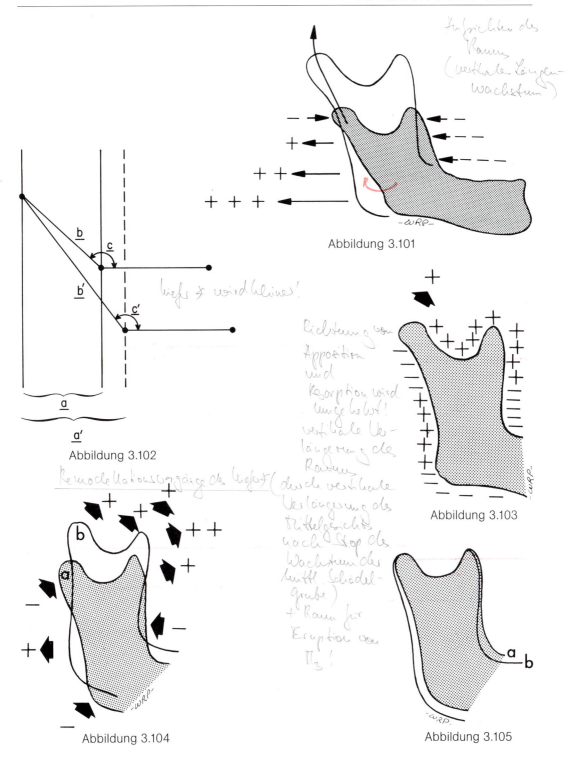

Abbildung 3.101

Abbildung 3.102

Abbildung 3.103

Abbildung 3.104

Abbildung 3.105

Abb. 3.106　**Stadium 11:** Die vordere Schädelgrube vergrößert sich in Verbindung mit der Expansion der Frontallappen. Wo immer Suturen auch auftreten, sind sie an der Zunahme des Knochenumfangs beteiligt. So partizipieren die Sutura sphenofrontalis, S. frontotemporalis, S. Sphenoethmoidalis, S. frontoethmoidalis und die S. frontozygomatica an einem zugadaptierten Knochenwachstum als Antwort oder Reaktion auf das Wachstum des Gehirns und der anderen Weichgewebe. Alle beteiligten Knochen werden *transloziert*. Es handelt sich hier um einen primären Translationstypus, weil ja an der Vergrößerung jeder Knochen beteiligt ist. Gleichzeitig wachsen dabei die Knochen durch ektokraniale Apposition und endokraniale Resorption nach außen. Das Zusammenspiel all dieser Prozesse bewirkt die Wachstumsveränderungen, die in Abb. 3.106 gezeigt werden.

Abb. 3.107　Die kranialen Knochen vergrößern sich durch Wachstum in den Suturen. Dabei wird die Stirn nach vorne verlagert. Der nasomaxilläre Komplex wird nach anterior gedrängt. Das Tuber maxillae liegt nun vor der vertikalen Referenzlinie. Jedoch wächst das Tuber simultan im gleichen Umfang nach posterior (schon einmal beschrieben in Stadium 1). Der Boden der vorderen Schädelgrube und der knöcherne Maxillarbogen sind deshalb Partner.

Der Ablauf des Gesichtswachstums

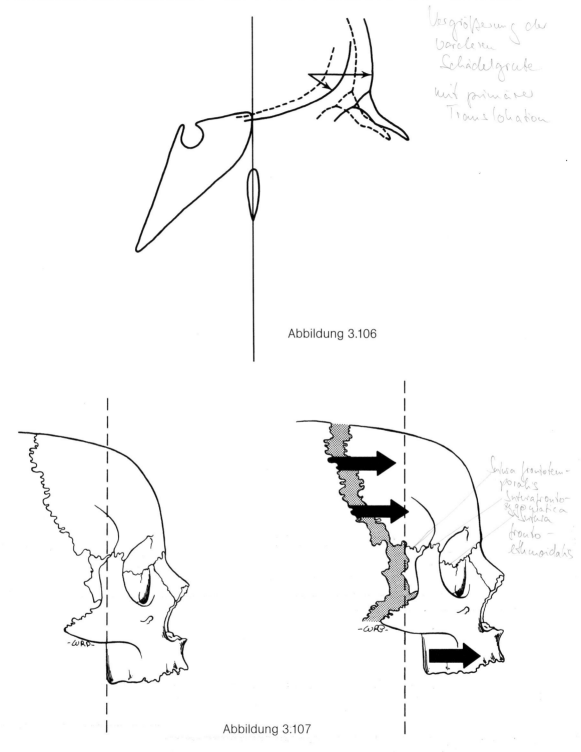

Abbildung 3.106

Abbildung 3.107

Abb. 3.108 Wie schon erwähnt, kann das suturale Wachstum alleine nicht in dem Maße eine Größenzunahme bewirken, als es für die Expansion der Schädelgruben nötig wäre. Zusätzlich zu Knochenanlagerungen in den verschiedenen Suturen findet direktes Remodellations-Wachstum statt. Ungefähr auf halber Höhe der Stirn jedoch verhält sich die endokraniale Seite mehr appositionell als resorptiv. Diese Umkehrlinie verläuft bogenförmig auf der Innenseite des Schädels und trennt die resorptiven Wachstumsfelder der Schädelbasis von den übrigen Feldern des Schädeldaches.

Abb. 3.109 Solange der Frontallappen des Gehirns wächst, transformiert sich die *innere* Fläche der Stirn korrespondierend nach anterior. Wenn die Vergrößerung des Frontallappens sich ungefähr während des 6. oder 7. Lebensjahres verlangsamt oder ganz aufhört, hört auch das Wachstum der inneren Stirnfläche auf. Die äußere Fläche jedoch transformiert sich noch weiter nach anterior. Dieses trennt die beiden Flächen immer mehr und führt zur Vergrößerung des Sinus frontalis. Die Größe des Sinus frontalis und der Neigungsgrad der Stirn variieren sehr stark in Abhängigkeit von Alter, Geschlecht und ethnischen Einflüssen (siehe Kapitel 6). Ursache für die Entwicklung des Sinus frontalis ist, daß der obere Teil des nasomaxillären Komplexes kontinuierlich nach anterior wächst und die Außenseite der Stirn dadurch remodelliert wird.

Abb. 3.110 Der Boden der vorderen Schädelgrube bildet gleichzeitig das Dach der Orbita. Die innere Fläche verhält sich resorptiv, die der Orbita zugewandte Fläche mit der sehr dünnen knöchernen Platte hat appositionellen Charakter; diese Platte wird durch Remodellations-Wachstum nach unten und nach außen verlagert. Dies dient dazu, den basalen Teil der vorderen Schädelgrube zu vergößern. Aber wird dadurch nicht auch der Raum in der Orbita verkleinert? Die Antwort heißt nein, und zwar aus zwei Gründen. Erstens wird die Orbita nach dem V-Prinzip nach vorne verschoben, was dazu führt, daß die Größe der Orbita nicht reduziert wird, sondern zunimmt. Zweitens wird die gesamte Orbita durch die gleichzeitig in den verschiedenen orbitalen Suturen stattfindenden Wachstumsprozesse verlagert wie wir später noch sehen werden.

Stadium 12: Die vertikale Längenzunahme des nasomaxillären Komplexes erfordert (a) Remodellations-Wachstum (Apposition und Resorption an den verschiedenen Knochenkompaktae) und (b) Translation. Das Remodellations-Wachstum wird in diesem Stadium beschrieben, die Translation im folgenden Stadium 13.

Der Ablauf des Gesichtswachstums

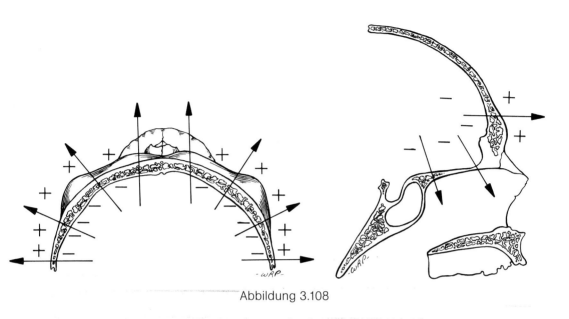

Abbildung 3.108

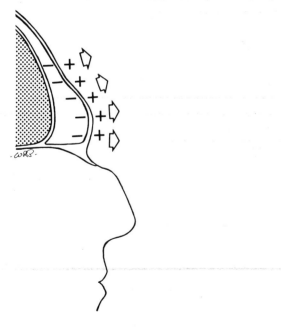

Abbildung 3.109

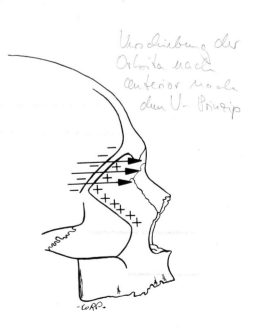

Abbildung 3.110

Abb. 3.111   Mit Ausnahme der superior liegenden Anteile des Daches der Nasenhöhlen sind die begrenzenden knöchernen Oberflächen der Nasenwände und des Nasenbodens fast ausschließlich resorptiver Natur. Dieses regionale Wachstumsmuster verursacht eine Expansion des Nasenraumes nach lateral und nach anterior sowie eine Abwärtsbewegung des Gaumens. Die orale Seite des Gaumens ist appositioneller Natur. Die nasale Fläche der Lamina cribriformis (das Dach des Nasenraumes) ist appositioneller deren kranielle Fläche ist resorptiver Natur. Dies bewirkt die Erweiterung der kleinen paarig angeordneten Fossae olfactoriae und senkt sie in Verbindung mit dem abwärts gerichteten kortikalen Transformation der gesamten anterioren Schädelbasis.
Die Conchae nasales (ohne Abb.) haben appositionelle Oberflächen lateral und inferior, während die Oberflächen der superioren und medialen Seite resorptiver Natur sind. Dies führt zu einer Bewegung nach unten und nach lateral, wie sich ja auch die gesamte nasale Region in diese Richtung expandiert. (Die entwicklungsmäßig für sich stehende Concha inferior kann jedoch manchmal Umbauvariationen zeigen, weil sie mehr als die anderen Conchae nach inferior abwandert und zwar durch die Verdrängung der Maxilla). Die den Sinus maxillaris begrenzenden Kortikalisflächen sind alle resorptiv mit Ausnahme der medialen Wand, die sich aufgrund der lateralen Expansion des Nasenraumes appositionell verhält.

Abb. 3.112   Der knöcherne Anteil des Nasenseptums (Vomer und Lamina perpendicularis des Os ethmoidale) verlängert sich vertikal in seinen verschiedenen Suturen (und zu einem weit geringeren Ausmaß durch enchondrales Wachstum an der Kontaktstelle zwischen Septumknorpel und Lamina perpendicularis). Das knöcherne Septum driftet nach lateral je nach Umfang und Richtung der *Septumdeviation*. Das Umbaumuster ist individuell variabel. Die dünne Knochenplatte zeigt alternierend Felder von appositionellem und resorptivem Charakter sowohl auf der rechten wie auf der linken Seite, was Abweichungen in die eine oder andere Richtung bewirkt.

Abb. 3.113   Die Breite der nasalen Brücke in der Region direkt unterhalb der frontonasalen Suturen vergrößert sich während der Entwicklung von früher Kindheit bis hin zum Erwachsenenalter fast gar nicht. Weiter inferior in der Interorbitalregion jedoch expandieren und wölben sich die medialen Wände der Orbitae (die lateralen Nasenwände zwischen den beiden Orbitae) in Verbindung mit der ausgeprägten lateralen Vergrößerung des Nasenraumes auffällig in lateraler Richtung. Die Zellulae ethmoidales erfahren dabei eine starke Größenzunahme.
Das *Os lacrimale* ist während des Wachstums und der Remodellation der Orbita ein sehr wichtiger Partner. Diese kleine dünne Knochenlamelle spielt bei allen Anpassungs- und Differenzierungsvorgängen der umliegenden Knochen eine äußerst wichtige Rolle. Das Os lacrimale ist eine Knocheninsel, die über Suturen mit allen angrenzenden Knochen Kontakt hat, nämlich dem Os ethmoidale, der Maxilla und dem Os frontale. Diese Knochen vergrößern sich oder werden in viele verschiedene Richtungen und in unterschiedlichem Umfang transloziert. Das suturale System des Os lacrimale ermöglicht ein Gleiten der anderen Knochen entlang der suturalen Flächen, während sich die verschiedenen Knochen unterschiedlich stark vergrößern. Dies kann durch Anpassungsvorgänge der Kollagenfasern innerhalb der Suturen geschehen (siehe S. 392). Das Os lacrimale und seine Suturen ermöglichen so, daß die Maxilla nach unten gleiten kann und gleichzeitig den Kontakt zur medialen Orbitawand beibehält.

Der Ablauf des Gesichtswachstums

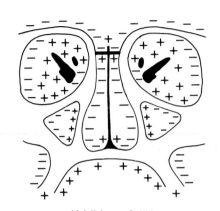

Abbildung 3.111

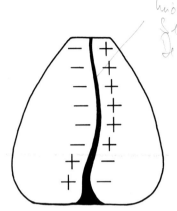

Abbildung 3.112

knöchernes Septum mit Deviationen

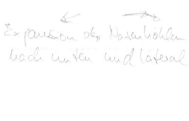

Expansion der Nasenhöhlen nach unten und lateral

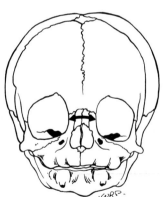

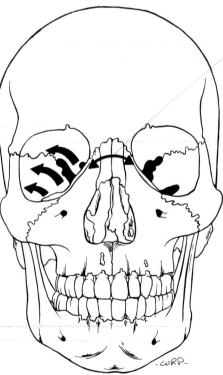

Breite vergrößert sich fast gar nicht.

Suturales System des Os lacrimale ermöglicht Gleiten der anderen Knochen entlang der suturalen Flächen, während sich verschiedene Knochen noch vergrößern

Abbildung 3.113

Abb. 3.114   Das Os lacrimale erfährt durch seine Remodellation eine Rotation, weil der mehr medial gelegene *superiore* Teil der weniger expandierenden nasalen Brücke anliegt, während der mehr lateral liegende *inferiore* Teil weit mehr nach außen wandert, um mit der ausgeprägten Expansion der Zellulae ethmoidales Schritt zu halten. Die Remodellation wird durch Abb. a gezeigt; die begleitende primäre Translation zeigt Abb. b.

Abb. 3.115   Während das Wachstum des knöchernen Maxillarbogens bewegt sich Zone A durch Knochenanlagerung an der Außenseite in 3 Richtungen. Sie verlängert sich nach *posterior* durch Apposition auf den nach posterior gerichteten Tuber maxillae, *lateral* wächst sie durch Apposition auf der bukkalen Oberfläche (dies erweitert den posterioren Teil des Alveolarbogens). Schließlich wächst sie *nach unten* durch Apposition von Knochen auf dem Alveolarkamm und den lateralen Seiten, weil die äußeren Flächen (beim Kind) etwas nach unten geneigt sind. Die endostale Oberfläche ist resorptiv, was eine Vergrößerung des Sinus maxillaris bewirkt.

Abb. 3.116   Die hauptsächliche Veränderung des Oberflächencharakters tritt entlang der Crista zygomaticoalveolaris unterhalb des Prozessus zygomatikus der Maxilla auf (kleiner Pfeil). Diese Leiste wird auch „Schlüsselkante" genannt. Etwa hier tritt die *Umkehrung* auf. Obwohl bezüglich der Lage dieser Umkehrlinie große Variationen auftreten, ist der Hauptteil der anterior davon gelegenen Oberfläche der Maxilla (die protrusive „Schnauze" vor dem Wangenknochen) *resorptiven* Charakters. Das kommt daher, daß der knöcherne Bogen in diesem Gebiet konkav gestaltet und die labiale (äußere) Fläche mehr nach oben als nach unten gerichtet ist. Die resorptive Natur dieser Fläche ermöglicht eine Wachstumsrichtung des Alveolarbogens nach inferior in Verbindung mit dem ebenfalls nach unten orientierten Wachstum des Gaumens. Im Gegensatz dazu verhält sich Region a, welche durch periostale *Apposition* nach unten wächst.

Abb. 3.117   Fläche a ist resorptiv und Fläche b anlagernd. Die Umkehr erfolgt etwa bei Punkt A (markiert durch den Pfeil; ein häufig benutzter kephalometrischer Orientierungspunkt). Die periostale Fläche c ist resorptiv, d ist anlagernd, Fläche e ist resorptiv; und die periostale Oberfläche f ist anlagernd.

Der Ablauf des Gesichtswachstums

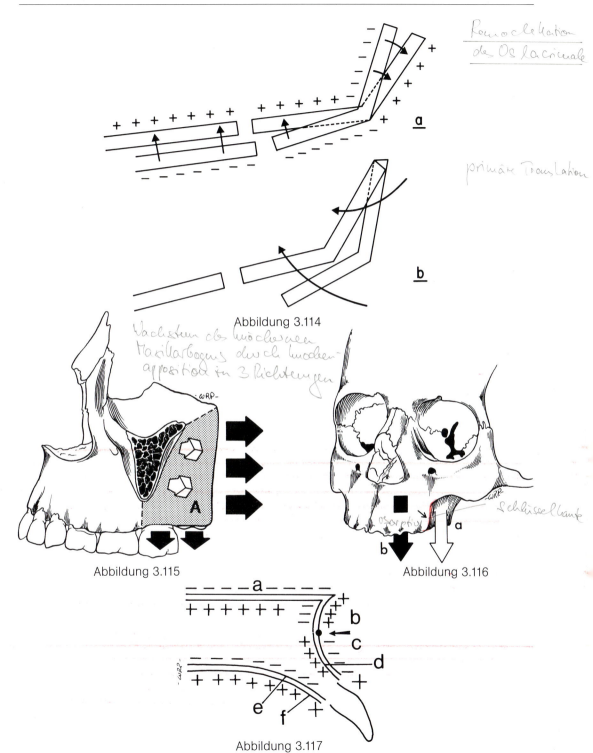

Abbildung 3.114

Abbildung 3.115

Abbildung 3.116

Abbildung 3.117

Abb. 3.118, 3.119 und 3.120   Jeder Student der klinischen Semester kennt den Begriff der „mesialen Wanderung". Jedoch ist der begleitende und wichtige (vielleicht sogar wichtigere) Begriff des „vertikalen Drift" noch lange nicht ebenso gebräuchlich. Die Vertikalbewegungen der Zähne erreichen ein beträchtliches Ausmaß und spielen eine Schlüsselrolle bei der Entwicklung von Maxilla und Mandibula. Für die Wanderung eines Zahnes nach mesial (oder nach distal je nach Spezies und Zahn) ist der gleiche Umbauprozeß (Apposition und Resorption) verantwortlich wie für die vertikale Wanderung (Abb. 3.120). Jede Kippung, Rotation oder Bukolingualverlagerung eines Zahnes wird durch vergleichbare Umbauvorgänge bewirkt. Während sich der Zahnkeim entwickelt und seine Wurzeln verlängert, erfolgt die *Eruption*, wodurch die Zahnkrone an ihre definitive Position außerhalb von Knochen und Gingiva gelangt (Abb. 3.119). Die Vertikalwanderung eines Zahnes erfolgt zusätzlich zur Eruption. Der Begriff Eruption für die Vertikalwanderung ist nicht glücklich (obwohl häufig verwendet). Während der Entwicklung und Größenzunahme von Maxilla und Mandibula, wandern die durchbrechenden Zahnanlagen sowohl in vertikaler als auch in horizontaler Richtung, um mit dem Kieferwachstum Schritt zu halten. Der Prozeß der Wanderung erfaßt den ganzen Zahn und seine Alveole. Dies bedeutet aber nicht, daß der Zahn aus seiner Alveole herauswandert, wie bei der Eruption. Die Alveole und der darin liegende Zahn wandern als eine Einheit. Die parodontale Membran bewegt sich auch, aber sie wandert nicht am Zahn entlang. Sie *wächst* von einer Lokation zur nächsten und unterliegt einem eigenen Umbauprozeß (Kapitel 11). Dieses Bindegewebe stellt eine eminent wichtige Hülle dar, welche erstens den Knochenumbau ermöglicht, wodurch die Position der Alveole verändert wird und 2. den Zahn selbst verlagert. Die horizontalen und besonders die vertikalen Distanzen, die Alveole, Zahn und Bindegewebshülle zurücklegen, können sehr weit sein. Durch die Steuerung der vertikalen Wachstumsbewegung kann der Kieferorthopäde leichter Zähne in neue Positionen führen und den Wachstumsprozeß für sich arbeiten lassen („Mit dem Wachstum arbeiten"). Wenn die Zähne durch den Kieferorthopäden fixiert sind, ist es notwendig, die individuelle Bewegung eines jeden Zahnes zu kontrollieren, auch wenn der gesamte Kiefer verdrahtet ist. Das Ziel ist die Beeinflussung jeder einzelnen Bindegewebshülle, die einen Umbau („Verlagerung Kapitel 2") in den einzelnen Alveolen hervorrufen soll. Dieses Ziel muß unterschieden werden von der Translationskontrolle zur gesamten Maxilla, die später beschrieben wird.

Abb. 3.121   Auch wenn die äußere (labiale) Seite des anterioren Teils des Maxillarbogens (die protrudierende Schnauze) resorptiver Natur ist und auf der *Innenseite* des Oberkiefers Knochen angelagert werden, erfährt der Bogen eine Ausdehnung in der Breite, und auch der Gaumen wird breiter. Hier haben wir wiederum ein Beispiel für das „V-Modell". Zusätzlich kann durch ein Wachstum in der medialen Gaumennaht im unterschiedlichen Ausmaß eine zunehmende Erweiterung bzw. Verbreiterung des Alveolarbogens und des Gaumens erreicht werden. Die Ausprägung des Wachstums kann zwischen anterioren und posterioren Regionen stark variieren.
Während des Wachstums nach inferior, das ja durch den Remodellationsprozeß erreicht wird, muß nahezu das gesamte alte Knochengewebe durch neues ersetzt werden. In jeder neuen Position wird aus dem ursprünglichen Gaumen buchstäblich ein neuer Gaumen. Er nimmt eine neue Position ein und besteht aus anderen Knochen, anderen Bindegeweben, anderen Epithelien und Blutgefäßen usw. Schaut man sich den Gaumen eines kleinen Kindes an, und vergleicht ihn später mit dem Gaumen derselben erwachsenen Person, bemerkt man sofort, daß der neue Gaumen nahezu nichts mehr mit dem alten zu tun hat. Die Rotation, die Ausrichtung und die Translation der Zähne nach inferior in Kombination mit der Resorption der anterioren Fläche der Maxilla bewirkt manchmal eine lokalisierte Protrusion einer Zahnwurzel, die dann durch die Kortikalis hindurchragt. Diese Penetration resultiert in einem „Defekt" (d. h. einem kleinen Loch im Knochen), den „Fenestra".

Der Ablauf des Gesichtswachstums

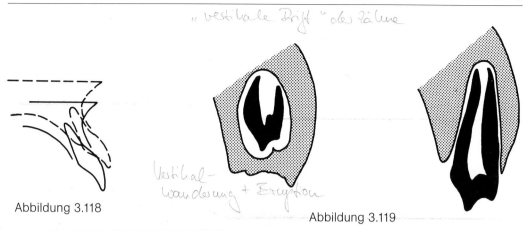

Abbildung 3.118

Abbildung 3.119

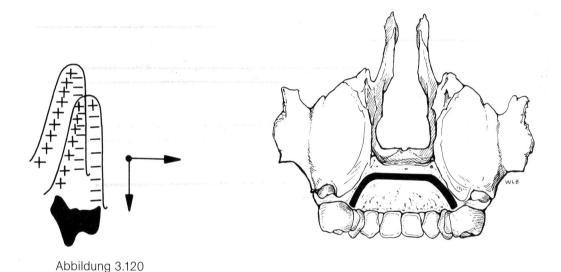

Abbildung 3.120

Abbildung 3-121 (Aus Enlow, D. H., und S. Bang: Growth and remodeling of the human maxilla. Am. J. Orthod., 51 : 446–464, 1965.)

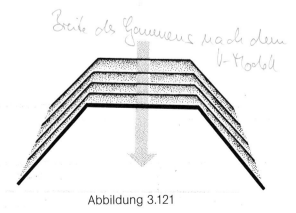

Abbildung 3.121

Abb. 3.122 **Stadium 13:** Dieses Stadium umfaßt die *primäre Translation* des gesamten Ethmoide-maxillären-Komplexes nach inferior. Diese Translationsbewegung ist von einer gleichzeitig ablaufenden Vergrößerung (durch Resorption und Apposition) in allen Gebieten der maxillären Region begleitet.

Abb. 3.123 Zur Apposition neuer Knochen kommt es in der Sutura frontomaxillaris, S. zygomaticotemporalis, S. zygamaticosphenoidalis, S. zygomaticomaxillaris, S. maxillaethmoidalis, S. frontoethmoidalis, S. nasofrontalis, S. frontolacrimalis, S. palatinalmedica und den Suturen des Vomer. Dieser suturale Anbau ist wahrscheinlich (wie schon im Stadium 2 beschrieben) die *Antwort* auf die Translationen und nicht deren Ursache. Die gesamte Region wird nach inferior (und anterior) bewegt. Dabei kommt es zu einem stimulierenden Zug, der die suturale Osteogenese auslöst. Die Knochen verbleiben hierbei in Kontakt. Der Translationsprozeß schafft hier den Raum, in den hinein die Knochen wachsen können. Der nasomaxilläre Komplex wird durch das suturale Wachstum von der Schädelbasis nicht weggedrückt (obwohl zukünftige Untersuchungen möglicherweise zeigen werden, daß die Suturen aktiver sind als wir bislang vermuteten, wird sich die traditionelle Druckvorstellung wohl nicht bestätigen). Die Translation der Knochen geschieht passiv durch eine Expansion der funktionalen Matrix der Weichgewebe (oder entsprechend der älteren Theorie des Nasenseptums). Während die Knochen der ethmoido-maxillären Region nach unten verlagert werden (a), findet als Antwort darauf gleichzeitig suturales Wachstum statt, das eine Größenzunahme der Knochen bewirkt, solange die Weichgewebe wachsen. Dieser Vorgang plaziert all die Knochen in Verbindung mit einer generalisierten Expansion der Weichgewebsmatrix in eine neue Position und erhält so den suturalen Kontakt der Knochen, während diese sich „auseinander" bewegen.
Man meint heute, daß im posterioren Teil des Gesichtes mehr vertikale Translation (und so auch mehr vertikales suturales Wachstum) stattfindet als in der anterioren Region. Dies bewirkt eine *Translationsrotation* der Maxilla. Mehr direktes Remodellationswachstum (durch Appositionen und Resorption) finden wir jedoch in anterioren Bereichen. Dieses Remodellationswachstum paßt auch mehr zu der „Inklination nach unten" der Kauebene, (siehe S. 271). Die mehr oder weniger ausgeprägten Translationen und Remodellationen des vorderen und hinteren Teils der Maxilla sind, wenn nicht ausschließlich so doch wenigstens z. T. eine Antwort auf die rotatorische Translation der mittleren Schädelgrube nach unten und vorne, die wiederum mit oder entgegen dem Uhrzeigersinn rotiert sein kann. Der nasomaxilläre Komplex muß sich dazu korrespondierend einer kompensatorischen, *rotatorischen Remodellation* unterziehen, um eine günstige vertikale Position relativ zur vertikalen Referenzlinie und zur Orbita-achse zu erreichen (siehe Text zu Abb. 3.24 und 4.42).

Abb. 3.124 Die meisten Suturen des kraniofazialen Komplexes wachsen nicht einfach senkrecht zur Suturlinie. Dies wurde schon in früheren Kapiteln anhand der Suturen des Os lacrimale deutlich gemacht. Aufgrund der multidirektionalen primären Translation und der unterschiedlichen Wachstumsraten der verschiedenen Knochen können sie an ihrer Berührungsfläche aneinander entlanggleiten, wie Studien von *Lathan* zeigten. Während die Maxilla nach unten und vorne entweder verlagert wird oder durch Apposition und Resorption wächst, gleitet sie entlang ihrer suturalen Verbindungen mit dem Os lacrimale, dem Os zygomaticum, dem Os nasale und dem Os ethmoidale. Dies wird durch die Gleitbewegung von b entlang der suturalen Kante von a skizziert. Dieser Vorgang erforderte ständig die Herstellung neuer Verbindungen durch die Kollagenfasern, die die Suturen überspannen (siehe Kapitel 11).

Der Ablauf des Gesichtswachstums

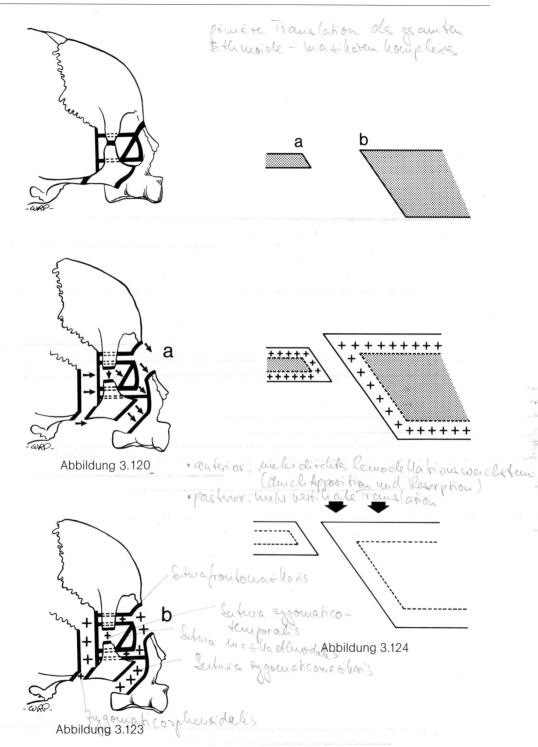

Abbildung 3.120

Abbildung 3.123

Abbildung 3.124

Abb. 3.125   Diese Zeichnung beschreibt die nach unten gerichtete primäre Translation des nasomaxillaren Komplexes. Es ist natürlich so, daß die nach vorne gerichteten Bewegungen gleichzeitig auftreten und durch den gleichen Anlagerungsprozeß hervorgerufen werden. Die Suturen stellen nicht spezielle „Wachstumszentren" dar. Eine Sutur ist nur eine regionale, an ihre spezielle Umgebung angepaßte Wachstumszone sowie die übrigen über den Knochen verteilten regionalen Wachstumszonen. Dieser Punkt wurde oft falsch verstanden. Es ist unmöglich, daß ein Knochen nur an seinen Suturen wächst, genauso wie es nicht möglich ist, daß ein „generelles Oberflächenwachstum" stattfindet, ohne daß Suturen beteiligt wären (gemeint sind natürlich Gebiete, in denen Suturen vorkommen; Gebiete ohne Suturen können sich auch durch direktes Remodellationswachstum vergrößern). Die alte Vorstellung, daß sich die Suturen in einem bestimmten Alter verschließen und die Knochen nur noch durch direkte Knochenappositionen auf den Flächen wachsen, hat sich als nicht zutreffend erwiesen. Hier ein Beispiel: Apposition von Knochen auf der Fläche x vergrößert die Oberflächenregion des Knochens. Um aber die Morphologie des Knochens zu erhalten, muß gleichzeitig an den Suturen y Knochenapposition stattfinden. Es wäre für diesen Knochen nicht möglich, seine Oberfläche ohne entsprechende Appositionen an den suturalen Kontaktflächen zu vergrößern.

Abb. 3.126   Wie schon im Stadium 12 beschrieben, wird die Abwärtsbewegung der Zähne von Position 1 nach 2 durch eine *vertikale Translation* eines jeden Zahnes in seiner Alveole bewirkt, während die Alveole selbst durch Resorption und Apposition nach unten verlagert wird. Die Bewegung während der Dentition von Position 2 nach 3 ist jedoch passiver Art. Der gesamte Zahnbogen, der Gaumen und alle Alveolen verändern ihre Position dadurch, daß die *gesamte Maxilla nach unten* transloziert wird. Die Bewegungen von 1 nach 2 und von 2 nach 3 werden getrennt besprochen, obwohl sie natürlich gleichzeitig stattfinden. Erkennung und Verständnis des biologischen Unterschiedes zwischen beiden Bewegungen sind von außerordentlicher Wichtigkeit sowohl für den Kliniker als auch für Lehre und Forschung.
Einige kieferorthopädische Verfahren dienen dazu, den Vektor der Translation zu vergrößern oder zu verkleinern oder gar seine Richtung zu ändern. Ziel ist also die Wachstumsaktivität in den verschiedenen Suturen der Maxilla und den anderen regionalen Wachstumszonen, die mit dem Translationsprozeß zu tun haben zu beeinflussen. Dies unterscheidet sich natürlich von den schon erwähnten kieferorthopädischen Maßnahmen, bei denen das Parodontium und die Bewegung von einzelnen Zähnen oder Zahngruppen das klinische Ziel ist. In der Mandibula soll die Behandlung eine Translation (z. B. durch eine Kopf-Kinn-Kappe) wie auch eine horizontale oder vertikale Verschiebung oder Rotation bewirken. Eine Behandlung setzt am (so hofft man) Proc. condylaris und Ramus an, während die andere Art der Therapie Wachstumsbewegungen am Parodontium kontrollieren soll. Während des Wachstums des Kindes treten in Maxilla wie Mandibula natürlich beide Arten der Bewegung auf. Bei erwachsenen Patienten ist die Ausnutzung dieser Wachstumsbewegungen nur sehr eingeschränkt möglich. Sehr wichtig ist, daß durch klinische Behandlung erneut Bewegungen induziert werden können, nachdem das Wachstum abgeschlossen ist, weil das funktionale Gleichgewicht zerstört worden ist. Einige Kliniker meinen, daß, solange das Wachstum anhält, die Gelegenheit zur Erlangung einer Stabilität günstiger sei, weil der Wachstumsprozeß selbst helfen kann, einen Zustand physiologischer Balance zu erreichen. Andere meinen das Gegenteil. Hierbei handelt es ich um ein komplexes multifiaktorielles biologisches Problem (siehe 227).
Zur Übung sollten verschiedene kieferortopädische und chirurgische Vorgehensweisen erarbeitet werden, bei denen entweder (1) der Umbau und/oder (2) der Translationsprozeß direkt involiert ist.

Der Ablauf des Gesichtswachstums

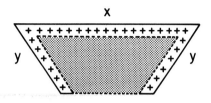

Abbildung 3.125

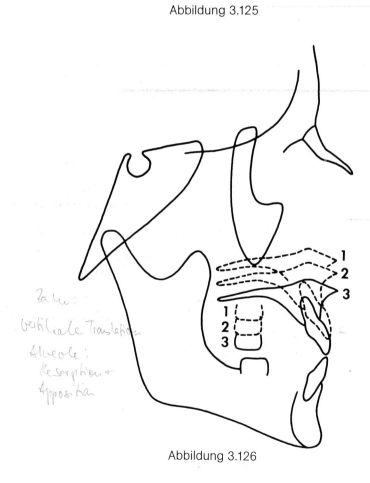

Abbildung 3.126

Abb. 3.127 Die Wachstums- und Remodellationsvorgänge sowohl des Ramus als auch der mittleren Schädelgrube (Stadium 5, 8 und 10) bewirken eine Absenkung des Mandibularbogens. Dies wird begleitet durch die vertikale Expansion des maxillären Komplexes. Um die oberen und unteren Zähne innen in volle Okklusion zu bringen, müssen die Zähne der Mandibula vertikal verlagert werden und nicht nur einfach durchbrechen. Das Ausmaß dieser Verlagerung kann je nach Gesichtstyp der einzelnen Individuen stark variieren und auch in den verschiedenen Bereichen des Alveolarbogens unterschiedlich ausfallen. Dadurch können Rotationen der Okklusionsebene hervorgerufen werden (siehe S. 260).
Der Drift der Unterkieferzähne nach oben, ist viel geringer als der Drift der Oberkieferzähne nach unten. Dies ist einer von vielen Gründen, weshalb eine kieferorthopädische Behandlung heutzutage noch oft die maxilläre Dentition mehr beeinflußt, obwohl eine bestimmte Malokklusion durch die insuffiziente Positionierung des Unterkiefers verursacht wurde. D. h. man produziert klinisch ein Ungleichgewicht in der Maxilla, um ein bestehendes skelettales Ungleichgewicht der Mandibula auszugleichen, weil die Maxilla leichter verändert und kontrolliert werden kann. (Diese paradoxe Situation könnte sich mit der Entwicklung neuer Therapien verbessern, wenn man die inneren Kontrollmechanismen des Gesichtswachstums besser verstanden haben wird). Weil jedoch Ungleichgewichte bestehen bleiben und Langzeitstabilität erreicht werden soll, ist die Retention ein großes Problem.

Abb. 3.128 und 3.129 **Stadium 15:** Während der Abwärtsbewegung des Oberkieferbogens (Stadium 13) und dem vertikalen Drift der Unterkiefer-Zähne (Stadium 14) driften die anterioren Zähne der Mandibula nach lingual und superior. Dies bewirkt einen mehr oder weniger großen Überbiß. Der dafür erforderliche Remodellationsprozeß erfordert eine periostale Resorption auf der Labialfläche der labialen Kortikalis (a) und Apposition auf ihrer alveolären Seite (b). Auf der alveolären Seite der lingualen Kortikalis finden wir Resorption (c) und auf ihrer lingualen Seite entsprechend Apposition (d).

Abb. 3.130 Gleichzeitig wird auf den äußeren Flächen des basalen Teils einschließlich der Protuberantia mentalis Knochen angelagert. Eine Umkehrlinie zwischen diesen beiden Wachstumsfeldern tritt da auf, wo die konkave Kontur konvex wird. Das Ergebnis dieses 2-Wege-Wachstums ist eine fortschreitend größere Protuberantia mentalis. Der Mensch ist eine von nur zwei existierenden Spezies mit „Kinn" (die andere ist der Elefant). Das Kinn ist eine phylogenetische Folge der Rotation des Gesichtes nach unten und hinten in eine mehr vertikale Position und eine Folge der reduzierten Prognathie (wie in Kapitel 4 beschrieben) und ein Ergebnis des ausgeprägten vertikalen Gesichtswachstums und der Entwicklung eines Überbisses (im Vergleich mit einer Kopfbiß-Okklusion, end-to-end occlusion).
Die Lage der Umkehrlinie zwischen resorptivem Alveolarknochen und appositionellen Kinnarealen zeigt erhebliche Variationen; sie kann sehr hoch oder tief liegen. Auch der Umfang von Resorption und Apposition ist sehr variabel. Daher gibt es auch große Unterschiede in Form und Größe des Kinns. Es ist eines der variabelsten Areale der gesamten Mandibula.

Der Ablauf des Gesichtswachstums

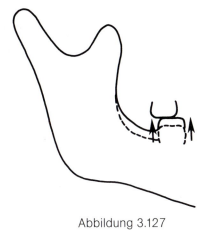

Abbildung 3.127

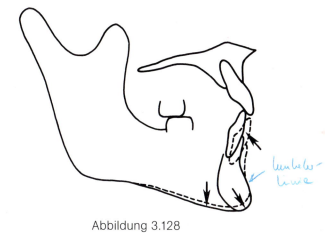

Abbildung 3.128

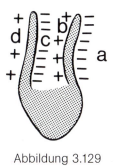

Abbildung 3.129

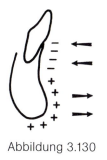

Abbildung 3.130

Abb. 3.131 Außer der Resorptionszone der lingualen Seite ist der Rest der Oberfläche der Mandibula appositionell. Dies bewirkt eine Breitenzunahme des Corpus mandibulae. Seite b wächst ein bißchen stärker als Seite a, weil sich die Mandibula während des postnatalen Wachstums verbreitert. Auch ist die ventrale Kante des Corpus appositionell, dies ist jedoch ein sehr langsamer Wachstumsprozeß. Der Umfang des nach oben gerichteten alveolären Wachstums gleicht die nach unten gerichtete Größenzunahme des Basalbogens aus. (*Merke*: Der Basalbogen ist ein Begriff, um den Teil des Corpus zu benennen, der nicht in die alveoläre Bewegung der Zähne einbezogen ist. Dieses Areal besitzt eine höhere Resistenz gegenüber äußeren Kräften als der extrem labile Alveolarknochen. Es gibt jedoch keine Trennungslinie zwischen Alveolarknochengewebe und Knochengewebe des Basalbogens. Das ist eine eher phylogenetische Unterscheidung.

Abb. 3.132 Immer wenn eine Änderung des Winkels zwischen Ramus und Corpus mandibulae auftritt, sind die verschiedensten Remodellationsvorgänge involviert. Die Achsen des Kondylenwachstums sind dabei normalerweise Faktoren, wie a, b und c zeigen sollen.

Abb. 3.133 Wenn das nach hinten gerichtete (nicht nach oben gerichtete) Kondylenwachstum sich verlangsamt oder sogar ganz aufgehört hat, können Kombinationen, wie z. B. Resorption bei d und e und Apposition bei f und g, Veränderungen des Winkels zwischen Ramus und Corpus durch direktes Remodellationswachstum hervorrufen. Solche Remodellationsvorgänge können den „Kieferwinkel" entweder vergrößern oder verkleinern (siehe Stadium 9 und S. 158, S. 254 – 265).

Der Ablauf des Gesichtswachstums

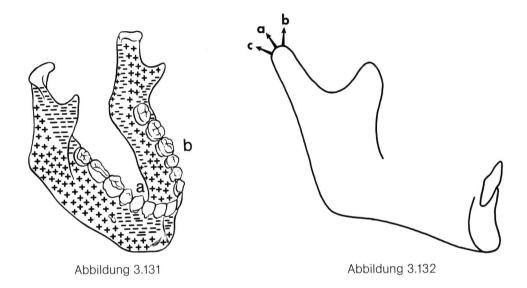

Abbildung 3.131

Abbildung 3.132

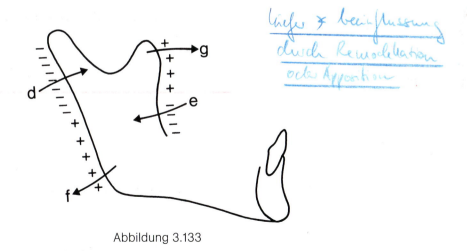

Abbildung 3.133

Kiefer * beeinflussung
durch Remodellation
oder Apposition

Abb. 3.134, 3.135, 3.136 und 3.137   Der Winkel zwischen Ramus und Corpus (Gonion- oder Kieferwinkel) wird mehr durch die Wachstumsrichtung von Proc. condylaris und Ramus bestimmt als durch irgendwelche Remodellationsrotationen des Corpus. Obwohl eine Knochen-Apposition an der anterior-inferioren Oberfläche eine geringe Ausrichtung des Corpus nach unten hervorrufen kann (Abb. 3.134), sind es doch meist die in Abb. 3.133 gezeigten Remodellationsvorgänge, die die Ausrichtung von Ramus und Corpus zueinander bewirken. Direktes nach oben gerichtetes Wachstum des Corpus durch Resorption auf seiner inferioren Fläche tritt gewöhnlich nicht auf. Es ist jedoch eine ausgeprägte Bewegung des Alveolarfortsatzes nach superior und ein Driften der anterioren Zähne der Mandibula möglich (siehe *Spee*'sche Kurve). Die Größe der antegonialen Einziehung wird sowohl durch den Kieferwinkel und auch durch die Knochenapposition auf der Unterseite (dem inferioren Rand) des Corpus anterior und posterior der Einziehung bestimmt. Natürlich ist die Größe der Einziehung auch abhängig vom Abbau an ihrer periostalen Oberfläche. Die Mandibula hat eine um so ausgeprägtere antegoniale Einziehung, je größer der Kieferwinkel ist, und umgekehrt tritt die Einziehung um so weniger auf, je kleiner der Kieferwinkel ist. Die antegoniale Einziehung selbst in resorptiver Natur, denn sie ist nach hinten gerichtet, während sich der Corpus in Bereiche hinein vergrößert, die früher zur Winkelregion des Ramus gehörten.

Der Ablauf des Gesichtswachstums

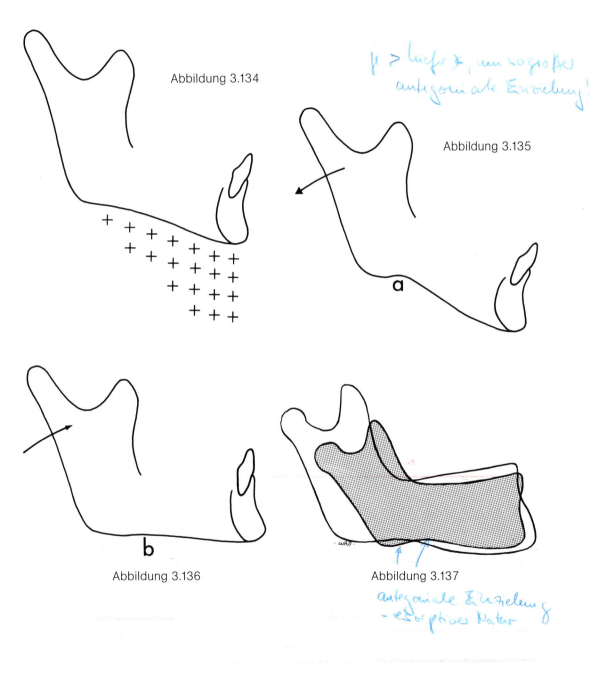

Abbildung 3.134

Abbildung 3.135

Abbildung 3.136

Abbildung 3.137

Abb. 3.138, 3.139 und 3.140   Die Wachstumsveränderungen des Wangenkomplexes ähneln sehr denen der Maxilla. Dies gilt sowohl für den Remodellations- wie auch für den Translationsprozeß.
Die posteriore Seite des Jochbeines ist appositionell. Zusammen mit der resorptiven anterioren Fläche verlagert sich das Jochbein *nach posterior*, während es sich vergrößert. Es scheint fast unmöglich, daß die gesamte frontale Fläche der Wangenregion *resorptiver Natur* sein kann. Jedoch wächst die Maxilla nach posterior, und so muß sich die Wangenregion auch nach hinten bewegen, um in einer konstanten Position zur Maxilla zu bleiben. Der Processus zygomaticus der Maxilla verhält sich etwa in gleicher Weise wie der Processus coronoideus der Mandibula. Beide bewegen sich nach posterior, während Maxilla und Mandibula nach posterior wachsen.
Die inferiore Kante des Os zygomaticum ist stark appositionell. So wird der Jochbogen in vertikaler Richtung dicker, während sich das Gesicht in die Tiefe entwickelt.

Abb. 3.141   Durch Resorption auf der medialen Seite im Bereich der Fossa temporalis und durch Apposition auf der lateralen Seite bewegt sich der Arcus zygomaticus *nach lateral*. Dies führt zu einer Vergrößerung der Fossa temporalis und erhält so ein angemessenes Verhältnis zur Kiefer- und Gesichtsgröße und zur Kaumuskulatur. Die anteriore Begrenzung der Fossa temporalis bewegt sich nach posterior im Sinne des V-Prinzips.

Der Ablauf des Gesichtswachstums

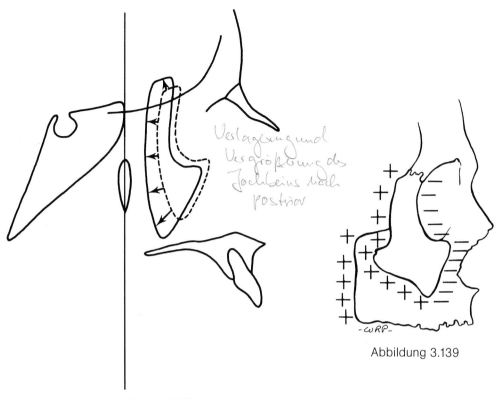

Verlagerung und Vergrößerung des Jochbeins nach posterior

Abbildung 3.138

Abbildung 3.139

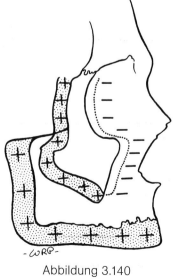

Abbildung 3.140

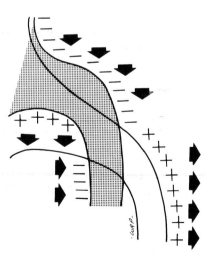

Abbildung 3.141

Abb. 3.142   Während die *Wangenregion* wächst, wird sie nach posterior verlagert. Die benachbarte Nasenregion erweitert sich in die entgegengesetzte anteriore Richtung. Dies bildet die Höhenunterschiede zwischen ihnen heraus und verstärkt sie. Das wiederum führt zu einer mehr hervorstehend erscheinenden Nase und zu einem zurückgesetzten Gesicht (siehe auch Abb. 3.148).
Die Remodellationsvorgänge der *Orbita* sind sehr komplex. Das liegt auch daran, daß viele verschiedene Knochen an ihr beteiligt sind. So sind es Maxilla, Siebbein, Tränenbein, Stirnbein, Jochbein und der große und kleine Flügel des Keilbeins, die mit ihren unterschiedlichen Wachstumsraten und Wachstumsumfängen an Remodellation und Translation der Orbita mitwirken.

Abb. 3.143   Die Remodellationsaktivitäten der medialen Orbitawand einschließlich des Sieb- und Tränenbeins wurden bereits in Stadium 12 beschrieben. Der Rest der Orbita, der Hauptteil vom Dach und Orbitaboden, sind appositionell. Das Orbitadach ist auch ein Teil des Bodens der vorderen Schädelgrube. Während der Vorderlappen des Gehirns nach vorne und unten expandiert, wächst auch das Orbitadach durch Resorption auf der kranialen Seite und Apposition auf der orbitalen Seite nach anterior und inferior. Es scheint so, als ob durch die Apposition Orbitadach und Orbitaboden und die Größe der Höhlung verkleinert würde. Jetzt kommen zwei Veränderungen ins Spiel, die beide eine Größenzunahme bewirken, obwohl ihr Effekt beim älteren Kind relativ gering ist. Erstens wächst die Orbita nach dem Muster des V-Modells. Die kegelförmige Orbita wächst und bewegt sich in Richtung ihrer weiten Öffnung. Anlagerungen auf der Innenseite vergrößern ihr Volumen mehr, als daß sie es reduzieren. Zweitens ist der *Translationsfaktor* direkt involviert. In Verbindung mit dem suturalen Knochenwachstum an den vielen Suturen innerhalb und außerhalb der Orbita wird der Orbitaboden zusammen mit dem übrigen nasomaxillären Komplex nach unten und vorne verlagert.

Der Ablauf des Gesichtswachstums

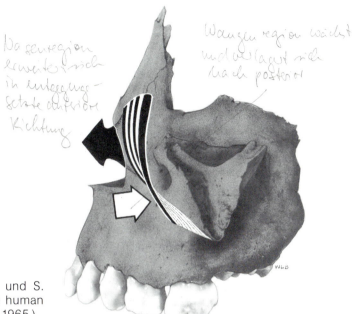

Abbildung 3-142 (Aus *Enlow, D. H.,* und *S. Bang:* Growth and remodeling of the human maxilla. Am. J. Orthod., 51 : 446–464, 1965.)

Abbildung 3.142

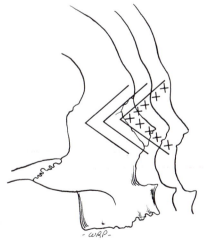

Abbildung 3.143

183

Abb. 3.144, 3.145 und 3.146 Beim Erwachsenen ist der Nasenboden *viel tiefer* gelegen als der Orbitaboden. Vergleichen wir das mit der Situation beim Kind. Wie schon beschrieben, wird etwa die Hälfte der „Bewegung" des Gaumens nach unten durch eine entsprechende Translation der gesamten Maxilla bewirkt (durch Wachstum in den maxillären Suturen). Der größte Teil des Orbitabodens ist Teil der Maxilla. So sind beide, der Orbita- und der Nasenboden, Teile desselben Knochens, und so ist der gleiche Prozeß, der für die Translation des Nasenbodens sorgt, auch für die Translation des Orbitabodens nach unten verantwortlich. Der Umfang dieser Translation übertrifft jedoch bei weitem die Vergrößerung der Orbita, d. h. für den Augapfel und die umgebenden Weichgewebe ist eine viel geringere Expansion erforderlich als für den Nasenraum. Der Orbitaboden gleicht dies durch ein nach oben gerichtetes Wachstum aus. Auf der intraorbitalen Seite des Orbitabodens finden wir Apposition, und auf der dem Sinus maxillaris zugewandten Seite sehen wir Resorption. Dies erhält den Orbitaboden in einer günstigen Position zum Bulbus darüber. Die *Translation der Maxilla* nach unten wird hierbei durch ein *nach oben* gerichtetes Wachstum kompensiert, welches der nur in einem geringen Maße erforderlichen Expansion der Orbita Rechnung trägt. Der Nasenboden hingegen verstärkt seine Translationsbewegung noch durch eine *zusätzliche* nach unten gerichtete Drift. So werden also Orbita- und Nasenboden in die gleiche Richtung verlagert, weil sie Teile desselben Knochens sind, aber sie unterziehen sich Remodellationsvorgängen in genau entgegengesetzten Richtungen.

Der Ablauf des Gesichtswachstums

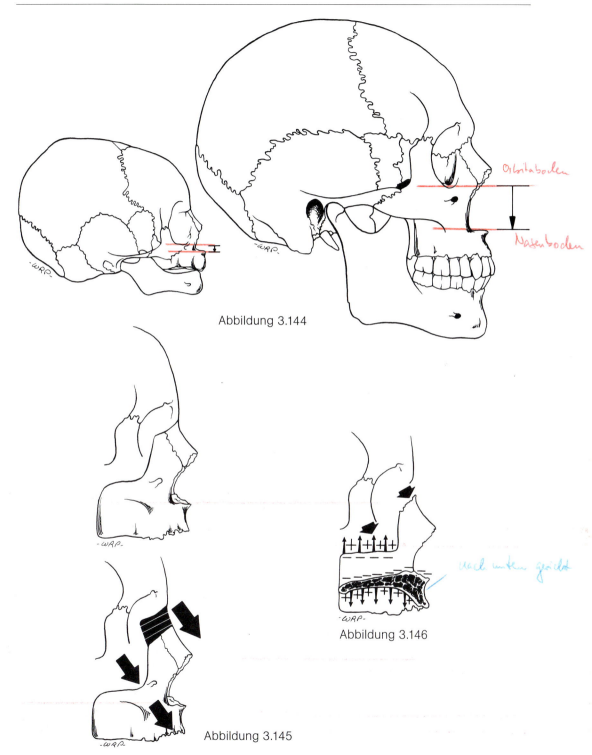

Abbildung 3.144

Abbildung 3.145

Abbildung 3.146

Abb. 3.147 und 3.148 Der Orbitaboden wächst auch nach lateral. Er neigt sich in lateraler Richtung und eine Apposition am Boden führt zu einer Bewegung in die gleiche Richtung (wie in Abb. 3.13 gezeigt). Die laterale Wand des Orbitalrandes verschiebt sich durch mediale Resorption und lateralen Anbau. Dieses intraorbitale Abbaufeld geht direkt über in die anteriolateral gelegene Fläche des Orbitadaches, die sich direkt hinter dem überhängenden supraorbitalen Wulst befindet (Abb. 3.147). Dies sind die einzigen Teile des Orbitadaches und der lateralen Wand mit Resorptionsvorgängen. Dadurch wird eine Expansion des gewölbten Daches nach lateral ermöglicht. Die der Haut zugewandte Fläche des Supraorbitalwulstes verhält sich appositionell und diese Kombination bewirkt, daß der Wulst protrudiert wird. Daß der obere Orbitawulst mehr als der untere Orbitawulst protrudiert ist, ist ein Charakteristikum des Erwachsenengesichts, und hier besonders beim Mann. Diese Situation ist bedingt durch die hervorstehende Nase, die wiederum durch die größeren Lungen verursacht ist. *Die Kombination 1. des sich nach vorne entwickelnden Umbaus von Nasenregion und oberem Orbitarand zusammen mit dem 2. nach hinten gerichteten Umbau des unteren Orbitarandes und des Jochbeines bewirkt eine Rotation dieser Region des Mittel- und Obergesichtes* (Abb. 3.148; s. auch 3.142).

Der laterale Orbitarand unterzieht sich gleichzeitig einem Remodellationswachstum in posteriorer und lateraler Richtung. Die lateralen Wachstumsveränderungen erweitern die Breite einer jeden Orbita und sind an der Lateralbewegung der gesamten Orbita und so an der geringen Zunahme des Interorbitalabstandes beteiligt. Das nach hinten gerichtete Wachstum des lateralen Orbitarandes erhält ihn in entsprechender Position zu dem sich nach hinten entwickelnden Os zygomaticum. Das nach vorne gerichtete Wachstum des superioren Orbitarandes und der gesamten anterioren Nasenregion, in Kombination mit einem rückwärtigen Wachstum der lateralen Orbita-Kante und des Jochbeins bewirkt beim Menschen, im Gegensatz zu dem der übrigen Säugetiere, eine Schräg nach vorn Positionierung des Orbitarandes. Dies bewirkt die Vorwärtsrotation des gesamten Obergesichtes und eine Rückwärtsrotation der unteren Bereiche (Vergleiche mit Abb. 4.23 und 8.5).

Durch die resorptive Natur der Wangenregion in Kombination mit einem Anbau im Bereich der gesamten Nasenregion wird die dazwischenliegende Kontur der Maxilla stark expandiert und so das Relief des Gesichtes vertieft. Beim Kind befindet sich der mediale Orbitarand nur ein wenig anterior des lateralen. Beim Erwachsenen entwickeln sich der mediale Rand zusammen mit der Nasenregion nach anterior und der laterale Rand zusammen mit dem Wangenknochen nach posterior. So werden medialer und lateraler Orbitarand in entgegengesetzter (anteriorer/posteriorer) Richtung verschoben, während sich das Relief des Gesichtes vertieft. Die durch diese Veränderungen hervorgerufenen Verlagerungen der lateralen Orbitaränder und des gesamten Mittelgesichtes in sagittaler Richtung sind von enormem Umfang.

Stadium 17: Das Os zygomaticum erfährt eine Translation nach anterior und inferior, die der primären Translation der Maxilla entspricht. Der Proc. zygomaticus ist Teil der Maxilla und wird mit dieser bewegt. Das eigenständige Os zygomaticum dagegen wird durch Wachstum in der Sutura frontozygomatica nach inferior und durch Wachstum in der Sutura temporozygomatica nach anterior transloziert. Die verursachende Kraft ist die gleiche, die an der Maxilla angreift, nämlich die funktionelle Matrix oder nach der älteren Theorie das Nasenseptum. Die Veränderungen am Wangenfortsatz sind denen am Processus coronoideus der Mandibula sehr ähnlich. Beide wachsen durch anteriore Resorption und posteriore Apposition nach hinten, entsprechend der rückwärtigen Verlängerung eines jeden Knochens. Beide werden aber gleichzeitig zusammen mit dem jeweiligen Knochen nach vorne transloziert.

Dieses wichtige Merkmal des Gesichtswachstums sollten wir uns unbedingt merken. Bei den vielen in diesem Kapitel beschriebenen Wachstums- und Remodellationsprozessen besteht zwischen weiblichen und männlichen Personen ein großer Unterschied. Das skelettale Wachstum der Frau ist kurz nach der Pubertät beendet. Beim Mann jedoch halten die topographischen Wachstumsveränderungen bis in die späteren Phasen der Adolesonanz an. Die faziale Ähnlichkeit von Jungen und Mädchen während der Kindheit verliert sich im Laufe der Teenagerjahre.

Der Ablauf des Gesichtswachstums

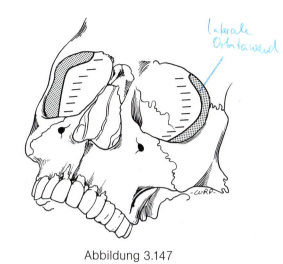

Abbildung 3.147

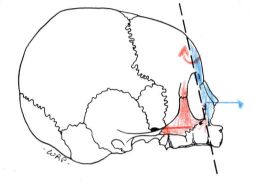

Rotation des Mittel- und Obergesichts

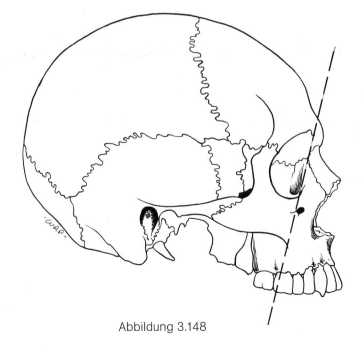

Vorwärtsrotation des gesamten Obergesichts, Rückwärtsrotation des unteren Bereiche

Abbildung 3.148

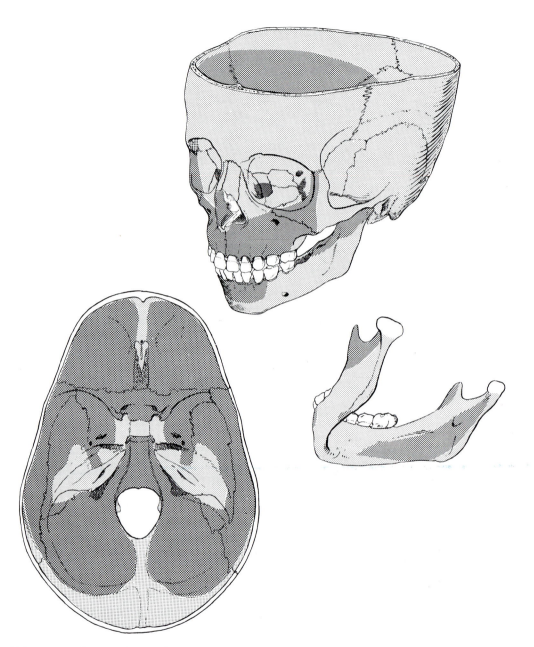

Abb. 3.149 Zusammfassendes Diagramm der Wachstums- und Remodellationsfelder mit Resorptions- (dunkel gepunkteten) und mit Appositionsaktivitäten (hell gepunkteten). (Aus *Enlow*, D. H. et al.: Angle Orthod., 41:3, 1971.)

Der Ablauf des Gesichtswachstums

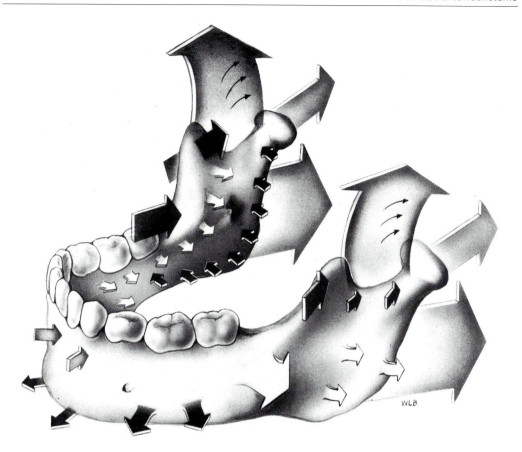

Abb. 3.150 Zusammenfassendes Diagramm des Mandibularwachstums. Durch periostale Resorption charakterisierte Wachstumsfelder werden durch auf den Knochen gerichtete Pfeile markiert und appositionelle Wachstumsfelder markieren vom Knochen weggerichtete Pfeile. (Aus *Enlow*, D. H. und D. B. *Harris*: A study of the postnatal growth of the human mandible. Am. S. Orthod., 50 : 25–50, 1964.)

Der Ablauf des Gesichtswachstums

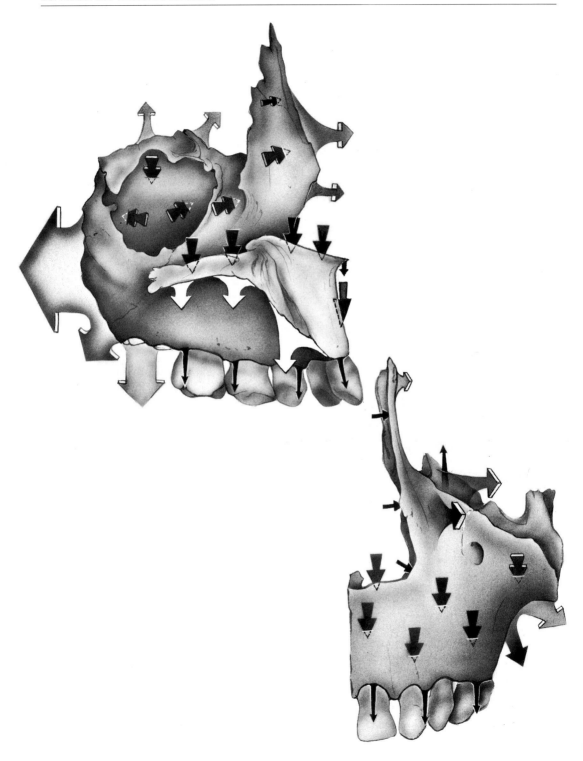

Der Ablauf des Gesichtswachstums

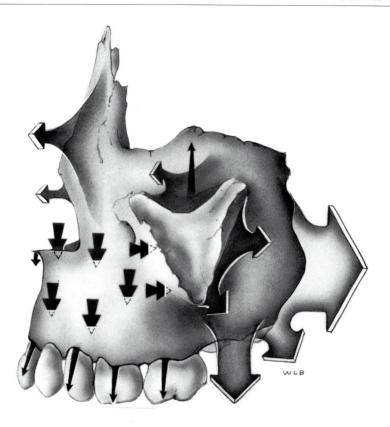

Abb. 3.151 Zusammenfassendes Diagramm des Maxillawachstums. Wachstumsrichtungen mit Resorptionsvorgängen sind durch Pfeile gekennzeichnet, deren Spitzen in den Knochen eindringen. Wachstumsrichtungen, an denen Appositionsvorgänge beteiligt sind, sind durch Pfeile deutlich gemacht, die vom Knochen wegstreben.
(Aus *Enlow*, D. H.: The Human Face. New York, Harper & Row, 1968, p. 164.)

Der Ablauf des Gesichtswachstums

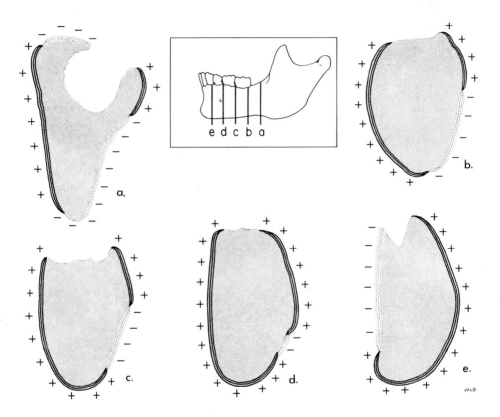

Abb. 3.152   Transversalschnitte in Ebene a, b, c, d, und e zeigen hier die Wachstums- und Appositionsmuster des Corpus mandibulae.
(Nach *Enlow*, D. H. und D. B. *Harris*: A study of the postnatal growth of the human mandible. Am. S. Orthod., 50 : 25–50, 1964.)

Der Ablauf des Gesichtswachstums

Abb. 3.153 Dies ist ein Transversalschnitt durch das Collum mandibulae. Der superiore Rand, Teil der Inzisura mandibulae (semilunaris), verhält sich appositionell. Der untere Rand, der zum Hinterrand des Ramus gehört, besitzt auch ein appositionelles Verhalten, während die bukkale und linguale Oberfläche resorptiver Natur sind.
(Aus Enlow, D. H.: und D. B. Harris: A study of the postnatal growth of the human mandible. Am. J. orthodont. 50 : 25–50, 1964.)

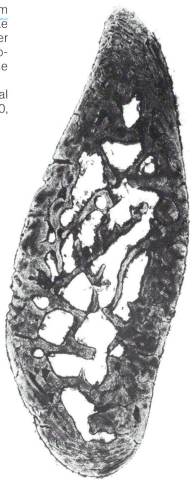

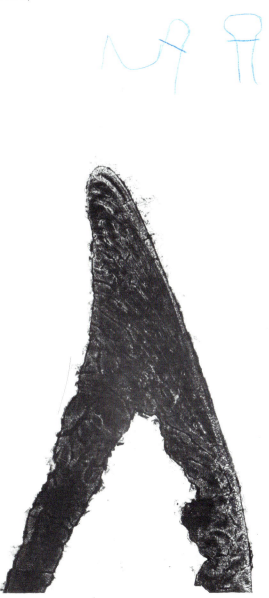

Abb. 3.154 Die bukkale Seite des (linken) Proc. coronoideus verhält sich resorptiv, die linguale (rechte) Seite ist appositionell. (Aus: Enlow, D. H. und D. B. Harris: A study of the postnatal growth of the human mandible. Am. J. orthodont. 50 : 25–50, 1964.)

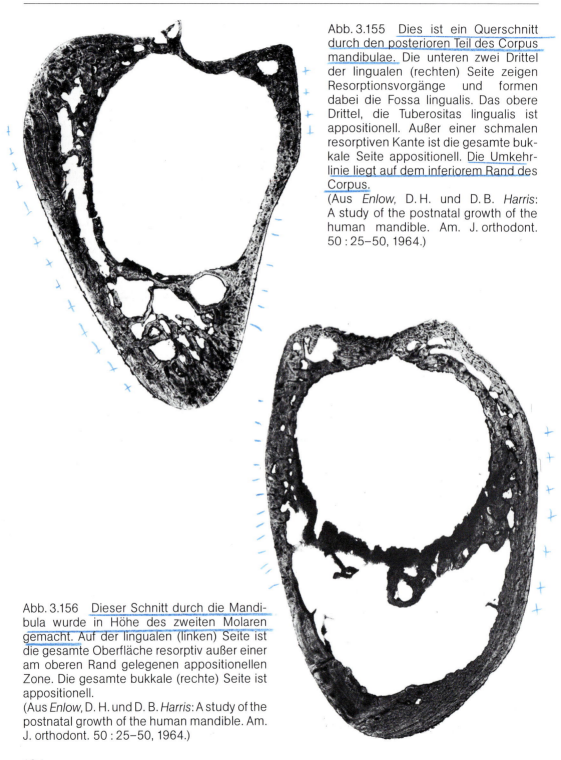

Abb. 3.155 Dies ist ein Querschnitt durch den posterioren Teil des Corpus mandibulae. Die unteren zwei Drittel der lingualen (rechten) Seite zeigen Resorptionsvorgänge und formen dabei die Fossa lingualis. Das obere Drittel, die Tuberositas lingualis ist appositionell. Außer einer schmalen resorptiven Kante ist die gesamte bukkale Seite appositionell. Die Umkehrlinie liegt auf dem inferiorem Rand des Corpus.
(Aus *Enlow,* D. H. und D. B. *Harris*: A study of the postnatal growth of the human mandible. Am. J. orthodont. 50 : 25–50, 1964.)

Abb. 3.156 Dieser Schnitt durch die Mandibula wurde in Höhe des zweiten Molaren gemacht. Auf der lingualen (linken) Seite ist die gesamte Oberfläche resorptiv außer einer am oberen Rand gelegenen appositionellen Zone. Die gesamte bukkale (rechte) Seite ist appositionell.
(Aus *Enlow,* D. H. und D. B. *Harris*: A study of the postnatal growth of the human mandible. Am. J. orthodont. 50 : 25–50, 1964.)

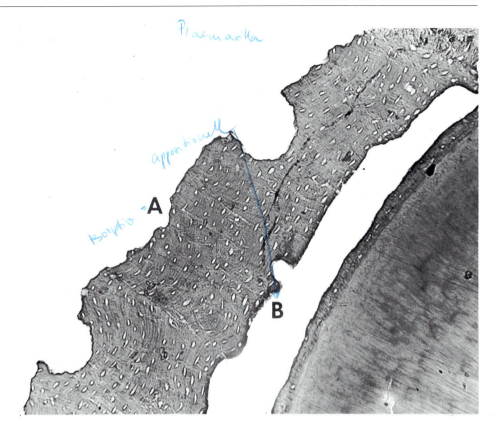

Abb. 3.157 Fläche A zeigt die resorptions-aktive äußere (periostale) Oberfläche der Compacta der Praemaxilla. Die gegenüberliegende alveoläre Fläche verhält sich appositionell (B). Das Knochengewebe der Compacta wird durch das Periost der einen Seite gebildet und durch das Periost der anderen Seite wieder resorbiert. Diese Kombination bewegt sowohl diesen Teil des knöchernen Bogens wie auch den Zahn nach unten (siehe vertikale Zahndrift auf Seite 158). Das Knochengewebe der äußeren (labialen) Oberfläche wurde ursprünglich durch die periostale Membran der Innenseite gebildet und nach und nach auf die gegenüberliegende periostale Seite der sich bewegenden Compacta transloziert.
(Aus *Enlow*, D. H.: The Human Face. New York, Harper & Row, 1968 p. 152.)

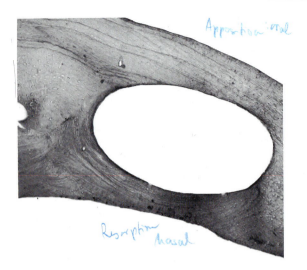

Abb. 3.158   Der Proc. frontalis der Maxilla hat eine äußere (oben) Oberfläche mit Knochenanbau und eine Oberfläche auf der der Nasenregion zugewandten (unteren) Seite mit Abbau. Die dazwischenliegenden Räume driften in der selben Richtung durch Resorption auf der oberen und Apposition auf der unteren Seite.
(Aus *Enlow*, D. H.: The Human Face. New York, Harper & Row 1968 p. 152.)

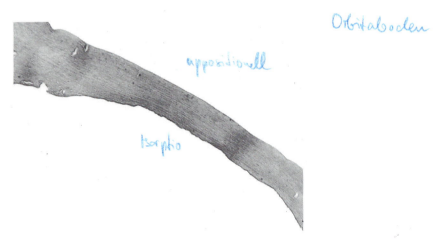

Abb. 3.159   Der maxilläre Anteil des Orbitabodens wird durch eine einzige dünne Platte lamellären Knochens gebildet. Die obere (orbitale) Seite ist appositionell, die gegenüberliegende (untere), den Sinus maxillaris liegende Seite verhält sich resorptiv.
(Aus *Enlow*, D. H. und S. *Bang*: Growth and remodeling of the human maxilla. (Am. J. Orthod. 51 : 446-464, 1965.)

Der Ablauf des Gesichtswachstums

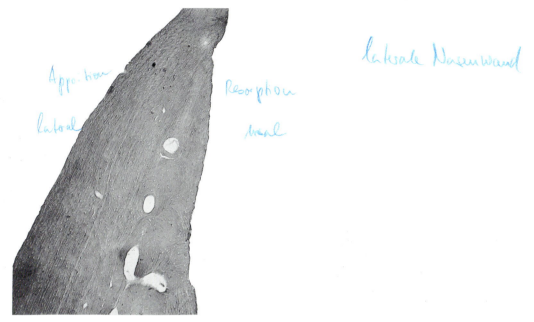

Abb. 3.160 Dies ist ein Querschnitt durch die laterale Nasenwand (Teil der Maxilla). Der äußere (linke) Teil zeigt Apposition, die gegenüberliegende (rechte) nasale Seite Resorption des Knochens.
(Aus *Enlow*, D. H.: The Human Face. New York, Harper & Row, 1968 p. 156.)

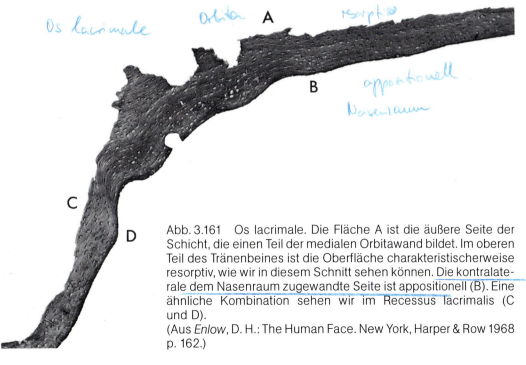

Abb. 3.161 Os lacrimale. Die Fläche A ist die äußere Seite der Schicht, die einen Teil der medialen Orbitawand bildet. Im oberen Teil des Tränenbeines ist die Oberfläche charakteristischerweise resorptiv, wie wir in diesem Schnitt sehen können. Die kontralaterale dem Nasenraum zugewandte Seite ist appositionell (B). Eine ähnliche Kombination sehen wir im Recessus lacrimalis (C und D).
(Aus *Enlow*, D. H.: The Human Face. New York, Harper & Row 1968 p. 162.)

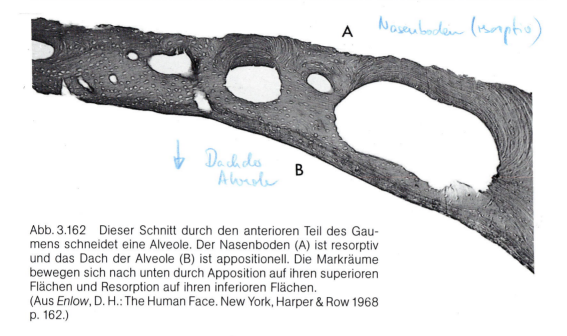

Abb. 3.162 Dieser Schnitt durch den anterioren Teil des Gaumens schneidet eine Alveole. Der Nasenboden (A) ist resorptiv und das Dach der Alveole (B) ist appositionell. Die Markräume bewegen sich nach unten durch Apposition auf ihren superioren Flächen und Resorption auf ihren inferioren Flächen.
(Aus *Enlow*, D. H.: The Human Face. New York, Harper & Row 1968 p. 162.)

4 Der Bauplan des menschlichen Gesichts

Teil 1

Das Gesicht des Menschen unterscheidet sich erheblich von dem anderer Säugetiere. Die lange schmale Schnauze des typischen Mammaliers, die direkt in den stromlinienförmigen Schädel übergeht, steht im krassen Gegensatz zu dem „schnauzenlosen", breiten, hohen und flachen menschlichen Gesicht. Es wird von einem enormen ballonförmigen Schädel eingerahmt und besitzt eine runde Stirn, welche die zarten retrusiven Kiefer überragt, sowie das lächerliche Rudiment einer fleischigen Schnauze, die aus dem euläugigen Gesicht mit durchaus wechselnder Mimik etwas hervorsteht. Obwohl wir das meist schön finden, handelt es sich hier doch um eine seltsame Variante im Vergleich zur Norm der anderen Säugetiere. Welche funktionellen, ontogenetischen und phylogenetischen Ursachen sind für diese spezielle Ausbildung des Gesichts verantwortlich? Im Lauf der Jahre wurde eine Vielfalt entsprechender Theorien entwickelt, doch vermutlich werden wir nie ganz verstehen, welche *primären* Faktoren die lange Reihe aufeinander abgestimmter evolutionärer Anpassungen des gesamten Körpers ausgelöst haben, die dann auch zur entsprechenden Ausbildung unserer Gesichtszüge führten. Wir können jedoch zumindest teilweise erklären, welche anatomische, entwicklungsmäßige und funktionelle Bedeutung jeder einzelne Faktor in dieser Abfolge voneinander abhängiger Veränderungen besitzt. Und wir können auch einige plausible Erklärungsversuche anstellen. Das ist mehr als nur interessante Spekulation. Es trägt zum besseren Verständnis des grundlegenden Bauplans unseres Gesichts bei, denn es führt zu einer verständnisvolleren Bewertung der verschiedenen wichtigen fazialen Bereiche, die für Kliniker und Grundlagenforscher große Bedeutung haben.

Abb. 4.1 **Konzept 1:** Der Mensch ist eines der wenigen bipeden Säugetiere. Unser aufrechter Gang erfordert eine Vielfalt anatomischer und funktioneller Anpassungen eines jeden Körperteils, und keine dieser Anpassungen könnte ohne die anderen funktionieren. Wir haben „Füße", und diese Füße sind eine einmalige anatomische Struktur des Menschen. Der Plan der Zehen, der Fußknochen, des Fußgewölbes, der Knöchel, die Knochen des Beines, die Hüfte und die Wirbelsäule, all diese Strukturen greifen in das anatomische Zusammenspiel ein, welches den aufrechten Gang ermöglicht. Der Kopf befindet sich in einer ausbalancierten Position auf der aufrechten Wirbelsäule. Die Arme und Hände erhalten mehr Bewegungsfreiheit. Im Umgang mit Nahrung und anderen Objekten sowie an Verteidigung und Angriff usw. sind jetzt mehr die Hände als die sich zurückbildenden Kiefer beteiligt.

Abb. 4.2 **Konzept 2:** Die enorme Größenzunahme und die daraus resultierende Konfiguration des Gehirns verursachen eine Knickung der Schädelbasis. Das hat zwei grundlegenden Folgen. Erstens erfährt das Rückenmark eine vertikale Ausrichtung, was wiederum eine aufrechte bipede Körperhaltung mit freien Armen und Händen ermöglicht. Zweitens unterziehen sich die Orbitae in Verbindung mit der Expansion des Lobus frontalis einer Rotation. Diese Rotation bewirkt, daß die Orbitae, während der Aufrichtung des Körpers, nach vorne ausgerichtet sind. Während sich der Körper vertikal ausrichtet, bleibt die optische Achse des visuellen Systems in horizontaler Lage, wie bei den übrigen Mammaliern (Merke: Die Schnauze eines typischen Tieres zeigt in Ruheposition normalerweise nach unten und nicht nach vorne. Das bedeutet eine Positionierung der orbitalen Achse ungefähr parallel zum Boden und in Bewegungsrichtung des Körpers. Die Schädelbasis des typischen Mammaliers ist im Gegensatz zum Menschen relativ eben, und das Rückenmark verläuft im horizontal ausgerichteten Wirbelkanal.
Es wurde lange diskutiert, welche anatomische oder funktionelle Veränderung zuerst auftrat. Der aufrechte Gang? Die Entwicklung der Arme? Die Vergrößerung des Gehirns? Die nach unten rotierten und weniger protrusiven Zahnbögen und Kiefer? Die Neigung der Schädelbasis? Die Entwicklung von Händen und dem binokularen System? Oder was sonst? Eine wichtige Überlegung ist, daß all diese Veränderungen funktionelle Ursachen haben müssen. Sie entwickelten sich als „phylogenetisches Paket", unabhängig davon, welches Glied der Kette (oder welche Kombination) den ersten Schritt einleitete.

Der Bauplan des menschlichen Gesichts

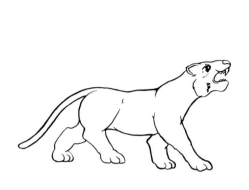
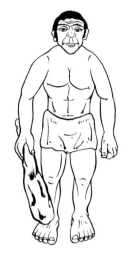

Abbildung 4.1

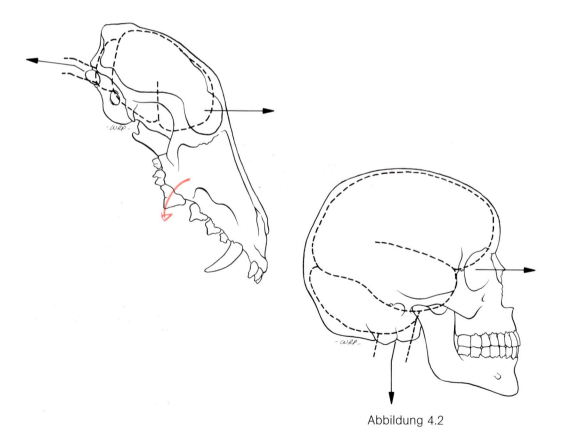

Abbildung 4.2

Abb. 4.3 **Konzept 3:** Die enormen Ausmaße des menschlichen Gehirns stehen auch in Beziehung zur Rotation der Orbitae zur Mittellinie hin. Das resultiert in einer binokularen Anordnung der Orbitae, wodurch die durch die Finger kontrollierte Manipulation von Nahrung, Waffen, Werkzeugen usw. ergänzt wird. Das Fehlen einer langen, protrusiven Schnauze ermöglicht die Betrachtung von in Händen gehaltenen Objekten aus nächster Nähe. Das menschliche Gehirn dirigiert die nicht mehr zur Fortbewegung gebrauchten *freien Hände*, die bei *aufrechter* Haltung in allen 3 Dimensionen arbeiten können. Die enorme Größe des Gehirns und die Neigung der Schädelbasis sind Schlüsselfaktoren, aber *alle* Veränderungen sind notwendig und gegenseitig voneinander abhängig. Die Rotation der Orbitae und deren Ausrichtung nach vorne haben zu einer Reduktion des interorbitalen Teils des Gesichtes geführt. Dies wird deutlich in der Nasenwurzelregion, eine Folge der eng zusammenstehenden Augen ist eine *schmale Nase*. Und weil die Nase so schmal ist, ist sie notwendigerweise auch kürzer. Die bei den meisten Mammaliern viel breitere Nasenwurzel tritt sehr häufig in Verbindung mit einer viel längeren Schnauze auf.

Abb. 4.4 **Konzept 4:** Die nasale Region darüber und die orale Region darunter sind die beiden Seiten derselben Münze, nämlich des Palatum durum. Die Reduktion der nasalen Protrusion führt zu einer mehr oder weniger entsprechenden Reduktion des OK (die Reduktion der Nase war für diesen evolutionären Prozeß wahrscheinlich auslösend). Folglich wird das gesamte Gesicht horizontal kürzer. Jedoch ist das Gesicht in Relation zur massiven Größenzunahme des Gehirns und der Neigung der Schädelbasis in eine nahezu vertikale Position rotiert. Die Rotation des Bulbus alfactorius nach unten und der gesamten anterioren Schädelbasis, die durch die Ausweitung der Frontallappen des Gehirns ausgelöst wurde, führt zu einer entsprechenden Rotation des nasomaxillären Komplexes.

Der Bauplan des menschlichen Gesichts

Abb. 4.3 (Aus *Enlow*, D. H.: The Human Face. New York, Harper & Row, 1968, S. 190.)

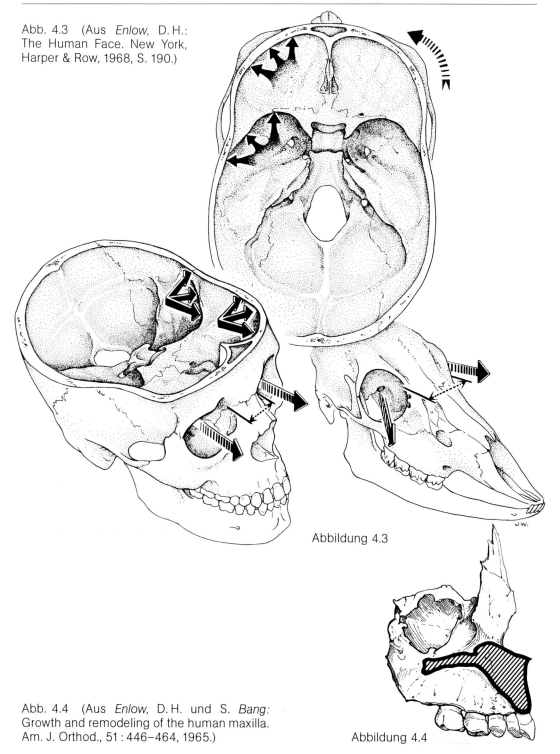

Abbildung 4.3

Abb. 4.4 (Aus *Enlow*, D. H. und S. *Bang:* Growth and remodeling of the human maxilla. Am. J. Orthod., 51 : 446–464, 1965.)

Abbildung 4.4

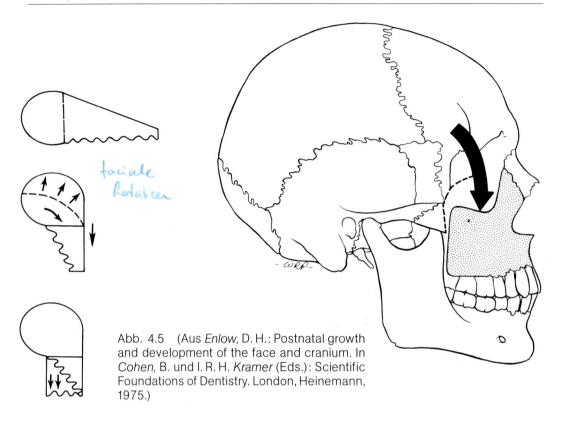

Abb. 4.5 (Aus *Enlow*, D. H.: Postnatal growth and development of the face and cranium. In *Cohen*, B. und I. R. H. *Kramer* (Eds.): Scientific Foundations of Dentistry. London, Heinemann, 1975.)

Abb. 4.5 Die faziale Rotation führte zur Ausbildung der *Sinus maxillaris* unterhalb des Orbitabodens und oberhalb des verkleinerten Maxillarbogens. Die menschliche Maxilla ist wegen ihrer Adaptation an die faziale Rotation im Gegensatz zu den meisten anderen Säugetieren mehr vier- als dreieckig. Wir finden hier also einen besonders ausgeformten Oberkiefer. Der Orbitaboden mußte außerdem mit der Maxilla verknüpft werden, weil das Untergesicht in eine Position unterhalb der Augen rotiert worden ist.

Bei den meisten Mammaliern ist die Nasenschleimhaut aktiv an der Temperaturregulation beteiligt. Durch Vasokonstriktion bzw. Dilatation der Gefäße der stark vaskularisierten Nasenschleimhaut wird die Wärmeabgabe über die Nasengänge kontrolliert. Wegen der starken Reduktion der Nase hat diese Funktion beim Menschen die relativ haararme, weiche und mit Schweißdrüsen besetzte Dermis und Epidermis übernommen. Die Kontrolle der Hautdurchblutung in Kombination mit der Schweißdrüsensekretion ermöglichen einen Ersatz der nasalen Thermoregulation. Dies ist beim Menschen (und bei wenigen anderen Spezies auch, wie z. B. beim Schwein) aufgrund der nahezu nackten Haut möglich. Bei Tieren mit dichter Behaarung wird die Thermoregulation durch Wärmeaustausch in der Nasenschleimhaut gesteuert, z. B. kann durch Hecheln überschüssige Wärme abgegeben werden, weil die Transpiration auch in manchen haarlosen Arealen (wie Handflächen und Fußsohlen) eingeschränkt ist und ein flauschiger Pelz eine exzellente Thermoisolation bewirkt. Der Pelz läßt das Tier auch potentiellen Feinden gegenüber größer erscheinen und durch diese Zunahme des nichtvitalen Teils ihrer Anatomie muß ein Angreifer tiefer beißen. Wir haben davon nur ein Relikt: Die Gänsehaut.

Der Bauplan des menschlichen Gesichts

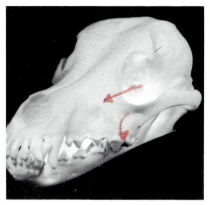
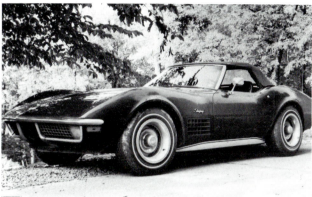

Abbildung 4.6

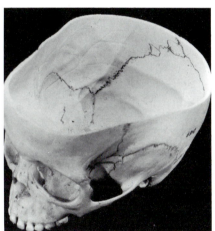
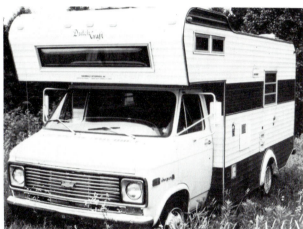

Abbildung 4.7

Abb. 4.6 und 4.7 **Konzept 5:** Das Gesicht des Menschen ist so außergewöhnlich breit, weil Gehirn und Schädelbasis so breit sind. Das Gesicht wird von dem massiven Gehirn dahinter und darüber bedrängt. Wir bemerken die unglaublich massiven Ausmaße des menschlichen Schädels, wenn wir sie mit denen eines typischen Mammaliers vergleichen. Die expandierten Frontallappen des Gehirns liegen mehr oberhalb der Augen und dem Rest des Gesichtes als dahinter, und so mußte die Stirn entstehen. Das bewirkt sowohl eine Rotation der Orbitae in eine vertikale, nach vorne gerichtete Position wie auch eine Rotation des Gesichts als Ganzes in eine Position nach unten – hinten.

Abb. 4.8 **Konzept 6:** Die Expansion der verschiedenen Teile der zerebralen Hemisphären hat umfangreiche Gruben in der Schädelbasis geformt. Jede dieser endokranialen Fossae entspricht speziellen Gehirnlobus auf der Innenseite der Schädelbasis und hat räumliche Beziehung zu bestimmten Teilen des Gesichtes, des Pharynx usw. auf der Außenseite. Das Wissen um die Beziehungen zwischen Gehirn, Schädelbasis und Gesicht ermöglicht uns die Struktur des Gesichtes und die Ursachen vieler Form- und Konfigurationsvariationen zu analysieren.

Abb. 4.9 **Konzept 7:** Der nasomaxilläre Komplex korreliert spezifisch mit der Fossa cranii anterior. Die anteriore Grenze der Fossa bestimmt die anteriore Grenze des Mittelgesichtes. Die posteriore Grenze der Fossa cranii anterior setzt fest, wo die entsprechende posteriore Grenze des Mittelgesichtes sein wird. Das ist eine grundsätzliche funktionelle Regel.

Abb. 4.10 Der Pharynx weist dagegen besondere Beziehungen zu Fossa cranii media auf. Aufgrund der Neigung der Schädelbasis beim Menschen bestimmt die Größe der mittleren Schädelgrube die horizontale Dimension des Pharyngealraumes. Die Ausdehnung der Fossa chranii media sollte durch den Abstand der Rami mandibulae ausgeglichen werden. Die Aufgabe des Ramus ist es, den Pharynx und die Fossa cranii media zu überspannen, um den UK in Okklusion zum OK-bogen zu bringen. Auch sollte sich die Länge des Corpus mandibulae den Maßen des knöchernen Maxillarbogens angleichen. Die Mandibula ist ein separater Knochen, jedoch mit dem Schädel über ein Gelenk verbunden. Die Größe und Position ihrer Teile ist aber unabhängig variabel. Dies ist eine Hauptursache für die Variation der Gesichtsform und des Profils. Dazu im Gegensatz steht die Maxilla über die Suturen direkt mit der Fossa cranii anterior in Verbindung. Deshalb beeinflußt das Wachstum der Schädelbasis direkt das korrespondierende Wachstum des Mittelgesichtes, weil ihre einzelnen Wachstumsfelder gemeinsame Grenzen haben.

Abb. 4.11 **Konzept 8:** Eine der wichtigsten Ebenen des gesamten Kopfes ist die *„PM"* (posterior-maxilläre) Ebene. Sie ist eine natürliche anatomische Grenze und liegt an der Kontaktfläche zwischen wichtigen Schlüsselzentren des Wachstums, der Remodellation und der Verlagerung. Erinnern wir uns an die vertikale Referenzlinie aus Kapitel 3, die uns dazu diente, grundsätzliche Wachstumsänderungen zu verdeutlichen; das ist die PM-Linie. Sie ist eine Achse mit fundamentaler Bedeutung für die Beziehungen der vielfältigen expandierender Wachstumsaktivitäten, die im Laufe des Wachstumsprozesses auftreten.
Die *PM*-Linie ist eine natürliche Grenze, die die Areale a, b und c von den Arealen d, e und f trennt. Die *PM*-Linie bildet die Grenze zwischen diesen funktionellen Partnern von Gesicht und Schädel. So sind die Teile a, b und c Struktur- und Wachstumspartner. Das gleiche gilt für die Teile d, e und f. Die Grenze zwischen anteriorer und mittlerer Schädelgrube verläuft *exakt* durch die posterior-superiore Ecke des nasomaxillären Kompartiments. Wachstum und Form des ethmoido-maxillären Komplexes sind eng mit dem Lobus frontalis des Gehirns korreliert. Auch sie sind Partner. Der Boden der anterioren Schädelgrube ist die skelettale Grundebene dazwischen und ist so der Partner oder Gegenspieler: Lobus frontalis auf der einen Seite und des oberen Teils des nasomaxillären Komplexes auf der anderen Seite.

Der Bauplan des menschlichen Gesichts

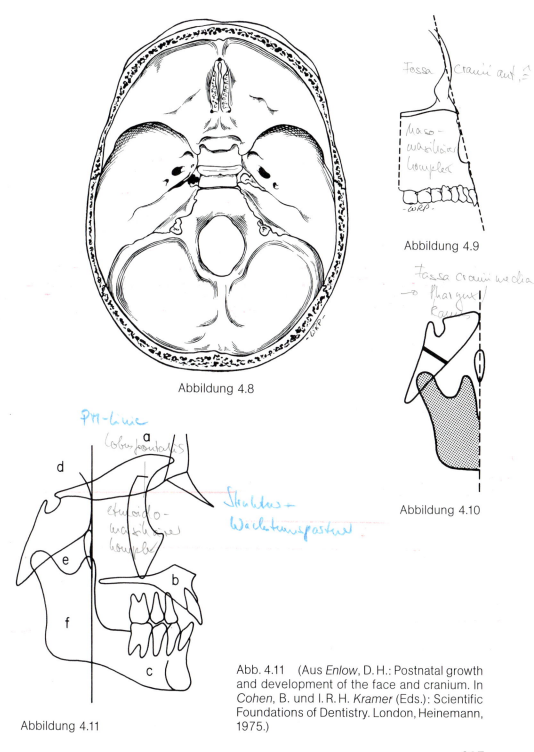

Abbildung 4.8

Abbildung 4.9

Abbildung 4.10

Abbildung 4.11

Abb. 4.11 (Aus *Enlow*, D. H.: Postnatal growth and development of the face and cranium. In *Cohen*, B. und I. R. H. *Kramer* (Eds.): Scientific Foundations of Dentistry. London, Heinemann, 1975.)

207

Abb. 4.12 **Konzept 9:** (Abb. 4.12 A) Auch andere Grenzlinien des Gehirns finden ihre fazialen Entsprechungen. Diese Grenzlinien des Gehirns entstehen durch Wachstumsfelder, die auch mit dem Gesichtswachstum zusammenhängen. Das Gesicht hat eine definierte maximale Regelgröße, genau wie das Gehirn. Einige der *Hauptwachstums*richtungen des Gesichts werden durch die *Sinnesorgane* bestimmt (Auge, Nase). Die beiden grundlegenden Wachstumseigenschaften, Größe und Richtung, ergeben die Wachstumsvektoren.
Die anteriore Grenze der nasomaxillären Region korrespondiert mit der anterioren Grenze des Lobus frontalis. Der Hinterrand des Mittelgesichtes korrespondiert mit dem Hinterrand des Lobus frontalis (und im Endeffekt mit der Fossa cranii anterior). Die vordere und hintere vertikale Ebene des Mittelgesichtes stehen *senkrecht* zum Bulbus olfactorius und damit zur Orbita. Die untere Grenze des Mittelgesichtes korrespondiert mit der unteren Ebene des Gehirnes. All diese Grenzen und Ebenen stellen die Maximalgrenzen des Normalwachstums des nasomaxillären Komplexes dar und zeigen die Wachstumsrichtung in Beziehung zu den beiden wichtigsten Sinnesorganen im Gesicht.

Konzept 10: (Abb. 4.12 B) Die räumlichen Beziehungen zwischen Lobus frontalis (Fossa cranii anterior) und den fazialen Komponenten zum einen und zwischen Fossa cranii media und Pharynx zum anderen werden schon in einem sehr frühen Embryonalstadium eingenommen. An Abb. 4.12 B sehen wir, daß die Biegungen im Bereich der Hirnanlage den OK- und UK-Bogen in direkte Nähe zu den Anlagen des Lobus frontalis und der Fossa cranii anterior bringt.

Der Bauplan des menschlichen Gesichts

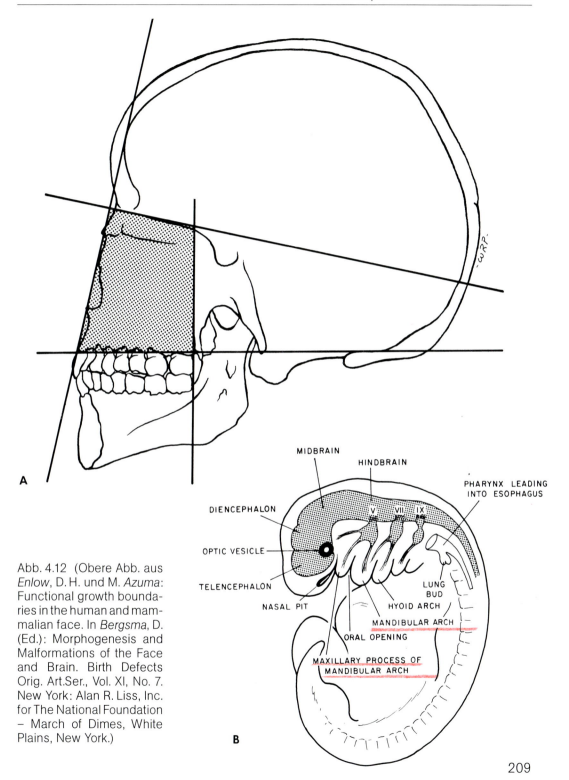

Abb. 4.12 (Obere Abb. aus *Enlow*, D. H. und M. *Azuma*: Functional growth boundaries in the human and mammalian face. In *Bergsma*, D. (Ed.): Morphogenesis and Malformations of the Face and Brain. Birth Defects Orig. Art.Ser., Vol. XI, No. 7. New York: Alan R. Liss, Inc. for The National Foundation – March of Dimes, White Plains, New York.)

209

Der Bauplan des menschlichen Gesichts

Teil 2

Auch wenn sich das menschliche Gesicht morphologisch von den Gesichtern der übrigen Mammalier unterscheidet, finden wir keinen Bruch mit dem allgemeinen fazialen Bauplan der übrigen Mammalier. Das Gesicht des Menschen gehorcht denselben morphologischen und morphogenetischen Regeln, die auch für die meisten anderen Mammalier gelten. Abweichungen treten meist in Verbindung mit <u>Proportionsveränderungen einiger Komponenten und deren Positionen nach Rotation auf. Diese Abweichungen stehen im Zusammenhang mit der Körper-und Kopfhaltung und der Größe und Form des Gehirns.</u> Grundlegende Abweichungen von der gemeinsamen Orientierungslinie sehen wir aber nicht.

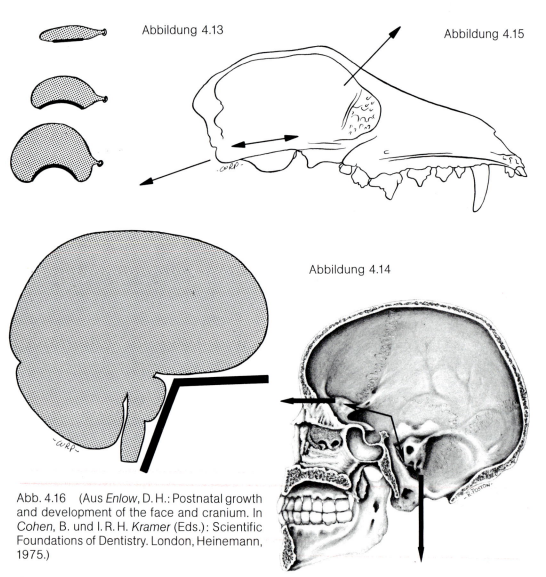

Abbildung 4.13

Abbildung 4.15

Abbildung 4.14

Abb. 4.16 (Aus *Enlow*, D. H.: Postnatal growth and development of the face and cranium. In *Cohen*, B. und I. R. H. *Kramer* (Eds.): Scientific Foundations of Dentistry. London, Heinemann, 1975.)

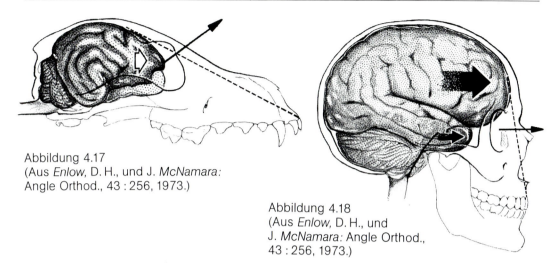

Abbildung 4.17
(Aus *Enlow*, D. H., und J. *McNamara*: Angle Orthod., 43 : 256, 1973.)

Abbildung 4.18
(Aus *Enlow*, D. H., und J. *McNamara*: Angle Orthod., 43 : 256, 1973.)

Abb. 4.17 und 4.18   Die Expansion der Frontallappen drängt das Os frontale nach oben und außen. Dadurch entsteht im menschlichen Gesicht eine runde und aufgerichtete Stirn, die eigentlich ein Teil des Neurocraniums und nicht des Gesichtsschädels (Viscerocraniums) ist. Die Frontallappen bewirken auch eine Rotation der Orbitae in eine neue Position. Während die Stirn durch das dahinter liegende Gehirn in eine vertikale Ebene rotiert wird, werden die oberen Augenwülste mitgezogen. Die Augen stehen nun im rechten Winkel zum Rückenmark. Das Rückenmark steht senkrecht und die optische Achse liegt waagerecht. Der Blick ist in Richtung der Vorwärtsbewegung gerichtet. [*]

---

[*] Bei einigen Anthropoiden, wie z. B. beim Gorilla, können die supraorbitalen Wülste auch unabhängig vom Lobus frontalis rotieren. Beim menschlichen Gesicht jedoch müssen die Orbitae wegen der Expansion der Frontallappen in vertikaler Richtung kippen.

Abb. 4.13 bis 4.16   Wenn wir ein Stück Klebeband auf einen Luftballon aufbringen und diesen aufpusten, so wird er sich mit rundkerbigem Einzug ausdehnen. Der Ballon wölbt sich bei seiner Ausdehnung um einen nicht dehnbaren Teil herum. Das enorme menschliche Gehirn expandiert in ähnlicher Weise um ein sich deutlich weniger vergrößerndes medioventrales Element (Medulla, Pons, Hypothalamus, Chiasma opticum). Das verursacht eine Biegung der Unterseite des Gehirns. Daraus folgt die Neigung der Schädelbasis. Das Foramen magnum ist beim typischen Mammalierschädel posterior lokalisiert. Beim Menschen finden wir es im medioventralen Teil der expandierenden Schädelbasis, in einem ungefähren Balancepunkt des in aufrechter Haltung auf der Wirbelsäule abgestützten Kopfes.

Abb. 4.19 und 4.20   Die Rotation der Orbitae zur Mittellinie hin wird durch die Expansion der Frontallappen, besonders jedoch durch die der Temporallappen bewirkt. Die Augen stehen enger zusammen. Mit der massiven Expansion des Gehirns treten bei der Rotation der Orbitae zwei verschiedene Achsen auf. Die eine verlagert die Orbitae in vertikaler Richtung, und die andere dreht sie in horizontaler Ebene in medialer Richtung, d. h. in eine binokuläre Position. Bei den verschiedenen Primatenarten finden wir verschieden große Rotationsbewegungen. Beim Affen z. B. ist die Orbita viel weniger aufgerichtet als beim Menschen, hervorgerufen durch die relative Größe der Frontallappen. Die proportional großen Temporallappen dagegen bewirken, daß die Augen ziemlich dicht beieinander stehen.

Abb. 4.21   Die Rotation der Orbitae zur Mittellinie hin führt zu einer merklichen Reduktion des interorbitalen Abstandes. Dies ist ein wichtiger Faktor, der die reduzierte Protrusion des Mundbereiches beim Menschen und vieler anderer (aber nicht aller) Primaten begleitet. Da das interorbitale Segment die Basis der Nasenregion ist, bewirkt eine Verkleinerung dieser Region eine Reduktion der strukturellen (und auch physiologischen) Wurzel der knöchernen Nase. Eine breite Nasenwurzel kann mit einer proportional längeren Schnauze zusammengehen. Eine schmale Nasenwurzel jedoch schränkt die möglichen Ausbildungen der Protrusion der knöchernen Nase sehr ein, und auch die Mundregion ist hierbei kleiner. Der zweite grundlegende Faktor, der in die reduzierte Protrusion der Nase involviert ist, hängt mit der Rotation der Bulbi olfactorii zusammen.

Der Bauplan des menschlichen Gesichts

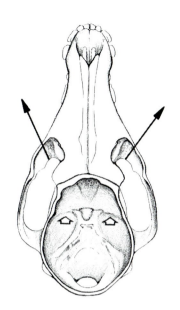

Abb. 4.19 (Aus *Enlow*, D. H. und J. *McNamara*: Angle Orthod., 43 : 256, 1973.)

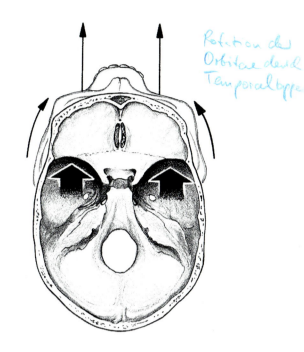

Abb. 4.20 (Aus *Enlow*, D. H. und J. *McNamara*: Angle Orthod., 43 : 256, 1973.)

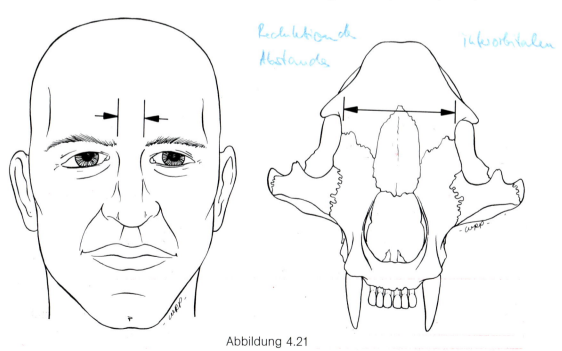

Abbildung 4.21

Abb. 4.22   Das vergrößerte menschliche Gehirn hat offensichtlich eine rotatorische Verlagerung der Bulbi olfactorii nach unten verursacht. Bei allen anderen Mammalierern sind sie nahezu senkrecht oder schräg ausgerichtet, je nach Konfiguration der Frontallappen. Beim Menschen sind die Bulbi durch das Gehirn in eine horizontale Position rotiert worden. Dies ist ein signifikantes Kennzeichen der grundlegenden Konstruktion des menschlichen Gesichtes.

Abb. 4.23   Die Bulbi olfactorii werden durch die Ausrichtung und die Wachstumsrichtung der benachbarten Nasenregion direkt beeinflußt. Die lange Achse der Schnauze ist bei den meisten Mammalierern so konstruiert, daß sie genau in Richtung der sensorischen olfaktorischen Nerven zeigt. Die Ebene der nasomaxillaren Region steht dabei nahezu senkrecht auf der Ebene der Bulbi olfactorii. Dies ist eine äußerst wichtige anatomische und funktionelle Beziehung für die Ausbildung des grundlegenden Bauplanes des Mammaliergesichtes. Während der Bulbus zunehmend von einer senkrechten in eine waagerechte Position gelangt, sei es des Gehirnwachstums oder seiner Form wegen (1, 2, 3), rotiert das ganze Gesicht von einer horizontalen in eine vertikale Ebene (1a, 2a, 3a). Mit anderen Worten: Das Gesicht rotiert nach unten durch die Expansion der Fossa cranii anterior und diese wiederum rotiert nach unten als Folge der Größenzunahme der Frontallappen.

Der Bauplan des menschlichen Gesichts

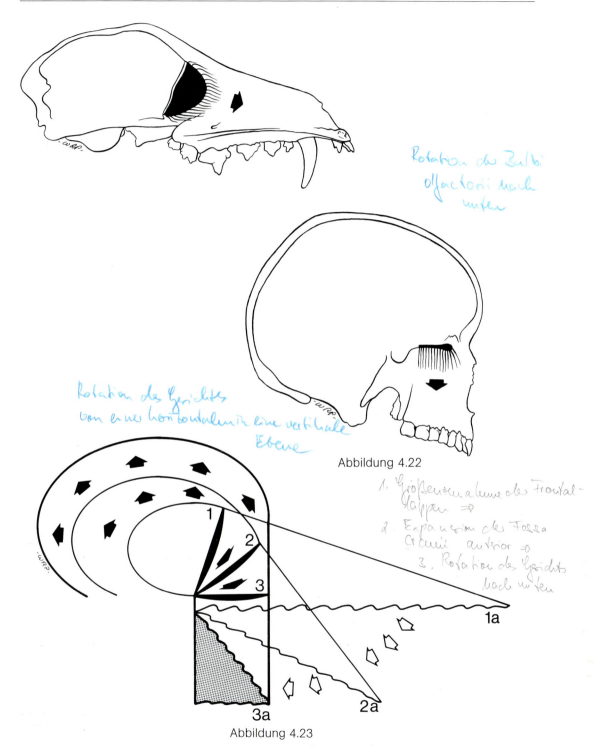

Abbildung 4.22

Abbildung 4.23

Abb. 4.24 und 4.25   Die Maxilla der meisten Mammalier hat eine dreieckige Form. Allein beim Menschen ist sie rechteckig. Bewirkt wird dies durch eine Rotation der Okklusionsebene in eine horizontale Lage, wobei die vertikale Rotation des Mittelgesichtes ausgeglichen wird. Die Okklusionsebene liegt bei den Mammaliern einschließlich des Menschen parallel zur Frankfurter Horizontalen (Ebene zwischen Oberrand des Meatus acusticus externus und unterem Orbitarand). Diese Ebene bringt die Kiefer in eine günstige funktionelle Position zu Auge, Nase und Ohr. Die Veränderungen des Konstruktionsplans bei der menschlichen Maxilla führten zu einer neuen, kieferbogenbezogenen fazialen Region, der Suborbitalregion. Der größte Teil dieses phylogenetisch neu entstandenen Raumes nimmt der ansonsten unfunktionelle Sinus maxillaris ein (Funktionen wie Luftanwärmung, Nasentropfen und Resonanz der Stimme sind von sekundärer Bedeutung). Auch der Orbitaboden wurde erst im Zusammenhang mit der Neuschaffung dieser fazialen Region gebildet. Vergleiche auch mit Abb. 4.23.

Abb. 4.26   Die nasale Region erfährt so beim Menschen eine vertikale Einstellung. Das Wachstum und Ausrichtung der sensorischen olfaktorischen Nerven ist ebenfalls vertikal gerichtet, und der vertikale Vektor des Gesichtswachstums wurde eines der Hauptmerkmale der Entwicklung des menschlichen Gesichts. Das charakteristisch vertikale Profil des menschlichen Gesichts ist eine Folge mehrerer Faktoren: 1. der runden Stirn 2. der Rotation der Nasenregion in eine vertikale Ebene 3. der reduzierten Protrusion des Mundes mit einer medialen Konvergenz der Orbitae 4. der Rotation der Orbitae in eine aufrechte Position 5. der Rotation des Maxillarbogens nach unten und hinten und schließlich 6. der reduzierten bimaxillären Protrusion, in dem Umfang, wie die Nase zurückgenommen wurde. Aufgrund der Verbreiterung von Gehirn und Schädelbasis und der Anteriorrotation von Orbitae und Jochbeinen bekommt das Gesicht ein sehr breites Aussehen. Das menschliche Gesicht liegt unterhalb der Frontallappen des Gehirns im Gegensatz zu den anderen Mammalieren, bei denen es weit vor dem Gehirn liegt. Der Nasenraum liegt weitgehend innerhalb des Gesichtes zwischen und unterhalb der Orbitae, auf jeden Fall nicht so weit nach vorne ragend, wie bei einer voll ausgebildeten Schnauze. Als Folge aller dieser verschiedenen Veränderungen ist das gesamte Gesicht zu einer relativ flachen strukturellen Ausformung reduziert worden.

Der Bauplan des menschlichen Gesichts

Abb. 4.24 (Aus *Enlow*, D. H.: Postnatal growth and development of the face and cranium. In *Cohen*, B. und I. R. H. *Kramer* (Eds.): Scientific Foundations of Dentistry. London, Heinemann, 1975.)

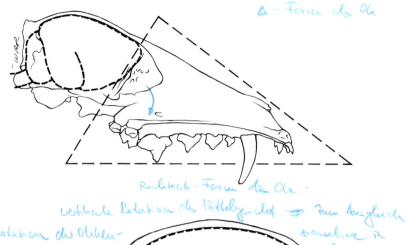

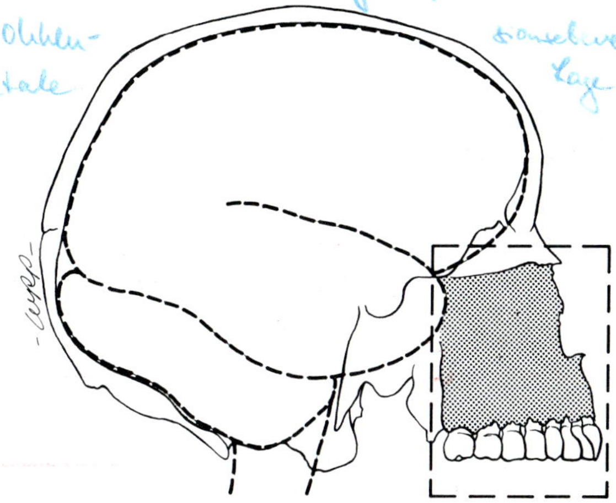

Abb. 4.25 (Aus *Enlow*, D. H.: Postnatal growth and development of the face and cranium. In *Cohen*, B. und I. R. H. *Kramer* (Eds.): Scientific Foundations of Dentistry. London, Heinemann, 1975.)

Abb. 4.26 (Aus *Enlow*, D. H.: The Human Face. New York, Harper & Row, 1968, S. 187.)

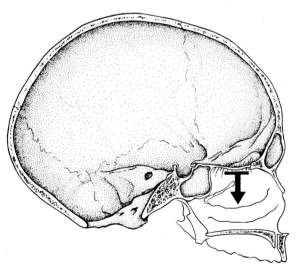

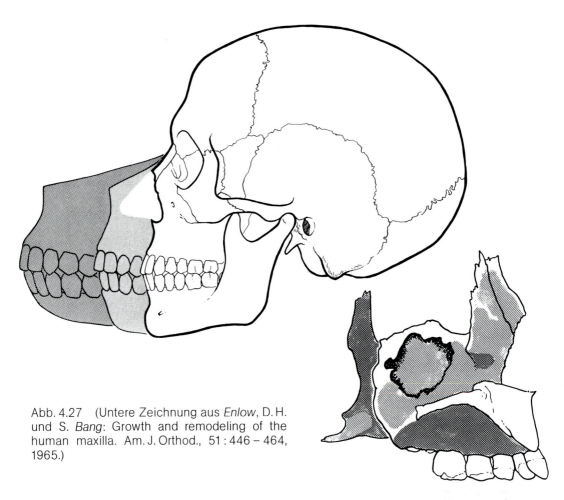

Abb. 4.27 (Untere Zeichnung aus *Enlow*, D. H. und S. *Bang*: Growth and remodeling of the human maxilla. Am. J. Orthod., 51 : 446 – 464, 1965.)

Abb. 4.27 Die Verkleinerung der Nasenregion in Verbindung mit der Konvergenz der Orbitae und der Rotation der olfaktorischen Anteile der Fossa cranii anterior muß naturgemäß von einer mehr oder weniger ausgeprägten Verkleinerung der sagittalen Länge des OK-Bogens begleitet sein, weil der Boden des Nasenraumes gleichzeitig das Dach des Mundes ist. Zwischen diesen beiden kann nur eine sehr kleine Differenz bestehen. Der Gaumen gehört zu beiden Regionen. Ob die Kette der phylogenetischen Ereignisse, die die Verkleinerung der Nase verursacht haben, auch für die Verkürzung des OK-Bogens verantwortlich ist oder ob die Entwicklung einen völlig anderen Weg nahm, werden wir wohl nie genau erfahren. So wie sich die eine Region verkleinert, muß sich auch die andere verkleinern. Dies bezieht sich nur auf den knöchernen Anteil der Nase; einige Spezies haben auch fleischige, weit über Kiefer und Gaumen hervorragende Rüssel wie zum Beispiel Mensch und Elefant.

Der Bauplan des menschlichen Gesichts

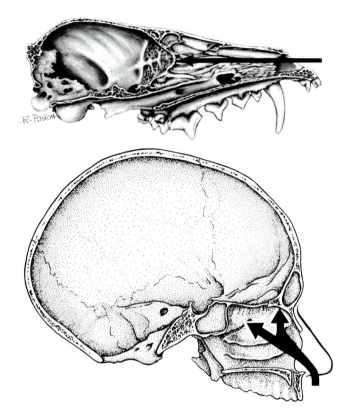

Abb. 4.28 (Untere Zeichnung aus *Enlow*, D. H.: The Human Face. New York, Harper & Row, 1968, S. 188.)

Abb. 4.28 Warum hat das menschliche Gesicht eine hervorstehende fleischige „Nase"? Die Protrusion des Knorpels und die Weichgewebsanteile des nasalen Komplexes bewirken eine nach unten gerichtete Öffnung der Nasenlöcher. Dies dient zum Einstrom der Luft nach schräg oben in die vertikal angeordneten Nasenkammern in Richtung auf die senkrecht ausgerichteten sensorischen Nervenfasern des Bulbi olfactorii am Dach des Nasenraumes. Im Unterschied dazu sind die Öffnungen der anderen Mammalier nach anterior geöffnet, wobei die Luft in den mehr horizontal liegenden Nasenraum einströmen kann. Die Lamina cribriformis bildet hier einen Teil der hinteren Wand. Wegen der Richtung des Lufteinstroms hat der Mensch eine so hervorstehende Nase.

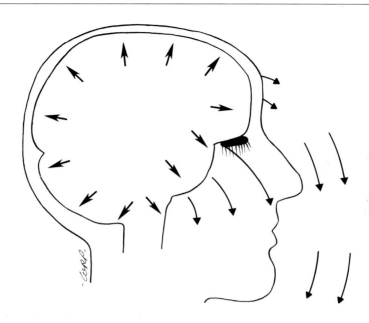

Abb. 4.29 Die Rotation des ganzen Gesichtes nach unten und *hinten* bewirkt, daß es in dem durch die Abknickung der Schädelbasis entstandenen Rezessus (Gesichtsnische) zu liegen kommt. Was geschieht nun, wenn das Gehirn während der Phylognese weiter und weiter wächst und dadurch eine noch ausgeprägtere Rotation nach hinten hervorruft? Es gibt gar keinen Raum mehr, in dem noch eine Rotation stattfinden könnte. Schon jetzt hat das Gesicht aufgrund seiner Rotation den Luftweg fast erreicht. Der hintere Teil der Schädelbasis, die Wirbelsäule und das Gesicht nähern sich einander immer mehr an; dazwischen liegen aber wichtige Organe. Welche weiteren phylogenetischen Anpassungen oder Kompensationen des Gesichtes können wir erwarten? Sowohl in all den Sciencefiction-Büchern wie auch in den Prognosen der Anthropologie ist dieses Problem noch nie bedacht worden (Studien am Tümmlerschädel können zeigen, wie eine evolutionäre kraniofaziale Anpassung in einer Art stattgefunden hat, die unter den Mammaliern äußerst ungewöhnlich ist).

Der Grund dafür ist, daß sich das Gehirn in Verbindung mit der Schädelbasis entwickelt hat. Form, Größe, topographische und charakteristische Winkel des einen beeinflussen die des anderen. Die Schädelbasis ist wiederum das *Fundament*, auf dem das Gesicht gebaut wird. So kann das Verbindungselement des Gesichtes nicht *breiter* sein als die maximale Breite des Schädels. Es würde nichts da sein, „womit es verbunden sein könnte". Entsprechend werden die *Länge* und *Höhe* bestimmter Teile der Schädelbasis sich zu äquivalenten Größen und Maße des Gesichtes ausdrücken.

Das Gesicht ist von der Schädelbasis sowohl strukturell als auch entwicklungsmäßig *abhängig*. Das Gesicht wurde oft als genetisch und ontogenetisch unabhängige Region beschrieben, die einzige Verbindung zum Schädel wäre die enge räumliche Beziehung, so wie man ein Bild

Der Bauplan des menschlichen Gesichts

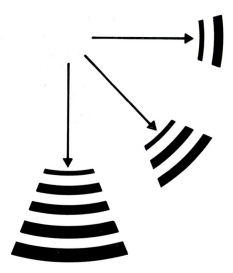

Abb. 4.30 Bei Betrachtung des Wachstums eines jeden Teils des Gesichtes sind zwei grundsätzliche Überlegungen in Betracht zu ziehen. Die erste ist die des Wachstums*umfanges* und zweitens die der Wachstums*richtung*. Diese beiden Faktoren bilden den Wachstumsvektor.

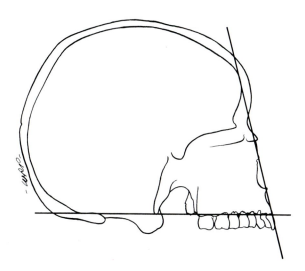

Abb. 4.31 Das Ausmaß des Wachstums erfordert Wachstumsfelder mit bestimmten Grenzen. Jeder Teil des Gesichtes besitzt eine vorgeschriebene maximale Wachstumskapazität, die er normalerweise nicht überschreitet. Die vorderen, unteren, hinteren und lateralen Wachstumsgrenzen hat das Gesicht mit dem Gehirn gemeinsam. Der Umfang von Gehirn- und Gesichtswachstum in ihren Grenzen entwickeln sich also gemeinsam.

in „Juxtaposition" an die Wand hängt. An eine Ursache- und Wirkungs-Beziehung zwischen Neurocranium und Form und Größe des Gesichtes glaubte man nicht. Diese Beziehung besteht aber ganz gewiß. *Viele* strukturellen Eigenschaften und Dimensionen des Gesichtes basieren auf den Verhältnissen Gehirn : Schädelbasis : Gesicht, wie wir noch sehen werden. Dies ist eine wichtige Tatsache, weil eine große Zahl normaler und anormaler Variationen der Gesichtsform zumindest zu einem Teil von den Verhältnissen in der Schädelbasis beeinflußt werden (siehe Kapitel 5).

Die Schädelbasis hat sich in *phylogenetischer* Verknüpfung mit dem Gehirn entwickelt. Auch wenn eine unabhängige „genetische Kontrolle" in der Schädelbasis existieren sollte (dies ist umstritten) entwickelt sich die Form und Größe der Schädelbasis in wechselseitiger abhängiger Beziehung zur Gehirnentwicklung, weil sich die Gene durch Selektion an diese wechselseitige Beziehung angepaßt haben. Welche Entwicklung nun zuerst da war, wird wohl immer wieder diskutiert werden, wenn auch dem Gehirn von den meisten Theoretikern im Moment die erste Rolle zugeschrieben wird. Dies heißt jedoch, daß die Schädelbasis vermutlich eine gewisse genetische Unabhängigkeit besitzt. Das Gesicht entwickelt sich entsprechend in Verbindung mit der Schädelbasis (und dem Gehirn) und die genetische Kontrolle der Gesichtsentwicklung (durch die Weichgewebe) besteht, um die eigene funktionelle Situation der Schädelentwicklung anpassen zu können. In allen Bereichen gibt es jedoch einen breiten Entwicklungspielraum, der im Laufe des Wachstums Anpassungen ermöglicht, um Variationen des einen oder anderen Teils auszugleichen. Dabei sind die Aktivitäten der „funktionellen Matrix" beteiligt, ein Begriff, welcher die Koexistenz vieler, verschiedener, sich entwickelnder Organe erlaubt, die alle in Relation zueinander wachsen. Es gibt natürlich regionale Unterschiede, was die Kapazität der entwicklungsbedingten Anpassungen betrifft. Einige Gebiete, wie z. B. der Alveolarknochen, sind extrem labil und reagieren sehr stark auf die variablen Verhältnisse. Andere Gebiete, wie z. B. die Schädelbasis, sind viel weniger sensibel und anpassungsfähig. Die „endogene Programmierung" der Schädelbasis ist vermutlich stärker als die des Alveolarknochens wegen der unterschiedlich ausgeprägten Unabhängigkeit während der Entwicklung. Welche Faktoren diese Vorgänge auslösen, bestimmen und kontrollieren, beginnt sich gerade unserem Verständnis zu eröffnen.

Die endokranielle Seite der Schädelbasis ist an die Gestalt und die Konturen der ventralen Oberfläche des Gehirns adaptiert. Der strukturelle Bau der ektokraniellen Seite der Schädelbasis ist den verschiedenen fazialen, pharyngealen und zervikalen Komponenten, die mit dem außen gelegenen Teil des Schädels zusammenhängen, angepaßt. So finden wir zwischen beiden Seiten der Schädelbasis gewisse morphogenetische Unterschiede.

Der Bauplan des menschlichen Gesichts

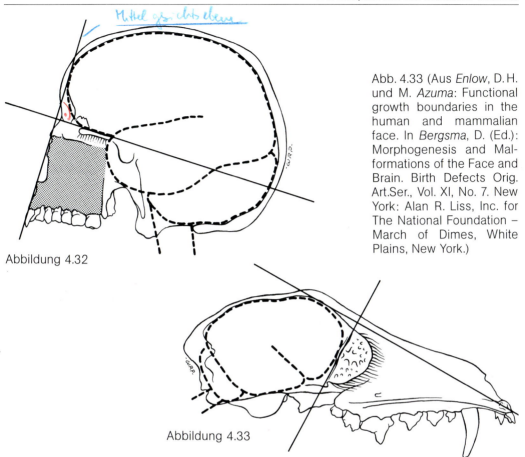

Abbildung 4.32

Abbildung 4.33

Abb. 4.33 (Aus *Enlow*, D. H. und M. *Azuma*: Functional growth boundaries in the human and mammalian face. In *Bergsma*, D. (Ed.): Morphogenesis and Malformations of the Face and Brain. Birth Defects Orig. Art.Ser., Vol. XI, No. 7. New York: Alan R. Liss, Inc. for The National Foundation – March of Dimes, White Plains, New York.)

Abb. 4.32 und 4.33 Gehirn und nasomaxillärer Komplex haben eine gemeinsame *Vordergrenze*. Die Wachstums*richtung* des nasalen Teils des Gesichtes wird durch die Bulbi olfactorii und die sensorischen olfaktorischen Nerven bestimmt. Diese beiden Faktoren sind vom „Vektor" des Mittelgesichtswachstums abhängig, d. h. vom Umfang und von der Richtung. Um das zu zeigen, haben wir eine Linie von der Vorderkante des Gehirns zur unteren vorderen Ecke des nasomaxillären Komplexes gezeichnet. Das ist die *Mittelgesichtsebene*.[*] Wir sehen, daß diese Mittelgesichtsebene senkrecht auf der Ebene der Bulbi olfactorii steht (oder die Lamina cribriformis, wie wir sie auf lateralen Schädelaufnahmen sehen). Die Längsachse der nasalen Region zeigt etwa in dieselbe Richtung wie die Riechnerven. Das Ausmaß des Wachstums wird durch die Flächen der schon beschriebenen Wachstumsfelder bewirkt. *Der nasomaxilläre Komplex wächst etwa senkrecht zur Richtung der Bulbi olfactorii soweit nach vorne wie die Vorderkante des Gehirns.*

[*] Bei der Durchzeichnung kephalometrischer Aufnahmen wird oft der Punkt „Nasion" benutzt, aber dieser Punkt ist schlecht gewählt, weil er so vielen Variationen unterliegt. Das Ziel der *Mittelgesichts*ebene ist es, die Relation zwischen *Gehirn* und *nasomaxillärem Komplex* zu zeigen. Daß dafür die Verwendung der Vorderkante des Gehirns sinnvoller ist als der Punkt „Nasion", liegt auf der Hand.
Auch lassen die obigen Beschreibungen vermuten, daß die Ausrichtung der olfaktorischen Nervenfasern die Hauptrichtung des Mittelgesichtswachstums bestimmen. Natürlich kann es auch umgekehrt sein. Wie auch immer, festzuhalten ist, daß die Nervenfasern in konstanter Position zu den Bulbi olfactorii stehen, welche wiederum entsprechend der Form und Größe des Gehirns angeordnet sind.

Der Bauplan des menschlichen Gesichts

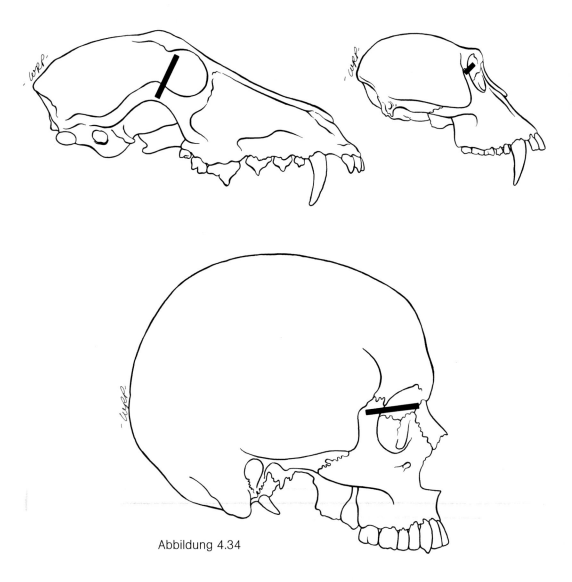

Abbildung 4.34

Der Bauplan des menschlichen Gesichts

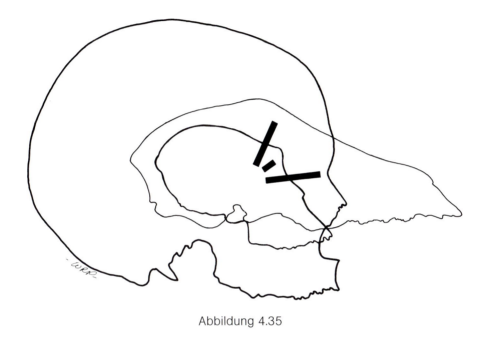

Abbildung 4.35

Abb. 4.34 und 4.35   Bei allen Mammaliern besteht eine Beziehung zwischen Ausrichtung der Bulbi olfactorii und Mittelgesicht. Bei Spezies mit kleinerem Gehirn finden wir mehr aufrechte Bulbi olfactorii und eine entsprechend mehr horizontale und protrusive Schnauze. Während die Bulbi olfactorii im Laufe der Größenzunahme des Gehirns nach unten rotieren, wird die Schnauze entsprechend rotiert und weniger protrusiv. Beim Menschen sind die Bulbi olfactorii aufgrund des massiven Wachstums der Vorderlappen nahezu horizontal ausgerichtet. Die Nasenregion wird demzufolge senkrecht ausgerichtet entsprechend der Richtung der Nervi olfactorii.

Abb. 4.36 Wie schon erwähnt, steht der nasomaxilläre Komplex in enger Verbindung mit der Fossa cranii anterior. Die hintere Grenze dieser Grube entspricht der hinteren Grenze des Mittelgesichtes. Dies ist eine wichtige unveränderliche anatomische Relation. Die Wachstums*richtung* dieser Region wird durch die hier liegenden Sinnesorgane bestimmt, nämlich die Augen. Das posterior liegende Tuber maxillae liegt unterhalb des Orbitabodens, und der Boden der Orbita stellt das Dach des Tuber maxillae dar. Das Tuber steht ungefähr senkrecht zur Orbitaachse. *Die posteriore Ebene des Mittelgesichts reicht von der Grenze zwischen anteriorer und mittlerer Schädelgrube (u. d. inferioren Verbindung zwischen Frontal- und Temporallappen) hinab in einer Richtung senkrecht zur Orbitaachse.* Diese Ebene liegt der Hinterfläche des Tuber maxillae direkt an.

Abb. 4.37 Die eben beschriebene Grenze ist eine der wichtigsten anatomischen Ebenen des Gesichtes: die *PM*-Ebene. In Gesicht und Schädel gibt es viele „kephalometrische Ebenen". Die meisten entsprechen aber nicht Hauptzentren des Wachstums und Umbaus oder funktionellen Anpassungsgebieten des Schädels und der assoziierten Weichteile. Viele der häufig angewendeten kephalometrischen Ebenen wie z. B. die Sella-Nasion-Ebene, berücksichtigen nicht die eigentlich wichtigen Wachstumszentren. Dagegen ist die vertikale *PM*-Ebene eine *natürliche anatomische* und auch *morphogenetische* Ebene, die direkt den Faktoren Rechnung trägt, die die grundlegende Gestaltung des Gesichtes prägen. Sie ist damit eine der wichtigsten entwicklungsmäßigen und strukturellen Ebenen von Gesicht und Schädel.

Der Bauplan des menschlichen Gesichts

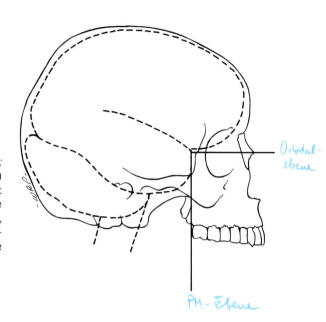

Abb. 4.36 (Aus *Enlow*, D. H. und M. *Azuma:* Functional growth boundaries in the human and mammalian face. In Bergsma, D. (Ed.): Morphogenesis and Malformations of the Face and Brain. Birth Defects Orig. Art. Ser., Vo. XI, No 7. New York: Alan R. Liss, Inc. for The National Foundation — March of Dimes, White Plains, New York.)

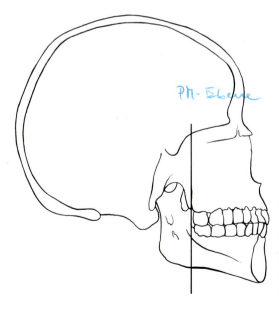

Abb. 4.37 (Aus *Enlow*, D. H. und M. *Azuma:* Functional growth boundaries in the human and mammalian face. In Bergsma, D. (Ed.): Morphogenesis and Malformations of the Face and Brain. Birth Defects Orig. Art. Ser., Vo. XI, No 7. New York: Alan R. Liss, Inc. for The National Foundation — March of Dimes, White Plains, New York.)

227

Abb. 4.38   Die *PM* (posterior-maxilläre)-Ebene grenzt die verschiedenen natürlichen anatomischen Partner des kraniofazialen Komplexes gegeneinander ab. Die Frontallappen, die Fossa cranii anterior, der obere Teil des ethmoid-maxillären Komplexes, der Gaumen und der Oberkieferbogen sind alle Partner, die vor der *PM*-Linie liegen. All diese Teile haben posteriore Grenzen, die entlang dieser vertikalen Ebene liegen. Entsprechend sind die Temporallappen, die mittlere Schädelgrube und der hintere Oropharyngealraum Partner, die posterior der *PM*-Linie angeordnet sind. Die *PM*-Linie ist also eine *entwicklungsbedingte Berührungsfläche* zwischen einer Vielzahl von zusammenwirkenden Partnern, die vor und hinter dieser Ebene liegen. Sie gewährleistet diese funktionellen Beziehungen während des gesamten Wachstumsprozesses.

Das *Corpus* mandibulae ist ein Partner der anterior der *PM*-Linie liegenden Teile, der *Ramus* dagegen der dahinter liegenden Strukturen. Die Position der Mandibula und die Größe ihrer einzelnen Zonen ist aber um einiges unabhängiger und damit variabler als die Werte des ethmoid-maxillären Komplexes. Die posteriore Grenze des Corpus mandibulae *sollte* auf der *PM*-Linie liegen. Diese Stelle stellt die Tuberositas lingualis dar, die an der Maxillae dem Tuber maxillae entspricht. Auch der vordere Rand des Ramus, der im Bereich der Tuberositas lingualis endet, sollte auf der *PM*-Ebene liegen (die anteriore Kante des schräg verlaufenden Ramus trifft auf die Tuberositas lingualis, aber diese Kante entspricht nicht der eigentlichen vorderen Grenze des Ramus; die Tuberositas lingualis ist die eigentliche funktionelle Verbindung zwischen Corpus und Ramus). Weil die Mandibula ein unabhängiger Knochen ist, der nicht direkt mit den Suturen des Schädels in Verbindung steht, ist ihre Variationsbreite nicht so engen funktionellen und strukturellen gegenseitigen Beeinflussungen unterworfen wie die Wachstumsfelder von Schädelbasis und Maxilla. So können unabhängige Variationen in Größe und Position sowohl von Ramus als auch von Corpus auftreten. Der Ramus kann z. B. die *PM*-Linie kaum erreichen oder aber weit darüber hinausragen. Die Variationen sind oft *kompensatorisch*, d. h. ein breiter oder schmaler Ramus kann die durch *andere* Teile von Gesicht und Schädel ausgelösten Ungleichgewichte oder Ursachen für Malokklusionen ausgleichen. Solche individuellen fazialen Muster, ob normal oder abnormal, können wir erkennen und analysieren, und die Rolle, die die Mandibula dabei spielt, bestimmen, indem wir die Position der Tuberositas lingualis zum Tuber maxillae feststellen (oder mit der *PM*-Ebene), wie im Kapitel 5 beschrieben.

Abb. 4.39   Die oben beschriebenen Relationen gelten für alle Säugetiere. So stimmt die posteriore Grenze des Mittelgesichtes bei den meisten Spezies mit der hintersten Grenze der vorderen Schädelgrube überein (der Punkt, wo Frontal- und Temporallappen zusammenstoßen). Die posteriore Mittelgesichtsebene verläuft von diesem Punkt abwärts in einer Linie, die auf der Orbitaachse senkrecht steht. Weiter verläuft sie entlang dem Hinterrand der Maxilla. Der Kopf ist in seiner Ruhe-Postion, wenn die Orbitaachsen gerade nach vorn in Richtung der Vorwärtsbewegung zeigen.

Der Bauplan des menschlichen Gesichts

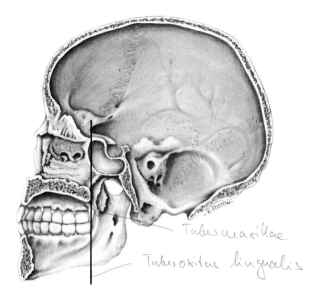

Abb. 4.38 (Aus *Enlow*, D. H.: Postnatal growth and development of the face and cranium. In *Cohen*, B. und I. R. H. *Kramer* (Eds.): Scientific Foundations of Dentistry. London, Heinemann, 1975.)

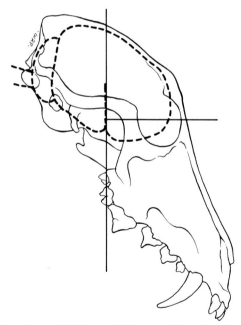

Abb. 4.39 (Aus *Enlow,* D. H. und M. *Azuma:* Functional growth boundaries in the human and mammalian face. In Bergsma, D. (Ed.): Morphogenesis and Malformations of the Face and Brain. Birth Defects Orig. Art. Ser., Vo. XI, No 7. New York: Alan R. Liss, Inc. for The National Foundation — March of Dimes, White Plains, New York.)

Abb. 4.40 und 4.41   So wie die anderen Grenzen des Mittelgesichtes mit entsprechenden Grenzen des Gehirns korrelieren, fällt die untere Grenze des nasomaxillären Komplexes mit der am weitesten unten liegenden Fläche des Gehirns bzw. der Schädelbasis zusammen. Eine horizontale Linie vom Boden der hinteren Schädelgrube trifft die unteren Ecken der Maxilla, sowohl die untere Ecke des Tuber maxillae als auch die des Oberkieferbogens vorn (Prosthion). Dies ist aber erst nach Abschluß der Gesichtsentwicklung der Fall, weil das neurokranielle Wachstum dem Gesichtswachstum vorauseilt.

Abb. 4.42   Die Ausrichtung des harten Gaumens stimmt weitgehend mit dem Verlauf des N. maxillaris (V_2) überein, bevor dieser in den Orbitaboden eintritt. Diese Beziehung besteht bei den meisten Mammaliern einschließlich des Menschen. Vom Foramen rotundum kommend kreuzt der Nerv die Fossa pterygopalatina und tritt in die Fissura orbitalis inferior ein. Das Nerven-Segment (F) liegt parallel zur Ebene des lateralen Gaumens, d. h. bevor der Nerv im Infraorbitalkanal schräg nach unten verläuft und aus dem Foramen infraorbitale austritt. Auch existiert eine embryologische Beziehung. Jede Variation der Ausrichtung des Nerven ist normalerweise begleitet von einer Nach-oben-oder Nach-unten-Rotation des Gaumens. In seiner Normalposition befindet sich die Gaumenebene (C) etwa auf Höhe des untersten Punktes (E) der hinteren Schädelgrube ± 3 mm), genau wie die Ebene des OK-Alveolarfortsatzes (D) (siehe Abb. 4.40 und 4.41). Wenn der Gaumen im Laufe der Entwicklung große Rotationen in horizontaler oder vertikaler Richtung vollzogen hat, wird die Gaumenebene weit ober- oder unterhalb des Occipitalpunktes verlaufen. Solche Variationen finden sich oft bei ausgeprägten skelettal verursachten Tiefbiß und frontoffenem Biß [*] (siehe S. 82, 100 und 262). Bei lateralen Schädelaufnahmen kann der Verlauf des Nerven rekonstruiert werden durch eine Linie von der posterior superioren Ecke der Fossa pterygopalatina zu einem Punkt 4 mm oberhalb des unteren Orbitarandes.

---

[*] Manche Affen und Anthropoiden haben im vorderen Teil der Maxilla eine *vertikale Hypoplasie* entwickelt. Der Rhesusaffe z. B. hat eine „hohe" Prämaxillarregion. Im hinteren Teil des OK-Bogens tritt im Vergleich zum vorderen Teil eine größere Verlagerung nach unten auf. Dies verursacht eine Rotation der vorderen Region nach vorn. Die direkte Knochenapposition auf den inferioren Flächen der vorderen Region reicht nicht aus, um die tiefere Ebene, in der der hintere Teil des Bogens steht, zu erreichen. Frontoffene Bisse sind ziemlich häufig, häufiger als beim Menschen. Eine ähnliche Rotation kann auch beim Menschen vorkommen, jedoch kompensiert – im Gegensatz zu den anderen Primaten – ein nach unten gerichtetes Wachstum des vorderen Gaumenbogenteils diese Fehlstellung.

Der Bauplan des menschlichen Gesichts

Abb. 4.40 (Aus *Enlow*, D. H. und M. *Azuma:* Functional growth boundaries in the human and mammalian face. In Bergsma, D. (Ed.): Morphogenesis and Malformations of the Face and Brain. Birth Defects Orig. Art. Ser., Vo. XI, No 7. New York: Alan R. Liss, Inc. for The National Foundation — March of Dimes, White Plains, New York.)

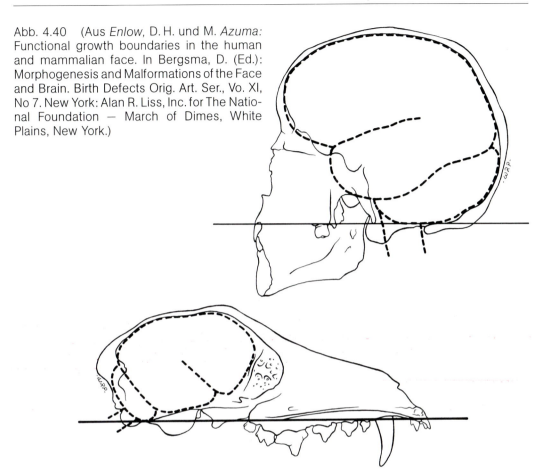

Abb. 4.41 (Aus *Enlow,* D. H. und M. *Azuma:* Functional growth boundaries in the human and mammalian face. In Bergsma, D. (Ed.): Morphogenesis and Malformations of the Face and Brain. Birth Defects Orig. Art. Ser., Vo. XI, No 7. New York: Alan R. Liss, Inc. for The National Foundation — March of Dimes, White Plains, New York.)

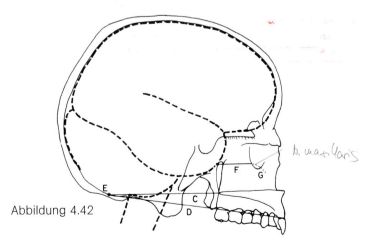

Abbildung 4.42

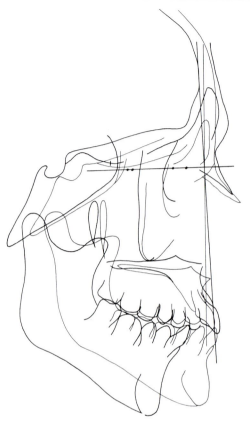

Abb. 4.43 Wenn laterale Schädelaufnahmen (des Klasse II- und Klasse III-Typs) in der Lamina cribriformis, die den Bulbi olfactorii entsprechen, übereinander gelegt werden, steht die anteriore Ebene der nasomaxillären Region wie bei normalen Typen senkrecht auf der Ebene der Bulbi olfactorii. Die Ausrichtung der Mittelgesichtsebenen ist fast identisch. In diesem speziellen Klasse II-Fall (und in den meisten anderen) ist nicht die Maxilla protrudiert, sondern die *Mandibula* retrudiert. Beim Klasse III-Fall ist nicht die Maxilla retrudiert, sondern die *Mandibula* protrudiert. Bei beiden Individuen ist der nasomaxilläre Komplex da lokalisiert, wo er sein soll, und seine sagittalen Dimensionen liegen innerhalb der Norm.

Abb. 4.44 und 4.45 Zusammenfassend gesagt, gehorcht das Wachstum jeder Region zwei Faktoren: 1. Der Umfang des Wachstums eines jeden Teiles und 2. dessen Richtung. Das Gehirn bestimmt (oder ist wenigstens daran beteiligt) die *Grenzen,* die das Gesichtswachstums prägen. Die Ursache dafür liegt darin, daß die Schädelbasis die Grundlage bildet, auf der sich das Gesicht entwickelt. Die verschiedenen Wachstumsrichtungen der unterschiedlichen Teile des Gesichtes sind untrennbar mit den Sinnesorganen verbunden und von diesen beeinflußt. All die verschiedenen Komponenten des Mittelgesichtes wie Knochen, Muskeln, Schleimhäute, Bindegewebe, Knorpel, Nerven, Gefäße, die Zunge, die Zähne usw. bewirken jedes in seiner Art eine Größenzunahme hin zu einer Maximalgröße, die durch die Grenzen des Mittelgesichtswachstums bestimmt wird. Das Wachstum des *Mittelgesichtes* ist nicht grenzenlos oder unabhängig und auch nicht nur aus sich selbst heraus bestimmt.
Das Prosthion kommt so in einer vorbestimmten Position zu liegen, die geprägt wurde durch ein Zusammenspiel von Entwicklungsfaktoren in den verschiedenen Bestandteilen (Gehirn-Schädelbasis-Sinnesorgane und Weichgewebe). Das Prosthion liegt auf dem Alveolarknochen, einem sehr labilen und reaktionsbereiten Typus von Knochengewebe. Dieses Knochenareal wurde von jeher als relativ instabil angesehen und als Spielball der breiten Palette der auf sie wirkenden Kräfte betrachtet. Daß das zutrifft, sehen wir noch später. Dennoch hat das Prosthion eine spezifische Lokation, die es dann einnimmt, wenn der Wachstumsprozeß nicht durch innere oder äußere Ungleichgewichte gestört wird. Der Prosthionpunkt ist nicht im Prosthion selbst oder in der Maxilla programmiert. Er wird bestimmt, wie oben erwähnt, durch die Komposition der wachstumsbestimmenden Faktoren. In den meisten Fällen wird das Prosthion mit Abschluß des Wachstums seine richtige Position eingenommen haben oder ganz in der Nähe liegen.

Der Bauplan des menschlichen Gesichts

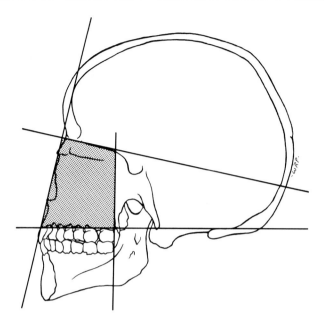

Abb. 4.44 (Aus *Enlow*, D. H. und M. *Azuma*: Functional growth boundaries in the human and mammalian face. In *Bergsma*, D. (Ed.): Morphogenesis and Malformations of the Face and Brain. Birth Defects Orig. Art.Ser., Vol. XI, No. 7. New York: Alan R. Liss, Inc. for The National Foundation – March of Dimes, White Plains, New York.)

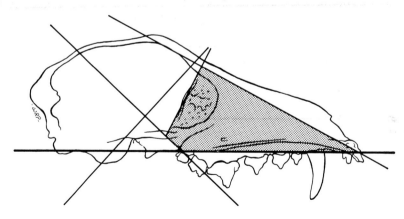

Abb. 4.45 (Aus *Enlow*, D. H. und M. *Azuma*: Functional growth boundaries in the human and mammalian face. In *Bergsma*, D. (Ed.): Morphogenesis and Malformations of the Face and Brain. Birth Defects Orig. Art.Ser., Vol. XI, No. 7. New York: Alan R. Liss, Inc. for The National Foundation – March of Dimes, White Plains, New York.)

Abb. 4.46 und 4.47   In der Durchzeichnung 232 von Abb. 4.46 sehen wir, daß das Prosthion hinter der vorbestimmten Mittelgesichtsebene liegt. Das Wachstum ist noch nicht abgeschlossen. Wenn das Wachstum abgeschlossen ist, wird das Prosthion beim gleichen Individuum seinen Platz auf der senkrechten Mittelgesichtsebene erreicht haben. In Abb. 4.47 sind die beiden Durchzeichnungen in der Lamina cribriformis übereinanderprojeziert, um die früheren und späteren Wachstumsstadien deutlich zu machen.

Abb. 4.48   Kann das Verhältnis zwischen Gehirn und Sinnesorganen auf der einen und Gesicht auf der anderen Seite gestört werden? Natürlich, und zwar sehr häufig. Z. B. können Daumenlutschen und andere entwicklungsbedingte Defekte die Zähne und die Alveolarknochen zu Positionen außerhalb der normalen Wachstumsgrenzen hin bewegen. Die Kräfte und Faktoren des normalen Wachstums werden hierbei von äußeren Kräften übertroffen, und die beschriebenen Grenzen des normalen Wachstums werden dabei überschritten. Dies bewirkt natürlich ein strukturelles und funktionelles Ungleichgewicht. Wenn die überschießenden äußeren Einflüsse abgestellt werden, kann sich das normale Gleichgewicht im Spiel der inneren Kräfte und damit eine Normalposition innerhalb der normalen anatomischen Grenzen mehr oder minder wieder einstellen.

Wegen der vielen anatomischen Grenzen, die in Gesicht und Schädel existieren, ist der Faktor der Grenzsicherheit für den Kliniker ein wichtiger Gesichtspunkt. Wenn ein bestimmtes Wachstumsfeld im Begriff ist, die Grenzen zu einem anderen zu überschreiten, z. B. durch eine klinische Intervention oder durch eine entwicklungsbedingte Abnormität, wird notwendigerweise das eine oder das andere Wachstumsfeld gehemmt werden. Es wird zwischen den beiden sich überlappenden Wachstumsfeldern ein Wettbewerb um denselben Raum stattfinden, und ein Feld wird sich natürlicherweise unterordnen müssen. Dies hat große Bedeutung für die Stabilität einer Region und das funktionelle Gleichgewicht zwischen den verschiedenen strukturellen Anteilen. Wird zum Beispiel durch eine bestimmte Therapie eine Wachstumsgrenze verletzt, wird ein schwer erreichter Erfolg wieder verlorengehen, weil die funktionelle Stabilität und das Gleichgewicht durcheinandergebracht worden sind? Oder können die Ergebnisse durch eine Aktivitätsumkehr von beeinflußten Wachstumsfeldern verlorengehen, wodurch sie zu ihren ursprünglichen strukturellen Mustern zurückkehren, wenn die Therapie beendet wird? Eine ähnliche Frage ist, ob durch eine Therapie eine Veränderung der Langzeitprogrammierung erreicht werden kann? Ist dies nicht zu erreichen, kann, nachdem die Behandlung abgesetzt worden ist, das folgende Wachstum alle Behandlungserfolge zunichte machen, weil das Wachstum dann wieder entlang seines ursprünglichen Kurses ablaufen würde. Dies sind fundamentale klinische Fragen und sie beziehen sich auf die Prioritäten der Wachstumskontrolle verschiedener Wachstumsfelder und der natürlichen Integrität ihrer Grenzen (siehe auch die Kapitel über die „Retention").

Der Bauplan des menschlichen Gesichts

Abbildung 4.46

Abb. 4.46 (Aus *Enlow*, D. H. und J. *McNamara*: Angle Orthod., 43 : 256, 1973.)

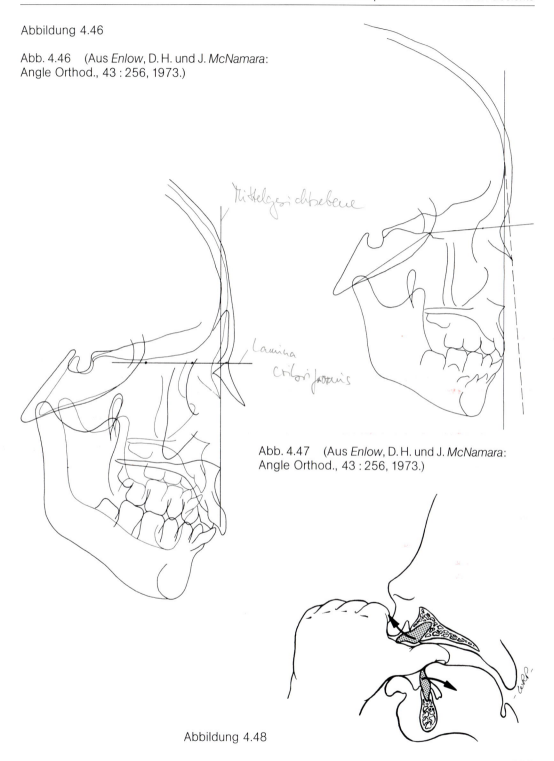

Abb. 4.47 (Aus *Enlow*, D. H. und J. *McNamara*: Angle Orthod., 43 : 256, 1973.)

Abbildung 4.48

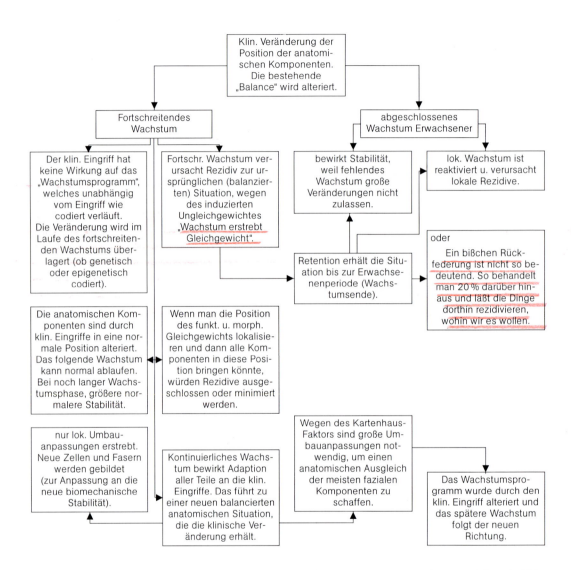

Abb. 4.49 Es gibt viele theoretische Alternativen zu Stabilität und Umkehr bzw. Rezidiv, wie Abb. 4.49 zeigt. Einige erscheinen wahrscheinlicher als andere, und es gibt noch viel mehr Möglichkeiten, die hier nicht erwähnt sind. Manche gelten für bestimmte klinische wachstumsbedingte Ursachen und manche für andere Ursachen. Versuche, sie zu vergleichen und auszurechnen, und versuche, ein oder mehr neue Möglichkeiten zu entwickeln.

5 Die normalen Variationen der Gesichtsform und die anatomische Basis für Malokklusionen

Teil 1

Das Vorkommen von Variationen entspricht einem Grundgesetz der Biologie. Das Spektrum der strukturellen, funktionell und genetisch bedingten Variationsmöglichkeiten, das es in allen Populationen jeder Spezies gibt, birgt in sich die Kapazität zur Adaptation an eine sich verändernde Umwelt. Das erhöht für die am besten angepaßten Individuen die Chance zu überleben. Das Gesicht des Menschen hat genau wie alle anderen spezialisierten anatomischen Strukturen seine Variationsmöglichkeiten. Wahrscheinlich existieren beim Menschen sogar mehr ausgeprägtere und divergierende Variationen der Gesichtsstrukturen als bei anderen Spezies. Dies liegt an der ungewöhnlichen Rotation von Gesicht und Schädel als Folge der Expansion des Gehirns. Die große Vielfalt der fazialen Unterschiede besteht wegen der überproportionalen und äußerst variablen Konfiguration des Gehirns. Aus dem gleichen Grund besteht beim Menschen eine viel größere Neigung zu Malokklusionen als bei Individuen anderer Spezies. Aufgrund der ungewöhnlichen genetisch geprägten Beziehungen der Teile untereinander ist die Tendenz zu Malokklusionen in den Bauplan unseres Gesichtes sozusagen eingebaut.

Abb. 5.1 und 5.2 **Konzept 1:** Wie kann man das Gesicht einer Person einschätzen und bestimmen, welche Arten und Kombinationen von Variationen in dieser individuellen Person auftreten? Da gibt es hochentwickelte kephalometrische Analysen, mit denen man strukturelle Details jedes beliebigen Gesichtes oder Schädels beurteilen kann, wie wir später noch sehen werden. Um die Hauptmerkmale eines Gesichts schnell und effektiv herauszufinden, sollte man es so sehen, wie es ein Karikaturist gezeichnet hätte. Welches sind die regionalen Besonderheiten der Struktur, die ein Künstler in einer Karikatur zu Papier bringen würde, um die Charakteristika der Person stark zu betonen oder übertrieben darzustellen? Der Künstler wird mit einem ausgewogenen, ausbalancierten Gesicht meist mehr Schwierigkeiten haben, wenn es keine besonderen Merkmale gibt, die er betonen könnte, um das Gesicht klar erkennbar werden zu lassen. Haben die meisten von uns nicht doch solche Merkmale: Eine Stummelnase? Eine retrudierte Mandibula? Eine fliehende Stirn? Hervortretende Augenbrauenwülste? Eingefallene Wangen? Ein Mondgesicht? Ein Pferdegesicht (lang)? Ein plattes Gesicht? Eine betonte Mandibula? Protrudierte Zähne? Ein ausgeprägtes Kinn? Eine Papageiennase? Eng zusammenstehende Augen? Ein kriminelles Aussehen? Fette Wangen? usw. Schauen Sie doch mal in einen Spiegel.

Die normalen Variationen der Gesichtsform

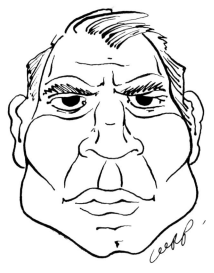

Abbildung 5.1

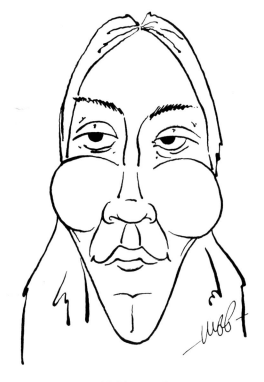

Abbildung 5.2

Abb. 5.3 und 5.4 **Konzept 2:** Es gibt zwei extreme Kopfformen: 1. den *Dolichocephalus*, und 2. den *Brachycephalus* (der Mesocephalus liegt dazwischen). Der ovale dolichocephale Kopf ist sagittal lang und relativ schmal, im Gegensatz zu der mehr runden brachycephalen Kopfform, die sagittal kürzer aber dafür breiter ist. Der *Schädelindex,* der Quotient aus Länge und Breite des Schädels, ist beim Delichocephalus 76 beim Mesocephalus 76 – 81 und beim Brachycephalus 81. Diese verschiedenen Kopfformen sind mit spezifischen Gesichts- und Okklusionstypen vergesellschaftet, wie wir noch sehen werden.

Abb. 5.5 **Konzept 3:** Es existieren 3 Arten von Gesichtsprofilen: das *orthognathe,* das *retrognathe* und das *prognathe*. Die Orthognathie ist der normale Standard für ein gutes Profil, wie wir sie jeden Tag bei vielen Film- und Fernsehstars sehen können. Es ist ein Leichtes, ein bestimmtes Gesicht in Augenschein zu nehmen und ohne Schädelaufnahmen und hoch komplizierte anthropometrische Apparate zu beurteilen, welchem Gesichtstyp es zuzuordnen ist. Man stelle sich nur eine aus dem Auge entspringende, genau gerade nach vorne gerichtete Linie vor (a). Kopf und Körper können dabei in jeder beliebigen Position sein, liegend, stehend, nach vorne oder nach hinten geneigt. Nun denke man sich eine Linie, die *senkrecht* auf dieser Orbitaachse steht, *senkrecht nach unten* verläuft und die Oberlippe gerade berührt. Diese Linie wird bei einem orthognathen Profil gerade die Unterlippe und Kinnspitze berühren. Die Zeit, die sonst verschwendet wäre, z. B. in Wartehallen oder beim Schlangestehen, kann man sinnvoll nutzen, indem man still für sich die Gesichtsprofile der anderen Leute studiert.
Das retrognathe Gesicht hat ein charakteristischerweise konvex erscheinendes Profil. Die Kinnspitze liegt irgendwo hinter der senkrechten Linie, die Unterlippe ist retrusiv. Das Kinn kann beim stark retrognathen Gesicht manchmal 2–3 cm hinter der Linie liegen (b). Bei vielen Kaukasiern jedoch ist eine Retrusion des Kinns um etwa einen halben Zentimeter sehr verbreitet (c). Die Ursache hierfür wird später erklärt.
Das prognathe Gesicht ist durch ein konkaves Profil charakterisiert (ein eingedrücktes Mittelgesicht). Das Kinn steht sehr hervor und liegt irgendwo jenseits der senkrechten Linie (d). Die Unterlippe liegt vor der Oberlippe. Diese Art des Profils ist bei Kaukasiern viel weniger verbreitet (im Vergleich zu anderen ethnischen Gruppen) als der Profiltypus der mandibulären Retrusion.

Konzept 4: Es gibt vier Kategorien des okklusalen Bißmusters: die normale, die Klasse I, Klasse II und Klasse III.

Die normalen Variationen der Gesichtsform

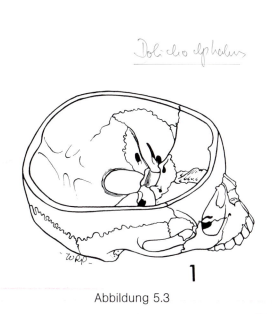

Abbildung 5.3

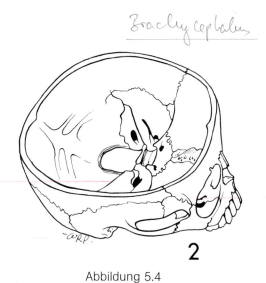

Abbildung 5.4

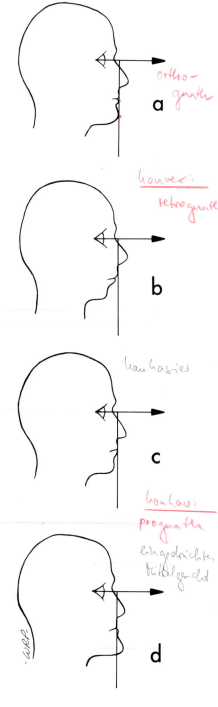

Abbildung 5.5

241

Abb. 5.6 Beim normalen (oder besser gesagt idealen) Okklusionstypus sind alle skelettalen und dentalen Faktoren so kombiniert, daß sich die Zähne des Ober- und Unterkiefers auf folgende Weise plazieren:
a) Es gibt keinen übermäßigen *Overjet* – sagittale Frontzahnstufe (durch etwa maxilläre oder inzisale Protrusion weit vor die Inzisivi der Mandibula);
b) Alle Zähne stehen in perfekter *Okklusion* (die aktiven Höcker passen genau in die Fissuren der Antagonisten);
c) Es besteht keine übermäßige vertikale *Frontzahnstufe*. Die OK-Frontzähne sollten die UK-Frontzähne um nicht mehr als 1/3 überlappen;
d) Die OK-Canini stehen eine halbe Prämolarenbreite distal der UK-Canini.
e) Der erste Oberkiefermolar steht ungefähr eine halbe Prämolarenbreite distal des ersten Unterkiefermolaren. Der mesio-palatinale Höcker des ersten Oberkiefermolaren sollte mit der mesiobukkalen Fissur des ersten Unterkiefermolaren okkludieren. Diese „Molarenbeziehung" wird oft zur Beurteilung von Malokklusionen herangezogen. Bei Normalokklusion ist die gesamte Länge des Unterkiefer-Alveolarbogens kürzer als die des Oberkieferalveolarbogens. Die mehr posteriore Position der Oberkiefermolaren schafft den Platz für die größeren oberen Inzisivi. In der Ausrichtung der Wurzeln bestehen kleine Unterschiede. Die Wurzeln der Inzisivi zeigen nach lingual bzw. palatinal, die Caninuswurzeln nach distal, während die Wurzeln von Prämolaren und Molaren senkrecht stehen.

Alle diese dentalen und skelettalen Merkmale (skelettal, weil verschiedene Knochen an der Positionierung der Zähne beteiligt sind) auf einmal zu finden, ist äußerst schwierig.

Der weitaus größte Teil der Bevölkerung hat keine normale Bezahnung. Die meisten von uns besitzen die eine oder andere Malokklusion mal mehr mal weniger ausgeprägt. Es gibt die verschiedensten Arten von Malokklusionen, die alle in eine der drei Kategorien einzuordnen sind. Dieses System wurde zuerst von *Angle* beschrieben und wird so nach ihm *Angle-Klassifikation* genannt.

Abb. 5.7 Die **Klasse I** – Malokklusion ist eine leichtere Form. Sie wird mehr durch dentoalveoläre als durch skelettale Variationen verursacht. Die Okklusion der Molaren ist normal (zumindest beim älteren Kind), und die Disharmonien treten in der Anordnung der anterior gelegenen Zähne auf. Das Profil ist normalerweise gut, obwohl häufig eine Retrognathie von wenigen Millimetern zu finden ist. Die sagittale Frontzahnstufe ist nicht übermäßig ausgeprägt. Eine Variation der Klasse I-Okklusion stellt die „bimaxilläre Protrusion" dar. Die Mandibula tendiert dazu, sagittal etwas länger zu sein, was eine Vorwärtsneigung (Proclination) der oberen Inzisivi verursachen kann. Die Folge ist eine Protrusion sowohl der oberen wie auch der unteren inzisalen Region. Dadurch erscheint der Mund voller.

Abb. 5.8, 5.9 und 5.10 Die **Klasse II**-Malokklusion kann genauso skelettal wie dentoalveolär verursacht sein. Die verschiedenen Knochen (einschließlich der im Schädelbasisbereich) verursachen eine Positionierung der Zähne derart, daß eine sogenannte Typ-II-Molarenbeziehung entsteht. Der erste Molar im Oberkiefer liegt entweder direkt über oder sogar vor dem ersten Unterkiefermolaren, jedoch nicht etwas dahinter, wie er es eigentlich sollte. Bei der verbreitetsten Art der Klasse II (Typ 1) – Malokklusion (Abb. 5.9) sind die Oberkiefer-Inzisivi sehr protrusiv, und es besteht eine ausgeprägte sagittale Frontzahnstufe. Das Profil ist leicht retrognath. Eine andere Art (Typ 2) jedoch weist keine übermäßige sagittale Frontzahnstufe auf, dafür aber einen tiefen Biß und eine Kippung der lateralen Oberkiefer-Inzisivi (Abb. 5.10) nach labial. Beide Typen haben eine Klasse II-Molarenbeziehung.

Die normalen Variationen der Gesichtsform

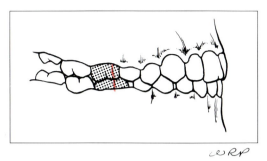

Abb. 5.6 (Nach *Gianelly*, A. A. und H. M. *Goldman*: Biologic Basis of Orthodontics. Philadelphia, Lea & Febiger, 1971.)

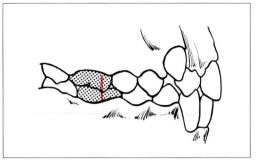

Abb. 5.7 (Nach *Gianelly*, A. A. und H. M. *Goldman*: Biologic Basis of Orthodontics. Philadelphia, Lea & Febiger, 1971.)

Abbildung 5.8

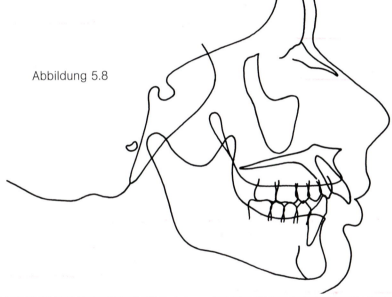

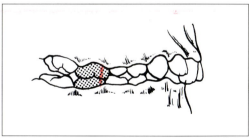

Abb. 5.9 (Nach *Gianelly*, A. A. und H. M. *Goldman*: Biologic Basis of Orthodontics. Philadelphia, Lea & Febiger, 1971.)

Abb. 5.10 (Nach *Gianelly*, A. A. und H. M. *Goldman*: Biologic Basis of Orthodontics. Philadelphia, Lea & Febiger, 1971.)

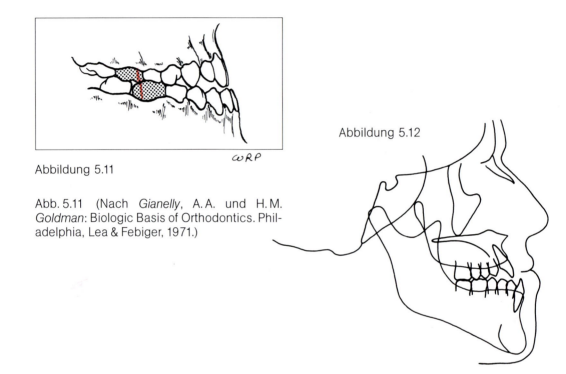

Abbildung 5.11

Abbildung 5.12

Abb. 5.11 (Nach *Gianelly*, A.A. und H.M. *Goldman*: Biologic Basis of Orthodontics. Philadelphia, Lea & Febiger, 1971.)

Abb. 5.11 und 5.12 Die **Klasse** III-Malokklusion wird charakterisiert durch eine exzessive Protrusion der Mandibula, ein prognathes Profil und eine Molarenbeziehung, bei der der untere erste Molar mesial seiner Normalposition liegt. Diese Okklusionsform ist hauptsächlich skelettal bedingt.

Konzept 5: Die drei Klassifikationssysteme wurden schon beschrieben. Das erste bezieht sich auf die Form des gesamten Schädels, das zweite auf das Gesichtsprofil und das dritte auf die Okklusion. Gibt es nun einen direkten entwicklungsbedingten und strukturellen Zusammenhang zwischen ihnen? Ja, es gibt ihn; wie und auf welche Weise wird weiter unten beschrieben. Um an die Korrelationen heranzukommen, muß man die folgenden Fragen stellen. Erstens: Klasse II-Malokklusionen treten am häufigsten bei den langschädeligen Kaukasiern auf. Warum? Die meisten Kaukasier mit langen Schädeln und schmalem Gesicht haben eine Tendenz zur Retrognathie. Wie kommt das? Warum? Unter den orientalischen Völkern tritt die Klasse III und die bimaxilläre Protrusion viel häufiger auf. Die Tendenz geht mehr zum orthognathen Profil. Aus welchem Grund?

Die normalen Variationen der Gesichtsform

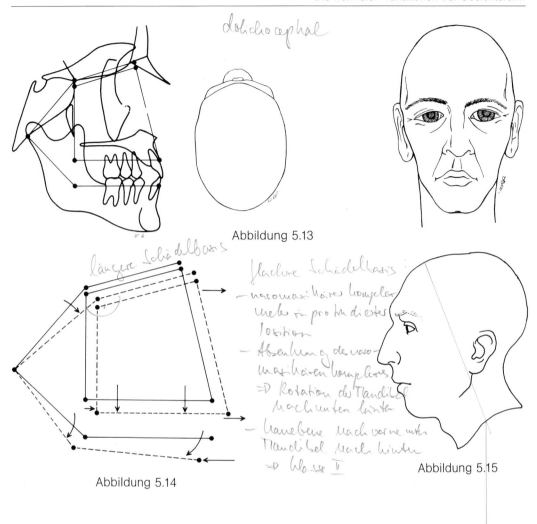

Abbildung 5.13

Abbildung 5.14

Abbildung 5.15

Abb. 5.13, 5.14 und 5.15   Bei Menschen mit dolichocephaler Kopfform ist das Gehirn in sagittaler Richtung lang, aber relativ schmal. Dies verusacht eine flachere Schädelbasis, was bedeutet, daß der Winkel zwischen mittlerer und anteriorer Schädelbasis relativ groß ist. Auch ist die Schädelbasis sagittal länger. Diese Faktoren haben mehrere Auswirkungen auf die Form des Gesichtes. Erstens: Der gesamte nasomaxilläre Komplex befindet sich wegen der Vorwärtsrotation der Schädelbasis und der sagittal längeren Ausdehnung ihrer anterioren und mittleren Segmente relativ zur Mandibula in einer protrudierten Position. Zweitens: Relativ zum Proc. condylaris hat sich der gesamte nasomaxilläre Komplex abgesenkt. Dies bewirkt eine Rotation der Mandibula nach unten und hinten. Drittens: Die Kauebene erfährt eine Neigung nach vorne unten. Die (zweistufige) Vorwärtsverlagerung der Maxilla und die der Mandibula nach hinten bewirken eine Tendenz zur mandibulären Retrusion und zu einer Klasse II-Position der Molaren. Das Profil tendiert zur Retrognathie. Jedoch treten sehr häufig kompensatorische Varianten auf, wie wir noch sehen werden. Wegen des großen Schädelbasiswinkels und der daraus resultierenden Einstrahlungsrichtung des Rückenmarks in die Halsregion, finden wir bei Individuen dieses Gesichtstyps eine größere Tendenz zur gebückten Haltung und Neigung von Kopf und Hals nach vorn.

Abb. 5.16 und 5.17 Individuen oder ethnische Gruppen mit brachycephaler Kopfform haben ein rundes, kurzes und breites Gehirn. Dies bewirkt eine aufrechtere Schädelbasis mit einem stärkeren Knick und eine sagittal kürzere anteriore Schädelgrube. Die Folge für das Gesicht ist eine mehr posteriore Position der Maxilla. Außerdem ist die sagittale Ausdehnung des nasomaxillären Komplexes relativ kurz. Wegen der breiten, aber anterior-posterior kurzen brachycephalen Schädelbasis, sind die anteriore und mittlere Schädelgrube entsprechend verkürzt (in der Abb. nicht dargestellt). Die Fossa cranii anterior bildet die Basis für Länge und Breite des nasomaxillären Komplexes, welcher hierbei kürzer und breiter ist. Die Folge hiervon ist eine relative Retrusion des nasomaxillären Komplexes und eine relative Vorverlagerung der Mandibula. Dies bewirkt eine Tendenz in Richtung eines prognathen Profils und einer Klasse III-Molarenbeziehung. Sowohl Okklusionsebene wie auch der Ramus mandibulae können dabei nach oben verschoben sein, wenn nicht die verschiedensten Kompensationen wie eine Inklination der Okklusalebene nach unten oder eine leichte Rotation des Ramus nach hinten auftreten. Auch können andere Kompensationsprozesse vorkommen, die, wie wir gleich sehen werden, den Klasse III-Tendenzen entgegenwirken. Wegen der steileren Ausrichtung sowohl der mittleren Schädelgrube wie auch des Rückenmarkes, finden wir bei Individuen mit all diesen fazialen Merkmalen eine aufrechtere Kopfhaltung.

Konzept 6: Die grundsätzliche Natur der Beziehungen zwischen 1.) Kopfform 2.) Gesichtsprofil und 3.) Okklusionstyp bewirkt eine Prädisposition der einzelnen Gesichtstypen für bestimmte Malokklusionsformen. Viele Engländer z. B. und einige kaukasische Volksgruppen mit dolichocephaler Kopfform haben eine entsprechende Tendenz zur Klasse II-Malokklusion bei einem retrognathen Profil. Die Japaner mit meist brachycephalem Kopf haben entsprechend eine größere Tendenz zur Klasse III-Malokklusion und einem prognathen Profil. Diese eben genannten Tendenzen sind Folge des Grundbauplanes des Gesichtes. Jedoch sind bei den meisten von uns diese Tendenzen durch endogene strukturelle Anpassungen kompensiert worden. Wenn solche kompensatorischen Vorgänge ablaufen, werden die eingebauten Tendenzen mehr oder weniger aufgehoben, und wir finden häufig ausgeglichene faziale Proportionen mit einer Klasse I-Okklusion, auch wenn die grundlegenden Tendenzen weiterhin bestehen. Wenn diese kompensatorischen Abläufe nicht oder nur insuffizient stattfinden, werden aber die verborgenen Tendenzen manifest, und wir finden eine mehr oder weniger ausgeprägte Malokklusion (Progenie oder Retrogenie).

Abb. 5.18 **Konzept 7:** Was sind das für Kompensationen, die während der Entwicklung des Gesichtes eintreten? Ein Beispiel sei hier gezeigt, da es häufig auftritt (andere finden wir in Teil 2). Bei Konzept 5 befand sich die Mandibula entsprechend ihrer Rotation nach hinten und der weniger geknickten Schädelbasis (und/oder dem vertikal langen nasomaxillaren Komplex) in einer Retroposition. Dies kann jedoch der Ramus durch Ausweitung seiner sagittalen Ausdehnung kompensieren. Daraus folgt eine Verlagerung der Mandibula nach anterior eine korrekte Position unterhalb der Maxilla, und eine „normale" Klasse I-Molarenbeziehung. Die andernfalls auftretende mandibuläre Retrusion wird teilweise oder vollständig vermieden, und es entsteht ein Profil, in dem die Lage des Kinns etwa seiner Lage im Normalprofil entspricht ($\pm 0{,}5$ cm). Die Rotation der Mandibula nach unten wird durch eine entgegengesetzte Verlagerung der Unterkiefer-Frontzähne sowie eine Verlagerung der Oberkiefer-Frontzähne nach unten kompensiert. Dies bewirkt eine Biegung der Okklusionsebene, die „Spee'sche Kurve". (Einzelheiten in Teil 2).

Das Gesicht eines jeden von uns ist, ohne Ausnahme, eine Komposition vieler „Ungleichgewichte". Einige wirken ausgleichend, manche wirken einander mehr oder weniger entgegen. Der oben erwähnte breite Ramus ist eigentlich ein Ungleichgewicht. Er kompensiert aber die Folgen der eingebauten Tendenz zur Malokklusion, die sich als unbalancierte Winkel und Strecken darstellen können. Unter den dolichocephalen Kaukasiern ist der breite Ramus sehr verbreitet. Wenn dieser und andere kompensatorische Faktoren auftreten, ist die zugrundeliegende Tendenz zur Klasse II-Okklusion mehr oder weniger ausgeglichen. Trotzdem haben viele von uns ein leicht retrognathes Profil und etwas nach anterior geneigte Zähne.

Die normalen Variationen der Gesichtsform

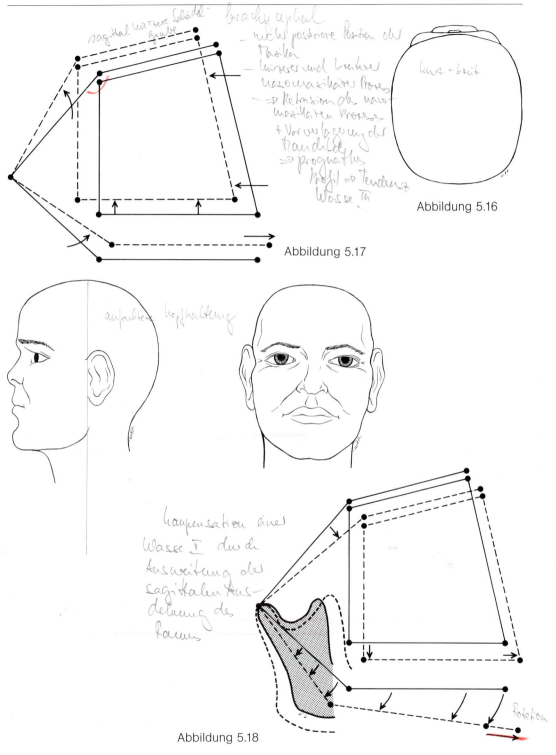

Abbildung 5.16

Abbildung 5.17

Abbildung 5.18

Teil 2

In diesem Kapitel werden die den verschiedenen fazialen Mustern zugrundeliegenden Ursachen und Wirkungen erklärt. Jede Region von Gesicht und Schädel wird einzeln für sich besprochen. Um die struktur- und entwicklungsbedingte Situation einer jeden Region zu erfassen, bedienen wir uns einer ganz simplen Fragestellung: Eine Region wird im Zusammenhang mit den Regionen besprochen, mit denen sie „zusammenpassen" muß. Passen diese nicht zusammen, wird der resultierende Effekt daraufhin untersucht, ob er 1. eine mandibuläre Retrusion oder 2. eine mandibuläre Protrusion bewirkt. Wie wir noch sehen werden, gehen die Ungleichgewichte von Region zu Region über und beeinflussen so die Position der Kiefer und den daraus resultierenden Okklusionstypus.

Abb. 5.19   Für jede Region müssen zwei grundlegende Faktoren in Betracht gezogen werden. Der erste ist die *Größe* eines bestimmten Teils. Ist es „lang" oder „kurz" unter Berücksichtigung der Teile, mit denen es in Kontakt steht? Teil a und b sollen zusammenpassen genau wie Teil c und d. Wenn jedoch Teil b kürzer ist als a, bewirkt dies eine Retrusion von d, obwohl es genauso lang ist wie c. Mit der Beurteilung der Dimension eines einzelnen Knochenteils, der direkt am Kontakt mit anderen Knochen beteiligt ist, muß man sehr vorsichtig sein. Es handelt sich um die *effektive Strecke*. Der Knochen hat nur Beziehung zum Abschnitt n. Der Abschnitt o, obwohl er ebenfalls zu einem der Partnerknochen gehört, ist nicht an der Herstellung des Kontaktes mit m beteiligt. Oder: Die effektive gradlinige Strecke des schräg liegenden Teils y ist die Strecke z. Sie entspricht der Länge des Knochens x, mit dem eine komplizierte Beziehung hergestellt werden soll.

Abb. 5.20   Der zweite wichtige Punkt ist die *Ausrichtung* eines bestimmten Teils. Auch dies muß berücksichtigt werden (obwohl einige kephalometrische Meßmethoden das versäumen), weil rotatorische Veränderungen den Einfluß einer bestimmten Länge vermehren oder vermindern können. So entsprechen sich z. B. Teil a und c, was ihre waagerechte projizierte Ausdehnung betrifft, obwohl ihre eigentlichen Längen sehr verschieden sind.

Abb. 5.21   Sehen wir uns an, was passiert, wenn Knochen c seine *Position* nach e ändert. Die Länge des Knochens bleibt unverändert, aber der *Einfluß* dieser Länge verändert sich. Die horizontale Ausdehnung hat zugenommen und die vertikale gleichzeitig natürlich abgenommen. Auch wenn sich die Längen der Knochen a und c nicht verändert haben, passen sie doch nicht mehr so zueinander, weil ihre effektiven Ausdehnungen nicht mehr zueinander passen. Wenn Teil c nach Position e ausgerichtet (rotiert) wird, nimmt die effektive horizontale Ausdehnung ab und gleichzeitig die vertikale Ausdehnung zu.

Die normalen Variationen der Gesichtsform

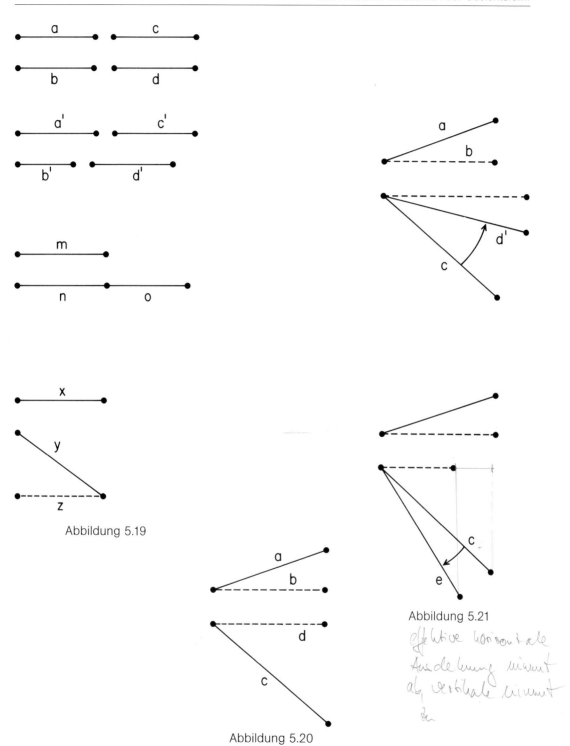

Abbildung 5.19

Abbildung 5.20

Abbildung 5.21

effektive horizontale
Ausdehnung nimmt
ab, vertikale nimmt
zu

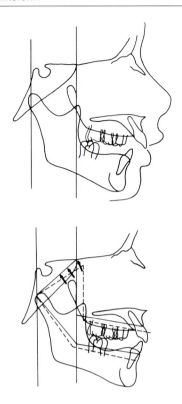

Abb. 5.22 Um den enormen Einfluß der *Ausrichtung* einzelner Teile für die Form des Gesichtes zu zeigen, wurde hier an dem Papier die Ausrichtung der mittleren Schädelgrube eines Klasse II-Kindes in eine mehr aufrechte Position verändert. Alle anderen fazialen Regionen, wie die Mandibula, Maxilla und anteriore Schädelgrube wurden dann entsprechend der neu ausgerichteten mittleren Schädelgrube angeordnet. Die Größen der einzelnen Teile wurden nicht verändert. Die neue horizontale und vertikale *Ausdehnung* der mittleren Schädelgrube führte jedoch zu einer Überführung der Klasse II-Situation in eine Klasse I-Situation, obwohl die einzelnen Knochen vorher und nachher exakt dieselbe Größe hatten.

Abb. 5.23 und 5.24 Ist die horizontale Ausdehnung des Corpus mandibulae (b) relativ zu seinem Partner, dem Oberkiefer-Bogen (a) klein, so ist das Ergebnis natürlich eine mandibuläre Retrusion (vielleicht mit einer Anteriorkippung der Zähne). Dies muß nicht gleich zu einer Klasse II-Molarenbeziehung führen. Die posterioren Regionen des Oberkiefer- und Unterkiefer-Alveolarbogens können nämlich trotzdem gut zusammenpassen. Es sei betont, daß es sich hier um einen relativen Vergleich zwischen zwei Teilen *desselben* Individuums handelt. Die Mandibula wird dabei nicht mit Norm- oder Durchschnittswerten einer bestimmten Population verglichen. Wieviele Zentimeter die Mandibula auch immer lang sein mag und unabhängig von irgendwelchen statistischen Normwerten, sie ist kurz im Vergleich zu den entscheidenden Größen ihres Partners in diesem speziellen Fall, der horizontalen Ausdehnung des Oberkiefers.

Die normalen Variationen der Gesichtsform

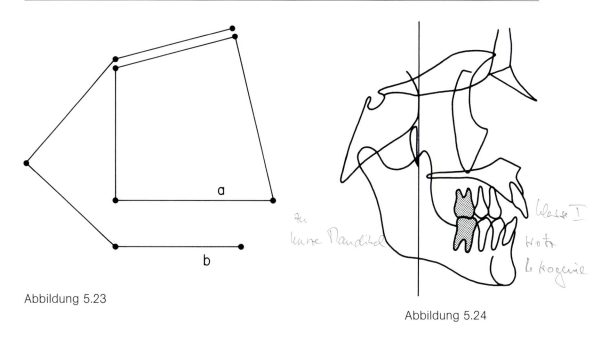

Abbildung 5.23

Abbildung 5.24

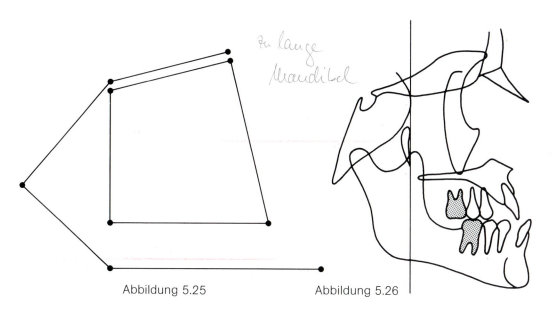

Abbildung 5.25   Abbildung 5.26

Abb. 5.25 und 5.26 Ist das Corpus mandibulae sehr lang, ist der Effekt natürlich eine mandibuläre Protrusion. Eine sagittal kurze Maxilla hat den gleichen Effekt (es gibt Methoden festzustellen, wer nun kurz oder lang ist. Erklärung in Kapitel 9). Ob ein langes Corpus eine Klasse III-Molarenbeziehung hervorruft, hängt davon ab, ob er mesial oder distal vom ersten Molaren zu lang ist.

Abb. 5.27 In dieser Situation ist der obere Teil des nasomaxillären Komplexes *relativ* zu seinen Synergisten, der vorderen Schädelgrube, dem Gaumen, dem OK- und UK-Bogen zu lang. Dies hat aber keinen Einfluß auf die Okklusion. Ein solches Individuum kann sehr retrognath *wirken*, aber dies ist eine Folge der Protrusion des Obergesichtes und nicht der Kiefer. Wegen der Protrusion des oberen Teiles der ethmoidmaxillären Region baut sich das äußere Blatt des Os frontale um. Die Folge ist ein sehr großer Sinus frontalis, ausgeprägte Augenbrauenwülste, eine vorstehende Glabella, eine fliehende Stirn, eine hohe Nasenbrücke und eine lange Nase. Die Wangenknochen wirken wegen der prominenten Nasenregion zurückgesetzt.

Abb. 5.28 Wenn der obere Teil des nasomaxillären Komplexes ziemlich protrusiv ist, wird der obere Nasenrücken oft gebogen oder geknickt sein und eine klassische Adler- oder Römernase bilden, wenn die Nase gleichzeitig auch noch lang ist. Je länger die Nase ist, um so mehr muß sich ihr Nasenrücken biegen. Diese Nasenform ist in einigen europäischen Populationen sehr verbreitet, z. B. in Frankreich, – sie ist hier typischerweise sehr schmal und spitz. Die ventrale Kante (Nasenunterseite) kann horizontal gerichtet sein, zeigt aber meist eine Tendenz nach unten, im Gegensatz dazu zeigt die vertikale kürzere Nase eher mal nach oben. Bei einem anderen Typ Nasenkrümmung kann nur der *mittlere* Teil des Nasenrückens recht protrusiv sein; dies bewirkt eine charakteristisch gebogene (sigmoide) Einziehung des unteren Teils des Nasenrückens und der oberhalb des mittleren Teil liegenden Nasenwurzel. Die Region der Wangenknochen ist bei diesem Gesichtstyp häufig merklich prominenter, weil oft das gesamte Mittelgesicht eine ausgeprägte Protrusion zeigt. All die eben erwähnten Gesichtsmerkmale charakterisieren im allgemeinen die lange, schmalgesichtige, dolichocephale Kopfform, die man sowohl bei vielen (aber nicht allen) kaukasischen Volksgruppen findet, als auch die dinarische Kopfform. Die Ausprägung einiger dieser Merkmale wie Größe der Sinus frontales und Neigung der Stirn sind sowohl geschlechts-, wie auch altersabhängig.

Abb. 5.29 Ist der nasomaxilläre Komplex *nicht* protrusiv, so daß seine sagittale Ausdehnung ziemlich genau der seiner Partner (vordere Schädelgrube, Gaumen, OK- und UK-Bogen) entspricht, entsteht ein anderes Gesichtsprofil. Die Sinus frontales sind vergleichsweise kleiner, die Stirn steht steiler, die Augenbrauenwülste und die Glabella sind nicht so prominent, die Nase ist nicht annähernd so protrusiv und die Nasenbrücke ist viel flacher. Die Kiefer wirken hervorstehender, weil die Nasenregion weniger protrusiv ist. Aus dem gleichen Grund wirken auch die Wangenknochen sehr hervorstehend. Das Gesicht ist insgesamt flacher. Diese Komposition von Gesichtsmerkmalen ist typisch für die breiten Gesichter und dolichocephalen Kopftypen, die wir sehr häufig bei orientalischen Menschen finden. Bei einigen kaukasischen Populationen sieht man ein breites Gesicht mit einer kürzeren Nase, eine prominentere Mandibula, eine tiefliegende Nasenbrücke usw. Hierher gehören auch Individuen mit genetisch bedingten Gesichtsformen, die auf eine mitteleuropäische Abstammung hinweisen, oder die aus Teilen Südirlands aber auch aus anderen Teilen der Welt stammen. Das „kaukasische Gesicht" ist in Nordkamerika sehr verbreitet. Eine kurze, aber breite Nase bietet mit ihrem Nasenraum etwa die gleiche Luftwegskapazität wie die zwar schmalen, aber längeren und protrusiveren Nasen des dolichocephalen Typs.

Die normalen Variationen der Gesichtsform

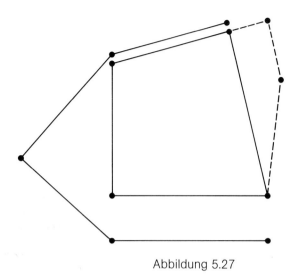

Abbildung 5.27

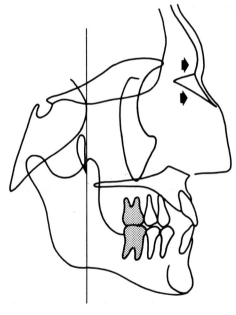

protrusiver oberes Teil des naso-maxillären komplexes

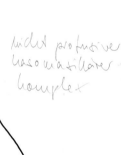

nicht protrusiver nasomaxillärer komplex

Abbildung 5.28

Abbildung 5.29

Die normalen Variationen der Gesichtsform

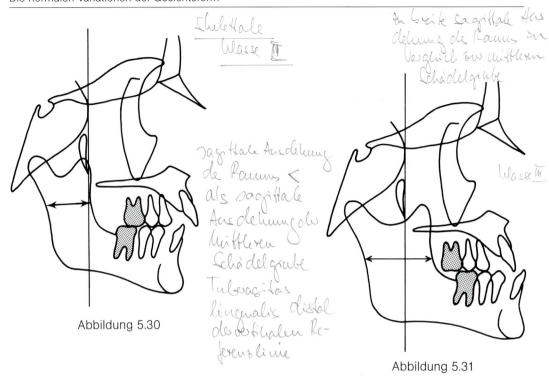

Abbildung 5.30

Abbildung 5.31

Abb. 5.30 Wenn die (effektive) sagittale Ausdehnung des Ramus im Vergleich zu dem Wert ihres Partners, der sagittalen Ausdehnung der mittleren Schädelgrube, sehr schmal ist, so hat das einen retrusiven Effekt auf die Mandibula. Der Mandibularbogen liegt damit zu seinem Partner, dem Oberkieferbogen, in einer unausgeglichenen Position. Auch wenn die Größe von Oberkiefer- und Unterkieferbogen etwa gleich ist, finden wir ein retrognathes Profil. Die Kieferbogen sind deswegen in einer unausgeglichenen Position, weil sich die Teile dahinter im „Ungleichgewicht" befinden. Der posteriore Teil des Maxillarbogens liegt deutlich anterior (mesial) des posterioren Teils des Mandibularbogens. Dies ist ein Fall (von vielen) der skelettal verursachten Klasse II-Molarenbeziehung. Rufen wir uns ins Gedächtnis, daß die eigentliche anatomische Grenze zwischen Ramus und Corpus die Tuberositas lingualis ist, eher als die schräge „anteriore Kante" des Ramus, die in den Corpus übergeht. Weil die Tuberositas lingualis in (Schädel-seitlich) Röntgenaufnahmen nicht abgebildet wird, ist sie hier auch nicht dargestellt. Jedoch ist sie distal der vertikalen Referenzlinie lokalisiert, weil der Ramus bei diesem Individuum sehr schmal ist.

Abb. 5.31 In dieser Abbildung ist die sagittale (nicht schräge) Ausdehnung des Ramus relativ zur mittleren Schädelgrube sehr breit. Oder andersherum, die Schädelgrube ist relativ zum Ramus sehr schmal (beides ist möglich, weil es sich um einen relativen Vergleich handelt). Die Folge ist eine mandibuläre Protrusion entsprechend der unausgewogenen Position der beiden Zahnbögen zueinander, auch wenn ihre eigentlichen Größen einander entsprächen. Dies ist eine (von vielen) skelettale Ursache für eine Klasse III-Molarenbeziehung. Die Tuberositas lingualis (hier nicht gezeigt) liegt mesial der vertikalen Referenzlinie.

Die normalen Variationen der Gesichtsform

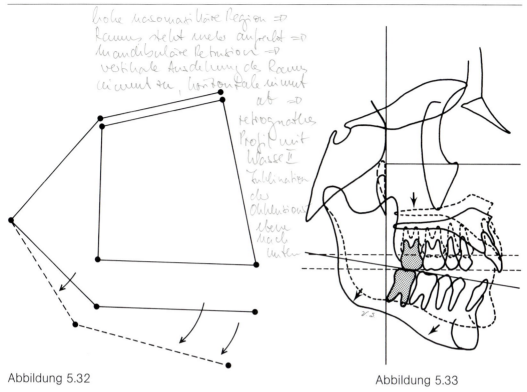

Abbildung 5.32   Abbildung 5.33

Abb. 5.32 und 5.33   Wenn der Ramus mehr aufrecht steht (als Folge z. B. einer hohen nasomaxillären Region), ist die Folge davon eine mandibuläre Retrusion. Während hierbei die vertikale Ausdehnung des Ramus zunimmt, wird die horizontale (zwangsläufig) gleichzeitig abnehmen. Die gesamte Mandibula wird nach unten und hinten rotiert. Als Folge daraus gelangt der Unterkieferbogen in eine unausgewogene Position zum Oberkiefer. Das Profil ist retrognath, und die Folge der unausgeglichenen Position der Kiefer zueinander ist eine Klasse II-Molarenbeziehung. Durch die Rotation des Corpus nach unten entsteht eine Inklination der Okklusionsebene nach unten (siehe S. 259 : dentale Kompensationen).

Wenn der *Corpus* (nicht der Ramus) aufgerichtet ist (das bedeutet einen kleineren Kieferwinkel), hat das auf die Mandibula eine *retrusive* Wirkung. Die verschiedenen Ausrichtungen und damit verbundenen Zusammenhänge sind oft falsch verstanden worden, und der ganze Komplex der mandibulären Rotation hat viel Verwirrung gebracht. Es gibt zwei verschiedene Arten der skelettalen Mandibula-Rotation (zusätzlich zu den Dentitionsrotationen, welche noch gesondert beschrieben werden).

1. In Schlußbißposition kann die *gesamte Mandibula* mit Drehzentrum des Proc. condylaris nach oben oder nach unten rotiert sein. Dies wurde oben als „Ramus"-Rotation bezeichnet, weil durch Alterationen in

255

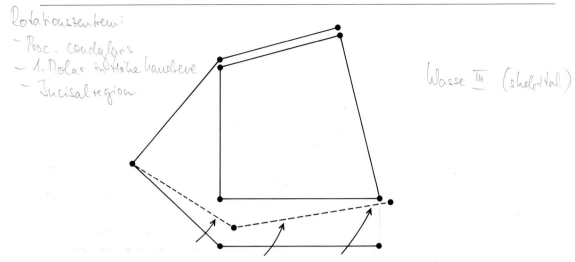

Abb. 5.34 Ist der Ramus mehr nach hinten geneigt (als Folge eines vertikal kurzen Mittelgesichtes), ist der Effekt eine mandibuläre Protrusion, weil der Umfang der sagittalen Ausdehnung zugenommen hat. Die vertikale Ausdehnung hat abgenommen oder einfach gesagt, der Ramus rotiert nach vorne und oben und bewirkt so eine Protrusion der Mandibula. Die Kieferbogen stehen nicht mehr im Gleichgewicht, und die Molaren haben eine Klasse III-Beziehung. Die Okklusions-*PM*-Ebene erfährt relativ zur Orbitaachse oder zum Tuber maxillae eine Inklination nach oben. Die posterioren Zähne können sich nach inferior verlagern, und/oder der Kieferwinkel kann sich öffnen (kompensatorische Anpassung), um eine suffiziente Okklusion zu ermöglichen.

den kondylären Drehzentren Veränderungen der Ramusrichtung involviert sind. Der Corpus wird dabei mitgenommen. Der primäre Grund für diese Art Rotation ist die Anpassung des Ramus und damit des Corpus auf die wie auch immer gearteten vertikalen Verhältnisse des Mittelgesichtes. Der Ramus rotiert nach vorne und oben, um einem kurzen Mittelgesicht und/oder relativ aufrechter Schädelbasisneigung Rechnung zu tragen, und er rotiert nach hinten und unten, um sich einem langen Mittelgesicht und/oder einer mehr offenen Schädelbasisneigung anzupassen.*)

2. Auch der Winkel zwischen Ramus und Corpus kann sich bei bestimmten Rotationsarten verändern. Es entspricht nicht unbedingt dem „Gonionwinkel", sondern vielmehr der Ausrichtung des gesamten Ramus zum gesamten Corpus. Die Achse des Ramus kann *aufrecht* stehen, wobei der Winkel zwischen Ramus und Corpus „klein" ist. Oder das Gegenteil kann auftreten, wenn also der Ramus-Corpus-Winkel größer ist. In beiden Fällen wird der Corpus *relativ* zum Ramus nach oben oder nach unten ausgerichtet. Beide können an den den Winkel öffnenden oder schließenden Umbauvorgängen partizipieren, obwohl es normalerweise mehr der *Ramus* als der Corpus ist, von dem diese Veränderungen ausgehen, weil in ihm die meisten Umbauaktivitäten stattfinden. Es ist so z. B. nicht möglich, daß der gesamte Corpus (und nicht nur der Alveolarfortsatz) durch eigene Umbauvorgänge nach oben rotiert und so den Winkel verkleinert.

Es gibt zwei Gründe, warum Ramus-Corpus-Rotationen auftreten. Der erste wurde auf Seite 158 beschrieben und betrifft die Aufrichtung des Ramus zur Anpassung an einen sich in vertikaler Richtung ausdehnendes Mittelgesicht. Die damit verbundenen Umbauvorgänge wurden ausführlich beschrieben. Als Folge des Mittelgesichtswachstums finden wir einen kleineren Ramus-Corpus-Winkel. Der zweite Grund ist die Anpassung an die Folgen der Rotation der gesamten Mandibula. Wenn die gesamte Mandibula nach vorne oben rotiert (siehe vorherigen Text für die Ursachen), rotiert der Corpus normalerweise etwas nach unten, um ausgleichend zu wirken. Dies dient dazu, den UK-Bogen in einer guten okklusalen Stellung zu halten. Zusätzlich können die posterioren OK-Zähne nach inferior wandern. Die Okklusionsebene kann so senkrecht zur PM-Linie ausgerichtet werden oder eine leichte Neigung nach oben behalten. Wenn der Ramus (und die gesamte Mandibula) nach hinten unten rotiert, kann sich der Ramus-Corpus-Winkel in gewissem Maße verkleinern und dadurch kompensatorisch wirken. Das Ausmaß solch einander entgegenwirkender Rotationen ist jedoch nicht immer gleich groß. Wenn sie gleich große wären und überhaupt keine Rotationen auftreten würden, hätten solche Personen eine fast exakt senkrecht auf der PM-Linie stehende Okklusalebene. Oft jedoch finden wir eine deutliche Neigung der Okklusalebene nach unten, weil der Umfang der nach oben gerichteten Corpusausrichtung kleiner ausfällt als die nach unten gerichtete Rotation der gesamten Mandibula. Wenn man das Gesicht des Patienten untersucht, kann man sehr leicht feststellen, inwieweit eine Rotation der Okklusionsebene nach unten besteht, indem man sie mit der gedachten Orbitaachse in Beziehung setzt. Wenn die beiden Achsen parallel sind, steht die Okklusionsebene senkrecht auf der PM-Linie. Bei vielen Ihrer Patienten wird die Okklusionsebene mehr oder weniger nach unten geneigt sein und bei einigen wenigen nach oben. Personen mit einer vertikal kurzen nasalen Region tendieren mehr zu einer waagerecht stehenden oder nach oben ausgerichteten Okklusalebene oder weit weniger ausgeprägten nach unten gerichteten Rotation. Die Okklusionsebene bei langgesichtigen und langnasigen Individuen tendiert dagegen mehr zu einer deutlicheren Rotation nach unten.

---

*Durch einige Untersucher ist noch ein anderer Rotationstypus beschrieben worden, der sein Drehzentrum in einem Punkt der Okklusalebene hat. Die Rotationsachse liegt z. B. etwa in Höhe der Kauebene des ersten Molaren. Es dreht sich die gesamte Mandibula um diesen Drehpunkt, während die Maxilla nach unten wächst. Dadurch wird das anteriore oder posteriore Ende der Mandibula je nach Drehrichtung entweder angehoben oder abgesenkt. Ein anderes vermutetes Rotationszentrum liegt im Bereich der Inzisalregion. Die kompensatorischen Umbauvorgänge, die als Folge all dieser Rotationen auftreten, sind natürlich dieselben, wie wir sie schon in Kapitel 3 beschrieben haben. Der Proc. condylaris wird dabei entweder nach oben und nach vorne oder nach oben und nach hinten wachsen, um eine volle Artikulation des Kiefergelenks zu ermöglichen. Dem Gelenkknorpel fehlt die lineare Anordnung proliferierender Chondrozyten in Säulenform. Diese Besonderheit ermöglicht dem Condylus ein Wachstum in viele Richtungen im Gegensatz zu dem streng linear ausgerichteten Wachstum der Epiphysenplatten. Diese Besonderheit erlaubt dem Condylus eine Anpassung an die vielen verschiedenen Rotationsvorgänge, die bei verschiedenen Individuen mit unterschiedlichem Gesichtstyp und im Laufe des normalen Wachstumsprozesses auftreten. Erinnern wir uns daran, daß das Wachstumsverhalten des Proc. condylaris sekundärer Natur ist und keine Schrittmacher-Funktion hat (siehe S. 120–132). Durch die im Laufe des Alterns sich verändernden und die bei verschiedenen Individuen unterschiedlichen Vektoren wird die gesamte Mandibula verlagert. Der Kondylenknorpel und die benachbarte Membrane formen den Knochen der Kondylen kompakta in jene Richtungen und jenen Umfang, der erforderlich ist, eine konstante funktionelle Position und Artikulation mit der Schädelbasis zu erreichen. Die variable Wachstumskapazität des Condylenknorpels ermöglicht eine Adaption an die verschiedenen Gesichtstypen, die verschiedene Konfigurationen der Schädelbasis, die verschiedenen Okklusionsmuster und die normalen strukturellen Veränderungen, die während des Wachstums auftreten (wie z.B. die „Rotationen", denen sich der Ramus im verschiedenen Alter unterzieht).

Abb. 5.35 und 5.36   Ein kleiner Winkel zwischen Ramus und Corpus *verkürzt* die gesamte Länge der Mandibula und bewirkt dabei noch eine Retrusion. Ein großer Winkel wirkt verlängernd und hat einen protrusiven Effekt. Es gibt zwei Arten, dies zu erklären. 1. Die Gesamtlänge der Mandibula zwischen a und b nimmt ab, die Entfernung von a nach c nimmt zu. 2. Wenn oberer und unterer Kieferbogen M und N nach oben gerichtet sind, dann protrudiert M über N hinaus, und zwar um die Strecke x, relativ zur Okklusionsebene (nicht relativ zum Gesichtsprofil). Sind die Kiefer nach unten gerichtet, dann protrudiert N um die Strecke V relativ zur nach unten weisenden Okklusalebene.
Bei einem großen Ramus-Corpus-Winkel, ist die *antegoniale Einziehung* deutlich ausgeprägt. Sie entsteht durch die nach unten gerichtete Rotation des Corpus an seinem Übergang zum Ramus. Ist der Ramus-Corpus-Winkel klein, ist die Größe der antegonialen Einziehung wegen der Aufrichtung des Ramus reduziert (siehe Stadium 9 und 15 in Teil 2 Kapitel 3. Hier werden zusätzliche Faktoren dargestellt und die Umformungsprozesse zusammengefaßt, die die verschiedenen Rotationen hervorrufen).

Abb. 5.37   Eine Rotation der gesamten Mandibula bewirkt genau das Gegenteil von dem, was eine isolierte Corpusrotation bewirkt. Wenn die gesamte Mandibula nach unten gerichtet ist, bewirkt das eine Retrusion der Mandibula, ist aber nur der Corpus nach unten rotiert, so verursacht das eine mandibuläre Protrusion. Eine Drehung der gesamten Mandibula nach oben bewirkt eine mandibuläre Protrusion, während eine solche Ausrichtung nur des Corpus eine Retrusion hervorruft.

Abb. 5.38   Kann ein Mensch ein retrognathes Profil haben und trotzdem *keine* Klasse II-Malokklusion? Die Antwort heißt ja. Auch wenn die zugrundeliegenden skelettalen Faktoren für beide gelten, können die Folgen verschieden sein. Dies kommt daher, daß für Profil und Bißlage unterschiedliche Referenzebenen gelten. In der Zeichnung ist das Profil a) zwar retrognath, aber die untere Inzisalregion ist wegen der nach unten inklinierten Okklusalebene nicht retrusiv (b).

Die normalen Variationen der Gesichtsform

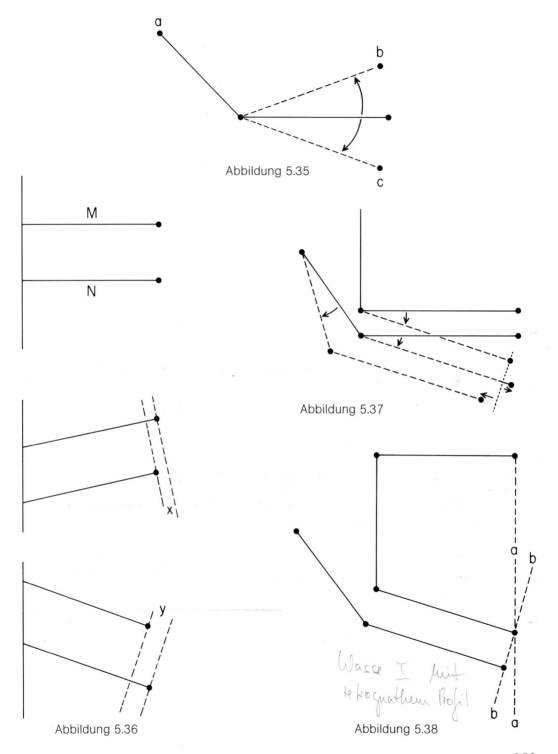

Abbildung 5.35

Abbildung 5.37

Abbildung 5.36

Abbildung 5.38

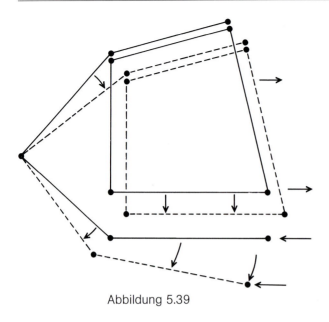

Abbildung 5.39

Abb. 5.39 und 5.40   Eine nach vorne inklinierte mittlere Schädelgrube hat auf die Maxilla einen protrusiven und auf die Mandibula einen retrusiven Effekt. Wegen der Zunahme der sagittalen Ausdehnung der mittleren Schädelgrube liegt die Maxilla vor dem Corpus mandibulae. Das Mittelgesicht wird abgesenkt, und dies bewirkt eine Rotation der gesamten Mandibula nach unten und hinten. Die Maxilla gelangt also auf diese Art nach anterior und die Mandibula nach posterior. Die mandibuläre Retrusion tritt auch dann auf, wenn Ober- und Unterkiefer equivalente Größen haben wie auch in diesem Beispiel. Diese verschiedenen skelettalen Veränderungen verursachen eine Klasse II-Molarenbeziehung, weil der Unterkiefer nach posterior abgesenkt wird.

Abb. 5.41 und 5.42   Eine Inklination der mittleren Schädelgrube*) nach hinten hat auf die Mandibula einen protrusiven Effekt. Dies bewirkt eine Klasse III-Molarenbeziehung. Die Maxilla wird nach hinten gestellt, und die Mandibula rotiert nach vorne in eine protrusive Position. Auch die Okklusionsebene der Mandibula wird damit in eine nach vorn inklinierte Position rotiert. Um das zu kompensieren, wandern die posterioren maxillären Zähne nach unten und/oder der Ramus-Corpus-Winkel öffnet sich.

---

*) Die konventionelle Art, den „Schädelbasiswinkel" darzustellen, geschieht durch eine Verbindung zwischen Basion-Sella-Nasion. Dies ist aber kein anatomisch sinnvoller Weg. Die tatsächliche Relation (soweit das Gesicht betroffen ist) bezieht sich auf den Kontaktpunkt zwischen Proc. condylaris und Schädelbasis (nicht Basion) und den Eckpunkt zwischen Schädelbasis und nasomaxillärem Komplex (nicht Sella). Diese Punkte beschreiben das Verhältnis, das die anatomische Bedeutung zwischen Schädelbasis, Mandibula und Tuber maxillae bestimmt. Die Linie Basion-, Sella-Nasion zeigt dies nur indirekt. Diese drei traditionellen Bezugspunkte haben nichts mit dem eigentlichen anatomischen Ineinandergreifen dieser Schlüsselverbindungen zu tun. Sie sind entfernte Mittellinien-Strukturen, die nicht direkt mit den lateralen Strukturen des Ober- und Unterkiefers in Verbindung zu bringen sind, wie der lateral gelegene Kontakt zwischen Proc. condylaris und Schädelbasis und die Winkel zwischen den lateralen Bereichen des Bodens der vorderen und der mittleren Schädelgrube mit dem Tuber maxillae. Sella, Basion und Nasion können auch innerhalb der normalen Variationsbreite, irgendwo entlang der Mittellinie liegen und lassen nicht auf die Winkel schließen, die eigentlich aussagekräftig sind: Der Winkel zwischen dem Kiefergelenk und dem Berührungspunkt zwischen mittlerer und vorderer Schädelgrube, d.h. der Punkt, an dem der nasomaxilläre Komplex mit der Schädelbasis in Verbindung steht.

Die normalen Variationen der Gesichtsform

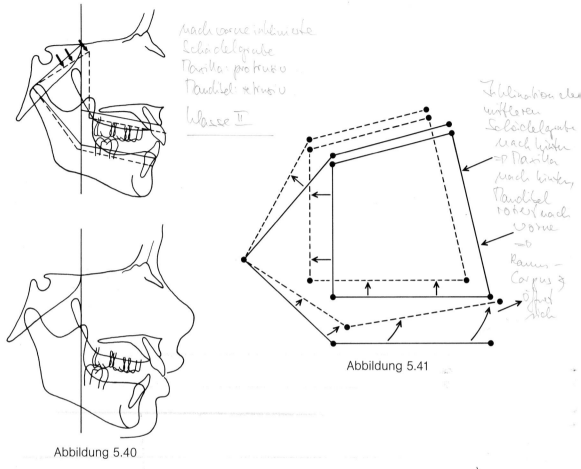

nach vorne inklinierte
Schädelgrube
Maxilla: protrusiv
Mandibel: retrusiv

Klasse II

Inklination der
mittleren
Schädelgrube
nach hinten
→ Maxilla
nach hinten,
Mandibel
rotiert nach
vorne
→
Ramus-
Corpus ?
öffnet
sich

Abbildung 5.41

Abbildung 5.40

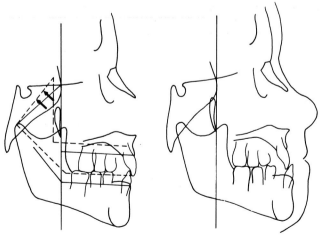

Abbildung 5.42

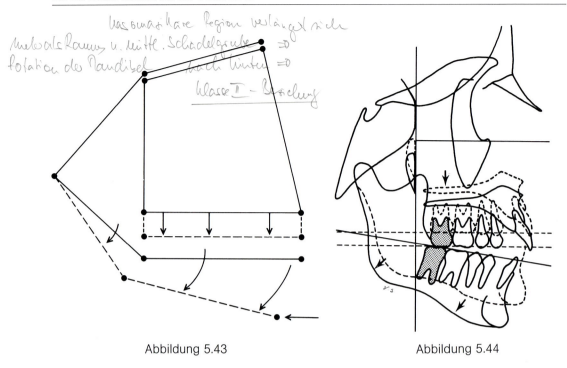

Abbildung 5.43   Abbildung 5.44

Abb. 5.43 und 5.44   Die nasomaxilläre Region tendiert bei vielen (aber nicht allen) Individuen dazu im Verhältnis zu Ramus und mittlerer Schädelgrube vertikal verlängert zu sein. Die Folge ist eine Rotation der gesamten Mandibula nach hinten. Wir sehen eine retrusive Mandibula, ein retrognathes Profil und die Skelettgrundlage für eine Klasse II-Molarenbeziehung. Erinnern wir uns, eine Neigung der Schädelbasis nach vorne verursacht eine ähnliche mandibuläre Rotation. Tritt beides in einem Individuum auf, ist der Umfang der mandibulären Rotation die Summe aus beiden (Dentoalveoläre Veränderungen verhindern einen frontoffenen Biß; siehe unter *Spee*'sche Kurve).

Abb. 5.45   Ist die nasomaxilläre Region vertikal kurz, entsteht eine mandibuläre Protrusion. Die Mandibula rotiert nach vorne oben in eine Position, die die Entstehung einer Klasse III-Molarenbeziehung begünstigt. So hat ein Ungleichgewicht in vertikaler Ebene einen strukturellen Effekt in der horizontalen Ebene. Die Vermutung, daß Malokklusionen nur durch horizontale Dysplasien verursacht werden, ist somit falsch.

All die obigen Abbildungen zeigen die vielen Veränderungen von Größe und Richtung der einzelnen Regionen wie z. B. Ramus, mittlerer Schädelgrube, Maxillarbogen usw. Jeder einzelne Schädel ist eine Komposition aus mehreren Kombinationen solcher Beziehungen aller Regionen untereinander. Weiter unten werden Beispiele vieler verschiedener Kombinationen regionaler Gleichgewichte und Ungleichgewichte von Größe und Richtung ausgeführt.

Nur zur eigenen Kontrolle: Wieviele spezifische anatomische Faktoren, die die multifaktorielle Basis für Klasse III- oder Klasse III-Molarenbeziehung bilden, sind bis jetzt beschrieben worden?

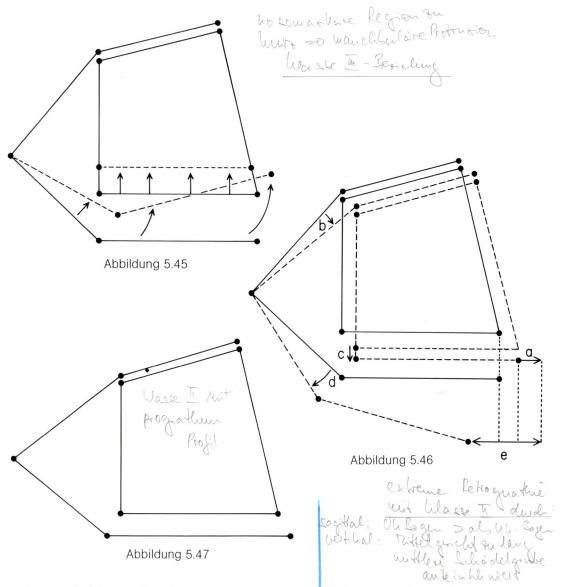

Abbildung 5.45

Abbildung 5.46

Abbildung 5.47

Abb. 5.46   Bei diesem Beispiel überragt die sagittale Ausdehnung des Oberkieferbogens die des Unterkieferbogens (a). Die mittlere Schädelgrube ist anteinkliniert (b), und das Mittelgesicht (c) ist vertikal lang. Der Ramus ist nach hinten rotiert (d). Alle diese Faktoren haben einen retrusiven Effekt auf die Mandibula, und ihre Summe ruft eine schwere Klasse II-Malokklusion mit extremer Retrognathie hervor.

Abb. 5.47   Bei diesem Beispiel übertrifft die sagittale Ausdehnung der mittleren Schädelgrube die ihres Partners, des Ramus. Das Corpus mandibulae ist im Verhältnis zur sagittalen Größe des Oberkieferbogens sehr lang. Diese Kombination bewirkt ein prognathes Profil, aber mit einer Klasse II-Molarenbeziehung. Solche Fälle findet man nur selten.

Abb. 5.48 Dieses Beispiel zeigt ein sagittal kurzes Corpus mandibulae (im Verhältnis zum Oberkiefer) in Kombination mit einer nach hinten rotierten mittleren Schädelgrube, einem vorwärts rotiertem Ramus und einem nach unten rotierten mandibulären Corpus. Aus dieser Kombination resultiert ein Klasse II-Typus des Unterkieferbogens, eine Klasse II-Molarenbeziehung und ein Klasse I (orthognath)-Profil.

Abb. 5.49 Bei diesem Beispiel sehen wir ein sagittal langes Corpus, eine Ausrichtung der mittleren Schädelgrube nach vorn und eine Rotation des Ramus nach hinten. Das Resultat ist ein orthognathes Klasse I-Profil, eine Klasse II-Molarenbeziehung und ein Klasse III-Typ des Unterkieferbogens. Der Ramus-Corpuswinkel hat sich etwas verkleinert, wir finden aber immer noch eine nach vorne geneigte Okklusionsebene.

Abb. 5.50 Die morphologische *Kompensation* ist ein äußerst wichtiger biologischer Begriff. Die kompensatorischen Anpassungen erfordern eine Vielzahl von An- und Abbauvorgängen in den unterschiedlichsten Regionen, während diese in enger Korrelation miteinander wachsen. Das zusammengesetzte Resultat ist eine funktionelle und strukturelle Balance (Gleichgewicht, Homöostase). In der Tat ist Wachstum ein konstant kompensatorischer Prozeß, der solange in Richtung eines endgültigen Gleichgewichts strebt, solange der Knochen in Abhängigkeit von den sich entwickelnden Muskeln wächst. Das Bindegewebe ist sowohl vom Knochen als auch von Muskeln abhängig. Ebenso entwickeln sich Gefäße, Nerven, Epithelien usw. in gegenseitiger Abhängigkeit voneinander. Bei Abschluß des Wachstums ist ein bestimmtes Gleichgewicht erreicht, auch wenn dann eine Malokklusion bestehen sollte. Fast immer existiert eine Vielzahl regionaler morphologischer Ungleichgewichte mehr oder weniger großen Ausmaßes. Die endgültige Konstruktion des kraniofazialen Komplexes als ganzes ist dennoch mehr oder weniger funktionsangepaßt, obwohl einige regionale Abweichungen von der Norm oder dem Populationsdurchschnitt vorhanden sind.

Eine häufig auftretende Kombination von Kompensationsprozessen finden wir im Ramus mandibulae (5.50). Ist der nasomaxilläre Komplex vertikal lang und/oder ist die mittlere Schädelgrube nach vorne unten gerichtet, wird die gesamte Mandibula folglich nach unten hinten rotiert. Wie schon erwähnt, ist dieser Faktor die skelettale Basis für die Retrusion und für die Klasse III-Molarenbziehung. Jedoch kann der Ramus durch seine Verbreiterung auf diesen Entwicklungsprozeß reagieren. Diese kompensatorische Anpassung plaziert die Mandibula mehr nach vorn, wodurch die Rotation nach hinten ganz oder teilweise ausgeglichen wird. Was eine Klasse II-Okklusion und ein retrognathes Profil geworden wäre, ist in eine Klasse I-Okklusion und ein orthognathes Profil überführt worden. Auch wenn die Kompensation etwas geringer ausfällt, so wird doch die Schwere der potentiellen Malokklusion gemindert. Fehlt die Kompensation ganz, so entsteht eine voll ausgebildete Malokklusion.

Obwohl der Ramus seine kompensatorische Rolle verstanden hat, antwortet er nicht selbst, es sei denn, er hätte ein eigenes Gehirn, in dem jemand sitzt und sagt: So, nun tu mal was Gutes. Wie schon beschrieben, ist Wachstum ein Prozeß, der zu einem funktionellen und strukturellen Gleichgewicht strebt. Die skelettale Antwort des Ramus ist ein Ergebnis vieler kontinuierlicher Umbauvorgänge, die durch Wachstum und Funktion der Kaumuskeln, der Luftwege, der Pharynxmukosa und -muskeln, des Bindegewebes usw. ausgelöst werden. All diese Teile entwickeln sich in enger Abhängigkeit voneinander, wobei vielfältige Anpassungsmöglichkeiten des Wachstums und der Morphologie an benachbarte Regionen (z. B. Schädelbasis – ethmoidmaxillärer Komplex) bestehen. Sind nicht alle Anpassungsmöglichkeiten ausgeschöpft, so kann wenigstens eine teilweise Kompensation im Laufe des Wachstums erreicht werden. Ist das Wachstum abgeschlossen, ist die Kompensationskapazität stark herabgesetzt.

Die normalen Variationen der Gesichtsform

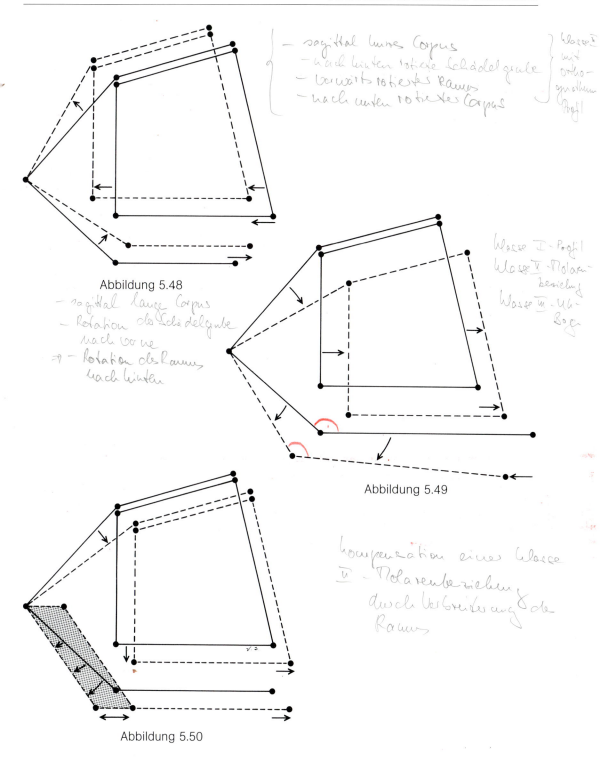

Abbildung 5.48

Abbildung 5.49

Abbildung 5.50

Abb. 5.51 und 5.52   Es ist offensichtlich, daß eine Klasse II-Okklusion nicht nur durch einen langen Oberkiefer ausgelöst werden kann. <u>Malokklusionen haben multifaktorielle Ursachen.</u> Hier werden Röntgenfilmdurchzeichnungen für Klasse II- und Klasse III-Okklusionen gezeigt, um ihre strukturellen Merkmale, entsprechend der oben angeführten Typen und vielen verschiedenen Kombinationsmöglichkeiten vergleichen zu können.

<u>Zusammenfassung der Skelett-Merkmale bei Klasse II und Klasse III</u>

Beim Individuum mit Klasse II-Okklusion (Abb. 5.51) ist der Unterkieferbogen im Vergleich zum Oberkieferbogen relativ klein. Bei der Klasse III-Okklusion (Abb. 5.52) ist er dagegen im Verhältnis zum Oberkieferbogen relativ groß.

Die mittlere Schädelgrube ist bei der Klasse II nach vorne unten geneigt. Bei der Klasse III dagegen ist sie nach hinten oben gedreht. Das bewirkt bei Klasse III einen retrusiven Einbau des nasomaxillären Komplexes und bei Klasse II einen mehr protrusiven Einbau. Dies wiederum verursacht eine Rotation der Mandibula (siehe unten).

Der nasomaxilläre Komplex des Klasse II-Schädels ist im Vergleich zum Ramus vertikal länger (oder der Ramus ist relativ zur Maxilla kürzer). Das lange Mittelgesicht zusammen mit einer Rotation der mittleren Schädelgrube nach vorne unten bewirkt eine Rotation des Ramus und der gesamten Mandibula nach unten-hinten[*]. In Verbindung mit einer Rotation der mittleren Schädelgrube nach oben hinten und einer vertikal kurzen nasalen Region ist der Klasse III-Ramus dagegen (und mit ihm die gesamte Mandibula) nach vorne rotiert. Das Mittelgesicht ist im Verhältnis zur Länge des Ramus sehr kurz (oder der Ramus ist relativ zur Maxilla sehr lang). Das Klasse III-Gesicht sieht sehr lang aus, dies ist die Wirkung des Untergesichts und nicht des Mittelgesichtes (siehe unten).

Der Ramus-Corpus (Gonion)-Winkel ist bei Gesichtern der Klasse III größer als bei Klasse II; dabei sind natürlich auch die Längenausdehnungen sehr verschieden. In Klasse III führt dies zu einer charakteristisch stumpfwinkligen Ausrichtung des Corpus mandibulae. Die anterioren Zähne bei Klasse III-Okklusion sind häufig ein ganzes Stück nach oben gewandert (kompensatorische Anpassung), so daß die Okklusionsebene nicht so steil nach unten zeigt. Dies verusacht die bei Klasse III-Gesichtern häufig beobachtete hohe Alveolarregion über einem sehr prominent erscheinenden Kinn. In manchen Fällen kann auch ein Nachuntendriften der maxillären Zähne auftreten (wie in Abb. 5.52). Im Klasse II-Gesicht ist es dagegen die nasale Region, die vertikal elongiert erscheint. Die Kinnregion ist hier vertikal viel kürzer. Jedoch kann bei manchen Klasse II-Fällen eine steile Ausrichtung der Okklusionsebene auftreten (in Abb. 5.51 nicht gezeigt), die ein elongiertes, aber retrusiv wirkendes Untergesicht bewirkt. Diese Konfiguration finden wir, wenn die Rotation der gesamten Mandibula nach unten-hinten (hervorgerufen durch die schon beschriebenen Relationen vom langen Gesicht, kurzen Ramus, und nach anterior geneigter mittlerer Schädelgrube) nicht von einer Verkleinerung des Gonionwinkels begleitet ist. Oft tritt eine gekrümmtere *Spee*'sche Kurve auf (S. 270). In einem Klasse III-Gesicht kann eine Variation derart auftreten, daß die Rotation des Ramus nach vorne nicht

---

[*] Die gestrichelten Linien in den Abbildungen entsprechen der Normalposition. Siehe: *Enlow* et al: The morphological and morphogenetic basis for craniofacial form and pattern. Angle Orthodont 41 : 161, 1971.

Die normalen Variationen der Gesichtsform

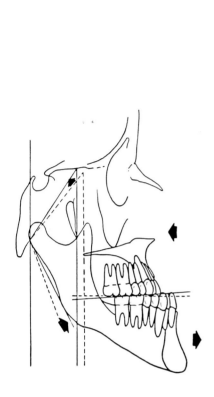

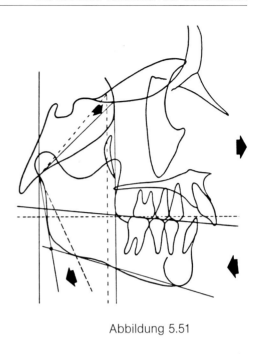

Abbildung 5.51

Abb. 5.52 (Aus *Enlow*, D. H., T. *Kuroda* und A. B. *Lewis*: Angle Orthod., 41 : 161, 1971.)

von einer Öffnung des Gonionwinkels begleitet ist. Der Corpus (Mandibularebene) hat dann entsprechend eine mehr flache Ausrichtung.

Die Kombination dieser Merkmale bildet die skelettale Basis für die mandibuläre Retrusion bei Klasse II-Fällen und die Protrusion bei Klasse III-Fällen. Der Klasse II-Ramus ist sagittal breit und der Klasse III-Ramus ist schmal. Wie schon beschrieben, sind dies Kompensationen, die den Faktoren, die die mandibuläre Protrusion oder Retrusion verursachen, teilweise entgegenwirken. Die entstehenden Malokklusionen sind dadurch weniger schwer. Sie wären viel ausgeprägter, wenn die Rami eine „normale" Form hätten. Würde der Ramus bei Klasse II-Fällen schmal und bei Klasse III-Fällen breit sein, würde sich dies natürlich additiv auf die Malokklusion auswirken.

Die meisten Klasse II-Fälle haben ein sagittal kurzes Corpus mandibulae, einen vertikal langen nasomaxillären Komplex, einen nach unten und hinten gerichteten Ramus, eine Ausrichtung der mittleren Schädelgrube nach vorne, einen kleineren Ramus-Corpus-Winkel (Gonionwinkel) und (bei schweren Fällen) einen schmalen Ramus und eine sagittal lange Schädelgrube. Die Umkehrung all dieser regionalen Merkmale charakterisiert die Klasse III-Okklusion. All diese Merkmale tauchen in etwa 70 % der Klasse II- und Klasse III-Fälle auf. Was ist aber mit den übrigen 30 %? Dies sind die Fälle, wo das „Schicksal" ins Spiel kommt. Anstatt in Verbindung mit einer nach vorne inklinierten, dolichocephalen mittleren Schädelgrube eine mandibuläre Retrusion vorzufinden, kann bei bestimmten Fällen eine nach hinten geneigte, brachycephale Fossa auftreten. Dieses Merkmal kann nun mit einem oder mehreren protrusiv auf die Mandibula wirkenden Faktoren kombiniert sein, wie z. B. einen breiten Ramus, oder einem langen Corpus, einem nach unten rotierten Corpus, die den übrigen retrusiv wirkenden Faktoren teilweise entgegenwirken. Bei jedem Fall steht eine Summe protrusiv auf die Mandibula wirkender Strukturmerkmale gegen entgegengesetzt, d. h. retrusiv wirkende Strukturmerkmale. Entweder spielt sich zwischen ihnen ein Gleichgewicht ein, oder die eine oder andere Seite gewinnt die Oberhand. Wenn die retrusiv wirkenden Merkmale dominieren, hängt die Ausprägung der Klasse II-Okklusion und des retrognathen Profils ab 1. vom Umfang der Retrusion und 2. davon, wieviel die entgegenwirkenden Faktoren kompensieren können.

Bei jedem von uns kommt am Gesicht und Schädel die Kombination der regionalen Ungleichgewichte zum Ausdruck.

Da und dort kann eine regional begrenzte Balance vorhanden sein, aber es gibt niemanden, der ein in allen Regionen voll ausbalanciertes Gesicht hat. Bei dieser Variationsbreite sind noch weitere Charakteristika zu berücksichtigen, so durch den Sinus frontalis beeinflußte Gesichtsmerkmale, nämlich die Protrusion des Obergesichtes relativ zur anterioren Schädelgrube, die entsprechenden Variationen der Nasenbrücke, Form und Größe der Nase, die Breite des gesamten Gesichtes im Verhältnis zur Gehirn- und Kopfform und die zahllosen Variationen der Gesichtsform als Ganzes.

Jeder von uns hat eine ganz natürliche Prädisposition entweder zur mandibulären Retrusion (Klasse II) oder zur mandibulären Protrusion (Klasse III). Es gibt in diesem Sinne keine eigene Klasse I-Kategorie. Alle Klasse I-Fälle haben eine gewisse Tendenz zu einer der Malokklusionen. Die meisten der Klasse I-Kaukasier mit schmalem und langem Gesicht haben die gleichen zugrundeliegenden fazialen und kranialen Strukturmerkmale wie die Klasse II-Kaukasier mit langem Gesicht; etwa 70 % der oben beschriebenen mandibulär retrusiv wirkenden Merkmale treten auch bei den Klasse I-Individuen auf. Das ist gemeint, wenn wir von einer „Tendenz" zur Klasse II-Okklusion sprechen. Der Unterschied zwischen Klasse I und Klasse II ist jedoch die Ausprägung der Ungleichgewichte und die Anzahl und Ausprägung der einander entgegenwirkenden Faktoren. Sind die einander kompensierenden Faktoren etwa adäquat, resultiert daraus ein mehr oder weniger „normales" Gesicht. Fehlt diese Kompensation ganz oder teilweise, so finden wir ein Spektrum stark ausgeprägter Malokklusionen und fazialer Disproportionen. Eine Person mit einem attraktiven, wohlproportionierten Gesicht mit einem orthognathen Profil und nur sehr geringen okklusalen Unregelmäßigkeiten, besitzt, ohne es selbst zu bemerken, die gleichen grundlegenden strukturellen Charakteristika, die bei einem Verwandten ein ausgeprägt retrognathes Profil und eine Klasse II-Okklusion auslösen können (unsere Helden z. B. haben einen besonders breiten Ramus und einige glückliche Individuen ziehen daraus ihren kleinen persönlichen Vorteil). Die meisten von uns haben wohl ein ganz anständig aussehendes, wenn auch aus den oben genannten Gründen nicht ganz perfektes Gesicht.

Die normalen Variationen der Gesichtsform

Dentoalveoläre Kompensationen

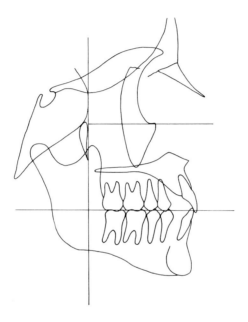

Abb. 5.53 (Aus *Enlow*, D. H., T. *Kuroda* und A. B. *Lewis*: Angle Orthod., 41 : 161, 1971.)

Abb. 5.53 Im Laufe der Entwicklung und des Zustandekommens der Okklusion treten auch im dentoalveolären Bereich Kompensationen und Umbauten auf. Die Plazierung der Zähne ist stark von den vielen anderen Wachstums- und Entwicklungsprozessen im Skelett und im Weichgewebe abhängig, die sich in Gesicht und Schädel abspielen. Die folgende Serie von Abbildungen soll einige sehr häufige Veränderung erklären.
In der ersten Zeichnung sind die horizontalen und vertikalen Strecken der verschiedenen skelettalen Anteile und Partner im Gleichgewicht. Die Richtung all dieser Teile ist neutral. Das bedeutet, daß die Ausrichtung sich so darstellt, daß weder eine Protrusion noch eine Retrusion von Ober- oder Unterkiefer auftritt. Die Winkelbeziehungen sind so balanciert, daß keine der „Schlüsselgrößen" vergrößert oder verkleinert erscheint. Wir sehen, daß die Okklusionsebene senkrecht auf der vertikalen Referenzlinie (PM-Ebene) und parallel zur normalen Orbitaachse (hier am unteren Orbitarand und nicht in geometrischer Mitte darstellt) steht.

Abb. 5.54   In diesem Beispiel ist der nasomaxilläre Komplex in vertikaler Richtung überproportional verlängert. Wie schon erwähnt, ist dies sehr verbreitet. Der Umfang des Mittelgesichtswachstums *übertrifft* das vertikale Wachstum des Ramus und der mittleren Schädelgrube. Die Folge ist eine Rotation der gesamten Mandibula nach unten hinten, in Anpassung an den vertikal längeren nasomaxillären Komplex. So entsteht ein „vertikales" Ungleichgewicht. Durch die Nachunten-Rotation wird die vertikale Ausdehnung des Ramus etwas gestreckt. (Durch eine Vorverlagerung der mittleren Schädelgrube kann der gleiche Effekt auf die Mandibula auftreten, wie schon beschrieben wurde.) Wir sehen, daß besonders das Corpus mandibulae mit seinen Zähnen relativ zur vertikalen PM-Ebene nach unten inkliniert ist. Dies bewirkt einen frontoffenen Biß, nur die ersten und zweiten Molaren stehen in okklusalem Kontakt. Der Interokklusalabstand nimmt in Richtung der Inzisivi zu.

Wir sehen, daß durch die Ramusrotation auch eine Retrusion der Mandibula, eine sagittale Frontzahnstufe und eine Klasse II-Molarenbeziehung verursacht wird. Diese Folgen können jedoch durch eine Verbreiterung des Ramus oder andere kompensatorische Veränderungen ganz oder teilweise aufgefangen werden.

Abb. 5.55   Die oberen Zähne driften (unabhängig von der Eruption) solange nach inferior, bis sie Kontakt mit ihren Antagonisten bekommen. Die Molaren haben schon Kontakt, und die zweiten Prämolaren müssen nur ein kleines Stück nach unten wandern. Die ersten Prämolaren müssen mehr nach unten wandern, weil sie eine größere Strecke überwinden müssen. Den weitesten Weg müssen jedoch die mittleren Schneidezähne zurücklegen. Schließlich wird auf der gesamten Zahnbogenlänge okklusaler Kontakt erreicht. Die Okklusionsebene ist *gerade* (und nicht gebogen, wie wir bei anderen Beispielen noch sehen werden). Die Okklusionsebene halbiert die vertikale Frontzahnstufe wie auch beim ersten „balancierten" Zustand. Sie ist nun jedoch schräg nach unten gerichtet.

Abb. 5.56   Es kann auch eine andere Umbaumodifikation auftreten. Die oberen Eck- und Schneidezähne driften in dem Maße nach inferior wie die Prämolären. Sie erreichen dabei aber nicht vollen okklusalen Kontakt.

Abb. 5.57   Hier driften die anterioren Zähne der Mandibula nach superior, um vollen okklusalen Kontakt zu erreichen. Die Inzisivi müssen dabei natürlich weit größere Strecken überwinden, als die Canini oder Prämolaren. Wir sehen, daß die Wurzeln der Inzisivi senkrechter und die Spitzen der Canini und Inzisivi *viel höher* stehen als die von Prämolaren und Molaren. Palpieren sie ihre eigenen unteren Inzisivi mit der Zunge und fühlen sie, ob dieser sehr verbreitete Anpassungsprozeß auch bei ihnen abgelaufen ist.

Es gibt zwei Arten die *Okklusionsebene* festzulegen. Die traditionelle Methode ist, eine Linie durch die Kontaktpunkte aller Zähne bis zur Mitte der vertikalen Frontzahnstufe zu legen. In den ersten beiden Beispielen ist diese Linie gerade. Im letzten jedoch muß sie stark gebogen sein, um die vertikale Frontzahnstufe zu halbieren. Diese gekrümmte Linie wird *Spee*'sche Kurve genannt. Ihre Entstehung haben wir schon besprochen. Die zweite Art, die Okklusionsebene zu bestimmen, ist, eine Linie zwischen posteriorem Molarenkontakt und anteriorem Prämolarenkontakt zu ziehen. Die Inzisivi werden hierbei nicht berücksichtigt. Diese Ebene wird „funktionelle Okklusionsebene" genannt, und sie ist immer gerade, ob eine *Spee*'sche Kurve vorliegt oder nicht.

Bei den ersten beiden Beispielen zur Entstehung der Okklusionsebene (Abb. 5.53 und 5.55) liegt keine *Spee*'sche Kurve vor, und die beiden Methoden, die Okklusionsebene festzulegen, würden zum gleichen Ergebnis, also zu einer geraden Linie, führen. Beim letzten Beispiel jedoch unterscheidet sich die gekrümmte Okklusionsebene erheblich von der geraden funktionellen Okklusionsebene. Die unteren Inzisivi stehen weit über der Ebene der funktionellen Okklusionsebene. Die oberen Inzisivi dagegen berühren sie nicht einmal. Bei Personen mit ausgeprägter *Spee*'scher Kurve ist die alveoläre Region oberhalb des Kinnbereichs wegen der superior-Wanderung der Inzisivi um mehrere Millimeter höher.

Die normalen Variationen der Gesichtsform

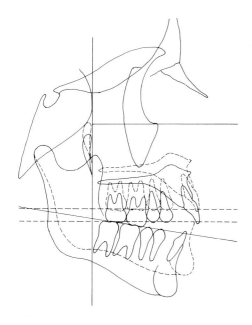

Abb. 5.54 (Aus *Enlow*, D. H., T. *Kuroda* und A. B. *Lewis*: Angle Orthod., 41 : 161, 1971.)

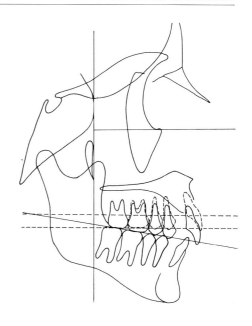

Abb. 5.55 (Aus *Enlow*, D. H., T. *Kuroda* und A. B. *Lewis*: Angle Orthod., 41 : 161, 1971.)

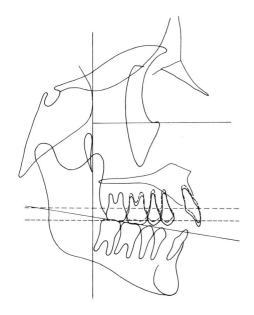

Abb. 5.56 (Aus *Enlow*, D. H., T. *Kuroda* und A. B. *Lewis*: Angle Orthod., 41 : 161, 1971.)

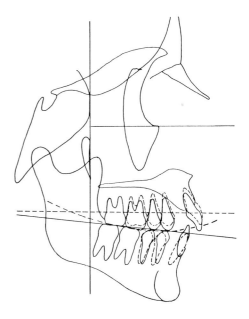

Abb. 5.57 (Aus *Enlow*, D. H., T. *Kuroda* und A. B. *Lewis*: Angle Orthod., 41 : 161, 1971.)

Die Spee'sche dentoalveoläre Kurve ist eine entwicklungsbedingte Anpassung zur Verhinderung des frontoffenen Bisses. Diesem Malokklusions-Typ liegen eine Anzahl skelettaler Faktoren zugrunde. Wenn Luftwegsprobleme (u. a.) zu einer Öffnung des Ramus-Corpus-Winkels (Gonion-) und Rotation von Gaumen und OK-Bogen entgegen dem Uhrzeigersinn führen, kann dies durch eine Vertikalwanderung der vorderen Unterkiefer-Schneidezähne ausgeglichen werden. Ohne diese Kompensation würde ein ausgeprägter skelettal verursachter offener Biß vorliegen. Im Gegensatz dazu finden wir beim tiefen Überbiß häufig bei Patienten mit sagittal kurzer Mandibula in Verbindung mit einem kleinen Ramus-Corpus-Winkel einen im Uhrzeigersinn rotierten Gaumen und Oberkieferbogen und einer stark gebogenen Spee'schen Kurve.

Sehr oft sehen wir noch eine andere Art der Kompensation. Wie schon gesagt, haben die Zähne selbst nur eine sehr geringe Umbaukapazität (besonders nach Abschluß ihres Wachstums). Das heißt: Ein Zahn kann nicht auf die verschiedenen räumlichen und funktionellen Einflüsse reagieren wie etwa durch Apposition oder Resorption von Schmelz und Dentin. Es ist diesbezüglich nur eine geringe Wurzelresorption, Anlagerung von Zement, gerichtetes Wurzelwachstum oder eine Abnutzung der Krone möglich. Das bedeutet, daß die meisten Anpassungsvorgänge des Zahnes durch „Verlagerungsprozesse" bewirkt werden. Größere Apposition oder Resorption ist somit Sache des Alveolarknochens und nicht des Zahnes selbst. Wenn jedoch die Umbaukapazität des Knochens überfordert wird, wenn z. B. ein Alveolarbogen für alle Zähne zu klein ist, ist eine Verlagerung einzelner Zähne die Folge. So ist der anteriore Engstand ein kompensatorischer Effekt, wobei mehr Zähne vorhanden sind, als es die Wachstums- und Umbaukapazität des zur Verfügung stehenden Knochens verarbeiten könnte (siehe auch S. 86). Durch diesen Kompromiß wird, trotz der Anpassung der Zähne, leider eine Malokklusion hervorgerufen.

Wenn man Zugang zu einer Dunkelkammer hat, kann man leicht die Symmetrie des eigenen Gesichtes untersuchen. Sehen Sie sich die beiden Hälften Ihres Gesichtes im Spiegel an. Sie sehen doch ungefähr gleich aus, oder? Natürlich nicht. Man zerschneide zwei Abzüge einer Frontalphotographie, wobei man jedoch beim zweiten Abzug das Negativ umgedreht hat. Nun lege man die beiden linken Hälften und die beiden rechten Hälften wieder zu einem Gesicht zusammen und vergleiche beide Gesichter. Zwei unterschiedliche Gesichter? Welche Seite ist die mehr weibliche oder die mehr männliche, die rechte oder die linke? Welche Seite des Profils würden Sie bevorzugt der Kamera zuwenden, damit Sie möglichst photogen wirken? Sind Sie rechts- oder links-„gesichtig" (entsprechend Rechts- oder Linkshänder)?

Unter Benutzung der in Kapitel 9 beschriebenen röntgenologischen und anthropometrischen Orientierungspunkte sollte man die vielen individuellen Variationen studieren. Dafür bieten mazerierte Schädel, Röntgenbilder, Kommilitonen und auch der eigene Kopf viele Möglichkeiten, von denen man so viel wie möglich Gebrauch machen sollte.

Man beobachte die Variationen der verschiedenen Gesichtstypen in der Profilebene (Nasion-Pogonion) und im Zahnbasis-Profil (Linie zwischen Punkt A und B). Man vergleiche die relative Höhe von A und B mit der Gesamtgesichtshöhe. Schon kleine Differenzen der Basen können ausgeprägte Veränderungen der Gesichtsproportionen hervorrufen, sowohl vertikal wie auch horizontal. Man vergleiche die Individuen: Die Ausdehnung des Zahnbasisprofils bis zum letzten Molaren, die relative Breite der Molarenregion, der Protrusionswinkel der oberen

Inzisivi zum Zahn-Basis-Profil, dem Winkel des Gesichtsprofils zur Frankfurter-Horizontalen.

Man vergleiche Höhe mit Breite des Gesichtes, d. h. Nasion-Gnathion mit Bizygiomaticum. Vergleiche Bi-zygion mit Bi-gonion und auch Bi-zygion mit Bi-frontotemporale.

Man vergleiche die Nasion-Pogonion-Profilebene der verschiedenen Individuen, um Konkavität oder Konvexität des Gesichtsprofils zu beurteilen. Sehen Sie sich an, wo Spina nasalis und B-Punkt im Verhältnis zur Profilebene liegen. Stellen Sie fest, ob die Höhe der Nase (Nasion-Spina nasalis anterior) größer oder kleiner ist als die 43 %-Regel der Nasion-Gnathion-Höhe besagt. D. h., ob ungefähr ein Verhältnis von 3 : 4 zwischen der Region oberhalb der Spina nasalis anterior (43 %) und der Region darunter (57 %) besteht. Hat eine bestimmte Person eine lange oder kurze Nase?

Ist die Mandibula dick oder dünn? Welchen Einfluß hat der Alveolarknochen im Bereich der Canini auf die Form von Gesicht und Lippen? Ist die Mandibula breit oder schmal? Ist sie spitz oder U-förmig? Ist die Region des Angulus mandibulae breit, eckig, flach oder umgekehrt? Was ist mit der Prominenz des Kinns?

Man bestimmte die Variation von Gesichtshöhe (Nasion-Gnathion) relativ zur Gesamtschädelhöhe von Bregma bis Gnathion, vergleiche die Prominenz von Glabella und Supraorbitalwülsten, beachte die transversale und horizontale Wölbung der Stirn. Vergleiche die kleinste Stirnbreite mit den anderen Dimensionen des Os frontale. Wo liegt der Haaransatz im Verhältnis zum Metopion? Läuft der Haaransatz in der Mitte spitz zu oder ist er gleichmäßig rund? Gibt es da Unterschiede zwischen Mann und Frau?

Wie steht es mit der relativen Größe der Orbitae? Sind sie rund ausgeformt oder welche Form haben sie? Wie schräg steht der superiore Rand? Folgt die Augenbraue der knöchernen Kante? Wie weit sind die lateralen Orbitaränder und Jochbeine protrudiert? Wie ausgeprägt ist die Protrusion des Nasion? Handelt es sich um ein flaches oder spitzes Gesicht? Wie groß ist die Breite des Bi-bacryons im Verhältnis zur Weite der Nasenflügel? Und wie der Abstand zwischen den Augenwinkeln zur Breite der Nasenwurzel? Ist der Abstand der lateralen Orbitaränder größer oder kleiner als die maximale Stirnbreite (Handelt es sich um ein rhombusförmiges, herzförmiges oder anders geformtes Gesicht)? Wo kommt eine vertikale Linie durch die Pupillen relativ zum Mundwinkel zu liegen? Oder wie ist ihre Beziehung zu den Oberkiefer-Zähnen? Wo liegt das Nasion im Verhältnis zur Pupillenebene? Was bedeutet eine epikanthale Lidspalte, oder eine nordische oder senile Lidspalte? Ist die Nasenbrücke hoch oder flach? Schmal oder breit? Sieht sie etwa nur breit aus, weil sie flach ist? Ist die Nase gerade, gebogen, rund, spitz oder zeigt sie nach oben oder nach unten? Wie ist die Form des oberen Teils der Nase? Wie steht der Nasenwinkel in Vergleich zur Neigung der Stirn oder zur Profilebene? Wie ist das Längen-Breiten-Verhältnis der Nase? Wie groß ist die Protrusion der Nase? Aus einem Blickwinkel von unten nach oben sieht man, ob das Septum gerade oder schräg steht. Wie ist der Übergang von Nase zu Lippe gestaltet? Haben die Nasenlöcher dieselbe Form?

Man ziehe senkrecht zur Orbitaachse eine Linie, die die Oberlippe berührt. Steht das Kinn davor oder dahinter? Teilt diese Linie den Nasenrücken etwa in der Mitte? Man vergleiche diese Methode zur Bestimmung der Mittelgesichtsebene mit der Nasion-Pogonion-Profilebene bei verschiedenen Personen bzw. bei verschiedene Gesichtstypen.

Auf mazerierten Schädeln konstruiere man ein Dreieck mit dem Prosthion und den beiden Zygionpunkten als Eckpunkten. Man betrachte dieses Dreieck bei flachen, runden und schmalen Gesichtern, bei orientalischen und kaukasischen Gesichtern. Dann vergleiche man den Abstand der beiden Zygionpunkte voreinander mit der schmalsten Ausdehnung der Stirn oder mit dem Bi-Gonion-Abstand. Wie beeinflussen diese Größen die Gesichtsform? Man betrachte dabei die vordere Wangenfläche. Wo liegt diese Fläche im Verhältnis zu OK- oder UK-Bogen?

Man beachte das übliche Vorspringen des Mundes. Ist dieser massiv, gering oder moderat? Werden die oberen Inzisivi durch die unteren protrudiert, und wird dadurch eine bimaxilläre Protrusion hervorgerufen? Wie lang ist die Oberlippe im Verhältnis zur Länge der Nase? Man vergleiche die Breite des Oberkieferbogens und die Höhe der Nase unter den verschiedenen Gesichtstypen. Wie breit ist der Oberkieferbogen im Verhältnis zur Breite des Bi-zygions? Welchen Effekt hat dies auf die Gesichtsform? Vergleichen wir den Winkel zwischen Nasion-Prosthion und Frankfurter Horizontale und Nasion-Pogonion und Frankfurter Horizontale, Prognathie oder Retrognathie. Welche Fülle haben die Lippen bei Kaukasiern, Orientalen oder Schwarzen? Ist die Oberlippe konkav oder glatt? Welche Lippe steht mehr vor? Sind sie geschlossen?

Vergleichen wir die Kinnlinie (ID-POG, Linea Infradentalis oder von unteren Prosthion zum Pogonion) bei verschiedenen Profiltypen. Welcher Winkel entsteht mit der Frankfurter Horizontale? Wir sehen viele Variationen der Kinnform. Wir vergleichen den Interkondylarabstand mit dem Intergonialabstand. Liegt eine breite runde oder mehr spitze Mandibula vor? Was für Variationen finden wir bei den Winkeln zwischen Unterkieferbasis und Kauebene und Frankfurter Horizontale und Kauebene? Wie stark variiert der Winkel zwischen Unterkieferbasis und Ramushinterrand und Proc. condylaris? Ist der Ramus im Verhältnis zur Okklusionsebene mehr nach vorne oder nach hinten geneigt? Wenn wir ein retrognathes Profil haben, hat der Patient eine Klasse I-oder Klasse II-Okklusion? Wenn Klasse I, wie erklärt sich das?

Ist die Kopfform länglich (dolichocephal) oder rund (brachycephal)? Beachten Sie die unterschiedliche Prominenz der Eminentiae parietales. Liegt eine breite oder eine schmale Stirn vor? Ist sie geneigter oder steiler? Welche Höhe hat die Kalotte? Ist die äußere Kontur des Os occipitale flach oder rund? Handelt es sich um eine dinarische Kopfform (schmale, geneigte Stirn, flache Occipitalfläche, langes Gesicht, lange Nase, hohe Nasenbrücke, und eine elongierte relativ spitz zulaufende Kalotte, oft mit bilateralen parietalen Ausbeulungen)? Ist die Calvaria bilateral symmetrisch?

Die Abb. 5.58 bis 5.61 zeigen einige sehr verbreitete faziale Variationen. Sie sind nur eine Auswahl, es gibt natürlich viel, viel mehr Variationen. Ein guter Polizeizeichner kann jede beliebige „Gesichtskomposition" rekonstruieren, indem er bestimmte Variationen miteinander kombiniert (Charakteristika wie Haarfarbe,-form, -länge, Augenbrauenhöhe und -form, Altersfalten usw.). 1. Pars tarsalis des Oberlides liegt frei, 2. oder ist lateral durch die Lidfalte bedeckt, 3. die Iris ist durch das Oberlid teilweise bedeckt, 4. der größte Teil der Iris ist unbedeckt, 5. der lat. Augenwinkel liegt höher als der mediale, 7. die Nasenwurzel ist eingezogen, 8. hohe Nasenbrücke (sog. Giechennase), 9. schmale Nasenwurzel, 10. breite Nasenwurzel, 11. schmaler Nasenrücken, 12. breiter Nasenrücken, 13. konkaves Nasenprofil, 14. gerades Nasenprofil, 15. konvexes Nasenprofil, 16. unauffällige Nasenflügel, 17. ausgeprägte Nasenflügel, 18. V-förmige Nasenflügel, 19. runde Nasenflügel, 20. bogenförmige Nasenflügel, 21. gerade Nasenflügel, 22. schmale Nasenspitze, 23. breite, flache Nasenspitze, 24. dicke fleischige Nasenflügel, 25. schmale dünne Nasenflügel, 26. asymmetrische Nasenlöcher, 27. symmetrische Nasenlöcher, 28. P-A. (posterior-anterior) gerichtete Nasenlöcher, 29. nach lateral gerichtete Nasenlöcher, 30. schmale, lange Nasenlöcher, 31. runde Nasenlöcher, 32. nach oben gerichtete Kolumella, 33. gerade Kolumella, 34. nach unten inklinierte Kolumella, 35. kurze Oberlippe, 36. lange Oberlippe, 37. Oberlippe ohne Cubitalfalte, 38. tiefe Einziehung der Mittellinie d. Oberlippe (ausgeprägtere Philtrum, und bestimmen Sie die Ausdehnung des Lippenrots), 39. ausgeprägte Einziehung (Konkavität) des Profils unterhalb der Unterlippe, 40. geringere Konkavität infralabial und größerer Abstand zwischen Unterlippe und mentolabialem Sulcus, 41. retrusive Unterlippe, 42. gleich protrusive Lippen, 43. protrusive Unterlippe, 44. spitze Mandibula, 45. breite Mandibula, 46. keine Kinneinziehung, 47. Kinneinziehung, 48. Retrusive Mandibula bzw. Kinn, 49. vorstehendes Kinn, 50. dünner Rand der oberen Ohrhelix, 51. verdickte obere Ohrhelix, 52. flache Fossa triangularis, 53. ausgeprägte Anthelix, 54. dünner Mittelteil der Helix, 55. ausgeprägter Mittelteil der Helix, 56. kurzes Crus inferior, 57. langes Crus inferior, 58. hängendes Ohrläppchen, 59. mit der Gesichtshaut verwachsenes Ohrläppchen, 60. leicht abstehende Ohren, 61. deutlich abstehende Ohren (Segelohren), 62. rhombenförmiges Gesicht, 63. langes, schmales Gesicht, 64. rundes, kurzes Gesicht, 65. ovales Gesicht, 66. breites Gesicht (Quadratschädel), 67. eiförmiges Gesicht (Eierkopf).

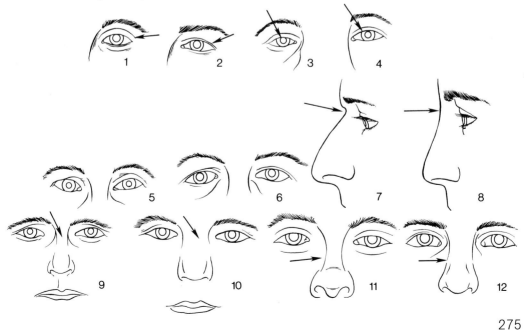

Die normalen Variationen der Gesichtsform

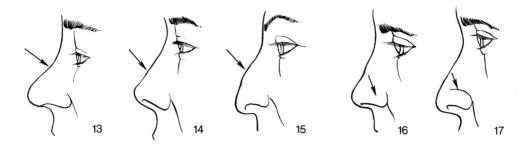

Abb. 5.58 (Nach *Hulanicka*, B.: Nadbitka Z Nru 86, Materialow 1 Prac antropologicznych Wroclaw, 115, 1973.)

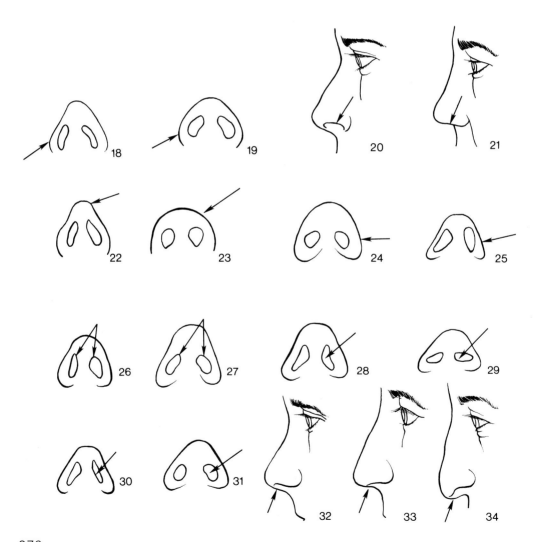

Die normalen Variationen der Gesichtsform

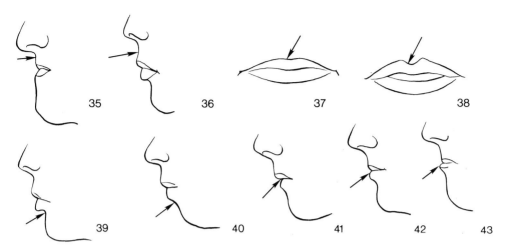

Abb. 5.59 (Nach *Hulanicka*, B.: Nadbitka Z Nru 86, Materialow 1 Prac antropologicznych Wroclaw, 115, 1973.)

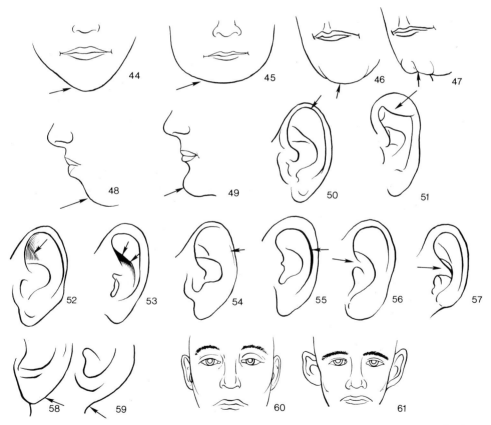

Abb. 5.60 (Nach *Hulanicka*, B.: Nadbitka Z Nru 86, Materialow 1 Prac antropologicznych Wroclaw, 115, 1973.)

Die normalen Variationen der Gesichtsform

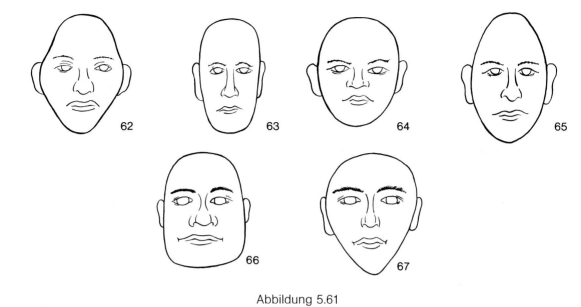

Abbildung 5.61

6 Die strukturelle Basis für ethnische Variationen der Gesichtsform

Die Verschiedenheiten der Gesichtsformen aufgrund von Alter, Geschlecht und Populationsbesonderheiten sind in den bisherigen Kapiteln eingehend beschrieben worden. In diesem Kapitel sollen diese Informationen noch einmal kurz zusammengefaßt und ergänzt werden. Das Thema ist an sich sehr überschaubar, dennoch ist es für den Kliniker wichtig zu wissen, daß Normen, die für bestimmte Personengruppen gelten, nicht einfach auf andere Gruppen übertragen werden können, besonders dann, wenn auch ethnische Variationen beteiligt sind.

Die phylogenetische Basis für Form und Aufbau des menschlichen Gesichts wurde in Kapitel 4 beschrieben. Hier sei noch einmal erwähnt, daß sowohl Form wie auch Größe des Gehirns Schlüsselfaktoren für die Struktur des Gesichtes sind. Weil die Schädelbasis die dazwischenliegende Brücke ist, und weil sie die Basis bildet, auf der das Gesicht entsteht, sind Variationen der Form des Gehirns einer jeden Spezies mit korrespondierenden Variationen der Gesichtsform assoziiert. So kann z. B. der obere Teil des Mittelgesichtes nur so breit sein wie die Schädelbasis. Es kann nicht breiter sein, weil nichts existiert, womit es verbunden werden könnte. So haben Spezies mit schmalem Gehirn auch entsprechend schmale Gesichter. Vergleichen wir das Gesicht eines Collies mit lange, schmalem Gehirn, mit dem eines Boxers oder einer Bulldogge[*)] mit einem kurzen, breiten Gehirn. Die verschiedenen Rotationen der Bulbi olfactorii, der Orbitae usw. in Verbindung mit der Ausdehnung des Gehirns bestimmen bei allen Spezies Umfang und prinzipielle Richtung des Gesichtswachstums. Aufgrund dieser Faktoren sind Form und Größe des Gehirns sowohl bei den Variationen innerhalb einer Spezies wie auch bei denjenigen zwischen den verschiedenen Spezies prägend beteiligt. Es gibt jedoch noch andere Faktoren, die hier mit hineinspielen.

Populationen mit einer dolichocephalen Kopfform haben natürlicherweise ein schmaleres und längeres Gesicht als solche mit brachycephaler Kopfform. Das breitere Gehirn (was nichts über die Hirnmasse aussagt) bewirkt ein breiteres Gesicht. Es wurde behauptet, daß sich der evolutionäre Trend der Gruppen mit „langem" Kopf in Richtung des brachycephalen Typs bewegt. Wenn dies zutrifft, werden wir langfristig auch Änderungen der Gesichtsstruktur, des Profiltyps und des damit verbundenen Trends zu bestimmten Malokklusionen finden.

[*)] Es wurde lange diskutiert, ob das Gehirn oder die Schädelbasis eine Schrittmacherfunktion hat (siehe Kapitel 4). Unabhängig davon, welches primär oder sekundär ist, ist der Einfluß beider Strukturen auf die Gesichtskonfiguration manifest.

Abb. 6.1 und 6.2   Die offenere, d. h. flachere Schädelbasis, die für die dolichocephale Kopfform vieler kaukasicher Gruppen charakteristisch ist, bewirkt ein protrusiveres Mittelgesicht und ein retrusiveres Untergesicht. Der gesamte nasomaxilläre Komplex ist in eine mehr anteriore Position plaziert und liegt relativ zum Proc. condylaris tiefer. Wegen der etwas „höher" liegenden Proc. condylaris besteht eine Tendenz zur Rotation der gesamten Mandibula nach unten hinten. Die posterior-anteriore Ausdehnung des Pharynx ist wegen der längeren und mehr horizontal ausgerichteten mittleren Schädelgrube relativ groß. Wegen der relativ langen und schmalen anterioren Schädelgrube sind auch Gaumen und Maxillarbogen entsprechend lang und schmal. Aufgrund dieser Variationen besteht bei Gruppen mit dolichocephaler Kopfform eine starke Tendenz zu einem retrognathen Profil und einer Klasse II-Okklusion. Es besteht auch eine Tendenz zu einem (sagittal) breiten Ramus, der die immanente Tendenz zur mandibulären Retrusion etwas kompensiert. Siehe die Abbildungen der vorherigen Seite.

Die strukturelle Basis für ethnische Variationen der Gesichtsform

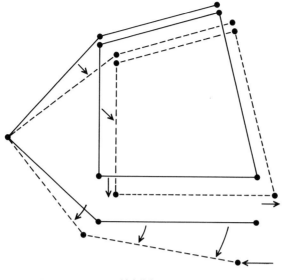

Abbildung 6.1

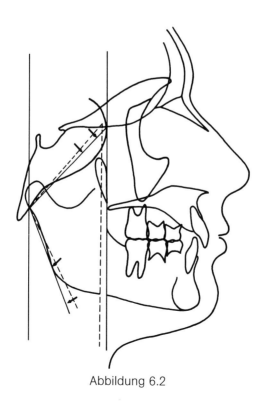

Abbildung 6.2

Abb. 6.3 und 6.4   Bei den meisten dolichocephalen kaukasischen Gruppen ist charakteristischerweise der obere Teil des ethmoidomaxillären Komplexes sehr protrusiv. So wird die gesamte nasale Region einschließlich der fleischigen Nase, nach vorn geschoben und die relative Enge damit kompensiert. Dies verstärkt den protrusiven Charakter des Obergesichtes, verursacht durch ein langgezogenes schmales Gehirn. Die anteriore Schädelbasis und der Lobus frontalis (a), der superiore Teil des ethmoidomaxillären Komplexes (b), der Gaumen und der Oberkieferbogen (c) und das Corpus mandibulae sind zueinander strukturelle „Partner". In Abhängigkeit von der Anpassung eines jeden Teils an die gegebenen horizontalen Dimensionen (1) durch eigenes Wachstum (2), durch die Ausrichtung des Teils (3) und durch die Richtung, in die ein Teil durch andere verlagert wird, wird das Gesichtsprofil entsprechend verändert. Aufgrund der sagittal langen und schmalen anterioren Schädelgrube (a) ist auch das Obergesicht (b) entsprechend lang und schmal. Bei vielen dolichocephalen Kaukasiern jedoch übertrifft Teil b die Protrusion des Obergesichtes durch kontinuierliche horizontale Expansion über a und c hinaus. Dies bewirkt eine charakteristisch hohe und scharfe Nasenbrücke und eine große Nase. Der nasale Teil des langen, engen Luftweges hat dabei etwa das gleiche Volumen wie bei anderen Gesichtstypen mit breiterer, aber kürzerer Nasenregion. Wenn die Protrusion der Nase sehr ausgeprägt ist, kann die Nase wegen ihrer strukturellen Beziehung zu Teil c [*] stark gebogen sein. Die äußere Compacta der Stirn erfährt zusammen mit der Nasenbrücke einen Umbau nach anterior. Zwischen der inneren und äußeren knöchernen Wand wird so eine relativ große Stirnhöhle gebildet. Als Folge davon wird die Stirn viel mehr geneigt und die Glabella tritt deutlich hervor. Die Wangenknochen erscheinen oft weniger prominent und eher „hohl", weil die übrigen Regionen von Mittel- und Obergesicht protrusiver sind. Wegen der Rotation der Mandibula nach posterior besteht eine Tendenz zur Retrusion. Durch all diese eben genannten Ursachen entsteht eine charakteristische Konvexität des Gesamtprofils. Eine Tendenz zur Klasse II-Okklusion ist immanent.

---

[*] Bei anderen Arten der Gesichtskonfiguration verhält sich, wie eben beschrieben, eher der mittlere Teil der Nasenregion vor der Wangenregion protrusiv, weniger der darunterliegende Teil. Auch dies verursacht eine gebogene Nasenform, der Nasenrücken hat dann eine charakteristische S-Form. Auch die Wangenregion ist protrusiver. In jedem Falle aber ist der „kurvige" Nasentyp vertikal relativ lang. Je länger sie ist, desto stärker muß sie gekrümmt sein.

Die strukturelle Basis für ethnische Variationen der Gesichtsform

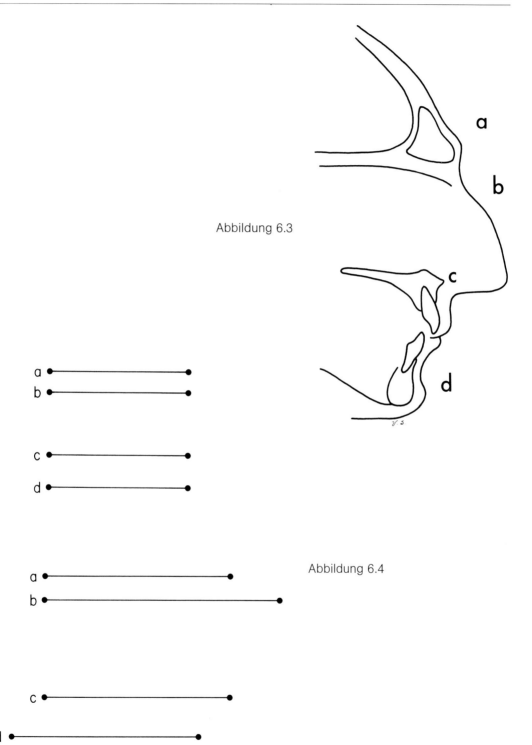

Abbildung 6.3

Abbildung 6.4

Abb. 6.5, 6.6 und 6.7   Ein kleiner Knickwinkel und eine aufrechte stehende Schädelbasis, die wir häufig beim brachycephalen Kopf finden, bewirken ein entsprechend breites, flaches und aufrechteres Gesicht. Das rundere und sagittal kürzere Gehirn und die entsprechend kürzere vordere Schädelgrube verursachen ein breiteres, aber anterior-posterior gesehen, kürzeres Ober- und Mittelgesicht. Der Gaumen und die Alveolarbögen sind dabei relativ kurz aber breit. Wegen der aufrechter stehenden mittleren Schädelgrube sind Ober- und Mittelgesicht weniger protrusiv. Die mittlere Schädelgrube und daraufhin die Pharynxregion haben aus den gleichen Gründen eine sagittal kürzere Ausdehnung. Dies wiederum reduziert die relative Protrusion von Ober- und Mittelgesicht. Außerdem expandiert der ethmidomaxilläre Komplex nicht annähernd in dem Ausmaß wie bei dem vorher beschriebenen Gesichtstyp. Das Volumen des breiteren und kürzeren nasalen und pharyngealen Luftwegs entspricht etwa dem, welches bei Gesichtstypen mit größerer nasaler und maxillärer Protrusion auftritt, hier jedoch schmaler ist. Das gesamte Ergebnis ist eine aufrechtere, ausgerundetere Stirn, eine geringere Protrusion von Glabella und Orbitawülsten, ein kleinerer Sinus frontalis, eine flachere Nasenbrücke, eine kürzere und rundere Nase und eine Vorwärtsrotation der gesamten Mandibula (wenn letzteres nicht durch eine vertikale Verlängerung des Mittelgesichtes – was häufig auftritt – ausgeglichen wird). Diese Merkmale lassen das Gesicht senkrechter ausgerichtet erscheinen und es wirkt flacher, breiter und quadratischer. Die Wangenknochen treten wegen des wenig protrusiven Ober- und Mittelgesichtes ziemlich hervor. Es besteht eine stärkere Ähnlichkeit zum orthognathen Profil, und Kinn und Mandibula wirken viel voller. Auch beobachten wir eine stärkere Tendenz zur Klasse III-Okklusion und zu einer prognathen Mandibula. Jedoch kann auch mal der nasomaxilläre Komplex in vertikaler Ausdehnung sehr lang geraten und als Folge davon der Ramus deutlich nach unten und hinten rotiert sein. Wegen seiner Breite jedoch wirkt das Gesicht nicht so lang. Die breite Schädelbasis verursacht weiter auseinanderstehende Orbitae, im Gegensatz zu den eng zusammen stehenden Augen des Dolichocephalus. Beim Brachycephalus „wirken" die Augen wegen der flacheren Nasenbrücke weiter auseinanderstehend. Relativ zum Oberkiefer-Alveolarbogen tendiert der Mandibularbogen dazu sagittal kürzer zu sein. Dieser Faktor, zusammen mit der Nach-hinten-Rotation des Ramus, führt zu einer Kompensation der immanten Tendenz zur Prognathie und bimaxillären Protrusion.

[*)] Die Grundlagen dieses Abschnitts stammen aus bisher unveröffentlichten Arbeiten des Autors in Zusammenarbeit mit Dr. Takayuki Kuroda von der Tokyo Medical and Dental University.

Die eben genannten Merkmale charakterisieren das orientale Gesicht. Auch einige kauskasische Gruppen haben eine rundere brachycephale (Alpine) Kopfform mit den gleichen fazialen Merkmalen (dies schließt nicht die dinarische Kopfform mit ein, die eine grundsätzlich eigenständig brachycephale Form darstellt). Das Gesicht ist breiter, die Nase ist flacher und kürzer, das Mittelgesicht ist kürzer, die Stirn steht steiler und die Mandibula steht mehr hervor. Es gibt bei diesem deutlich abweichenden kauskasischen Gesichtstypus weniger Tendenzen zur Klasse II. Individuen mit diesen fazialen Strukturen, Personen mit Klasse I-Okklusion, tendieren zu einem mehr orthognathen Profil. Wenn aber eine Klasse II-Okklusion auftritt, entsteht eine anderen Situation (siehe Enlow et al: Angle Orthodont., 41:3, 161, 1971). Die Kieferorthopädie sollte hier besonders aufpassen, weil oft sehr stark protrusive Kräfte auf die Mandibula wirken und die Klasse II-Therapie manchmal zu unerwarteten und unerwünschten Resultaten führen kann. Diese Arten von Klasse II-Fällen sind aber charakteristischerweise weniger schwer als andere, und normalerweise erzielt man gute Behandlungserfolge.

Die strukturelle Basis für ethnische Variationen der Gesichtsform

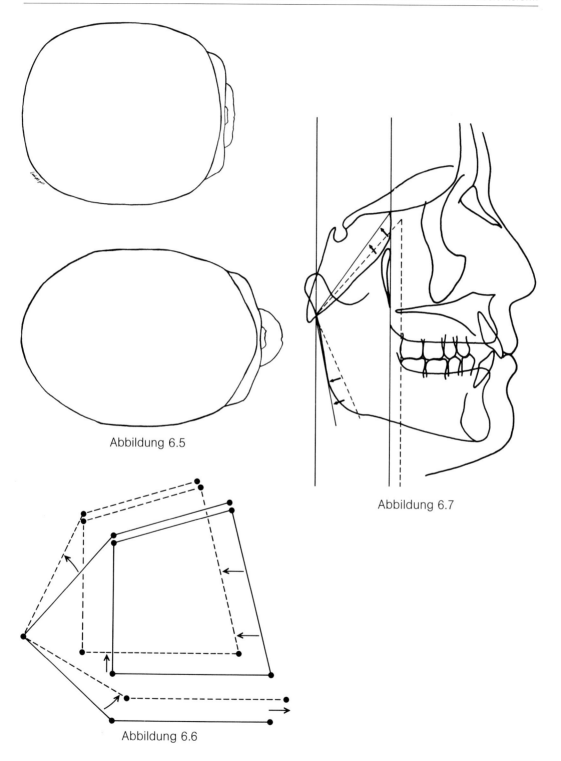

Abbildung 6.5

Abbildung 6.7

Abbildung 6.6

285

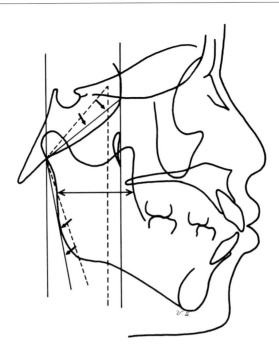

Abb. 6.8 Schwarze[*], tendieren genau wie einige Kaukasier, eher zu einer elongierten, dolichocephalen Kopfform, obwohl es unter ihnen wie unter den Kaukasiern auch viele mit breiterem Gesicht gibt. Die mittlere Schädelgrube nimmt eine mehr nach anterior geneigte Position ein, und zwar noch mehr als bei den Kaukasiern. Zusammen mit einem vertikal langen nasomaxillären Komplex verursacht dieser Faktor bei einigen Gruppen von Schwarzen eine ausgeprägte Rotation des Ramus (und der gesamten Mandibula) nach unten und hinten. Im Verhältnis zum knöchernen OK-Bogen (nicht zum OK-Zahnbogen) ist das Corpus mandibulae sehr lang. Dies ist der Situation beim Kaukasier sehr ähnlich und unterscheidet sich von den Verhältnissen bei den Orientalen sehr stark. Im Gegensatz zum typischen „lang-köpfigen" Kaukasiertypus, expandiert beim Schwarzen der obere Teil des Gesichtes lange nicht in dem Maß und ist deswegen auch nicht so protrusiv. In diesem Punkt ähnelt das Gesicht des Schwarzen dem des Orientalen. Die Stirn steht steiler und mehr ausgerundet als bei den meisten Kaukasiern, und die Stirnhöhlen sind entsprechend weniger ausgebildet, die Nase ist flacher, breiter und weniger protrusiv, und die Wangenknochen stehen mehr hervor. Obwohl der obere Teil der Nase bei schmalgesichtigen Schwarzen dazu tendiert, entsprechend schmaler zu sein (genau wie bei schmalgesichtigen Kaukasiern), ist die Nase nicht annähernd so protrusiv wie bei dolichocephalen Kaukasiern. Bei vielen Schwarzen wird jedoch durch die größere Breite des inferioren Teils der Nase und der ausladenderen Nasenflügel eine vergleichbare Luftwegskapazität erreicht. Für das Gesicht des Schwarzen ist eine bestimmte Struktur charakteristisch; der Ramus mandibulae ist sehr breit. In vorherigen Kapiteln wurde beschrieben, daß die horizontale Ausdehnung des Ramus am Aus-

---

[*] Die Grundlagen dieses Abschnittes stammen aus bisher unveröffentlichten Arbeiten des Autors in Zusammenarbeit mit Dr. Elisha *Richardson*, Meharry Medical College, School of Dentistry und Dr. Takayuki *Kuroda*.

gleich fazialer Ungleichgewichte in anderen Bereichen partizipiert. Die für viele kaukasische Gruppen charakteristische Neigung der mittleren Schädelgrube nach vorn, wird durch die Ausbildung eines breiteren Ramus ganz oder teilweise kompensiert, dabei wird die immanente Tendenz zur mandibulären Retrusion und Klasse II-Okklusion aufgehoben. Die Mandibula des Schwarzen zeigt also auch dieses Merkmal und zwar noch viel ausgeprägter als beim Kaukasier. Der sehr breite Ramus bringt das Corpus (das im Verhältnis zum knöchernen OK-Bogen sehr lang sein kann), in eine protrusive Position. Dies wiederum bewirkt eine Labialkippung der Oberkiefer-Inzisivi und damit eine bimaxilläre Protrusion. Diese Situation löst beim dolichocephalen Schwarzen häufig eine schwere Klasse II-Okklusion aus. Sie sind normalerweise vom Klasse II „B"-Typ, was bedeutet, daß der B-Punkt des UK weit vor dem A-Punkt der OK zum liegen kommt. Im Gegensatz dazu ist beim schwierigen Klasse II „A"-Typ der Unterkiefer-A-Punkt relativ zur Okklusalebene mehr protrusiv (siehe *Enlow* et al.: Angle Orthod. 41 : 3, 161, 1971).

Die anatomische Basis für Klasse III-Okklusionen bei Schwarzen beruht jedoch auf einem abweichenden Strukturmuster. Die Schädelbasis des Klasse III-Okklusionstyps zeigt nicht unbedingt eine nach posterior-superior ausgerichtete mittlere Schädelgrube, wie wir sie beim brachycephalen orientalen Klasse III-Typ finden. Dieser Unterschied besteht auch zwischen breitgesichtigen Schwarzen und Kaukasiern mit Klasse III-Okklusion. Die Klasse III des Schwarzen zeigt eher eine nach vorne unten rotierte mittlere Schädelgrube und einen nach hinten und nicht nach vorne gerichteten Ramus. So ist es beim Schwarzen nicht die Schädelbasis als Hauptfaktor, die direkt eine Protrusion des Unterkiefers und eine Klasse III-Okklusion hervorruft, wie dies bei anderen Gruppen der Fall ist. Wie schon oben erwähnt, ist der breite Ramus des Schwarzen eine sehr wichtige Struktur zur Kompensation von Klasse II-Okklusionen. Dieser breite Ramus tritt jedoch auch bei den meisten Klasse III-Typen auf. Bei Orientalen und bei Kaukasiern ist der Ramus bei Klasse III-Fällen eher schmal und reduziert so das Ausmaß der Unterkieferprotrusion. Bei Klasse III-Fällen bei Schwarzen dagegen wirkt der Ramus nicht nur nicht kompensatorisch, sondern er verstärkt eher noch die mandibuläre Prognathie. So ist der Ramus mandibulae des Schwarzen eine Struktur, die auf der einen Seite hilft, die eine Art Malokklusion zu kompensieren und andererseits eine andere Art Malokklusion zu betonen.

7 Kontrollprozesse des Gesichtswachstums

Viele Untersucher, die sich mit dem Gesichtswachstum beschäftigen, merken, daß wir uns hinsichtlich des Verständnisses der grundlegenden Wachstumsprozesse und deren Steuerung in einem revolutionären Umbruch befinden. Wir glauben, daß wir bei einem der wichtigsten biologischen Probleme der heutigen Zeit kurz vor einem wichtigen und aufregenden Durchbruch stehen: vor der Aufklärung der Frage, wie die lokalen Wachstumsprozesse auf der Ebene der Gewebe und der Zellen ablaufen.

Bis vor kurzem wurden die Erklärungen für die Wachstumskontrolle und die ihnen zugrundeliegenden Theorien als mehr oder weniger abgeschlossen und ausgewertet betrachtet. Das hat sich total geändert. Jetzt erst sind wir in der Lage überhaupt zu erkennen, was wir alles noch nicht wissen und wir glauben, nunmehr die sich stellenden Probleme formulieren zu können. Das an sich ist schon ein großer Fortschritt. Auf den vielen interdisziplinären Forschungsgebieten wurden zum Problem der Wachstumskontrollprozesse ganz allgemein in den letzten zehn Jahren so viele und so große Fortschritte gemacht, daß wir erst einmal lernen müssen, damit umzugehen. Gibt es eine klinische Signifikanz? Man kann sich vorstellen, was für Therapiemöglichkeiten sich auftäten, wenn wir auf der untersten Ebene in die Wachstumskontrollprozesse effektiv eingreifen könnten. Dies ist unser großes Ziel. Jedoch müssen wir dazu lernen den Wachstumsprozeß in seiner Gesamtheit noch besser zu verstehen als bisher. Größere Fortschritte sind jedoch schon gemacht.

Die Erklärungen von Kontrollprozessen des Wachstums, die sich vor einigen Jahren durchgesetzt hatten, waren einfach, leicht zu verstehen und so plausibel, daß sie für viele Jahre die Grundlage für viele klinische Konzepte bildeten. Wenn niemand die grundlegenden Prämissen in Frage gestellt hätte, stellte das Wachstum kein Problem mehr dar, sondern erschiene völlig erklärbar. Zunächst glaubte man, daß das Wachstum aller Knochen mit knorpeligen Wachstumsfugen vollständig durch die den Knorpelzellen innewohnende Geninformation gesteuert werde (siehe S. 104, 120, 128 und 138). Dies ist im Moment sehr kontrovers geworden und stellt alles andere als eine gesicherte Erkenntnis dar. Man glaubte jedoch, daß das intramembranöse Knochenwachstum einer anderen Kontrolle unterliegt. Diese Art osteogener Prozesse ist empfindlich gegenüber biomechanischen Kräften und antwortet auf Druck oder Zug entweder mit Knochenapposition oder -resorption. Zug, so meinte man, induziert immer Knochenanbau. Und Druck löst, wenn er eine bestimmte Schwelle überschreitet, eine gewisse Resorption aus. Wenn ein Knochen an einer bestimmten Stelle, z. B. an einem

Muskelansatz, einem Zug ausgesetzt ist, wird er durch lokales Wachstum reagieren. An diesen Insertionsstellen finden wir Tuberositates, Tuberkuli und Cristae, die durch den direkten lokal begrenzten Muskelzug hervorgerufen werden. Aufgrund der Tatsache, daß fast alle Muskeln mehr zum Ende der Knochen ansetzen als am Schaft, sind die Epiphysen viel größer als die Diaphysen, hier üben die Muskeln nämlich den größten Zug aus und hier expandiert der Knochen am meisten. So lange wie ein Muskel wächst, wird auch das Knochenwachstum stimuliert. Der Grund dafür liegt in dem kontinuierlichen biomechanischen Ungleichgewicht zwischen der Expansion der Muskelmasse und der resultierenden Kraftzunahme. Der wachsende Muskel übertrifft die momentanen mechanischen Kapazitäten des Knochens, und so werden die Osteoblasten angeregt, als Antwort neuen Knochen zu bilden. Wenn das gesamte Körperwachstum abgeschlossen ist, stehen Knochen und Muskeln in einem biomechanischen Gleichgewicht (genau wie Körpergewicht, -haltung usw.). Die Kraft der Muskeln steht dann im Gleichgewicht mit den physikalischen Eigenschaften der Knochen. Dies stoppt die Osteoblastenaktivität und das skelettale Wachstum. Wenn jedoch durch irgendeinen Umstand eine Abweichung von diesem Knochen-Weichgewebs-Gleichgewicht verusacht wird, wie z. B. massive Änderung des Körpergewichtes, Zahnverlust, Knochenfraktur, wird dieser Prozeß wieder in Gang gesetzt, und zwar so lange, bis wieder ein mechanisches Gleichgewicht erreicht ist. Es ist leicht zu verstehen, weshalb die obigen Erklärungen früher gerne aufgenommen und vertreten wurden. Diese Konzepte erklären nahezu alles, was man über den Knochen und sein Wachstum wußte. Neuere wissenschaftliche Arbeiten auf diesem Gebiet haben einige Unstimmigkeiten bei diesen Vorstellung aufgedeckt. Das führte zu einer völligen Neubestimmung des gesamten Wachstumskontrollprozesses. Dieses Gebiet ist eine „neue" Front bei der Erforschung der Biologie des Gesichtes geworden. Es ist das vielleicht wichtigste Problem, vor dem wir stehen. Es gibt keine unbedingte Korrelation zwischen Muskelansatzpunkten und der Verteilung von resorptiven und appositionellen Feldern (Abb. 7.1). Die Wachstumskontrolle ist viel komplexer. Mehr noch, wir wissen heute, das es *keine* direkte Korrelation zwischen Zug und Apposition auf der einen und Druck und Resorption auf der anderen Seite gibt (das Druck-Zug-Konzept ist eine zu starke Vereinfachung, siehe S. 376 und 400). Dies ist äußerst wichtig. Ungefähr die Hälfte der Flächen, an denen Muskeln ansetzen, sind *resorptiv* und nicht appositionell. Viele Muskeln haben große ausgebreitete Ansatzregionen, wobei ein Teil dieser Fläche resorptiven, ein anderer Teil appositionellen Charakters ist. Diese Flächen sind demselben Zug durch denselben Muskel ausgesetzt und durch dieselben Nerven innerviert. Der Musculus temporalis z. B. inseriert am Processus coronoideus der Mandibula (Abb. 2.2). Wie in Kapitel 3 gezeigt, haben einige Teile dieser Region resorptive äußere Oberflächen. Der inserierende Muskel übt Zug aus, jedoch unterzieht sich der darunterliegende Knochen der Resorption. Andere Flächen des Temporalisansatzes sind dagegen appositionell. Weiterhin gibt es Muskeln, die in eine bestimmte Richtung ziehen, wogegen jedoch der Knochen, in den sie inserieren, in die entgegengesetzte Richtung wächst. Der Musculus pterygoideus medialis z. B. inseriert posterior am Ramus. Der Muskel zieht nach vorn, der Knochen jedoch wächst nach hinten.

Kontrollprozesse des Gesichtswachstums

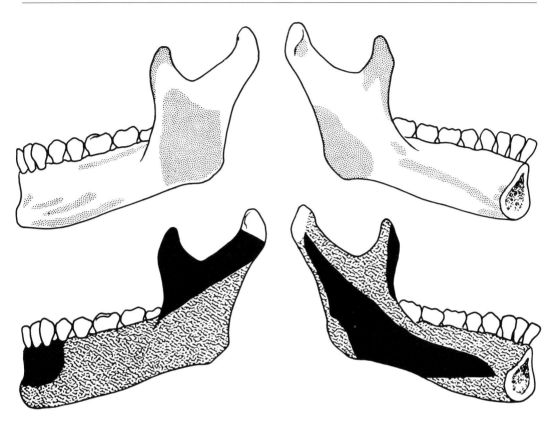

Abb. 7.1 Die oberen Abb. zeigen die Verteilung von Muskelansätzen auf den bukkalen und lingualen Seiten der Mandibula. Die unteren Abb. zeigen die Verteilung von resorptiven (dunklen) und appositionellen (hellen) Wachstumsfeldern. Beachten Sie, daß es keine direkte Korrelation zwischen den jeweiligen Ansätzen gibt. Wie im Text erläutert, bedeutet das aber nicht, daß Muskelkräfte keine Rolle bei der Wachstumskontrolle spielen. Es beweist lediglich, daß das alte ‚Druck-Zug-Konzept' viel zu stark vereinfacht. (Aus Enlow, D. H.: Wolff's law and the factor of architectronic circumstance. Am. J. Orthod., 54: 803 – 822, 1968.)

Wachstumskontrolle erfordert eine abgestimmte Folge von Feedback-Informationen von der Ebene der Gewebssysteme hinab bis auf die Ebene der lokalen Gewebe, Zellen und der Moleküle.

Seit der Entwicklung des Prinzips der *funktionellen Matrix* erlangen einige wichtige Aspekte immer mehr Aufmerksamkeit. Einer davon ist, daß der „Knochen" sein eigenes Wachstum nicht steuert. Die genetischen und epigenetischen Determinanten der skelettalen Entwicklung finden wir in der Weichgewebsmatrix und nicht in Knochen selbst (S. 105). Das Knochengewebe selbst ist völlig passiv und, was die Wachstumskontrolle betrifft, von sekundärer Bedeutung. Sehr bedeutsam für das Verständnis ist, daß das Modell der funktionellen Matrix beschreibt, *was* im Laufe des Wachstums abläuft. Es beantwortet nicht die Frage, *wie* dies geschieht. Der Begriff ist nur ein Name für einen biologischen Prozeß; wie dieser Prozeß abläuft, wird dabei nicht erklärt. Das *Wolffsche Gesetz*[*)] ist in ähnlicher Weise eine Bezeichnung für einen biologischen Prozeß, ohne daß dabei die zugrundeliegenden Mechanismen erklärt werden. Was aber bewirkt nun den eigentlichen Wachstumskontrollprozeß? In der Vergangenheit gab es zwei Erklärungen für die Regulation des skelettalen Wachstums: zum einen die genetische und zum anderen die biomechanische. Es ist im Prinzip die alte Frage von ererbt oder erworben, für beide Standpunkte gab es viele Vertreter.

Viele Forscher vertreten die Meinung, daß die skelettale Entwicklung hauptsächlich genetisch determiniert wird, und daß diese genetischen Informationen direkt in den Genen der Zellen der Weichgewebsmatrix sitzen. Viele andere wiederum glauben, daß das Zusammenspiel der mechanischen Kräfte, die auf den Knochen wirken, die Feinheiten des progressiven Wachstums und die endgültige Differenzierung bewirken. Die verschiedenen einwirkenden Kräfte produzieren vermutlich eine *gezielte* genetische Antwort oder sie induzieren direkt physiologische Veränderungen, die Kontrollfunktionen ausüben. In welcher Ebene auch immer die genetische Kontrolle ansetzt, Druck- und Zugkräfte werden für *die* Hauptfaktoren gehalten. Viele Experimente wurden durchgeführt, bei denen Muskeln abgetrennt oder die Weichgewebe in anderer Weise alteriert und lebende Knochen künstlichen mechanischen Kräften ausgesetzt wurden. Weil der Knochen auf solche Prozeduren immer mit einer irgendwie gearteten Alteration seiner Form reagiert, wurde oft daraus geschlossen, daß die auf ihn wirkenden Kräfte die prinzipielle Grundlage der Wachstumskontrolle darstellen. Solche Experimente können die Rolle der mechanischen Kräfte nicht verifizieren, weil es sicherlich noch andere Variablen gibt, die durch einen solchen Versuchsaufbau nicht erfaßt werden können. Dies schließt ein: die Gefäßunterbindung, die Nervdurchtrennung, die Temperaturveränderungen, Variationen des pH-Wertes und der O_2-Konzentration usw., eben alles, was einen gewissen Einfluß auf das Knochenwachstum besitzt. Die wichtigste Frage ist, ob die äußeren Faktoren, die die Richtung der Knochenentwicklung beeinflussen können, *auch* die Faktoren sind, die die direkte primäre Kontrolle über die grundlegenden Wachstums- und Differenzierungsprozesse ausüben.

Es gibt eine große Zahl von Faktoren, von denen man vermutet, daß sie den Wachstumsablauf beeinflussen. Zwei davon sind, wie eben erwähnt, die genetischen Einflüsse und die biomechanischen Kräfte. Die Natur und der Charakter des zwischen ihnen bestehenden Gleichgewichtes sind bis heute nicht geklärt. Andere Faktoren sind z. B. der neurotrope Effekt, der Piezoeffekt und die Aktivität von Induktorsubstanzen.

Der *neurotrope Faktor* umfaßt ein Netzwerk von Nerven (sowohl motorische als auch sensible), das die Feedback-Beziehungen zwischen den Weichgeweben und den Knochen herstellt und unterhält. Die Nerven bilden die Wege, auf denen die Reize für Weichgewebe und Knochen fortgeleitet werden. Es wird jedoch nicht

---

[*] Das *Wolffsche* Gesetz, wie es normalerweise interpretiert wurde, besagt nur, daß die Form und Struktur eines Knochens nichts anderes ist als die entwicklungsbedingte Anpassung an seine komplexen Funktionen. Die Morphologie des Knochens wird in Anpassung an die sich verändernden mechanischen Kräfte, die während des Wachstums und der Entwicklung wirken, immer wieder neu strukturiert.

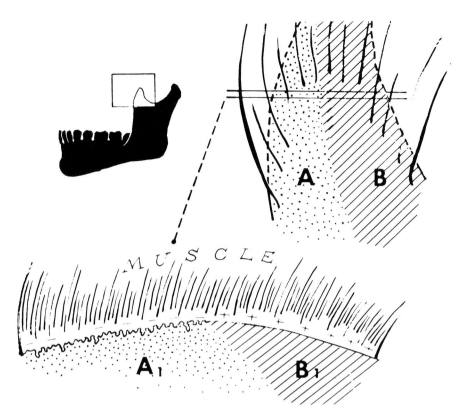

Abb. 7.2 Der Schläfenmuskel setzt auf Fläche A und B der lingualen Seite des Proc. coronoideus an. Mikroskopische Untersuchungen ergaben, daß der Ansatz auf A eine resorptive Knochenoberfläche betrifft, während der geliche Muskel auch in die appositionelle Ansatzfläche B inseriert. (Aus *Enlow,* D. H.: Wolff's law and the factor of architectonic circumstance. Am. J. Orthod., 54 : 803 – 822, 1968.)

angenommen, daß dieser Prozeß durch Nervenimpulse ausgelöst wird. Vielmehr scheint es so zu sein, daß neurosekretorische Substanzen (analog dem neurohumoralen Fluß vom Hypothalamus zur Neurohypophyse entlang den Fasern des Infundibulums) oder exoplasmatische Strömungen innerhalb des Neurons diese Prozesse ablaufen lassen. So kann eine bestimmte Feedback-Information, z. B. vom Bindegewebsstroma eines Muskels zum Periost des Knochens gelangen, an dem dieser Muskel inseriert. Dadurch bewirkt die „funktionelle Matrix" eine gewisse Steuerung der Knochenentwicklung.

Eine große Hoffnung ab Mitte der 60er Jahre war der *„Piezo-Effekt".* Man versprach sich von ihm eine Erklärung, wie durch Muskelaktivität Knochenumbauvorgänge ausgelöst werden können. Die Idee dabei ist, daß durch kurzfristige mechanische Kräfte ausgelöste Distorsionen der Kollagenkristalle im Knochen bioelektrische Effekte hervorrufen können (Piezo-Effekt). Diese alterierten elektrischen Potentiale scheinen direkt oder indirekt eine Osteoblasten- oder Osteoclastenantwort zu stimulieren (siehe S. 428). Die Verbindung zwischen Piezo-Effekt und zellulärer Antwort konnte noch nicht völlig geklärt werden, und die Rolle des Piezo-Effektes im Gesamtbild der Wachstumskontrolle ist noch nicht exakt bestimmt. Im Moment ist dies jedoch ein sehr aktuelles und interessantes Forschungsgebiet.

Wir müssen uns klar machen, daß Wachstumskontrollprozesse eine *lokale* Angelegenheit sind, die nur ganz bestimmte umschriebene wachstumsaktive *Felder* umfassen (S. 64). Zellen, die Knochen auf- oder abbauen reagieren auf chemische, elektrische und mechanische Veränderungen (first messenger) der *unmittelbaren* Umgebung. Eine jede Zellmembran z. B. beherbergt empfindliche Rezeptoren, die auf solche extrazellulären Reize reagieren können und ein membrangebundenes Enzym, die Adenylat-Cyclase, freisetzen. Dieses Enzym katalysiert die Reaktion von ATP zu AMP (second messenger) innerhalb des Zytoplasmas. Das C-AMP wiederum aktiviert die Synthese spezifischer Enzyme, die knochenanbauende oder -abbauende Wirkungen haben können. In diesem Zusammenhang, so vermutet man, haben auch Calcium-Ionen ihre Wirkung. Die Kette geht vom Membran-Rezeptor über die Adenylat-Cyclase zum C-AMP, welches die Ca-Ionen aus ihren Speichern in den Mitochondrien mobilisiert. Dies führt zu einer Alteration der Permeabilität der Zellmembran, was wiederum den Ein- und Ausstrom anderer Ionen, die zur Synthese der Zellsekrete (Grundsubstanz, Fasern, Enzyme usw.) nötig sind, beeinflußt.

Während der Knochenbildung benötigt der Osteoblast u. a. Aminosäuren, Glukose und Sulfate zur Synthese von Glykoproteinen und Kollagen für die organische Knochenmatrix. Die Zellorganellen des Osteoblasten bewirken die Bildung, die Speicherung und die Ausschleusung von Tropokollagen, der übrigen Grundsubstanzbestandteile und auch der Ionen, die an der Bildung der anorganischen Phase (Hydroxylapatit) des Knochens beteiligt sind. Die alkalische Phosphatase steht in engem Zusammenhang mit der Knochenbildung (im Gegensatz zur sauren Phosphatase, die in Verbindung mit Resorption auftritt). Sie ist mit den Kollagenfasern verbunden, nachdem sie aus dem Osteoblasten ausgeschleust wurden. Auch zur Bildung von Hydroxylapatit werden große Mengen von alkalischer Phosphatase benötigt. Die Energie für all diese Vorgänge liefert der Zitrat-Cyklus und die Glycolyse.

Der Osteoblast enthält außer Lysosomen und einem ausgeprägtem rauhen endoplasmatischen Retikulum auch eine große Anzahl von Mitochondrien. Die Osteoklasten produzieren, speichern und sezernieren Enzyme (wie z. B. Kollagenase) und Säuren, die eine Lyse sowohl der organischen, wie auch der anorganischen Komponenten des Knochens katalysieren. Die Lysosomen speichern und transportieren die saure Phosphatase. Das Parathormon oder bioelektrische Veränderungen (als first messenger) erregen die Rezeptoren der Zellmembran. Dies aktiviert die Adenylat-Cyclase, was den Spiegel des C-AMP in Zytoplasma steigen läßt. Dies wiederum steigert die Permeabilität der Lysosomenmembran. Die Resorption sowohl der organischen wie auch der anorganischen Bestandteile des Knochens wird durch eine Exozytose des Lysosomen, die u. a. saure Hydrolasen, Laktat und Zitrat enthalten, bewirkt. An diesem Transport- und Sezernierungsprozeß ist auch das endoplasmatische Retikulum beteiligt.

Das Ebengesagte gibt nur ganz allgemein einen flüchtigen Überblick, wo wir mit unserem Wissen in Bezug auf die Wachstums- und Umbauprozesse des Knochens heute etwa stehen. Es ist ein ungemein komplexes Gebiet. Dazu ist es eines der wichtigsten Probleme, die sich uns stellen. Es laufen gerade eine große Zahl von Untersuchungen mit dem Ziel, die Beziehung z. B. zwischen C-AMP und biomechanischen Kräften aufzuklären. Andere Studien beschäftigen sich mit der Rolle weiterer wichtiger Substanzen wie Prostaglandin und neurotropen Faktoren. Täglich kommen neue Informationen hinzu und werden neue Verbindungen geknüpft. Um all diese Faktoren, egal ob alt oder neu, in einen Rahmen einzuordnen und deren Rollen zu bestimmen, kann man einen einfachen Test anwenden:

1. Übernimmt ein bestimmter Faktor oder eine Substanz primär und direkt die Oberkontrolle über das Wachstum? Natürlich gibt es eine solche ubiquitäre Substanz nicht. In der Vergangenheit haben einige Forscher nach einem solchen Faktor, einem spezifischen „Hormon" oder Induktoragenz, gesucht. Nach unserem heutigen Wissensstand wird der Wachstumsprozeß jedoch multifaktoriell kontrolliert. Eine Kontrolle erfordert eine *Kette* regulatorischer Schritte. Es ist aber nicht so, daß jeder einzelne Schritt an allen Wachstumsveränderungen beteiligt ist. Vielmehr gibt es ausgewählte *Kombinationsmöglichkeiten* für die verschiedenen Kontrollwege. Sie können aber verschiedene Wege einschlagen und verschiedene Faktoren erfordern.

2. Gibt es einen Faktor, der als „Trigger", als Auslöser, fungiert und andere spezifische Substanzen selektiv aktiviert oder deren Produktion induziert, welche dann wiederum eine Art Kontrollantwort in Gang setzen? Gibt es so ein initiales Agens im Prozeß der Induktion? Ist es ein „first messenger"? Vermutlich stellen die biomechanischen Kräfte so einen Faktor dar. Es wird mit einiger Berechtigung angenommen, daß Druck- und Zugkräfte zu den grundlegenden Faktoren des Wachstumskontrollprozesses führen (nicht aber dem traditionellen und zu simplen Prinzip entsprechend). Jedoch reagieren die verschiedenen Knochen auch sehr unterschiedlich auf physikalische Kräfte (z. B. der relativ drucklabile basale Knochen von Mandibula und Maxilla im Gegensatz zum wenig drucksensiblen Alveolarknochen). Es ist natürlich klar, daß die biomechanischen Kräfte nicht die *einzigen* Kontrollfaktoren sind. Auch wenn sie involviert sind, werden unbedingt noch andere Faktoren auf zweiter oder dritter Ebene benötigt.

3. Ist ein bestimmter Faktor im Endeffekt nur die *Bezeichnung* für irgendeinen biologischen Prozeß, ohne daß die daran beteiligten funktionellen Mechanismen berücksichtigt werden? Dies ist eine wichtige Frage. So eine Bezeichnung beschreibt, *was* geschieht, aber nicht *wie* es geschieht. Der bezeichnete Kontrollprozeß wird nicht erklärt. Sie wäre im Prinzip ein Synonym für „Wachstumsprozeß", ohne zu erklären, wie er funktioniert. Der Grund, warum wir hier so aufmerksam sein müssen, ist, daß wir sehr häufig solche Bezeichnungen gebrauchen, und glauben, daß sie tatsächlich den involvierten Mechanismus erklären. Durch andauernden Gebrauch glauben wir schließlich, daß wir den Wachstumsprozeß und seine

Ursachen völlig verstanden haben. Das „*Wolff*sche Gesetz", die „funktionelle Matrix" und der Prozeß der „Induktion" sind solche beschreibenden Begriffe für biologische Kontrollsysteme. Sie erklären natürlich nicht, wie ihr System arbeitet (sie waren nie als etwas Endgültiges gedacht, auch wenn viele sie in diesem Sinne benutzen). Seien wir uns also immer dieser gedanklichen Fehler bewußt.

4. Wirkt ein bestimmter Faktor in einer unterstützenden oder in einer katalystischen Art und Weise? Viele Nährstoffe würden in diese Kategorie fallen.
5. Begleitet ein Faktor den Kontrollprozeß mehr, als daß er an ihm direkt teilnimmt? Zum Beispiel war die Erforschung des Piezo-Effektes notwendig, um sicher zu bestimmen, ob die bioelektrischen Potentiale die eigentlichen „first messenger" sind oder ob sie nur unbeteiligt so ganz nebenbei auftreten.
6. Ist ein bestimmter Faktor mehr eine *Ursache* als eine Folge des Wachstumsprozesses? Der Piezo-Effekt paßt auch als Beispiel für diese Kategorie. Verursachen die bioelektrischen Veränderungen direkt einen Knochenumbau oder sind sie nur die Folge aus diesen Vorgängen? Aktuell wird die erste Annahme favorisiert.

Ein grundlegendes Merkmal des Kontrollprozesses ist bis heute nicht geklärt. Jedes Gewebe, auch der Knochen, wächst und differenziert sich nicht isoliert und unabhängig und ausschließlich gesteuert durch innere Regulationsvorgänge. Kontrolle ist notwendigerweise ein System aus Feedback, regem Informationsaustausch und reziproken Antworten. Die Gewebe entwickeln sich in Verbindung miteinander. Jeder Knochen mit all seinen Muskeln, Nerven, Blutgefäßen, Bindegewebe und Epithelien stellt eine gemeinsam funktionierende entwicklungsbedingte *Komposition* dar. Die Knochen haben bestimmte Mechanismen zur *Längen*zunahme (z. B. Epiphyseplatten, Synchondrosen, Condylus, Suturen), und sie haben andere spezifische Mechanismen zum *Breiten*wachstum (periostales und intramembranöses Wachstum). Entsprechend haben *auch* Muskeln einen spezifischen Mechanismus zur Längen- und Breitenzunahme. Diese beiden Wachstumsprozesse des Muskels laufen abgestimmt mit den Wachstumsprozessen des Knochens ab. Es bestehen reziproke Feedback-Beziehungen zwischen Muskeln und Knochen, genau wie auch zwischen den anderen Geweben und Organen, und sie verändern sich abgestimmt und nicht als separate unabhängige Einheiten. Z. B. kann als Folge von der durch die Zähne verursachte „Reizung der Nervenfasern im Parodontium" eine Wachstumsreaktion ausgelöst werden. Diese Signale können durch einen Reflexbogen auf die Motoneurone der Kaumuskeln übertragen werden. In Verbindung mit der Muskeladaption an die jeweilige individuelle Okklusionssituation können sich so die Gesichtsknochen in Anlehnung an die sie umgebende Muskel- und Weichgewebsmatrix, die auch die Richtung des Knochenwachstums bestimmt, umbauen. Die alte Vorstellung, daß ein „Wachstumsknorpel" als primäres Regulant für die gesamte Entwicklung eines muskuloskelettalen Systems anzusehen ist, wird als insuffizient und nicht mehr akzeptabel betrachtet. Wir wissen heute, daß viel mehr Faktoren beteiligt sind. Wir haben jedoch noch einen sehr langen Weg vor uns, bis wir den Wachstumsprozeß völlig verstanden haben werden. Im Rückblick wird dies wahrscheinlich als eines der großen Probleme unserer Zeit betrachtet werden.

8 Wachstum und Entwicklung des Gesichtes beim Rhesusaffen

In den letzten Jahren spielten die Primaten bei der Erforschung des Gesichtswachstums im Labor eine zunehmend wichtigere Rolle. Auch mit anderen Tieren wurden erfolgreiche Studien unternommen und grundlegende Probleme bearbeitet, aber viele Forscher meinen, daß die Makaken (wie auch andere ähnliche Affenarten) für die spezielle klinische und experimentelle Forschung am geeignetsten sind. In diesem kurzen Kapitel sollen Zuchtversuche in die Grundlagen des kraniofazialen Wachstums des Affen eingeführt und die Analogien, aber auch die Unterschiede zum Gesichtswachstum des Menschen gezeigt werden.

Das prinzipielle Wachstum der Mandibula, des nasomaxillären Komplexes und des Schädels des Affen entspricht etwa dem des Menschen. Obwohl spezifische und wichtige Unterschiede bestehen (Abb. 8.1), – wie wir noch sehen werden –, ist die Verteilung und der Charakter der Appositions- und Resorptionsfelder ähnlich. Die Mandibula des Affen wächst hauptsächlich nach posterior, und der Ramus verlängert sich in posterior-superiorer Richtung (Abb. 8.2, 8.3 und 8.4). Wie beim Menschen finden wir eine kontinuierliche Folge von Remodellationsvorgängen und eine progressive Umformung von Teilen des Ramus zu Teilen des Corpus. Die gleiche Analogie gilt für die verschiedenen Wachstumsfelder sowohl im Ramus als auch im Corpus. Wie beim Menschen wird die Mandibula im Laufe ihrer Größenzunahme nach anterior und inferior verlagert. Auch der nasomaxilläre Komplex des Affengesichtes wächst nach hinten und wird nach vorne verlagert. Durch die gleiche Art Wachstum (Resorption, Apposition, Wachstum in Suturen nach Verlagerung) bewegt sich auch der Oberkieferbogen nach inferior. Auch die Schädelbasis des Affen zeigt Remodellationsvorgänge und Veränderungen, die denen des Menschen entsprechen, obwohl natürlich durch die unterschiedlichen Gehirngrößen Differenzen entstehen (Abb. 8.11).

Wenn in bestimmten Bereichen des Affenschädels topographische Differenzen zum menschlichen Schädel bestehen, so müssen auch entsprechende Unterschiede in Wachstum und Remodellation dieser Bereiche aufgetreten sein. Ein auffälliger Unterschied fällt in der Kinnregion der Makaken auf (Abb. 8.5). Bei der Mandibula des Menschen finden wir ein ausgeprägtes Kinn, ein deutliches Merkmal, das den Menschen von heute kennzeichnet (das gleiche Merkmal finden wir auch beim Elefanten). Dieses Merkmal fehlt beim Affen genauso wie bei den frühen, inzwischen ausgestorbenen Arten des Menschen. Die Mandibula des Affen hat aber eine charakteristische Leiste auf der lingualen Seite der Kinnregion. Diese finden wir beim Menschen nicht. Das Kinn des Menschen wird durch 1. unterschied-

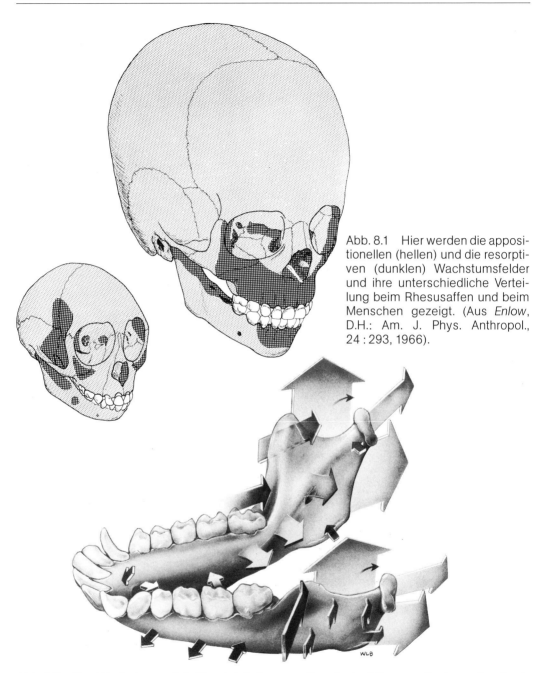

Abb. 8.1 Hier werden die appositionellen (hellen) und die resorptiven (dunklen) Wachstumsfelder und ihre unterschiedliche Verteilung beim Rhesusaffen und beim Menschen gezeigt. (Aus *Enlow*, D.H.: Am. J. Phys. Anthropol., 24 : 293, 1966).

Abb. 8.2 Das Wachstum und die Remodellationsvorgänge in der Affenmandibula werden durch „resorptive Pfeile" (auf die Knochenoberfläche gerichtet) und durch „appositionelle Pfeile" (vom Knochen weg gerichtet) dargestellt. Vergleiche mit der Mandibula des Menschen in Abb. 3.150. (Aus *Enlow*, D.H.: Principles of Bone Remodeling. Springfield, Illinois, Charles C. Thomas, Publisher, 1963).

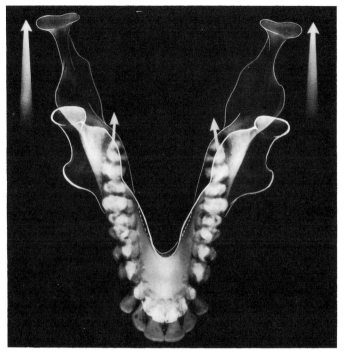

Abb. 8.3 Übereinanderprojektion zweier Wachstumsstadien der Mandibula des Rhesus-Affen. Das posterior gerichtete Wachstum der lingualen Mandibulaoberfläche (entsprechend dem „V-Prinzip") wird durch die kleinen Pfeile dargestellt. Die Richtung des Conyluswachstums zeigen die großen Pfeile. (Aus *Enlow*, D.H.: Priciples of Bone Remodeling. Springfield, Illinois, Charles C. Thomas, Publisher, 1963).

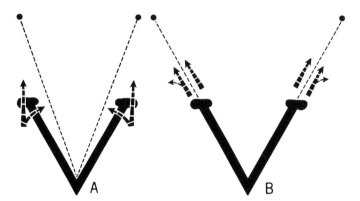

Abb. 8.4 Diese Abbildung illustriert das Mandibula-Wachstum entsprechend dem V-Prinzip. Proc. condylaris und Ramus wachsen aber nicht einfach entlang einer bestimmten vorgegebenen Wachstumsrichtung wie bei B gezeigt. Die Größenzunahme des „V" geschieht vielmehr durch Apposition auf der lingualen Fläche, und Resorption auf der bukkalen Fläche; die Größenzunahme geschieht nämlich mehr in der Länge als in der Breite. (Aus *Enlow*, D.H.: Principles of Bone Remodeling. Springfield, Illinoia, Charles C. Thomas, Publisher, 1963).

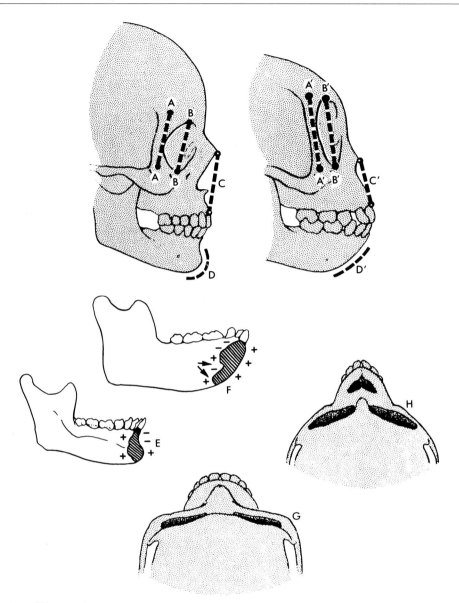

Abb. 8.5 Wegen der anatomischen Unterschiede zwischen Teilen des menschlichen Gesichtes und des Affengesichtes müssen auch Unterschiede im Bereich der entsprechenden Wachstums- und Remodellationsvorgänge bestehen. Diese beiden jugendlichen Schädel sind so ausgerichtet, daß ihre Kauebenen etwa parallel liegen. Nun vergleichen wir die Größe und Neigung der Prominentia frontalis, die relative Position vom superioren und inferioren Orbitarand (B), die Ausrichtung der lateralen Orbitaränder (A), die Beziehung zwischen der Spitze des Nasenbeins und der Praemaxilla (c), die Struktur der Regio mentalis (D), das Vorhandensein lingualer Leisten im Bereich der Region mentalis des Affen und der entsprechenden Region beim Menschen (E und F) und die Unterschiede der Wangenkonturen (G und H) (Aus *Enlow*, D.H.: Am. J. Phys. Anthropol. 24 : 293, 1966).

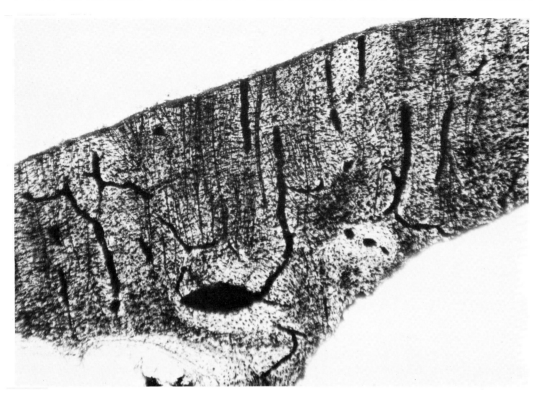

Abb. 8.6 Dieser Schritt durch die Mandibula des Affen stammt aus der labialen Fläche des Corpus. Es zeigt eine appositionelle periostale Fläche und eine resorptive endostale Fläche. Wir sehen einige in die Compacta eingebettete *Sharpey*'sche Fasern (Aus *Enlow*, D.H.: Principles of Bone Remodeling. Springfield, Illinois, Charles C. Thomas, Publisher, 1963).

lich umfangreiche Knochenanlagerungen auf der Protuberantia mentalis und 2. durch Resorption auf den darüberliegenden Bereich des Alveolarfortsatzes gekennzeichnet. Die unteren Inzisivi kippen nach lingual, und es entsteht eine vertikale und sagittale Frontzahnstufe anstatt eine Kopfbißsituation. Die spitze „kinnlose" Mandibula des Affen ist auf ihrer gesamten labialen Fläche appositionellen Charakters (Abb. 8.6). Die Inzisivi driften nicht nach lingual (posterior). Vielmehr wächst das Corpus mandibulae des Affen in seinem vorderen Bereich nach anterior und in seinem hinteren Bereich nach posterior. In Verbindung mit einem aquivalenten maxillären Wachstum entsteht daher beim Affen eine protrusivere Schnauze als beim Menschen. Bei manchen Säugetieren mit protrusiven Kiefern ist das nach vorne gerichtete Wachstum noch viel stärker ausgeprägt als beim Affen. Durch diese Wachstumsart und die entsprechenden Remodellationsmuster entsteht eine elongierte, anguläre und kinnlose Mandibula im Gegensatz zur runderen, regressiveren, flacheren und mehr das Kinn betonenden Mandibula des Menschen (8.7).

Auf den lingualen Flächen der Mandibulae

des Affen und des Menschen finden wir unterschiedliche Remodellations- und Wachstumsmuster. Beim Menschen zeigt die linguale Fläche eine ausgeprägte Ansammlung periostalen Knochens. Diese lingualen Flächen sind beim Affen oft resorptiv; ein Merkmal, das dem nach vorne gerichteten protrusiven Wachstum des anterioren Kieferbogenbereichs entspricht. Auf der Linea mylohyoidea finden wir jedoch eine Umkehrlinie und unterhalb dieser Linie ist die linguale Oberfläche appositionell und nicht resorptiv. Diese Kombination von Remodellationsvorgängen bewirkt das charakteristische protrusive Hervorstehen der Mandibula des Affen. Die unterschiedlichen Remodellationsmuster beim Menschen und beim Affen im anterioren Bereich der Bereich der Mandibula führen zum einen zu einem Kinn und zum anderen zu einer Affenschnauze (Abb. 8.5).

Wegen der größeren Ausmaße von menschlichem Gehirn und Schädelbasis ist auch der Interkondylarabstand größer und so auch der Unterkiefer breiter. Durch den proportional kürzeren Kieferbogen hat der menschliche U-förmige Unterkiefer eine rundere Form. Im Gegensatz dazu ist die V-förmige Mandibula des Affen proportional länger, schmaler und spitzer (Abb. 8.2). Die massiven dreiflächigen Vorsprünge zu beiden Seiten des Corpus der menschlichen Mandibula tragen zur Entstehung einer runderen Form bei. Beim Affen finden wir anterior der dreiflächigen Region ein resorptives Feld, was beim Menschen normalerweise nicht auftritt (Abb. 8.1). Dies bewirkt eine Lingualverschiebung des Corpus mandibulae und so eine spitzere Form des Kieferbogens (Abb. 8.2).

Ein großer Wachstumsunterschied besteht im anterioren Bereich des Oberkieferbogens. Die äußere (labiale) Fläche der menschlichen „Schnauze" ist charakteristischerweise resorptiv. Dies ist ein einzigartiges Wachstumsmerkmal des Menschen, welches in Verbindung mit der deutlich reduzierten Protrusion des Mundes und dem ausgeprägten Wachstum der Maxilla nach unten gesehen werden muß. Beim Affen ist die gesamte Labialfläche des Oberkieferbogens einschließlich der Prämaxilla appositionell (wie auch bei den übrigen Säugetieren). Diese Fläche wächst sowohl *nach vorne* wie auch nach unten und ist daher protrusiver als der Oberkieferbogen des Menschen. Die äußere Fläche der prämaxillären Region des Affen ist konvex im Gegensatz zur konkaven Form beim Menschen. Daher findet in Verbindung mit dem Wachstum der Maxilla des Menschen nach unten an der Labialfläche der äußeren Kompakta eine Resorption statt (dem Bereich unterhalb des A-Punktes). Beim *postnatalen* Gesicht des Menschen führt der Verschluß der prämaxillären Suturen, das geringe Vorwärtswachstum der prämaxillären Kortikalis und die Rotation des gesamten Gesichtes nach unten und hinten, zu einer merklich reduzierten maxillären Prognathie. Das nach anterior gerichtete Wachstum der darüberliegenden Nasenregion mit ihren Knorpel- und Weichgeweben führt zur Formation der besonderen „Nase" des Menschen, die deutlich über den kurzen Oberkieferbogen hinaus vorsteht. Dies bewirkt *nach unten gerichtete* Nasenlöcher, die einen vertikalen Lufteinstrom in die vertikal ausgerichteten Nasenkammern ermöglichen, in Richtung der am *Dach* des Nasenraumes liegenden Riechnerven. (Andere Spezies haben mehr posterior liegende Riechfelder).

Sowohl beim Menschen wie auch beim Affen ist die Außenfläche der Wangenknochen resorptiv, beim Affen jedoch in viel

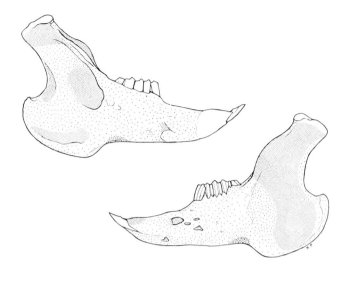

Abb. 8.7 Hier werden die Wachstums- und Remodellationsfelder einer Kaninchenmandibula gezeigt, die appositionellen Felder hell und die resorptiven Felder dunkel gepunktet. Obwohl insgesamt große Ähnlichkeiten zur menschlichen Mandibula existieren, bestehen spezifische Unterschiede, die sich auch in morphologischen Unterschieden ausdrücken. Während nach posterior gerichtetes Wachstum auftritt, finden wir im protrusiven Kaninchengesicht auch ein nach anterior gerichtetes Wachstum. Während Proc. condylaris und Ramus nach posterior wachsen, treten fortwährend Verlagerungen auf wie beim Menschen. Die linguale Seite ist vorwiegend resorptiv und die bukkale Fläche hauptsächlich appositionell. Wir sehen, daß der Proc. coronoideus genau wie die Tuberositas lingualis nur sehr wenig ausgeprägt sind. Die resorptiven Flächen auf der lingualen Seite des Ramus führen zu entsprechenden Aushöhlungen der Oberfläche. Die resorptive Zone auf dem Alveolarfortsatz direkt hinter den Inzisivi ist beteiligt an der Verlagerung der gesamten Region nach unten zu verstehen, während die Inzisivi mehr und mehr nach mesial wandern mit der sich verlängernden Mandibula (aus *Bang*, S. und *D.H. Enlow*: Arch. Oral Biol. 12 : 993, 1967).

geringerem Umfang (Abb. 8.10). Dafür gibt es zwei Gründe. Erstens, dadurch, daß der Oberkieferbogen des Affen sowohl nach vorn wie auch nach hinten wächst, ist die entsprechende Verlagerung der Wangenknochen nicht so exzessiv. Beim Menschen dagegen ist das Wachstum des Oberkieferbogens ausschließlich nach hinten gerichtet (nachdem die 1. Dentition abgeschlossen ist). Daher muß sich die Wangenregion in viel größerem Umfang nach hinten bewegen, um in einer proportionalen Position zum Oberkieferbogen zu bleiben. Zweitens ist der topographische Aufbau der beiden Spezies ziemlich verschieden.

Die beim Menschen mehr nach vorne rotierten Orbitae bewirken eine Verbreiterung der Wangenknochen und eine Abflachung des gesamten Gesichtes. Die Wangenregion des Affen ist viel runder. Daher erfordert ein Lateraldrift des Os zygomaticum des Affen eine viel weiter nach anterior reichende appositionelle Fläche wie Abb. 8.10 zeigt.

Einen anderen grundsätzlichen Unterschied zwischen Menschen- und Affenschädel finden wir im Wachstumsmuster der lateralen Orbitaränder. Der laterale Orbitarand steht beim Menschen wegen der größeren Frontallappen des Großhirns und der steileren Stirn viel aufrechter. Die anteriore Fläche des lateralen Randes ist vollständig resorptiv und die postorbitale Fläche appositionell. In dieser Konfiguration wächst der laterale Orbitarand genau wie die benachbarte Wangenregion nach hinten. Das rückwärtige Wachstum des

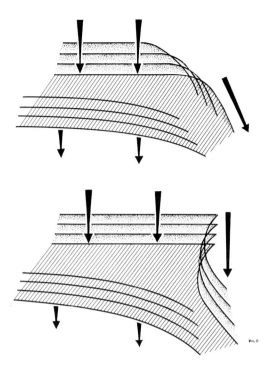

Abb. 8.8 Der Gaumen des Affen (oben) wächst nach unten, durch Resorption auf der nasalen Fläche und Apposition auf der oralen Fläche. Der Gaumen des Menschen (unten) wächst ähnlich. Wir sehen, daß die protrusive praemaxilläre Region beim Affen jedoch durch extreme Appostion nach *vorne* wächst, im Gegensatz zur Maxilla beim Menschen, wo diese Region nach unten wächst (nach Abschluß der 1. Dentition). (Aus *Enlow* D.H.: Am J. Phys. Anthropol. 24 : 293, 1966).

lateralen Orbitaränder schräg nach hinten geneigt. Der inferiore Teil wächst mehr nach vorne als nach hinten lateral, wie es beim Menschen der Fall ist. Der obere Orbitarand ist so rotiert, daß er vor dem unteren Orbitarand steht. Beim Affen dagegen verbleibt der obere Orbitarand in einer Ebene hinter dem unteren Orbitarand.

Wie beim Menschen vergrößern sich auch beim Affen die Knochen der Calvaria durch suturales Wachstum. Sowohl innere wie auch äußere Flächen sind appositionell außer einigen wenigen Remodellationsbereichen in Suturnähe. Die Kortikalis besteht aus einer einzigen dünnen Lage lamellären Knochens. Wo Diploeräume bestehen, hat der Knochen eine äußere und eine innere Lamina, wobei die innere Oberfläche resorptiv ist. Zwischen den Calvariae des Menschen und des Affen bestehen jedoch zwei grundsätzliche Unterschiede. Erstens ist beim Affen die Wand der Fossa temporalis medial vom Os zygomaticum resorptiv und deutlich tiefer. An diesem Feld sind Teile des Os temporale, Os parietale und Os frontale beteiligt. Zweitens finden wir beim Affen in der Nackenregion außen am Schädel ein resorptives Feld. Dies führt zu einer einwärtsgerichteten Rotation des inferioren Teils des Os occipitale, damit dieses in Kontakt mit dem langsamer wachsenden Kleinhirn bleibt, während das gesamte Os occipitale durch das Gehirn nach außen gedrängt wird.

Bei beiden Spezies ist der occipitale Bereich des Clivus resorptiv (Abb. 8.11). Dies bewirkt eine Verschiebung nach vorne und unten, während er sich in der spheno-occipitalen Synchondrose und am Rand des Foramen magnum verlängert. Im Unterschied zum Menschen ist beim Affen der sphenoidale Teil des Clivus immer appositionell (beim Menschen ist

lateralen Orbitarandes zusammen mit dem nach vorne gerichteten Wachstum der Stirn und der superioren Orbitaränder führen zu einem schräg nach vorne ausgerichteten lateralen Orbitarand (Abb. 8.5). Im Gegensatz dazu ist der laterale Orbitarand beim Affen appositionell und die postorbitale Fläche resorptiv. Als Folge eines viel weniger ausgebildeten Frontallappens und Stirnwachstums bleiben die

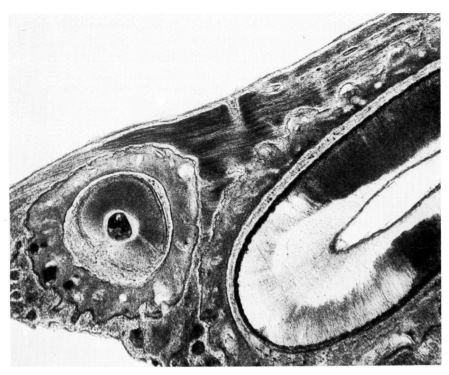

Abb. 8.9 Die mikroskopische Photographie zeigt die appositionelle Natur der Außenfläche der praemaxillären Region des Affen. Die vordere Alveolenwand ist resorptiv, und so können die Zähne nach vorne driften, während die gesamte Schnauze protrusiver wird. Vergleichen wir dies mit der umgekehrten Situation in der menschlichen Maxilla, Abb. 3.157 (aus *Enlow*, D.H.: Am J. Phys. Anthropol. 24 : 293, 1966).

dies variabel). Dies zusammen mit dem resorptiven Dorsum sellae bewirkt eine deutliche Entwicklung des Clivus nach posterior und superior. Auch beim Menschen entwickelt sich die Sella nach posterior und superior, jedoch nicht in dem Ausmaß. Beim Affen ist der Boden der Fossa hypophysialis appositionellen Charakters (siehe S. 136). Diese wichtige Region mit ihrem besonderen Wachstumsverhalten ist bei beiden Spezies noch nicht völlig erforscht. Der Wachstumsprozeß ist hier sehr komplex und korreliert mit den verschiedenen Wachstumsmustern der mittleren und lateralen Hirnareale, der Hypophyse, dem Umfang direkten Knochenwachstums und dem Umfang der Verlagerungsbewegungen der verschiedenen Knochenareale zueinander. Im Laufe der prä- und postnatalen Entwicklung finden wir in dieser Region sehr unterschiedliche Wachstumsraten und -bewegungen zwischen den verschiedenen Hirnlappen und der Schädelbasis.

Beim Affen finden wir endokraniell um das Foramen magnum herum ein ausgeprägtes resorptives Feld. Dies ermöglicht

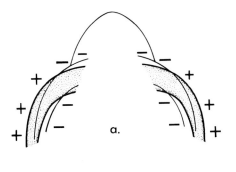

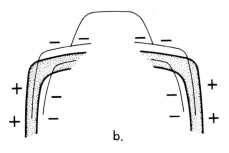

Abb. 8.10 Diese Abbildung zeigt die unterschiedlichen Remodellationsvorgänge der Wangenregionen von Affe (a) und Mensch (b). Wir sehen, daß beide Vorderflächen resorptiv (-) sind, aber daß die eckige Konfiguration der menschlichen Wangenknochen mehr resorptive Flächen erfordert. Auf der runderen Regio zygomatica des Affen finden wir anterior appositionelle Felder. Auch diese Unterschiede entsprechen der geringen Retrusion der Wangenregion beim Affen (Nach *Enlow*, D.H.: Am J. Phys. Anthropol. 24 : 293, 1966).

sowohl eine Absenkung wie auch eine Vergrößerung des Durchmessers des Foramen magnums. Im Unterschied zum Menschen finden wir in den Schädelgruben des Affen nur einzelne versprengte resorptive Felder. Dies entspricht auch der flachen Natur der Schädelgruben, die ja beim Menschen sehr tief ausgehöhlt sind, und dem viel kleineren Schädelbasiswinkel.

Der gesamte superiolaterale Bereich des Orbitadaches ist beim Affen resorptiver Natur. Das gleiche resorptive Feld finden wir auch beim Menschen, nur ist es (postnatal) viel kleiner und weniger umfangreich. Es ist auf den gerade hinter dem vorspringenden superioren Orbitarand liegenden Teil des Orbitadaches beschränkt. Das Orbitadach ist gleichzeitig der Boden der vorderen Schädelgrube. Im Zusammenhang mit der massiven Größenzunahme des Gehirns und der Ausprägung der Schädelbasisflexion ist die endokranielle Fläche des Orbitadaches resorptiv (siehe S. 355, Abschnitt über frühes fetales Orbitawachstum). Die gegenüberliegende der Orbita zugewandte Fläche ist dagegen appositionell und wächst wie die gesamte anteriore Schädelgrube nach inferior. Beim Affen ist die Situation da etwas anders. Die anteriore Schädelgrube ist viel mehr nach oben geneigt und die Flexion der Schädelbasis ist weniger ausgeprägt. Das Gesicht des Affen liegt viel mehr *vor* als unterhalb der anterioren Schädelgrube. Die endokranielle Seite ihres Knochens ist eher apositionell als resorptiv, was in Verbindung mit der viel geringeren Gehirnexpansion gesehen werden muß. Das suturale Wachstum spielt bei der Größenzunahme eine verhältnismäßig große Rolle. Diese appositionelle Fläche wird ergänzt durch eine entsprechende resorptive Aktivität auf der gegenüberliegenden Seite. Dies ermöglicht in Verbindung mit dem Wachstum in den verschiedenen orbitalen Suturen eine Expansion der Orbita.

Beim Menschen ist die der Fossa pterygoidea zugewandte Seite des Flügelfortsatzes appositionell und ein großer Bereich der äußeren Fläche resorptiv. Zumindest ist dies im Laufe der späteren

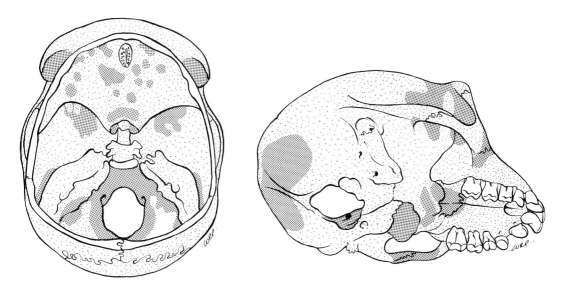

Abb. 8.11 Wachstum und Remodellationsfelder im Schädel eines Rhesusaffen. Es zeichnen sich resorptive (dunkle) und appositionelle (helle) Flächen ab. Vgl. nähere Erläuterungen im Text. (Nach *Duterloo,* H. S. und D. H. *Enlow:* Am. J. Anat., 127 : 357, 1970.)

Kindheit der Fall, wenn das Wachstum der mittleren Schädelgrube abgeschlossen ist. Diese Konstellation bewirkt eine Größenzunahme vertikal nach unten. Beim Affen sind die Processus pterygoidei an der der Fossa zugewandten Seite resorptiv und die Außenflächen appositionell. Dies bewirkt eine Expansion dieser Region nach unten und vorne in Verbindung mit einem mehr protrusiven nasomaxillären Komplex und einer geringeren Flexion der Schädelbasis.

Beim Menschen ist die knöcherne Begrenzung des Gehörgangs resorptiv auf der anterioren und appositionell auf der posterioren Seite. Die Folge ist eine Anteriorverschiebung des gesamten Kanals. Die knöcherne Begrenzung des Gehörgangs beim Affen ist dagegen vollständig resorptiv. Dies vergrößert den Kanal hin zu seiner definitiven Größe, eine Vorwärtsverschiebung finden wir hier jedoch nicht.

Die orale Fläche des Processus horizontalis des Os palatinum ist beim Menschen appositionell und die nasale Fläche ist resorptiv. Dies bewirkt in diesem Teil des Gaumens in Verbindung mit den entsprechenden Wachstumsverschiebungen in den übrigen Bereichen ein nach unten gerichtetes Wachstum. Beim Affen jedoch ist die orale Seite des Gaumens oft *resorptiv* und die nasale Seite appositionell. Aber auch da gibt es Variationen. Die übrigen Bereiche des Gaumens sind, was das Wachstumsmuster betrifft, dem Menschen sehr ähnlich. Die Bedeutung dieses Unterschiedes ist noch nicht ganz klar, er kann jedoch mit der komplexen Verlagerung und Rotation der Maxilla in Verbindung stehen. Dies sollte berücksichtigt werden, wenn man am Affen Spaltforschung betreibt. Der anteriore Bereich des nasomaxillären Komplexes wird nicht in dem Maße nach inferior verlagert wie der posteriore Bereich (durch suturales Wachstum). Dies hat Auswirkungen auf die Rotation entgegen dem Uhrzeigersinn. Diese wird teilweise dadurch maskiert, daß der anteriore Bereich des Gesichtes durch direktes appositionelles Wachstum mehr nach inferior wächst als der posteriore Bereich, wie Studien von *Mc Namara* zeigen. Ähnliche Vorgänge finden wir auch beim Menschen, nur ist das nach inferior gerichtete kortikale Wachstum wesentlich ausgeprägter (nach *Bjork*). Bei vielen Affenarten und einigen Anthropoiden finden wir häufig eine vertikale Hypoplastie des anterioren Mittelgesichts, ein Merkmal, das es beim Menschen als anatomische Variante nicht gibt. Der posteriore Bereich der Maxilla des Affen oder Anthropoiden erscheint sehr groß und „tief". Er hat aber seine richtige Größe (relativ zum Gehirn) und steht in seiner korrekten anatomischen Position (relativ zu den Sinnesorganen, wie in Kapitel 4 beschrieben). Der *anteriore* Teil der Maxilla ist vertikal kurz. Frontoffene Bisse beim Affen sind sehr verbreitet. Meistens besteht im Inzisalbereich eher ein Kopfbiß als eine sagittale Frontzahnstufe, wie wir sie beim Menschen sehen. Damit in Zusammenhang steht auch das fehlende Kinn des Affen. Das Kinn des Menschen, das in Verbindung mit der sagittalen und vertikalen Frontzahnstufe entsteht, mag auch im Zusammenhang mit der extremen Rotation der Maxilla als Folge der immensen Frontallappenexpansion und des größeren Kompensationsvermögens im Bereich der anterioren Maxilla gesehen werden.

9 Kephalometrie[+1]

Teil 1

Dieses Kapitel soll eine Einführung in das Gebiet der kephalometrischen Radiographie oder kurz „Kephalometrie" geben. Es soll ein Überblick über Grundlagen und Methoden der Radiometrie vermittelt werden, deren Anwendung beim Studium sowohl der kraniofazialen Morphologie und des Wachstums anhand der Behandlungsergebnisse verdeutlicht werden. Seit ihrer Einführung durch *Broadbendt* im Jahr 1931 ist die Kephalometrie zu einem integralen Bestandteil der kieferorthopädischen Forschung, Ausbildung und klinischen Diagnose geworden. Zur Entwicklung spezieller klinischer Therapien ist besonders auf diesem Gebiet das Verständnis des menschlichen Gesichtswachstums Grundvoraussetzung; auf diesem faszinierenden Gebiet ist die Kephalometrie eine nützliche Hilfe.

Kurz gesagt ist Kephalometrie die Ausmessung frontaler oder lateraler Schädel-Röntgenbilder, wobei der Kopf bei der Aufnahme in einer festen Position durch den *Kephalostaten* gehalten wird. Der Kopf wird durch Ohrstöpsel fixiert, welche entlang des Zentralstrahles der Röntgenröhre ausgerichtet sind. So steht die Sagittalebene bei einer Lateralaufnahme senkrecht zum Zentralstrahl der Röntgenröhre, während sie beim anterior-posterioren Strahlengang parallel zu ihnen steht. Siehe Abb. 9.3[+2]. Als standardisierter Abstand wird eine Fokus-Film-Distanz von 60 Inches[+3] eingehalten, um Verzerrungen durch divergierende Röntgenstrahlen auszuschalten. Eine standardisierte Methode ist unbedingt notwendig, um zu verschiedenen Zeiten gemachte Aufnahmen einer Person miteinander vergleichen zu können, Fehler zu minimieren und die kephalometrischen Daten verschiedener Kliniken und Untersucher vergleichen zu können.

Die Ausmessungen der ausgerichteten Röntgenbilder werden an eindeutigen anatomischen Punkten durchgeführt. Um diese Prozedur zu erleichtern, werden mit einem feinen Bleistift auf einer Folie Durchzeichnungen der skelettalen, dentalen und der Weichgewebsstrukturen angefertigt. Eine Durchzeichnung sollte das Weichgewebsprofil, die anteriore und posteriore Schädelbasis, die Orbita, Maxilla, Mandibula, die Fossa pterygopalatina (FPP), die ersten bleibenden Molaren (M_1) und die mittleren Schneidezähne abbilden.

[+1] von Prof. William D. *Merrow* D.D.S., Direktor des Department of Orthodontics, West Virginia University School of Dentisty.

[+2] Alle Abbildungen folgen in Teil 2 dieses Kapitels.
[+3] 1 inch = 2,54 cm

Bestimmte Punkte (siehe Liste auf S. 332) werden durch Linien oder Ebenen miteinander verbunden. Es werden Systeme von angulären und linearen Relationen entwickelt, um die verschiedenen räumlichen Strukturen dieses Komplexes miteinander in Beziehung zu setzen. Abb. 9.5 illustriert eine Standarddurchzeichnung mit den wichtigsten kephalometrischen Punkten.

Im Laufe der Jahre haben sich verschiedene Meßmethoden herausgebildet, mit denen bestimmte Patientengruppen untersucht, statistisch erfaßt und Durchschnittswerte ermittelt werden konnten. Diese Messungen erbrachten nützliche Daten über die Wachstumsveränderungen des Kopfes, über die Auswertung dentofazialer Abnormitäten und über die Folgen und Auswirkungen kieferorthopädischer Behandlungsmethoden. Diese Daten haben dem Kliniker sehr geholfen, den Zeitraum und die Art der kieferorthopädischen Therapie auf den individuellen Fall abzustimmen. Die weitaus größte Zahl der morphologischen Abnormitäten treten in der Sagittalebene auf. Hierbei wird die Korrekturmöglichkeit des Klinikers durch den Grad der Ausprägung des Problems und der Art des mit ihm verbundenen Wachstums bestimmt. Die Messungen und Analysen sind primär profilorientiert und ermöglichen sowohl eine anteriorposterior wie auch eine vertikal orientierte Beurteilung der dentofazialen Verhältnisse. Mit anderen Worten, die Kephalometrie ist primär mit dem Ziel entwickelt worden, dem Kliniker eine Hilfe zur Diagnose und Therapieplanung in die Hand zu geben. Z. B. will der Kliniker wissen, wo sich das Kinn in Relation zur Schädelbasis befindet. Oder wie sind Maxilla und Mandibula zueinander in horizontaler und vertikaler Richtung angeordnet? Wie sind die Zähne im Verhältnis zu ihren stützenden Strukturen positioniert? In welcher Richtung werden sich diese oder jene Teile im Laufe zu erwartender Wachstumsveränderungen bewegen?

Um diese und andere Fragen beantworten zu können, haben sich verschiedene Standard-Messungen durchgesetzt. Der Winkel zwischen der Fazialebene (die Verbindungslinie zwischen Nasion und Pogonion) und der Frankfurter Horizontalen ermöglicht eine Beurteilung der anteriorposterioren Position des Kinns (Abb. 9.7). Große Winkel finden wir im Zusammenhang mit mandibulärer Prognathie, kleine Winkel dagegen bei retrognathem Profil. Die anterior-posteriore Relation von Maxilla und Mandibula zueinander und zur Schädelbasis wird ausgedrückt durch die SNA- bzw. SNB-Winkel und durch deren Differenz, den ANB-Winkel (Abb. 9.8). Die Winkel werden gebildet durch die Linie zwischen Sella und Nasion zum einen und zum anderen durch Linien von Nasion zu Punkt A bzw. Punkt B. Der Durchschnittswert des SNA-Winkels beträgt 82°, des SNB 80° und der des ANB-Winkels 2°. Liegt der ANB-Winkel deutlich über 2°, so ist entweder die Maxilla protrudiert, die Mandibula retrudiert, oder es liegt eine Kombination von beiden vor. Ein negativer ANB-Winkel bedeutet, daß der Punkt A hinter Punkt B liegt und ist meist verbunden mit einem konkaven Gesichtsprofil. Der Mandibularebenen-Winkel, gebildet von Mandibularebene und Frankfurter Horizontalen (Abb. 9.11), erlaubt eine Beurteilung der vertikalen Position des Untergesichtes. Der Durchschnittswert liegt bei 21,9°. Große Werte sprechen für eine geringe posteriore Gesichtshöhe, eine große anteriore Gesichtshöhe oder eine Kombination von beiden.

Die Y-Achse (Abb. 9.11) ist die Linie zwischen Sella und Gnathion. Der durchschnittliche Winkel mit der Frankfurter

Horizontalen beträgt 59°. Hohe Y-Achsen-Winkel finden wir in Verbindung mit vertikal langen Gesichtern, wogegen niedrige Werte ein für mehr nach anterior gerichtetes Wachstum des Untergesichtes sprechen. Beispiele für große und kleine Winkel zeigen Abb. 9.12 und 9.13.

Im Bereich der Profilanalyse spielt die anterior-posteriore Position der Inzisivi eine signifikante Rolle. Der Umfang der dentalen Protrusion kann durch Messung des horizontalen Abstandes von inzisaler Spitze zur Fazialebene festgestellt werden (Abb. 9.14) oder zur A-Pog-Linie (Abb. 9.15). Bei beiden Messungen soll der Abstand der unteren Inzisivikrone von einer der Linien nicht mehr als 2 mm betragen. Nützliche Informationen über die dentale Position erhalten wir auch durch Winkelmessungen, zwischen der Zahnachse der unteren Inzisivi mit der Mandibularebene zwischen der Zahnachse der oberen Inzisivi mit der Frankfurter Horizontalen, und durch Messungen des Interinzisalwinkels (Abb. 9.16), wobei hier kleinere Werte für eine dentale Protrusion sprechen.

Kombinationen dieser und anderer Messungen sind zu „Analysen" der dentofazialen Morphologie zusammengefaßt worden. Teil 2 dieses Kapitels zeigt Beispiele solcher Analysen an einem ausgewählten Patienten. Die eben beschriebenen individuellen Messungen sind den Analysen von *Downs, Steiner* und *Ricketts* entnommen, siehe Abb. 9.18, 9.20 und 9.24. Die meisten Analysen, mit Ausnahme der Bogenanalyse von *Sassouni*, basieren auf statistisch ermittelten Normwerten, die aus Untersuchungen bestimmter Patientengruppen abgeleitet wurden. Sie dienen hauptsächlich dazu, individuelle Werte mit dem Populationsdurchschnitt vergleichen zu können, um dann in bestimmten Bereichen signifikante Abweichungen festzustellen. Manche Analysen heben bestimmte Relationen als Kriterien für die Behandlungsplanung besonders hervor, wie z. B. bei der *Tweed*-Analyse die unteren Inzisivi. Andere betrachten den kraniofazialen Komplex mehr als Gesamtheit. Die *Bjork*-Analyse, die auch von *Jarabak* übernommen wurde, nutzt die Konfiguration eines kraniofazialen Polygons zur Bestimmung und Vorhersage fazialer Wachstumsveränderungen.

Um die Wachstumsveränderungen oder Therapieeinflüsse beurteilen zu können, werden Schädelaufnahmen desselben Individuums in bestimmten Zeitabständen angefertigt. Diese werden auf Folien durchgezeichnet und die Folien übereinandergelegt, so daß die Veränderungen auch quantitativ erfaßt werden können. Eine verbreitete Methode ist es, die Durchzeichnungen im Sella-Punkt übereinander zu legen und die Sella-Nasion-Linie übereinander zu projezieren (Abb. 9.31). Diese Methode ermöglicht einen Überblick über die Veränderungen des dentofazialen Bereichs und des Weichteilprofils. Es läßt sich hierbei aber nur beurteilen, was bereits geschehen ist.

Das klinische Interessse an den noch zu erwartenden zukünftigen Veränderungen im Laufe des Wachstums führte zu Computerprogrammen über Wachstumsvorhersage sowie Diagnose- und Therapieplanung. Diese Programme basieren, wie die meisten Analysen auch, auf Informationen aus Untersuchungen großer Populationen mit ähnlicher Form und Struktur und berücksichtigen die Wachstumsveränderungen, deren Bedeutung für die Behandlungserfolge von vielen Klinikern immer mehr beachtet wird.

Obwohl die Kephalometrie eine exzellente Beurteilung der morphologischen Veränderungen erlaubt, zeigt sie leider weder die Wachstums- und Umbauzentren, noch gibt sie eine Erklärung wie und warum sich bestimmte Wachstumsmuster entwickeln. Der Autor dieses Textes versucht, dieses grundlegende Wissen und Verständnis zu vermitteln und stellt in Teil 2 dieses Kapitels als Ergänzung eine neue kepahlometrische Analyse vor. Dr. *Enlows* Analyse wird, obwohl sie nicht unbedingt für den routinemäßigen klinischen Gebrauch bestimmt ist, dem Studenten ein umfassendes Verständnis darüber vermitteln, wie und warum sich die kraniofazialen Strukturen in der Art entwickeln, wie sie das tun.

Teil 2

Bei der kephalometrischen Radiographie oder „Kephalometrie, wie sie meist genannt wird, werden definierte Schädelaufnahmen angefertigt, um daran Messungen durchzuführen. Diese Methode fand und findet bei der Wachstumsforschung und im Bereich der kieferorthopädischen Diagnose und Therapie breite Anwendung. Die Prinzipien der Kephalometrie wurden in Anlehnung an die Kraniometrie entwickelt, die in der Anthropologie schon lange Zeit bei quantitativen Studien des Schädels Anwendung findet. Historisch gesehen begann das Studium des menschlichen Körpers im Sektionssaal und war primär deskriptiv. Die biologischen und genetischen Variationen in Größe und Form erweckten den Wunsch, das knöcherne Skelett auszumessen und führten zur Wissenschaft der Osteometrie und dann als Unterabteilung zur Kraniometrie.

Die Kraniometrie wurde ursprünglich nur an mazerierten Schädeln durchgeführt. Es wurden standardisierte Meßpunkte und -strecken entwickelt und man erhielt viele nützliche Informationen. Diese Methode hatte jedoch einen großen Nachteil: Ein statisches Objekt mit einer meist unbekannten klinischen Vorgeschichte wurde immer nur einmalig erfaßt. Serienmäßige Studien von Wachstumsveränderungen waren nicht möglich. Die Übertragung dieser Meßmethoden auf lebende Subjekte, z.B. zur Wachstumserfassung, waren wegen der variablen Schichtdicke der auf dem Knochen liegenden Weichgewebe sehr problematisch. Die Genauigkeit nahm stark ab und eine exakte Erfassung der tieferen Strukturen war nicht möglich. Die Erfindung der Radiographie eröffnete die Möglichkeit der schattenhaften Darstellung der Hart- und Weichgewebe beim lebenden, wachsenden und sich verändernden Organismus. Im Jahre 1931 führte Dr. B. Holly *Broadbent* die grundlegende Technik der kephalometrischen Radiograhphie ein. In den Jahren danach ist diese Technik weiterentwickelt und zu einer kieferorthopädischen Untersuchungsmethode verfeinert worden. Heute ist die Kephalometrie allgemein anerkannt und integraler Bestandteil der kieferorthopädischen Untersuchungen geworden. In letzter Zeit ist die Bedeutung für das Studium und die Therapie des gesamten Spektrums der kraniofazialen, strukturellen Abnormitäten immer deutlicher geworden. Die Zahnmedizin hat so ein ziemlich exaktes System zur Ausmessung kraniofazialer Strukturen erhalten.

In diesem Kapitel soll ein Überblick über Technik und Prinzipien der kephalometrischen Radiographie vermittelt und die Art und Weise ihrer Anwendung verdeutlicht werden. Es ist beabsichtigt, das Buch um ein Kapitel über dentofaziales Wachstum zu erweitern, wobei wir hoffen, daß die durch Prinzipien der Kaphalometrie das Verständnis der Studenten der Medizin und Zahnmedizin auf dem Gebiete der Entwicklung und Funktion des menschlichen Gesichtes erweitert und vertieft wird.

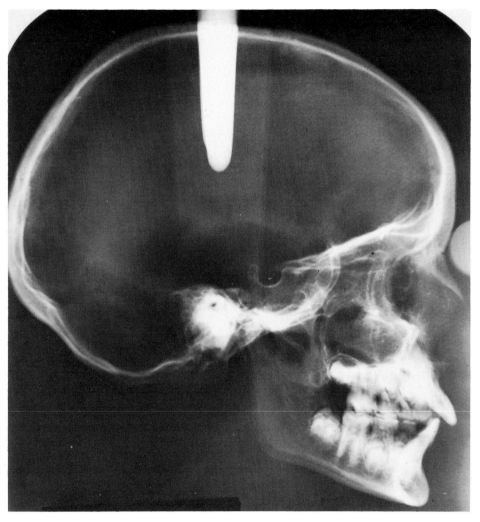

Abb. 9.1 Kephalometrische Röntgenaufnahme von lateral. (Aus *Enlow*, D. H.: The Human Face, New York, Harper und Row, 1968, S. 270.)

Technik und Methoden

Ein äußerst wichtiger Aspekt der kephalometrischen Radiographie ist die Standardisierung. Es ist unbedingt notwendig, daß Position des Patienten und Ausrichtung der Röntgenröhre reproduzierbar sind, damit Aufnahmeserien unter gleichen Bedingungen angefertigt werden können. Die Entwicklung ist mittlerweile so weit gediehen, so daß eine Standardisierung von Ausrüstung und Technik und eine befriedigende Aufnahmequalität erreicht worden ist.

Zwei verschiedene Projektionen finden normalerweise Anwendung: die Lateral- oder Profilaufnahme (Abb. 9.1) und eine Frontal- oder posterior-anteriore (P-A-Aufnahme, Abb. 9.2). Die allgemein verbreitete Praxis zur Herstellung von Lateral-

Technik und Methoden

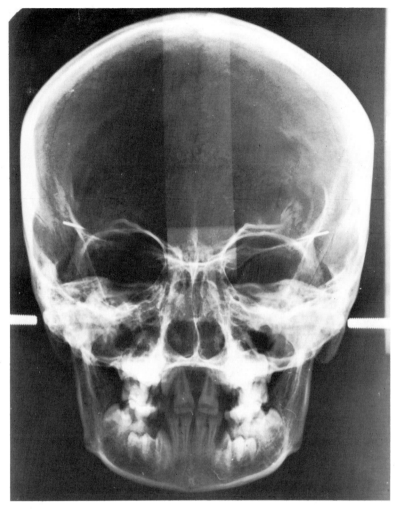

Abb. 9.2 Frontale oder posterior-anteriore (P.-A.) Röntgenaufnahme. (Aus *Enlow*, D. H.: The Human Face, New York, Harper und Row, 1968, S. 271.)

Aufnahmen ist, die linke Kopfhälfte filmnah zu plazieren. Bei P-A-Aufnahmen wird das Gesicht filmnah angeordnet (Abb. 9.3).

Die Standardisierung und Exaktheit der Position von Röntgenröhre zu Kephalostat ist äußerst wichtig. Der *Kephalostat* hält den Patientenkopf durch lateral justierbare Ohrstöpsel in seiner definierten Position. In diesen Ohrstöpseln befinden sich kleine Metallringe, an denen man eine eventuelle Positionsgenauigkeit ablesen kann. Der Kephalostat muß derart positioniert werden, daß die Ohrstöpsel senkrecht zur Röntgenröhre ausgerichtet sind und ihre oberen Ränder auf dem Film übereinander zu liegen kommen. Anders gesagt, es muß die Achse der Ohrstöpsel parallel zum Zentralstrahl der Röntgenröhre ausgerichtet sein.

Kephalometrie

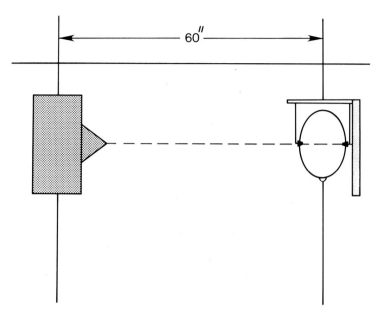

Abb. 9.3 Skizze der Standardanordnung eines Röntgen-Kephalometers.

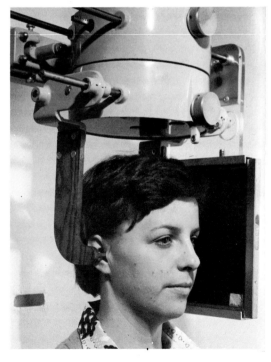

Abb. 9.4 Patient im Kephalostat positioniert zur Schädel-lateral-Aufnahme.

Der Abstand vom Fokus zum Patienten ist einheitlich 5 Fuß vom Fokus zur Mediansagittalebene des Patientenkopfes. Abb. 9.3 illustriert skizzenhaft diese Beziehung. Der Film wird senkrecht zur Achse der Ohrstöpsel und so nahe wie möglich am Patientenkopf positioniert.

Um die Röntgenbelastung für den Patienten so gering wie möglich zu halten, ist es notwendig, daß einige Vorkehrungen getroffen werden. Der Strahlenkegel ist so begrenzt, daß er gerade die Filmfläche abdeckt (normalerweise 8 x 10 inches). Um trotz geringstmöglicher Strahlenbelastung Röntgenbilder höchster Qualität zu erreichen, sind in die Filmkassetten Verstärkerfolien eingebaut. Diese Folien wirken durch ihre Fluoreszenz verstärkend, so daß die benötigte Strahlenmenge deutlich herabgesetzt werden konnte. Sie erlauben außerdem kürzere Belichtungszeiten, so daß die Gefahr von Verwacklungen deutlich geringer wurde.

Die meisten kieferorthopädischen Filme sollen das Weichteilprofil schemenhaft abbilden.

Röntgenaufnahmen werden das Objekt immer mit einer gewissen Vergrößerung darstellen, weil die Strahlenquelle punktförmig ist und so die Strahlen immer etwas divergieren. Dies ist ein Grund, warum eine Standardisierung absolut notwendig ist. Ist die Vergrößerung nämlich immer gleich, muß sie nicht beachtet werden. Die Divergenz der Röntgenstrahlen führt auch zu Doppel-Effekten und zeigt die bilateralen Strukturen zweimal, z. B. die Orbitae, den Unterrand der Mandibula und die distalen Zähne. Dieser Effekt tritt mehr in den Randbereichen des Films auf, nämlich da, wo die Divergenz am größten ist. Bei der lateralen Schädel- und Profilaufnahme wird der Kopf des Patienten so in den Kephalostaten positioniert, daß seine rechte Seite zur Röntgenröhre zeigt. Die Ohrstöpsel werden in die Gehörgänge gebracht und so lange zusammengeführt, bis der Kopf in einer stabilen Position steht. Der Kephalostat sollte dann ein wenig nach oben bewegt werden, damit ein leichter Kontakt mit der knöchernen Begrenzung des äußeren Gehörganges entsteht. Dies dient auch zur Vermeidung von Fehlern durch Variationen der Weichgewebsschichtdicke. Der Kopf soll aufrecht stehen und der Patient gerade nach vorne schauen. Die Aufnahme wird normalerweise in zentrischer Okklusion gemacht, in bestimmten Fällen aber werden auch Aufnahmen in Ruheschwebelage und mit maximaler Mundöffnung angefertigt. Während der Aufnahme befindet sich die Filmkassette so nahe wie möglich am Gesicht. Für die Schädel P-A-Aufnahme wird der Kephalostat um 90° gedreht und der Patient mit dem Gesicht zur Filmkassette hin gedreht. Für die P-A-Aufnahme ist eine längere Belichtungszeit erforderlich als für die Lateral-Aufnahme. Wenn ein Student sich zum ersten Mal mit Röntgenbildern beschäftigt, wird er wahrscheinlich von den vielen sich überlappenden Aufhellungen und Verschattungen und den verschiedenen Konturen unterschiedlicher Intensität verwirrt sein. Für das Verständnis und die Durchzeichnung von Schädelaufnahmen ist eine profunde Kenntnis der Anatomie des Kopfes mit all seinen Knochen und des Pharynx unbedingte Voraussetzung. Für den Anfänger ist es sehr hilfreich, wenn er während der Durchzeichnung einen Schädel zur Hand hat.

Für die Durchzeichnung ist erforderlich: ein Röntgenbildbetrachter mit variabler Helligkeit; eine 0,003 inch dicke einseitig mattierte Folie, ein Lineal mit Millimeterskala, ein Winkelmaß, ein Zirkel, zwei Zeichendreiecke und ein mittelharter Bleistift. Die Folie wird mit durchsichtigem Klebestreifen an zwei Ecken auf die Röntgenaufnahme geklebt.

Eine möglichst große Genauigkeit ist bei der Durchzeichnung äußerst wichtig und wird meist erst durch längere Übung erreicht. Es ist oft hilfreich, die Durchzeichnung in einem abgedunkelten Raum anzufertigen, da dadurch die Kontraste stärker hervortreten. Ist der Film nicht überbelichtet, so kann man, wenn man die übrigen hellen Bereiche abblendet, das Weichprofil besser sehen.

Da die laterale Schädelaufnahme sehr verbreitet ist und alle Analysen auf ihr basieren, werden wir im Folgenden näher auf sie eingehen. Sowohl für die Diagnose wie auch für die zu erwartenden Behandlungsergebnisse sind die Proportionen von Höhen und Tiefen von großem klinischen Interesse. Die Frontalaufnahme (PA) ist sehr nützlich zur Beurteilung der Symmetriebreiten, die Interpretation bereitet aber große Schwierigkeiten, weil viele Strukturen übereinanderprojiziert werden.

Ein Beispiel für die Durchzeichnung eines Röntgenbildes von lateral zeigt Abb. 9.5. Die Bezeichnungen der verschiedenen Punkte, die in den meisten Analysen angewendet werden, finden wir im Verzeichnis ab S. 332. Die Durchzeichnung sollte enthalten: das Weichteilprofil, das knöcherne Profil, den Umriß der Mandibula, den posterioren Umriß der hinteren Schädelgrube, den Dens axis, die anteriore Kante des Foramen magnum, den Clivus, das Planum, die Sella turcica, das Orbitadach, die Lamina cribrosa, die lateralen und inferioren Orbitaränder, den Umriß der Fossa pterygopalatina, den Nasenboden, das Gaumendach, den weichen Gaumen, den Zungengrund, die hintere Pharynxwand und das Zungenbein. An Zähnen sollten zumindest die ersten bleibenden Molaren und die mittleren Schneidezähne durchgezeichnet werden. Sind bilaterale Strukturen doppelt abgebildet, ist die Unterscheidung nach rechts und links äußerst schwierig. In dem Fall wird die Mitte zwischen ihnen konstruiert. Alle kephalometrischen Analysen versuchen zwischen den verschiedenen kraniofazialen Strukturen und den Zähnen eine räumliche Beziehung herauszuarbeiten. Wie schon gesagt, betrachten wir nur die laterale Ansicht und beurteilen damit die horizontalen und vertikalen Relationen in der Sagittalebene. So umfaßt die Auswertung der seitlichen Fernröntgenaufnahme die Flexion der Schädelbasis, die Relation von Maxilla und Mandibula zueinander, deren jeweilige Relationen zur Schädelbasis und die Position und Stellung der Zähne relativ zu den übrigen fazialen Strukturen. Um diese Relation ausmessen zu können, ist ein System von anatomischen Punkten entwickelt worden. Durch die Verbindung bestimmter Punkte schafft man Linien und Referenzebenen, und so können lineare und anguläre Messungen durchgeführt werden. Es ist nicht Aufgabe dieses Kapitels, die Entwicklung dieses Systems zu diskutieren und den Wert einzelner Messungen zu beurteilen. Belassen wir es dabei, daß sich die Referenzebenen und Messungen, die noch besprochen werden, vor einiger Zeit in der Kepahlometrie durchgesetzt und verbreitet haben.

Normen, Variationen, Vergleiche

Ehe wir mit der Beschreibung und der Dikussion der verschiedenen kephalometrischen Messungen und einiger häufig angewandter Analysen beginnen, scheint es mir nützlich zu sein, ein Konzept zu definieren, das darüber Auskunft gibt, wie und warum wir diese Techniken anwenden.

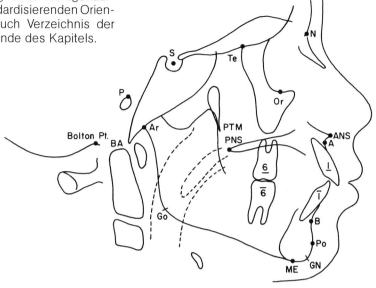

Abb. 9.5 Durchzeichnung einer Röntgenaufnahme von lateral mit standardisierenden Orientierungspunkten. Siehe auch Verzeichnis der Orientierungspunkte am Ende des Kapitels.

Es wurde bereits erwähnt, daß die Ausmessungen von Röntgenbildern sowohl für die Forschung wie auch für die klinische Praxis nützliche Informationen bringen. Im Bereich der Forschung sind im wesentlichen drei große Bereiche abgesteckt: 1. die Ansammlung von Daten in Verbindung mit kraniofazialen Wachstumsveränderungen; 2. die Aufstellung statistischer Normen für viele kraniale und dentofaziale Größen; und 3. die Auswertung von Behandlungsergebnissen. Bei all diesen Untersuchungen werden die durch Alter, Geschlecht und durch rassische bzw. ethnische Besonderheiten bedingten Variationen berücksichtigt. Bei der Wachstumsforschung haben wir viel über die morphologischen und dimensionalen Spielarten des Schädelwachstums gelernt. Jedoch ist die erlangte Information begrenzt auf zwei Aspekte: Veränderungen der Größe und der Form. Obwohl Art, Richtung und Umfang des Wachstums durch die Kephalometrie bestimmt werden konnten, kann diese nicht die Wachstumszentren lokalisieren und auch nicht deren jeweiligen Anteil am Wachstum ausmachen. Realistisch gesehen ermöglicht eine einzige Aufnahme nur die Bewertung eines Status quo. Eine Folge von Aufnahmen desselben Individuums ermöglicht die Bewertung von Form- und Größenveränderungen, die im Zeitraum zwischen zwei Aufnahmen abgelaufen sind, es läßt sich jedoch nicht feststellen, wo genau das Wachstum aufgetreten ist. In der kieferorthopädischen Praxis ist es üblich, einige der beschriebenen Messungen durchzuführen und diese mit den entsprechenden Normwerten zu vergleichen. Wenn das Wort „normal" fällt, werden sowohl Kliniker wie auch Theoretiker fragen: „Was ist ein normales Gesicht – oder ein normaler Kopf?" Viele tausend Röntgenbilder wurden ausgewertet und viele Untersuchungen wurden gemacht, um diese trügerische „Norm" zu finden. Aber wenn wir die häufigen Abweichungen durch Alter, Geschlecht, Rasse und Umwelt betrachten und die Vielzahl der biologischen und genetischen Variationen hinzuzählen, wird deutlich, daß Variation „normal" ist.

Der Kliniker arbeitet mit jeweils einem Patienten und wenn er dessen individuelle Meßwerte mit den statistischen Normen vergleicht; vergleicht er also diesen Patienten mit Durchschnittswerten, die aus einer großen Gruppe von Individuen abgeleitet wurden. Oder er versucht, die Art des erwarteten Gesichtswachstums eines jungen Patienten vorherzusagen, indem er seine statische Messungen mit denen einer großen Gruppe ähnlicher Individuen vergleicht, deren Wachstumsmuster statistisch ermittelt worden sind. In der Welt der Biologie, in der die Variabilität die Regel ist, bergen diese Versuche, obwohl sie immer erfolgreicher werden, einen nicht zu unterschätzenden Unsicherheitsfaktor in sich.

In der Praxis vergleicht der Kieferorthopäde seine Werte mit den Normwerten und notiert die Abweichungen. Diese Normen sind errechnete Mittelwerte äquivalenter Messungen. Zusammen mit dem Mittelwert wird eine Standardabweichung errechnet. Im klinischen Gebrauch kann diese Standardabweichung als noch akzeptable Variationsbreite angesehen werden. Mit anderen Worten – liegt eine Abweichung innerhalb der Standardabweichung, so sollte mit konventionellen kieferorthopädischen Maßnahmen ein guter Behandlungserfolg erzielt werden können. In dem Maße wie die Abweichung größer wird, wird der zu erwartende Behandlungserfolg kleiner. Das mag manchen als zu starke Simplifizierung erscheinen, doch es bedeutet, daß bis zu einem gewissen Grade die Therapie ein Opfer der vorliegenden individuellen Situation ist.

Es sei jedoch positiv vermerkt, daß die kephalometrische Forschung Wachstumsmuster und vorhersagbare Reaktionen auf bestimmte Therapieformen erarbeitet hat, egal, welcher Art die Therapie war. Das Maß, in dem die Normabweichungen die Beurteilung eines individuellen Falles beeinflussen, ist allein die Entscheidung des Behandlers. Er bewertet die Normabweichungen zusammen mit allen übrigen diagnostischen Informationen.

Diese Bemerkungen sollen den Wert kepahlometrischer Forschung gewiß nicht schmälern, noch den Gebrauch kephalometrischer Normen für Diagnose und Therapieplanung in Frage stellen. Es soll vielmehr betont werden, daß die kephalometrischen Daten, obwohl ungemein wertvoll, nicht die einzige Information sein dürfen, die in Forschung und Klinik berücksichtigt werden.

Linien, Ebenen, Winkel

Um dem ungeübten Studenten ein grundlegendes Verständnis der kephalometrischen Auswertung zu ermöglichen, werden einige Linien, Ebenen und Winkel, die in mehreren Analysen benutzt werden, gesondert besprochen.

Abb. 9.6 illustriert die häufigsten horizontalen Ebenen und Linien. Die Sella-Nasion-Linie (SN) verbindet den konstruierten Punkt Sella mit dem Nasion. Diese Linie wird als Entsprechung der anterior-posterioren Ausdehnung der vorderen Schädelbasis beschrieben und dient als Referenzlinie, wenn faziale Strukturen mit der anterioren Schädelbasis in Beziehung gesetzt werden.

Die Frankfurter Horizontale verläuft als

Linien, Ebenen, Winkel

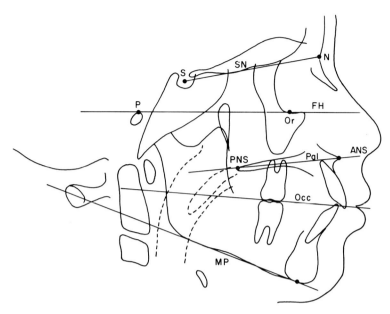

Abb. 9.6   Die am häufigsten gebrauchten horizontalen Ebenen.

Tangente des superioren Randes des äußeren Gehörganges zum inferioren Punkt des Orbitarandes und ragt über beide Punkte hinaus. Sie wird allgemein als *die* Horizontalebene des Kopfes angesehen.

Die Gaumenebene entsteht durch Verbindung der Punkte Spina nasalis anterior und Spina nasalis posterior. Durch Konstruktion des Winkels zwischen der Gaumenebene und der Frankfurter Horizontalen kann die Neigung der Maxilla ausgemessen werden.

Die Okklusionsebene halbiert die vertikale Frontzahnstufe (oder den offenen Biß) und verläuft über die distalen Höcker des distalsten in Okklusion stehenden Zahnes.

Die Mandibularebene verläuft als Tangente am Unterrand des Mandibula und verbindet die Unterkante der Symphyse mit dem untersten Punkt posterior der antegonialen Einziehung. Setzt man die Mandibularebene mit der SN-Linie oder der Frankfurter Horizontalen in Beziehung, so erlaubt das eine Beurteilung der vertikalen Proportion des Untergesichtes.

Die eben beschriebenen Ebenen und Linien können auch als Referenzebene für andere Messungen dienen und auch zueinander in Beziehung gesetzt werden, wie wir später noch erläutern werden. Die Abbildungen stammen von dem selben Patienten und werden auch bei der Besprechung der einzelnen Analysen genutzt werden.

Kephalometrie

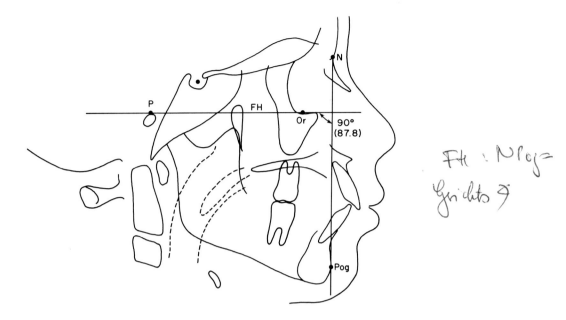

Abb. 9.7 <u>Gesichtswinkel.</u> Durch die SNA- und SNB-Winkel (Abb. 9.8) werden Maxilla und Mandibula zueinander in Beziehung gesetzt und ihre relative anterior-posteriore Position bestimmt. Die Winkel werden zwischen der SN-Linie und der NA-bzw. NB-Linie abgelesen. Obwohl die Punkte A und B, per Definition, wichtige maxilläre bzw. mandibuläre Strukturen repräsentieren, wird ihre Aussagekraft von manchen Autoren mit der Begründung angezweifelt, daß diese Punkte durch inzisale Zahnbewegungen beeinflußt werden. Wie dem auch sei, es liegen die Durchschnittswerte bei 80° bzw. 82° (im Alter zwischen 12 und 14 J.). Sie werden zur Beurteilung der anterior-posterioren Position der Maxilla und der Mandibula relativ zur anterioren Schädelbasis herangezogen. Von vielleicht größerem Interesse für den Kliniker ist die Differenz dieser Winkel, der sog. ANB-Winkel. Der Durchschnittswert des ANB-Winkels beträgt 2°, und deutliche Abweichungen von diesem Wert sprechen für eine anterior-posteriore Abweichung bei diesen basalen zahntragenden Strukturen. Ein hoher ANB-Winkel deutet auf eine anterior verlagerte Maxilla, eine posterior verlagerte Mandibula oder eine Kombination aus beiden hin (Abb. 9.8). Die Durchzeichnung zeigt einen hohen ANB-Winkel (8°), der SNB-Winkel ist aber normal (80°). Es wird also angenommen, daß die Maxilla oder zumindest Punkt A nach anterior verlagert ist. Große Abweichungen des ANB-Winkels, egal in welcher Richtung, zeigen dem Behandler, daß die zu behandelnde Abweichung relativ ausgeprägt ist, und möglicherweise nicht allein durch Zahnbewegungen gelöst werden kann.

Beurteilung des Skelettes

Zur Beurteilung des Profils gehört die Bestimmung der anterior-posterioren Position des Kinns, der Maxilla, der anterioren Zähne und der Weichteile. Mit dem Gesichtswinkel kann die anterior-posteriore Position des Kinns bestimmt werden (Abb. 9.7). Es ist der Winkel zwischen Frankfurter Horizontale und Gesichts-

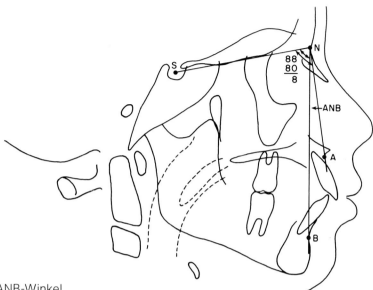

Abb. 9.8 Die SN-, SNB-, ANB-Winkel

ebene. Die Gesichtsebene ist eine Linie zwischen Nasion und Pogonion. Der Durchschnittswert dieses Winkels beträgt 87,7°, mit einer Abweichung von 82° – 95°. Größere Werte würden für eine Prognathie des Untergesichtes und eine Klasse III-Malokklusion sprechen, wogegen kleinere Werte mit einer retrognathen Mandibula und einer Klasse II-Malokklusion einhergehen. Die Durchzeichnung in Abb. 9.7 zeigt einen Gesichtswinkel von 90°, was für eine akzeptable anterior-posteriore Position des Kinns spricht.

Anterior-posteriore Variationen des Gesichtsprofils werden durch den Konvexitätswinkel beschrieben (Abb. 9.9). Der Konvexitätswinkel gibt uns eine ähnliche Information wie der ANB-Winkel, jedoch wird hierbei der Einfluß der „Kinnspitze" oder der Prominenz des Pogonions in Betracht gezogen. Der Durchschnittswert des Konvexitätswinkels liegt bei 0°, mit einer Abweichung von -8,5° und +10°. Die abgebildete Durchzeichnung zeigt einen sehr hohen Winkelbetrag von 17°, was für ein ausgeprägt konvexes Profil spricht und sich mit der Information, die wir aus den SNA- und SNB-Winkeln erhalten haben, deckt.

Eine andere Art der Konvexitätsmessung ist die Bestimmung des Abstandes des A-Punktes von der Gesichtsebene (Abb. 9.10). Wir messen in horizontaler Richtung vom A-Punkt zur Gesichtsebene in mm. Der Durchschnittswert ist 0 mit einer Toleranzbreite von –3 mm bis +4 mm. Abweichungen nach anterior von mehr als 5 mm und nach posterior von mehr als 3 mm deuten meist auf deutliche anterior-posteriore Probleme des Kopfskelettes hin. Die Abbildung zeigt eine Abweichung von 8 mm nach vorne, was den übrigen Beobachtungen und Messungen der Profilkonvexität entspricht.

Die oben beschriebenen Messungen dienen primär zur anterior-posterioren Beurteilung des Skelettprofils. Der Mandibularebenenwinkel (Grundebenenwinkel) erlaubt sowohl eine Beurteilung der vertikalen Beziehungsgrößen wie auch der Mor-

Kephalometrie

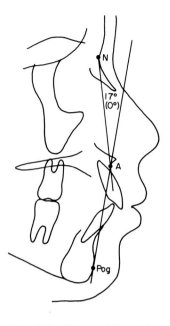

Abb. 9.9 Konvexitätswinkel

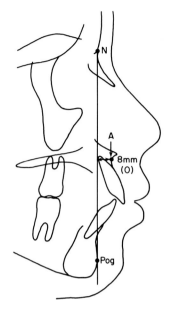

Abb. 9.10 Beziehung des Punktes A zur Gesichtsebene

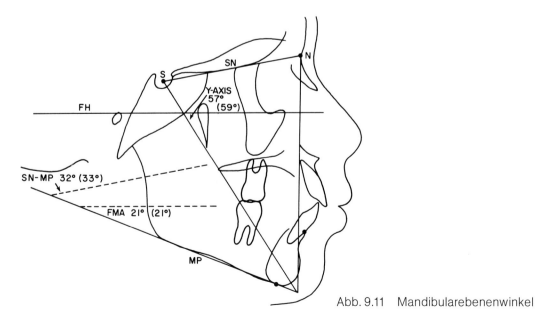

Abb. 9.11 Mandibularebenenwinkel

Beurteilung des Skelettes

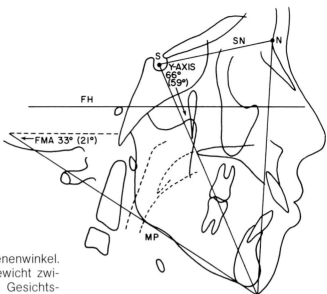

Abb. 9.12 Großer Mandibularebenenwinkel. Wir sehen ein großes Ungleichgewicht zwischen anteriorer und posteriorer Gesichtshöhe und eine geringe Gesichtstiefe.

phologie des unteren Gesichtsdrittels. Der Mandibularebenenwinkel wird entweder als Winkel zwischen der Geraden Go-Me mit der Frankfurter Horizontalen oder der SN-Linie gemessen. Der Durchschnittswert für den Winkel mit der Frankfurter Horizontalen ist 21,9° (Abb. 9.11) und für SN-Go-Me ist er 33°. Große Mandibularebenenwinkel können für einen kurzen Ramus, einen großen Gonionwinkel, eine hohe Position der Fossa glenoidalis mandibulae oder eine Kombination dieser Kriterien sprechen. Große Mandibularebenenwinkel sind nicht selten mit einem frontoffenen Biß und dem vertikalen Wachstumstyp vergesellschaftet. Im Gegensatz dazu treten kleine oder spitze Mandibularebenenwinkel häufig gemeinsam mit einem Deckbiß, einem horizontalen Wachstumstypus, einem langen Ramus, einem spitzen (kleinen) Gonionwinkel, einer kleinen anterioren Gesichtshöhe oder einer Kombination dieser Merkmale auf.

Abb. 9.12 und 9.13 zeigen einerseits einen großen und andererseits einen kleinen Mandibularebenenwinkel mit den entsprechenden Auswirkungen auf die damit assoziierten Gesichtsstrukturen. Dabei wird das unterschiedliche Verhältnis von Gesichtshöhe und -tiefe und von anteriorer zu posteriorer Gesichtshöhe deutlich. Die Y-Achse verläuft von Sella zum Gnathion und kreuzt dabei die Frankfurter Horizontale. Man nimmt an, daß diese Y-Achse die Richtung angibt, in die sich die mandibuläre Symphyse entwickeln wird. Der Durchschnittswinkel der Y-Achse beträgt 59°. Auf der Durchzeichnung (Abb. 9.11) zeigt unser Patient einen Winkel von 57°. Winkel, die deutlich über diesem Durchschnittswert liegen, deuten auf ein vertikales Wachstum im Symphysenbereich hin, während kleine Winkel auf ein mehr horizontales Wachstumstypus deuten. Abb. 9.12 zeigt einen Y-Achsenwinkel von 66° und in Abb. 9.13 messen wir einen von 55°. Die Meßergebnisse entsprechen

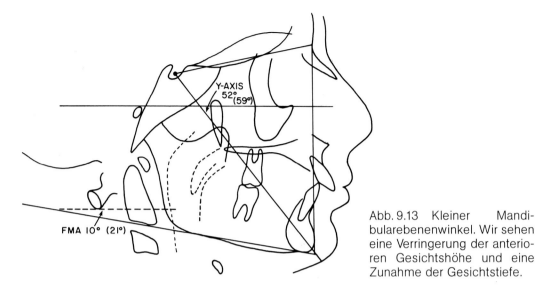

Abb. 9.13 Kleiner Mandibularebenenwinkel. Wir sehen eine Verringerung der anterioren Gesichtshöhe und eine Zunahme der Gesichtstiefe.

den horizontalen und vertikalen Wachstumstypen der beiden Patienten.

Beurteilung der Zähne

Die Beurteilung der Zähne erfolgt durch die Kombination verschiedener Messungen, sowohl von Winkeln, als auch von Strecken. Primär finden dabei die Inzisivi Betrachtung. In anterior-posteriorer Richtung können die Kronen der Inzisivi mit der Gesichtsebene in Beziehung gesetzt werden (Abb. 9.14). Die Idealposition der unteren Inzisivikrone ist genau auf dieser Ebene, und innerhalb einer Schwankungsbreite von −2 mm und +3 mm noch akzeptabel. Die Inzisivi in Abb. 9.14 wird man als protrusiv bezeichnen. Der obere Inzisivus steht 15 mm vor der Gesichtsebene und der untere Inzisivus 10 mm davor.

Auf die gleiche Art und Weise kann die anterior-posteriore Position der Inzisivi auch relativ zur A-Pog-Linie (Abb. 9.15) betrachtet werden. Wiederum ist die Idealposition des unteren Inzisivus genau auf der Linie mit einer Toleranzbreite von + 3 mm und −2 mm. Es muß an dieser Stelle aber betont werden, daß die Referenzlinie (A-Pog) auf die Basis der Maxilla und auf das Kinn bezogen ist und nicht auf die Gesichtsebene. So können Abweichungen auftreten, wenn Maxilla und Mandibula anterior-posteriore Deviationen aufweisen. Bei dem in Abb. 9.15 abgebildeten Patienten steht die Maxilla deutlich vor der Mandibula, und der untere Inzisivus steht 6 mm vor der A-Pog-Linie, dagegen 10 mm vor der Gesichtsebene.

Die am häufigsten gebrauchte anguläre Messung ist die Messung des Interinzisalwinkels, des Winkels zwischen unterem Inzisivus und Mandibularebene und des Winkels zwischen oberen Inzisivus und Frankfurter Horizontale. Abb. 9.16 zeigt diese Messungen. Verschiedene Autoren beschreiben den Durchschnittswert des Interinzisalwinkels zwischen 125° und 135°. Größere Winkel entstehen durch sehr aufrecht stehende Inzisivi und sind oft mit einem tiefen Überbiß (Deckbiß) vergesellschaftet. Kleine Winkel treten in Zusammenhang mit dentaler Protrusion auf, wie in Abb. 9.16 gezeigt.

Der ideale Winkel zwischen unterem Inzisivus und Mandibularebene beträgt 90°. Dies ist meist der Fall, wenn auch der Mandibularebenenwinkel im Bereich der Norm liegt. Einige Variationen der Position der unteren Inzisivi werden später in Zusammenhang mit der *Tweed*-Analyse noch besprochen.

In Abb. 9.16 wird auch der Winkel zwischen oberem Inzisivus und der Frankfurter Horizontalen dargestellt. Durchschnittlich beträgt er 110°. Größere Winkel stehen meist für eine maxilläre Protrusion.

Beurteilung der Weichteile

Die vielleicht häufigste Auswertung des Weichteilprofils ist die Lage-Bestimmung der Lippen in Relation zur „Schönheitslinie" (*Ricketts*), wie Abb. 9.17 zeigt. Obwohl diese Auswertung primär ästhetisch ist, basiert sie doch auf der Tatsache, daß die Stellung der Lippen direkt durch die anterior-posteriore Position der dahinterliegenden Inzisivi bestimmt wird. Unter Normalbedingungen sollte die Unterlippe im Bereich von 0-2 mm hinter dieser Schönheitslinie liegen. Bei dem in der Abbildung gezeigten Patienten liegen beide Lippen deutlich vor dieser Linie und deuten auf die schon erwähnte dentale Protrusion hin.

Die eben beschriebenen Messungen sind nur eine Auswahl der in der Kephalometrie anzutreffenden Messungen. Diese hier werden nicht etwa deswegen gezeigt, weil sie signifikanter wären als andere, sondern weil sie für die meisten Messungen repräsentativ sind und ein gutes initia-

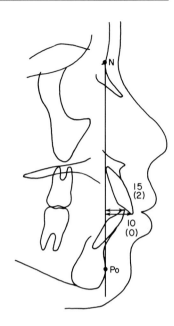

Abb. 9.14 Die unteren und oberen Inzisivi in Relation zur Gesichtsebene.

les Verständnis dieser Art von Auswertung ermöglichen. Auf den folgenden Seiten werden verschiedene allgemein verbreitete Analysen besprochen, wobei alle diese und ähnliche Messungen angewendet werden. Noch einmal sei betont, daß die ausgewählten Messungen nicht die einzig signifikanten oder exakten Messungen sind, sie stellen nur einen repräsentativen Querschnitt des derzeitigen kephalometrischen Wissens dar. Jede Analyse beruht auf Forschungen und Hypothesen und die Autoren präsentieren sie als einen Versuch, aus der Forschung heraus klinische Anwendungsmöglichkeiten anzubieten.

Analysen

Um die Technik der kephalometrischen Analysen zu demonstrieren, werden sie-

Kephalometrie

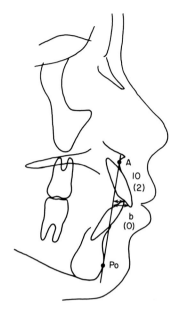

Abb. 9.15 Stellung der oberen und unteren Schneidezähne zur A-Pog-Linie.

ben verschiedene Analysen besprochen. Manche von ihnen sind „ganzheitlich" im Sinne eines Versuches einer „totalen Gesichtsanalyse". Andere sind begrenzt und beziehen sich nur auf ein bestimmtes Gebiet oder eine bestimmte Dimension. Zur Demonstration der einzelnen Analysen wird immer wieder dieselbe Durchzeichnung herangezogen und, falls erforderlich, werden die Zusammenhänge etwas erläutert.

Der vorgestellte Patient ist Kaukasier, männlich, 13 Jahre und 7 Monate alt, bei guter Gesundheit und hat bisher keine kieferorthopädische Behandlung erfahren. Mit einer 3 Jahre vorher angefertigten Röntgenaufnahme werden wir am Schluß durch Übereinanderprojektion von Durchzeichnungen eine Technik zur Wachstumsauswertung demonstrieren.

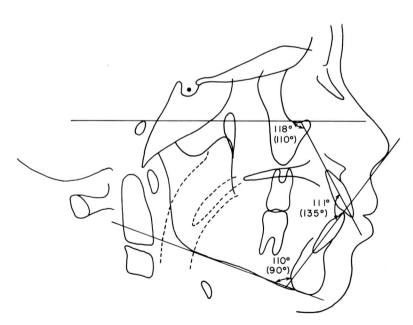

Abb. 9.16 Interinzisalwinkel, Winkel zwischen unterem Inzisivus und Mandibularebene sowie Winkel zwischen oberem Inzisivus und Frankfurter Horinzontale.

Downs-Analyse

Die *Downs*-Analyse basiert auf einer Untersuchung von 20 Kindern im Alter zwischen 12 und 17 Jahren mit exzellenter Okklusion. Das Diagramm (Abb. 9.18) besteht aus den Linien N-Pog, N-A, A-B, A-Pog, S-Gn, der Okklusionsebene, der Mandibularebene, der verlängerten Achsen von oberen und unteren Inzisivi und der Frankfurter Horizontalen.

Zusätzlich zur *Downs*-Analyse bringen wir ein Formblatt von *Voorhies* und *Adams*, das eine graphische Darstellung der zehn Messungen der Analyse ermöglicht (Abb. 9.19). Die Linie der kleinen Pfeile in der Mitte des Diagramms gibt die Durchschnittswerte der Messungen an, und die Ausdehnung des Polygons die Streuung einer jeden Messung. Die gestrichelte Linie zeigt die Werte unseres Patienten.

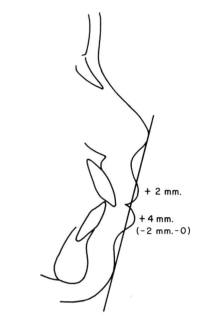

Abb. 9.17 Die Schönheitslinie *(Ricketts)*

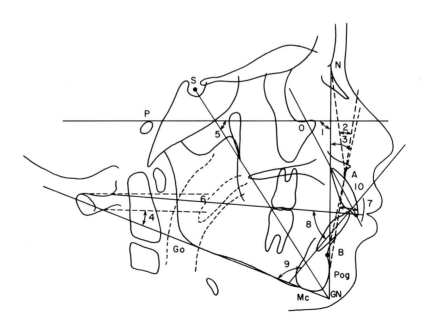

Abb. 9.18 Durchzeichnung für eine *Downs*-Analyse.

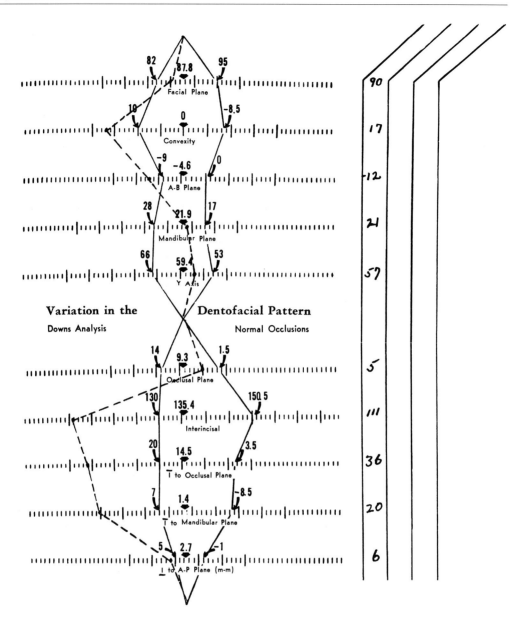

Abb. 9.19 *Downs* „Wigglegramm". Die durchgezogenen Linien der oberen Hälfte des Diagramms skizzieren die Toleranzbreiten der skelettalen Werte und die der unteren Hälfte der dentalen Werte. Die gestrichelte Linie zeigt die Werte des Versuchspatienten in Relation zu den Durchschnittswerten (übernommen von *Voorhies* und J.W. *Adams*: Polygonalic interpretations of cephalometric findings. Angle. Orthod., 21 : 194, 1951).

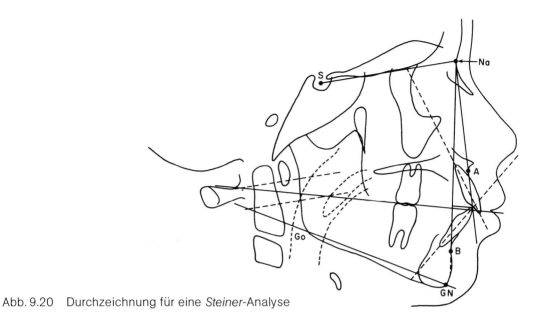

Abb. 9.20   Durchzeichnung für eine *Steiner*-Analyse

Die obere Hälfte des Diagramms markiert diejenigen Messungen, die der skelettalen Konfiguration entsprechen, während die untere Hälfte die dentalen Verhältnisse darstellt. Die Interpretation unseres Falles zeigt, daß das Kinn anterior-posterior in einer guten Position steht und die Werte der Mandibularebene und Y-Achse auf ein normales Wachstum dieser Region nach unten und vorn deuten. Der große Konvexitätswinkel und der A-B-Ebenenwinkel verdeutlichen die Konvexität des Mittelgesichtes. Wenn das Kinn in korrekter Position steht, muß die Konvexität durch die Prominenz von Mittelgesicht oder Maxilla verursacht worden sein.

Die untere Hälfte des Diagramms markiert die bidentale Protrusion dieses Patienten. Dies wird deutlich durch die Abweichung des Interinzisalwinkels, des Winkels zwischen unterem Inzisivus und Okklusionsebene und des Winkels zwischen unterem Inzisivus und Mandibularebene.

Die Protrusion des Punktes A, die den oberen Teil der A-Pog-Linie nach vorne verlagert, markiert die Protrusion der oberen Inzisivi.

Zusammenfassend würde dieser Patient mit Ausnahme der Konvexität seines Mittelgesichtes als skelettal in der Norm und mit einer überlagerten bidentalen Protrusion beschrieben werden.

Die *Downs*-Analyse könnte man als profilorientiert ansehen. Die primäre Referenzebene ist jedoch die Frankfurter Horizontale. Die vertikale Beurteilung geschieht nur mit Hilfe der Mandibularebene und der Y-Achse.

Steiner-Analyse

Die *Steiner*-Analyse ist im wesentlichen ein Extrakt aus mehreren anderen Analysen (*Morgolis, Thompson, Riedel, Wylie*

Kephalometrie

Steiner-Analyse

		Ref. Norm.							
SNA	(angle)	82°	87						
SNB	(angle)	80°	79						
ANB	(angle)	2°	8						
SND	(angle)	76° or 77°							
1 to NA	(mm)	4	4						
1 to NA	(angle)	22°	20						
1 to NB	(mm)	4	11						
1 to NB	(angle)	25°	40						
Po to NB	(mm)	not established	1						
Po & 1 to NB	(Difference)		10						
1 to 1	(angle)	131°	111						
Occl to SN	(angle)	14°	14						
GoGn to SN	(angle)	32°	30						
Arch length discrepancy			-3						

	(mm)	+	−
Correcting Arch Form Moves 1			

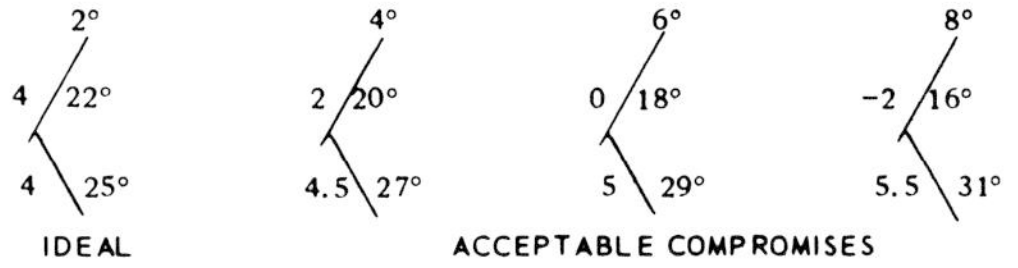

LOWER ARCH	+	−
Discrepancy		
Expansion		
Relocation 1		
Relocation 6		
E Space		
Intermaxillary		
Extraction		
Total Net		

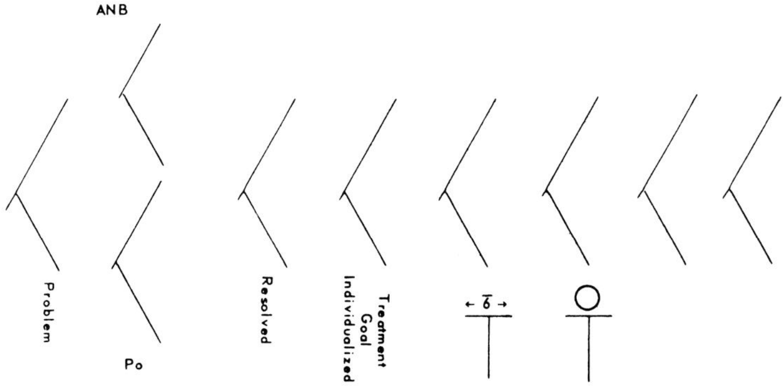

```
           2°           4°           6°           8°
        4 /22°       2 /20°       0 /18°      -2 /16°
        4 \25°     4.5 \27°       5 \29°     5.5 \31°
           IDEAL        ACCEPTABLE COMPROMISES
```

* These estimates are useful as guides but they must be modified for individuals.

Dental Corporation of America • P.O. Box 1011 • Washington, D. C. 20013

Abb. 9.21 Formblatt für die Dokumentation und den Behandlungsplan mit den Messungen der Versuchsperson, R.B. (Mit freundlicher Erlaubnis der Dental Cooporation of America, Washington D.C.)

und *Downs*). Sie basiert primär auf einer einzigen Linie – der S-N-Linie – dabei werden eventuelle Variationen der Länge oder der Neigung nicht berücksichtigt. Eine besondere Messung dieser Analyse ist sowohl die lineare wie auch die anguläre Beziehung der Inzisivi zu den Referenzebenen (N-A und N-B).

Die einzuzeichnenden Linien sind S-N, N-A, N-B, Go-Gn, die Okklusionsebene und die Längsachse der oberen und unteren Inzisivi (Abb. 9.20). Die ermittelten Werte werden in das Formblatt der *Steiner*- Analyse (Abb. 9.21) eingetragen. Die Beurteilung dieses Patienten ergibt ein in anterior-posteriorer Richtung korrektes Kinn, eine vorverlagerte Maxilla und einen hohen ANB-Winkel, der die basale Diskrepanz verdeutlicht. Der obere Inzisivus steht linear und angulär korrekt, der untere Inzisivus jedoch zeigt bei beiden Messungen eine zu stark liegende Position. Der niedrige Interinzisalwinkel entspricht der bidentalen Protrusion.

Die zusammenfassende Beurteilung dieses Falls ergibt eine normale Position des Kinns, eine nach vorn verlagerte Maxilla und eine bi-dentale Protrusion. Die Analyse zeigt, daß zwar der untere Inzisivus durch eine einfache Aufrichtung in eine korrekte Position gebracht werden kann, der obere Inzisivus jedoch insgesamt bewegt werden muß, damit er seine normale Position in Bezug auf die Winkelwerte beibehält.

Ein zusätzliches Merkmal der *Steiner*-Analyse ist, daß das Formblatt (Abb. 9.21) eine Behandlungsplanung ermöglicht. Es paßt nicht in den Rahmen dieses Kapitels, diese Methode im einzelnen zu erörtern, doch – kurz zusammengefaßt – soll sie dazu dienen ein allgemeines Behandlungsziel zu entwerfen, unter Berücksichtigung der individuellen cephalometrischen Daten, der sagittalen Abweichungen der Kieferbogen und spezifischer Behandlungsziele.

Die *Steiner*-Analyse ist auch profilorientiert und erlaubt eine exzellente Betrachtung der Inzisivipositionen sowie von Profildetails. Zusammen mit den Grundlagen für einen Behandlungsplan hat die Analyse eine breite klinische Anwendung gefunden.

Wylie-Analyse

Im Folgenden wird ausschließlich die „Beurteilung anterior-posteriorer Dysplasien" betrachtet, wie sie *Wylie* 1947 beschrieb. Die Durchschnittswerte wurden aus einer Patientengruppe entwickelt, die je zur Hälfte aus Jungen und Mädchen bestand und deren Durchschnittsalter 11 Jahre und 6 Monate betrug.

Alle Messungen, außer der Längenmessung der Mandibula, werden parallel zur Frankfurter Horizontalen, und von folgenden Projektionspunkten durchgeführt: Hinterrand des Condylus, Sella, Flügelgaumengrube (Fossa pterygopalatina FPP), oberer erster Molar und die Spina nasalis anterior. Es wird die Mandibularebene gezeichnet und zur Längenbestimmung der Mandibula werden senkrecht dazu Linien durch den Hinterrand des Condylus und durch das Pogonion gelegt. Abb. 9.22 zeigt die Durchzeichnung und die Messungen bei unserem Versuchspatienten. Den Vergleich mit den Durchschnittswerten finden wir in Tabelle 9.1.

Diese Analyse erlaubt im wesentlichen die Bewertung der anterior-posterioren Position von Maxilla und Mandibula. Maxilläre Meßwerte, die unterhalb der Norm liegen, werden in die Spalte prognathisch eingetragen und Werte, die darüber liegen, werden in die Spalte „orthognath" eingetragen. Mandibuläre Werte oberhalb der

Kephalometrie

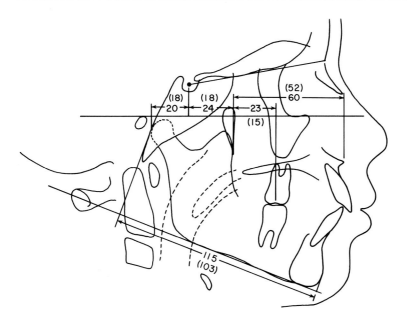

Abb. 9.22 Zeichnung zu *Wylies* Beurteilung anterior-posteriorer Dysplasien. In Klammern die Durchschnittswerte für jede Messung.

Norm gehören zur prognathen Gruppe, Werte darunter zeigen eine orthognathe Position an.
Die Auswertung dieses Patienten ergibt eine Netto-Differenz von 5 mm, da die Mandibula kürzer ist als die Maxilla. Die individuellen Messungen zeigen, daß wir es mit einem sehr tiefen (sagittal langen) Gesicht zu tun haben, wobei die Maxilla sagittal länger ist als die Mandibula. Die Analyse ist besonders zur Bestimmung der Ausdehnung der skelettalen Klasse III-Fälle geeignet.

Tweed-Analyse

Es sei gleich anfangs bemerkt, daß die *Tweed*-Analyse keine Analyse des Gesamtgesichtes darstellt. *Tweed* hat dies auch nicht beabsichtig, doch leider haben einige Praktiker versucht, die Analyse in dieser Art anzuwenden. Die Analyse basiert primär auf Abweichungen im Bereich der Mandibula, die durch den Winkel zwischen Frankfurter Horizontale und Mandibularebene ermittelt werden, und auf der Stellung der unteren Inzisivi. Die Analyse hat im wesentlichen zwei Ziele: 1. die spätere posttherapeutische Position der unteren Inzisivi vorherzubestimmen. Die Vorhersage erlaubt wertvolle Informationen zur Behandlungsplanung, besonders im Hinblick auf eine Extraktionstherapie. 2. entwickelte *Tweed*, basierend auf der Konstruktion eines Dreiecks, eine Methode zur Prognose von Behandlungsergebnissen.
Im wesentlichen besteht die *Tweed*-Analyse aus dem sogenannten *Tweed*-

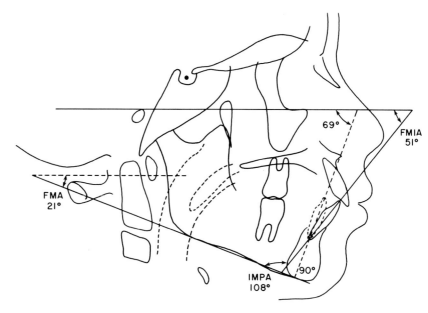

Abb. 9.23 Das *Tweed*-Dreieck. Die dorsale, gestrichelte Linie verläuft parallel zur Frankfurter Horizontale. Die gestrichelte Linie durch den unteren Inzisivus markiert die ideale Position des Zahnes.

Dreieck, gebildet aus Frankfurter Horizontale, Mandibularebene und der Längsachse der unteren Inzisivi (Abb. 9.23). So werden drei Winkel gebildet: zwischen Frankfurter Horizontale und Mandibularebene (FMA), zwischen unteren Inzisivi und Mandibularebene (IMPA) und zwischen unteren Inzisivi und Frankfurter Horizontale (FMIA). Die Basis ist der FM wie die folgenden Normen und Prognosen zeigen:

1. FMA 16° bis 28°: Prognose gut, wenn FMA bei 16°, sollte IMPA 90° +5° = 95° betragen,
   wenn FMA 22°, sollte IMPA 90° betragen
   wenn FMA 28°, sollte IMPA 90°−5° = 885° betragen.
   Ca. 60 % der Malokklusionen haben einen FMA zwischen 16° und 28°.

2. FMA 28°–35°: Prognose unsicher wenn FMA 28°, sollte IMPA 90° −5° = 85° betragen, Extraktion in den meisten Fällen indiziert.

3. FMA über 35°: Prognose schlecht, eine Extraktion kompliziert häufig die Situation.

Tabelle 9.1

Strecken	männlich	weiblich	R.B. (Versuchsperson)	Abweichung v.d. Norm	Prog.
Hinterrand Condylus − Sella	18	17	20	2	
Sella-FPP	18	17	24	6	
FPP-SNA	52	52	60	8	
FPP-M_1	15	16	23	1	
Länge Mandibula	103	101	115		12
Total:				17	12

Einige Zeit nach Vorstellung seiner Originalbilder, wie oben gezeigt, betonte *Tweed* immer wieder die Bedeutung des FMA und empfahl diesen bei 65°–70° zu halten.

In der Durchzeichnung unseres Falls (Abb. 9.23) beträgt der FMA 21°, der FMIA 51° und der IMPA 108°. Entsprechend der Analyse sollte der JMPA bei einem FMA von 21° ca. 90° betragen, wie die gestrichelte Linie in der Durchzeichnung zeigt. Danach würde dann der FMIA 69° betragen, was in der empfohlenen Spannbreite läge. Der Versuch, diese Verhältnisse zu erreichen, würde Extraktionen notwendig machen.

Die *Tweed*-Analyse eignet sich primär für die Behandlungsplanung in Bezug auf die spätere Position der unteren Inzisivi, wobei Variationen der Mandibularlänge miteinbezogen werden.

Ricketts-Analyse

Die *Ricketts*-Analyse hat sich durch eine Anzahl von Modifikationen zu einer sehr detaillierten Methode entwickelt, die kraniofaziale und dentale Morphologie zu beurteilen. Mit ihren Werten arbeiten Programme für eine computergesteuerte Diagnose- und Therapieprognose. Durch die Einspeisung von immer neuen Daten in die Computer können immer verfeinertere Vorhersagen über Wachstum und Behandlungsergebnisse erwartet werden. Da in diesem Kapitel nur ein Überblick über einzelne Lateral- oder Profilanalysen beabsichtigt ist, beschränken wir uns auf die Zusammenfassung der lateralen Analyse.

Die durchgezeichneten Linien sind die Frankfurter Horizontale, die Gesichtsebene, die Okklusionsebene, die Mandibularebene, die Ästhetik-Linie (Nasenspitze bis Kinnspitze), N-Ba, FPP-Vertikale (posteriore Tangente der FPP und senkrecht auf der Frankfurter Horizontalen) Gesichtsachse (Oberrand Foramen rotundum-Gnathion) und die Längsachsen der Inzisivi.

In dieser Durchzeichnung (Abb. 9.24) werden acht Messungen durchgeführt, die eine Gesamtbeurteilung des Falles ermöglichen. In Tabelle 9.2 werden die Durchschnittswerte und Wachstumsveränderungen ab einem Alter von 9 Jahren aufgeführt.

Folgende acht Messungen werden durchgeführt:

1. Gesichtsachse: Messung des Winkels zwischen der Ba-N-Linie und der Linie vom Foramen rotundum zum Gnathion. Dieser Winkel gibt die Wachstumsrichtung des Kinns an. Die Linie vom Foramen rotundum zum Gnathion ist eine Modifikation der Y-Achse aus der *Downs*-Analyse.
2. Gesichtstiefe: Winkel zwischen Frankfurter Horizontale und Gesichtsebene.
3. Winkel zwischen Frankfurter Horizontale und Mandibularebene.
4. Konvexität: Die horizontale Distanz zwischen Punkt A und der Gesichtsebene.
5. Untere Inzisivi zur A-Pog-Linie: beschreibt die anterior-posteriore Position der Inzisivi in der Mandibula.
6. Position des M_1: Distanz zwischen distaler Kronenkante M_1 und der FPP-Vertikalen.
7. Inklination der unteren Inzisivi: Winkel zwischen Achse der unteren Inzisivi und der Pog-Linie.
8. Ästhetik-Linie: Die anterior-posteriore Relation der Unterlippe zur Ästhetik-Linie.

Diese Analyse ermöglicht einen exzellenten Überblick über den untersuchten Fall. Sollten noch weitergehende und ausgefeilte Analysen und Methoden zur

Ricketts-Analyse

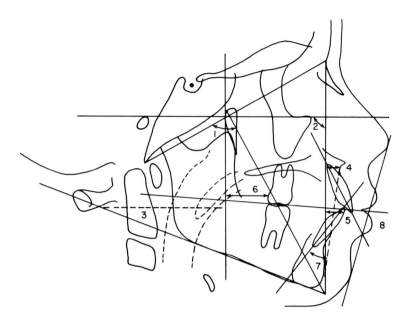

Abb. 9.24 Durchzeichnung für eine *Ricketts*-Analyse (nur Zusammenfassung der Profilanalyse).

Wachstumsvorhersage von Interesse sein, sei hier auf Auszüge aus Carl *Guginos*: „An orthodontic Philosophy" verwiesen.

Die Auswertung der Meßwerte der Versuchspatienten R.B. zeigt, daß die skelettale Konfiguration (Gesichtsachse, Gesichtstiefe und Mandibularebene) unter Berücksichtigung des Altersunterschiedes im wesentlichen normal ist, wenn man die Differenz zwischen der Versuchsperson R.B. und den Normwerten für einen 9Jährigen in Betracht zieht. Die letzten fünf Messungen weisen jedoch darauf hin, daß bei diesem Patienten eine Mittelgesichtskonvexität und eine dentale Protrusion vorliegen.

Diese grundlegende Übersichtsanalyse ist der *Downs*-Analyse sehr ähnlich, außer daß hier die Konvexität direkt durch die Relation des A-Punktes zur Gesichts-

ebene gemessen wird. Obwohl *Ricketts* die Frankfurter Horizontale als Referenzebene benutzt, sollte festgehalten wer-

Tabelle 9.2

	Durchschnittswerte	Alter von 9 Jahren + Altersveränderung	R.B. (Versuchsperson)
1. Gesichtsachse	90°±3°	keine Veränderung	90°
2. Gesichtstiefe	86°±3°	+1°/3 Jahr.	90°
3. Mand.ebene	26°±3°	−1°/3 Jahr.	21°
4. Position v.Pkt.A	2°±2 mm	−1 mm/3 Jahr.	8 mm
5. Abstand UK I_1 zur A-Prog-Linie	+1°±2 mm	keine Veränderung	10 mm
6. OK M_1 zur FPP	Alter +3 mm ±2 mm	1 mm/Jahr	23 mm
7. Winkel UK I_1 mit A-Pog	22°±4°	keine Veränderung	32°
8. Unterlippe zur Ästhetiklinie	−2 mm±2 mm	abnehmend	4 mm

den, daß er den anatomischen Porus acusticus verwendet und nicht den „maschinellen", wie noch später erläutert wird. Auch die sog. Gesichtsachse, die die Y-Achse ersetzt, ist anders als beschrieben.

Bjork-Analyse

Bjork war ein überragender Forscher auf dem Gebiet der Kephalometrie und sein Werk: „The Face in Profile" sei jedem empfohlen, der sich mit kephalometrischen Studien beschäftigt. Seine Studien basieren auf Untersuchungen an 322 schwedischen Jungen im Alter von 12 Jahren und 281 Wehrpflichtigen im Alter zwischen 21 und 23 Jahren und berücksichtigte insgesamt 90 verschiedene Meßwerte. Innerhalb eines kurzen Überblicks ist es natürlich nicht möglich, dieses umfassende Werk darzustellen. Es werden nur die grundlegenden Bereiche der *Bjork*-Analysen, wie sie von *Jarabak* übernommen und modifiziert worden sind, aufgegriffen.

Die Profil-Analyse ähnelt stark der *Steiner*-Analyse, in der die S-N-Linie die Referenzebene bildet und zusammen mit dem SNA, SNB und mit der Go-Gn-Konstruktion eine grundlegende skelettale Bewertung erlaubt. Die Inzisalachsen und die Relation der Inzisivi zur A-Pog-Linie setzen die dentale Basis in Beziehung zur skelettalen.

Folgende Linien werden durchgezeichnet: S-N, S-Ar, Ar-Go, Go-Gn, N-Pog, S-Gn, N-Go, N-A, N-B, A-Pog, die Okklusionsebene und die Inzisalachsen (Abb. 9.25). Ein besonderes Merkmal dieser Analyse ist die Verwendung des Polygons mit den Ecken N-S-Ar-Go-Gn. Hieraus können die anteriore und posteriore Gesichtshöhe bestimmt und die Wachstumsrichtung des Untergesichtes vorhergesagt werden. Die Grundlage dieser Betrachtung ist die Beziehung dreier Winkel – des Sattelwinkels (N-S-Ar), des Gelenkwinkels (S-Ar-Go) und des Gonionwinkels (Ar-Go-Me) und der Längen dieser Strecken.

Abb. 9.25 zeigt eine Durchzeichnung und Ausmessung der Versuchsperson R.B. aus dem Jahre 1971. Im Jahre 1974 wurde die zweite Durchzeichnung angefertigt und ausgemessen (Abb. 9.26). In Tabelle 9.3 werden diese Werte zusammen mit den Durchschnittswerten aufgelistet.

Kurz gesagt, im Alter von 11 Jahren sollte die Länge der anterioren Schädelbasis (S-N) der Länge des Corpus Mandibulae entsprechen (Go-Me). Das ideale Verhältnis von posteriorer Schädelbasis (S-Ar) zur Ramushöhe (Ar-Go) beträgt 3:4. Wenn die Winkelsumme der drei eben beschriebenen Winkel größer als 396° ist, besteht die Tendenz zu einem vertikalen Mandibularwachstum. Der umgekehrte Fall (horizontales Wachstum entsteht, wenn die Winkelsumme kleiner als 396° ist. Ein Verhältnis von posteriorer Gesichtshöhe (S-Go) zu anteriorer Gesichtshöhe (N-Me) von 52-62 % spricht für ein vertikales Mandibularwachstum, wohingegen ein Verhältnis von 65-80 % für ein horizontales Wachstum spricht. „Vertikales Wachstum" bedeutet, daß die anteriore Gesichtshöhe sich schneller entwickelt als die posteriore und ein mehr nach unten und hinten gerichtetes Wachstum der Symphyse und die Tendenz zu einem frontoffenen Biß vorliegt. „Horizontales Wachstum" bedeutet eine schnellere Zunahme der posterioren Gesichtshöhe, ein nach vorne gerichtetes Kinnwachstum und die Tendenz zum Deckbiß.

In unserem Beispiel beträgt die Winkelsumme 390° und das Verhältnis anteriorer

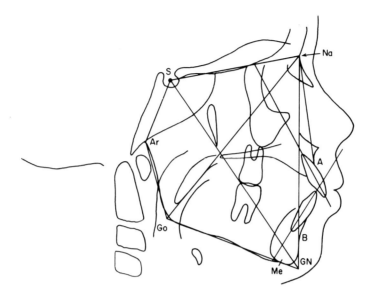

Abb. 9.25 Durchzeichnung für eine *Bjork*-Analyse nach *Jarabak*.

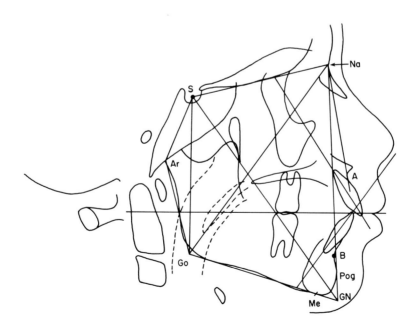

Abb. 9.26 *Bjork*-Analyse beim selben Patienten wie in Abb. 9.25 nach drei Jahren.

Tabelle 9.3

	Durchschnittswerte	Versuchsperson R.B. 8.3.71	6.6.74
Sattelwinkel	123±5 (Bjork)	123	126
Gelenkwinkel	143±6 (Bjork)	141	142
Gonionwinkel	130±7 (Bjork)	127	122
Winkelsumme	396 (Bjork)	391	390
Länge der ant. Schädelbasis	71 mm±3 (Bjork)	71,5	74
Länge der post. Schädelbasis	32 mm±3 (Bjork)	35	36
Gonionwinkel, oberer	52°–55°	56°	53°
Gonionwinkel, unterer	70°–75°	71°	69°
Ramushöhe	44 mm±5 (Bjork)	43	49
Corpuslänge	71 mm±5 (Bjork)	68	74
Corpuslänge:			
ant. Schädelbasis	1:1	1:1	1:1
SNA	80°	86°	87°
SNB	78°	80°	80°
ANB	2°	6°	7°
SN-MP		31	31
Y-Achse		57	57
ant. Gesichtshöhe		114	122
post. Gesichtshöhe		74	81
post. G.: ant. G.		65 %	66 %
56–62 % vertikal			
65–80 % horizontal			
Gesichtswinkel (SN-Pog)		86°	87°
Zähne			
Okk. P_1-M-P_1		13	15
1 zu M-P_1	90°±3°	100,5°	110°
1 zu SN	102±2°	106°	108°
OK 1 zu Gesichtsebene	5 mm±2	14	15
UK 1 zu Gesichtsebene	–2 mm±2 mm	9	10
Interinzisalwinkel		121	112

zur posteriorer Gesichtshöhe 65 %, was beides für ein horizontales Wachstum spricht. Eine Analyse der individuellen Verhältnisse zeigt jedoch, daß der Ramus im Verhältnis zur posterioren Schädelbasis zu kurz ist, was dieser Tendenz eigentlich zuwider läuft. Die Vorhersage für diesen Fall würde lauten: normales Wachstum nach vorne und unten mit einer horizontal ausgerichteten Okklusionsebene, was Abb. 9.27 verdeutlicht. Die Länge des Corpus mandibulae, die zu Anfang 3,5 mm kürzer war als die anteriore Schädelbasis, wächst in ein normales Verhältnis von 1:1. Abb.9.28 zeigt eine Patientin im Alter von 10 Jahren, die über einen Zeitraum von einem Jahr im Hinblick auf Wachstumsveränderungen beobachtet worden war. Bei diesem Beispiel finden wir eine hohe Winkelsumme von 401°, eine kurze posteriore Schädelbasis und einen kurzen Ramus und eine Relation von hinterer zu vorderer Gesichtshöhe von nur 59 %. Diese Faktoren lassen ein vertikales Wachstum erwarten, was wir dann in Abb. 9.29 auch bestätigt sehen.

Die Gesamtbeurteilung unseres Versuchspatienten R.B. durch diese Analyse stimmt mit den anderen überein und beschreibt eine Konvexität des Mittelgesichtes und eine bidentale Protrusion.

Bjork-Analyse

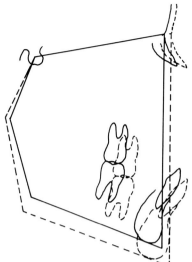

Abb. 9.27 Die Durchzeichnungen der Abb. 9.25 und 9.26 für eine *Bjork*-Analyse übereinandergelegt, um die Wachstumsveränderungen vom Alter 10 zum Alter 13 zu zeigen. Die SN-Linien sind aufeinandergelegt mit einer gemeinsamen Sella.

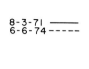

Abb. 9.28 Durchzeichnung des *Bjork*-Polygons einer weiblichen Patientin im Alter von 10 Jahren. Die Werte sprechen für ein vertikales Wachstum des Untergesichts.

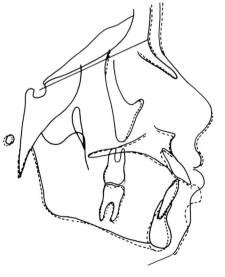

Abb. 9.29 Durch Aufeinanderlegen von zwei Durchzeichnungen, deren Aufnahmen 1 Jahr auseinanderliegen, zeigt sich bei der Patientin von Abb. 9.28 ein vertikales Wachstum der Mandibula, wobei die Symphyse nach unten und hinten wächst.

Sassouni-Analyse

Die *Sassouni-* oder Bogenanalyse ist die einzige, die keine Normen festsetzt, aber Relationen definiert. Im Einzelfall werden dann die Verhältnisse als „normal" oder „abnormal" bewertet.

Einige Linien und Punkte sind bisher nicht beschrieben worden; Supraorbitallinie: die Tangente am Proc. clinoideus ant. und dem obersten Punkt des Orbitadaches; Si: der tiefste Punkt der Sella turcica; Sp: der posteriorste Punkt der Sella turcica; Te: der Kreuzungspunkt vom Lamina cribrosa und anteriorer Wand der Fossa infratemporalis sowie Punkt „O": das Konvergenzzentrum, in dem sich die vier Ebenen treffen.

Parallel zur Supraorbitalebene wird eine Tangente durch Si gelegt. Die Okklusions-, die Gaumen- und die Mandibularebene werden eingezeichnet. Diese vier Linien sollten in einem Punkt konvergieren. Im Falle, daß sich nur drei Ebenen in einem Punkt treffen, weicht die vierte vom Wachstumstyp ab. Wenn sich jeweils nur zwei Ebenen in einem Punkt treffen, wie in Abb. 9.30, nimmt man den Kreuzungspunkt von Schädelbasis- und Mandibularebene als Punkt „O". Mit Punkt O als Zentrum werden vier Kreisbögen gezeichnet: durch Nasion, durch Punkt B, durch Te und durch Sp. Diese Bögen werden als Anterior-, Basal,- Mittelgesichts- bzw. Posteriorbogen bezeichnet.

Die Auswertung zeigt: Je paralleler die Ebenen sind, desto größer ist die Tendenz zum skelettalen Tiefbiß und je divergierender sie sind, desto größer ist die Tendenz zum skelettal offenen Biß.

Der anteriore Bogen durch das Nasion sollte durch die Spina nasalis anterior (SPA), die Spitze des oberen Schneidezahnes und das Pogonion verlaufen. Der Basalbogen sollte Punkt A und Punkt B schneiden. Der Mittelgesichtsbogen sollte die mesiale Kante des oberen M_1 tangieren, wenn die SPA auf dem anterioren Bogen liegt. Liegt die SPA nicht auf dem anterioren Bogen, so sollte der M_1 in gleicher Weise und gleichem Umfang vom Mittelgesichtsbogen abweichen. Der posteriore Bogen durch den Punkt Sp sollte durch das Gonion verlaufen. Liegt das Pogonion auf dem anterioren Bogen und das Gonion auf dem posterioren Bogen, so ist das Corpus mandibulae genauso lang wie die vordere Schädelgrube, was im Alter von 12 Jahren eine normale Situation darstellt.

In vertikaler Richtung sollte die obere und untere Gesichtshöhe gleich groß sein, anterior wie posterior. Bei der anterioren Messung steht die Zirkelspitze auf der SPA und der Kreisbogen wird durch den Supraorbitalpunkt gezogen. Der Radius wird dann durch Rotation des Zirkels auf die Symphysenregion übertragen und der anteriore Bogen gekreuzt. Für die posteriore Messung liegt der Mittelpunkt des Kreisbogens im Punkt Spina nasalis posterior (SNP). Der Kreisbogen schneidet den Kreuzungspunkt von posteriorem Bogen und Schädelbasisebene. Der Radius wird dann noch einmal auf dem posterioren Bogen im Bereich des Gonions abgetragen.

In Abb. 9.30 verläuft der anteriore Bogen durch die SPA und liegt etwas vor dem Pogonion. Beide Inzisivi liegen vor dem Bogen entsprechend ihrer inzisalen Protrusion. Punkt B kommt hinter dem Basalbogen zu liegen und zeigt eine Abweichung der Basen an.

Die mesiale Kante des oberen M_1 finden wir vor dem Mittelgesichtsbogen, entsprechend der Anteriorposition der Oberkieferzähne.

Das Gonion liegt etwas mehr hinter dem posterioren Bogen als das Pogonion hinter

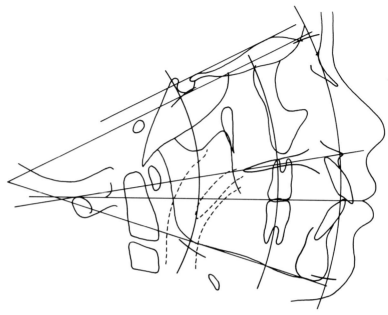

Abb. 9.30   Durchzeichnung für eine Bogenanalyse nach *Sassouni*.

dem anterioren Bogen, die Corpuslänge ist in Relation zur Länge der vorderen Schädelgrube für dieses Alter betrachtet jedoch normal.

Die Gaumenebene zeigt vertikale Abweichungen und scheint vorne zu hoch und hinten abgesenkt. Dies führt zu einer leicht erhöhten vorderen unteren Gesichtshöhe und zu einer erniedrigten hinteren unteren Gesichtshöhe.

Zusammenfassend ergibt die Analyse, daß dieses Gesicht allgemein ausgewogene Proportionen zeigt, mit Ausnahme der geneigten Gaumenebene, der Protrusion der Inzisivi und einer leicht retrognathen Mandibula.

Zusammenfassung der Analysen

Vergleicht man die sieben eben besprochenen Analysen, so finden wir nur wenige größere Abweichungen in der Bewertung unseres Falles. Es herrschte generelle Übereinstimmung in der Beurteilung, daß das Kinn anterior-posterior gut positioniert ist, das Gesicht eine konvexe Kontur hat und daß eine bidentale Protrusion vorliegt. Der Bogenanalyse folgend ist das Gesichtsprofil wohl geformt, mit der Einschränkung, daß durch eine leicht retrognathe Mandibula, vor allem aber durch die Position der Zähne, ein konvexes Profil entstanden ist. Die andere Analysen sehen Punkt A nach vorne verlagert. In der unterschiedlichen Beurteilung des dentalen Einflusses auf die Position des A-Punktes mag der Grund für die Differenzen liegen. Allgemein gesagt, stimmen die anterior-posterioren Abweichungen bei der *Wylie*-Analyse mit der Bogenanalyse insofern überein, als daß beide eine große Gesichtstiefe und eine im Vergleich zur Oberkieferbasis 5 mm kürzere Mandibula beschreiben.

Alle Analysen, mit Ausnahme der *Wylie*-Analyse, die die dentale Position nicht feststellt, stimmen darin überein, daß eine bidentale Protrusion vorliegt.

Insgesamt kommen die Analysen in ihrer Beurteilung der Wachstumsrichtung unter Berücksichtigung der mandibulären Veränderungen sehr nahe. Würden in diesem Zusammenhang noch mehr andere Gesichtspunkte berücksichtigt werden, wäre dies nicht immer der Fall.

Die Übereinanderprojektion zur Bewertung von Wachstumsveränderungen

Eine für den Kliniker nützlichsten Methoden ist die regelmäßige Anfertigung von Röntgenbildern und ihr Vergleich, um so einen generellen Überblick über die Wachstumsvorgänge zu erhalten. Wie schon am Anfang dieses Kapitels gesagt, ermöglicht diese Technik nicht die einzelnen Wachstumszentren zu lokalisieren, jedoch erlaubt sie eine quantitative und richtungsabhängige Beurteilung der abgelaufenen Wachstumsvorgänge.

Es gibt eine Vielzahl von Ebenen und Orientierungspunkten, die man übereinanderlegen könnte, um die Wachstumsvorgänge zu beurteilen. Die wahrscheinlich häufigste Art ist, die Durchzeichnungen im Sella-Punkt und der S-N-Linie übereinanderzulegen. Dies ermöglicht einen guten Überblick über die Wachstumsvorgänge, die im Zeitraum zwischen den Aufnahmen abgelaufen sind, solange die Aufnahmen genau genug sind und die Wachstumsrichtung im Nasionbereich der Richtung der S-N-Linie folgt. Die meisten Veränderungen in diesem Bereich treten als Folge des Sinuswachstums auf, und eine nach oben oder unten gerichtete Abweichung der Sutura frontonasalis würde zu Fehlbewertungen führen. Trotzdem ist diese Methode der Übereinanderprojektion von in Serie aufgenommenen Röntgenbildern sehr verbreitet. Am Beispiel unserer Versuchsperson R. B. sehen wir in Abb. 9.31 ein im wesentlichen normales Wachstumsmuster. Das Wachstum von Maxilla und Mandibula entwickelt sich in anteriorer wie inferiorer Richtung parallel. Das Kinn ist der Richtung der Y-Achse fast genau gefolgt. In fast 3jährigem Wachstum hat sich die anteriore Schädelbasis um 2,5 mm vergrößert und das Corpus Mandibulae um 6 mm. Die Flexion der Schädelbasis hat sich leicht vergrößert, was dem Mandibularwachstum entgegengewirkt hat und die Position des Kinns in etwa erhalten hat.

In Abb. 9.29 sehen wir eine Patientin, bei der sich die Kinnposition nach unten hinten entwickelt, und die faziale Konvexität noch mehr ausgeprägt hat.

Zusammenfassung

Dieses Kapitel über Kephalometrie kann nur einen knappen Überblick über deren Prinzipien und Techniken vermitteln. Die Durchzeichnung und Ausmessung der Röntgenbilder hat sich sehr bewährt und ist sehr genau. Im Laufe der letzten 40 Jahre sind mehrere Methoden und verschiedene Analysensysteme entwickelt worden und haben besonders auf dem Gebiet der Kieferorthopädie breite Anwendung gefunden. Die kephalometrische Forschung und ihre klinische Anwendung haben sich auf die Bewertung fazialer Relationen, die Wachstumsvorhersage und die Therapieauswertung konzentriert, sind also alles Untersuchungen der Morphologie. In der Kephalometrie haben sich besonders solche Meßmethoden und Analysen durchgesetzt, mit

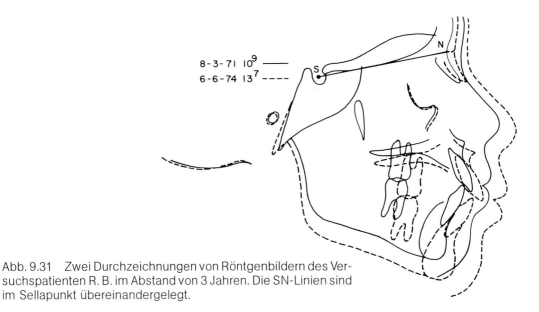

Abb. 9.31 Zwei Durchzeichnungen von Röntgenbildern des Versuchspatienten R. B. im Abstand von 3 Jahren. Die SN-Linien sind im Sellapunkt übereinandergelegt.

denen eine Bewertung vor allem der Bereiche, die von besonderem klinischen Interesses sind, möglich ist. Dabei liegt der Schwerpunkt mehr auf der Bewertung der spezifischen Relationen und deren Veränderungen, als auf der Lokalisation von Wachstumszentren oder Beurteilung von Behandlungsergebnissen. Die Fragen, die der Kliniker stellt, sind: „Welcher Art ist das Problem? Wo ist es lokalisiert? Wie schwer ist es? Was kann ich tun, um es zu lösen?" Die Kephalometrie hilft dabei, diese Fragen zu beantworten. Sie kann aber wenig beitragen zum Verständnis der Ursachen von Abweichungen von der Norm und der Art und Weise, wie der Patient auf eine eventuelle Behandlung reagiert.

Zu ihrer Verteidigung muß man aber sagen, daß die Kephalometrie viele Meßpunkte verwendet, die noch aus der Zeit vor Erfindung der Röntgenröhre stammen, und obwohl diese Punkte nur wenig Aufschluß über Wachstumszentren oder Behandlungsergebnisse geben, eignen sie sich doch sehr zur geometrischen Auswertung im täglichen Gebrauch und sind leicht zu lokalisieren.

Erst nach der Ermittlung von Durchschnittswerten anhand von Untersuchungen bestimmter Patientengruppen hat man Abweichungen von der Norm feststellen können. Vielleicht ist es übertrieben, zu sagen, daß der mögliche Fehler dieser Methoden in der Nichtbeachtung der biologischen Variationen zu suchen ist. Man sollte eben nicht annehmen, daß alle Menschen gleich aussehen könnten. Eine allgemeine Bewertung der Wachstumsvorgänge und Behandlungsfolgen ist in diesem Zusammenhang nur bedingt von nutzen, weil sie nur betrachtet, was abgelaufen ist, ohne auf die Lokalisation und die Natur der Veränderungen einzugehen. Damit sei aber nicht gesagt, daß die Kephalometrie ein für Behandler und Forscher ungeeignetes Instrument ist. Im Gegenteil, sie wird weiterhin eine wichtige

Rolle auf dem Gebiet kraniofazialer Behandlung und Forschung spielen.

In letzter Zeit ist auf dem Gebiet der Wachstums- und Entwicklungsforschung das Schwergewicht immer mehr auf ein umfassendes Verständnis der individuellen Wachstumsvorgänge auf diesem komplexen anatomischen Gebiet, und die sie auslösenden Faktoren gelegt worden. Der Verfasser dieses Buches beschreibt im Gegensatz zum System und Denkansatz der eben beschriebenen Analysen die Aufgaben der Kephalometrie aus einer etwas anderen Perspektive. Auch wenn Dr. *Enlows* Ausführungen zur Kephalometrie auf den folgenden Seiten nicht unbedingt von Nutzen für den routinemäßigen Gebrauch sein mögen, könnten sie doch die Kluft schließen helfen, die bei den Fragen nach den Problemen einerseits und nach deren Ursache andererseits auftreten.

Die Partner-Analyse (Enlow)

Diese Methode betrachtet die verschiedenen kranialen und fazialen Teile unter dem Aspekt, wie sie ineinanderpassen. Jeder individuelle Fall wird mehr im Vergleich zu sich selbst als zu Durchschnittswerten und Normen bestimmter Populationen erörtert. Die meisten konventionellen Analysen und Wachstumsstudien versuchen genau zu bestimmen, *was* für eine Art von Wachstum oder Gesichtsform vorliegt. Diese Analyse ist entwickelt worden, um das *wie* der Entstehung bestimmter Wachstumsmuster bei einzelnen Personen zu erklären. Der „ANB"-Winkel z. B. beschreibt die relative Position von unterem und oberem Kieferbogen zueinander und erlaubt eine Bewertung verschiedener Malokklusionen und deren Ausprägung. Die Partner- oder Gegenspieler-Analyse will die anatomischen und morphologischen Faktoren beurteilen, die einen bestimmten ANB-Winkel (und andere Meßwerte) *hervorrufen.*

Die meisten konventionellen kephalometrischen Ebenen und Winkel stehen mit den eigentlichen Zentren des Wachstums und Umbaus nicht direkt in Zusammenhang und sind so für die eben beschriebene anatomische Betrachtungsweise nicht geeignet. Weil die meisten Standardebenen und Winkel nicht den Mustern und Verteilungen der Wachstumsfelder entsprechen, sind Vergleiche mit den Standardwerten bestimmter Populationen erforderlich; normalerweise ist dies entsprechend der Natur dieser Ebenen die einzige Interpretationsbasis. Wenn jedoch die Ebenen so konstruiert werden, daß sie die Aktivitäten von Wachstums- und Umbaufeldern repräsentieren, werden die immanenten morphologischen natürlichen „Standards" erkennbar, die ohne einen Populationsvergleich eine Bewertung der insgesamten kraniofazialen Form und Muster erlauben.

Diese Analyse basiert auf dem *Prinzip der Partnerschaft.* Dies ist die eigentliche Basis, auf der das Gesicht entsteht und die wiederum allein dem Plan des internen Wachstumsprozesses unterliegt. Das Partnerschafts-Prinzip wurde in Kapitel 3 und 4 beschrieben und dient als Erklärungsgrundlage des Gesichtswachstums. Die Partner-Analyse ist im Prinzip dasselbe. Sie zeigt, *wo* die Ungleichgewichte bestehen, *wie* stark sie ausgeprägt sind, und welche *Auswirkungen* sie haben. Hier sei auf S. 82, 228 und 248 verwiesen, zur Erklärung des Begriffs „Partner".

In Abb. 9.32 sind die Konstruktionslinien eingezeichnet worden, die die Hauptwachstumsfelder und -zentren repräsen-

Abb. 9.32 Diagramm A zeigt die drei vertikalen verknüpften Partner, die Schädelbasis-Ramus-Vertikale (1), die posteriore Begrenzung des nasomaxillären Komplexes (2) und seine anteriore Begrenzung (3). Wie Diagramm A illustriert, sind sie alle drei größenmäßig voll ausbalanciert, und die funktionelle Okklusionsebene fällt mit der normalen Okklusionsachse zusammen, die zu diesen drei vertikalen Ebenen senkrecht steht (nämlich waagerecht). Treten jedoch vertikale Ungleichgewichte auf, so kann eine Rotation oder Okklusionsebene nach unten (m), nach oben (n) oder ein offener Biß (o) entstehen.

Diagramm B zeigt die vier horizontalen Partner: die mittlere Schädelgrube (4), den Ramus (5), die Maxilla (6) und das Corpus Mandibulae (7). Die anteriore Schädelgrube ist zwar auch involviert, in diesem Diagramm jedoch nicht berücksichtigt. Wenn all diese horizontalen Partner zueinander ausbalanciert sind wie bei B, ist ihre effektive Ausdehnung genau oder fast genau gleich, und die Knochen „passen" zueinander. Diagramm x zeigt einen Maxillarbogen, der das unverhältnismäßig kleine Cor-

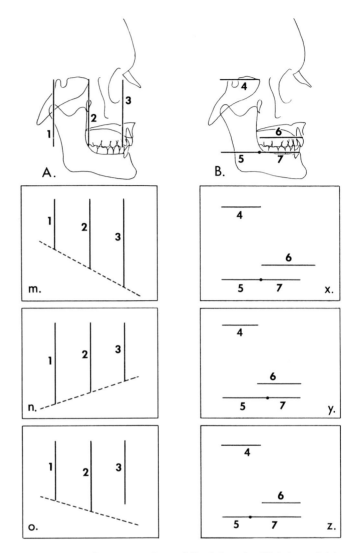

pus mandibulae an Länge übertrifft. Die anderen Segmente (4 und 5) stehen im Gleichgewicht. Die Folge ist eine maxilläre Protrusion.

Diagramm Y zeigt ein ähnliches Ungleichgewicht zwischen Maxilla und Mandibula, wie Diagramm x. Es kommt jedoch durch den Ramus zu einer Kompensation, obwohl sich seine Größe von dem Wert der Schädelbasis stark unterscheidet, Diagramm z zeigt eine lange mittlere Schädelgrube, die mit dem „kurzen" Ramus im Ungleichgewicht steht. Schließlich wird durch das Ungleichgewicht zwischen Corpus und Maxilla das Mißverhältnis zwischen Ramus und mittlerer Schädelgrube kompensiert und ein ausbalancierter Gesamtzustand erreicht. Hier wird leicht verständlich, daß es eine große Vielzahl möglicher Kombinationen gibt und daß so balancierte oder unausgewogene Gesichter entstehen können. *Wichtig:* Die *Ausrichtung* der einzelnen Teile findet in diesen Abbildungen keine Berücksichtigung (Aus *Enlow*, D.H., R.E. *Moyers*, W.S. *Hunter* und J.A. *McNamara*, Jr.: A procedure for the analysis of intrinsic facial form and growth. Am. J. orthodont., 56 : 6, 1969).

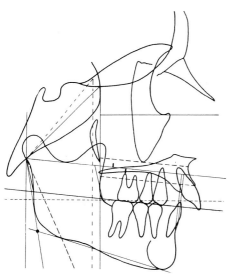

Abb. 9.33 Durchzeichnung eines Röntgenbildes von einem Klasse II-Fall mit den Konstruktionslinien der Partner-Analyse (Aus Enlow, D.H., T. Kuroda, and A.B. Lewis: Angle Orthod., 41 : 161, 1971).

wachstumsfelder und -zentren repräsentieren. Diese sind: das Tuber maxillae, der Proc. condylaris (wobei die Verwendung des Articulare vorteilhafter ist als das Condylion), der Übergang Ramus-Corpus, der Ramushinterrand, der knöcherne anteriore Rand sowohl der Maxilla wie auch des Mandibularbogens, die Okklusionsebene und der Übergang zwischen mittlerer und anteriorer Schädelgrube (die vordersten Punkte der großen Keilbeinflügel). Andere Ebenen, die auch Hauptwachstumszentren repräsentieren, wie z. B. der Arcus zygomaticus, der Gaumen, die Linea olfactoria und die anteriore vertikale Mittelgesichtsebene, können ebenfalls genutzt werden.

Wir sehen, daß die *PM*-Ebene (posteriore Maxillaebene) auftaucht. Dies ist eine sehr wichtige Linie. Sie trennt die anteriore Schädelgrube und den nasomaxillären Komplex von der mittleren Schädelgrube und dem Pharynx. Der Ramus gehört hierbei zum letzteren und das Corpus zum erstgenannten Komplex (siehe S. 194).

Bei der Bewertung der Rolle, die jeder Knochen oder Teile von ihm im Zusammenspiel mit den übrigen Knochen spielen, sind zwei Faktoren von besonderer Bedeutung. Erstens die *Größe* (horizontal und vertikal) und zweitens seine *Ausrichtung* (räumliche Position). Durch die Ausrichtung eines Knochens wird die *Auswirkung* seiner Ausmaße sehr stark beeinflußt, wie in Kapitel 5 beschrieben. Die alleinige Bestimmung der Größe eines Knochens ist nicht ausreichend (und möglicherweise irreführend); genauso muß seine Ausrichtung in Betracht gezogen werden, um zu sehen, wie dadurch seine eigentliche Ausdehnung beeinflußt wird. In der Partner-Analyse wird bei der Ausmessung der verschiedenen Knochenteile beides berücksichtigt.

Kurz gesagt, es wird die vertikale und/oder horizontale Größe eines bestimmten Teiles mit derjenigen seines/seiner spezifischen Partner verglichen. Wenn sie sich genau oder annähernd gleich sind, dann besteht eine größenmäßige „Balance" zwischen ihnen. Ist das eine oder das andere Teil zu lang oder zu kurz, kann das daraus folgende Ungleichgewicht direkt oder indirekt eine *Protrusion* oder *Retrusion* des von diesem Teil beeinflußten Gebiets hervorrufen, und so das Profil verändern (Abb. 9.32). Dann werden die Teile und ihre Partner auf ihre Ausrichtung hin überprüft, um zu sehen, ob ein jedes Teil unabhängig von den übrigen ohne Berücksichtigung seiner Ausmaße einen protrusiven oder retrusiven Effekt hat. Alsdann werden all die regionalen Partner - Beziehungen zusammengefaßt und es wird beurteilt, wie die einem jeden individuellen Gesicht zugrundeliegenden Faktoren miteinander korrelieren. Dies kann entweder auf einem einzigen Röntgenbild für jedes Alter geschehen, oder es kann durch nacheinander angefertigte Aufnahmen der fortschreitende Effekt der alters- oder therapiebedingten Veränderungen bewertet werden.

Abb. 9.33 zeigt einen Klasse II-Fall, bei dem wir die häufigen Variationen und Ungleichgewichte in horizontaler und vertikaler Richtung sowie besondere Ausrichtungsverhältnisse antreffen (vergleiche mit dem Klasse III-Fall, der im nächsten Absatz beschrieben wird. Wir sehen, daß (1) das Corpus mandibulae *relativ* zu seinem Partner, dem knöchernen Maxillarbogen, zu kurz ist (bei diesem Fall sowohl skelettal als auch dental); (2) das Corpus nach oben rotiert ist (d.h. der Gonionwinkel ist relativ klein); (3) die mittlere Schädelgrube mehr schräg nach vorne ausgerichtet ist (die gestrichelten Linien markieren die „normale" Position); (4) der Ramus mehr nach hinten geneigt ist und (5) der nasomaxilläre Komplex vertikal sehr lang ist (was zu einer Rotation des Ramus nach unten und hinten führt). *Alle* diese Faktoren wirken entweder protrusiv auf die Maxilla oder retrusiv auf die Mandibula und bilden so die multifaktorielle Basis einer Klasse II-Okklusion und ein retrognathes Profil. Wir sehen jedoch, daß die horizontale Ausdehnung des Ramus ihren Partner, nämlich die horizontale (nicht die schräge) Ausdehnung der mittleren Schädelgrube, noch *übertrifft*. Dies ist ein kompensatorischer Faktor, der die Auswirkungen der übrigen Faktoren zum Teil ausgleicht und so die Ausprägung der Malokklusion etwas abschwächt. Wenn man will, kann man all diese Faktoren und Effekte ausmessen.

Abb. 9.34 zeigt einen Fall, bei dem die Kombination dieser Ausdehnungen und Ausrichtungen die multifaktorielle Basis einer Klasse III-Okklusion bilden. Wir sehen, daß (1) die skelettale *und* dentale

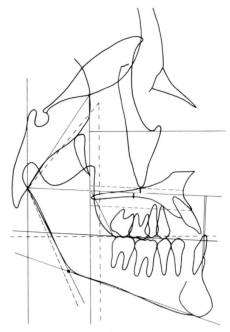

Abb. 9.34 Durchzeichnung eines Röntgenbildes von einem Klasse III-Fall. Vergleiche mit Abb. 9.33 (Aus *Enlow*, D.H., T. *Kuroda*, and K.B. *Lewis*: Angle Orthod., 41 : 161, 1971).

Ausdehnung des Corpus mandibulae in sagittaler Richtung die des Maxillarbogens übertrifft, (2) das Corpus deutlich nach unten rotiert, (3) die mittlere Schädelgrube nach hinten rotiert und (4) der Ramus nach vorne ausgerichtet ist. All diese Faktoren bewirken eine maxilläre Retrusion und eine mandibuläre Protrusion. Dadurch entsteht dann das progene Gesicht mit einer Klasse III-Malokklusion. Die sagittale Breite des Ramus ist jedoch geringer als die Ausdehnung seines Partners, der mittleren Schädelgrube. Dies ist in diesem Fall ein kompensatorischer Faktor, der den anderen Faktoren entgegenwirkt und die Ausprägung der Malokklusion verringert.

Um einen tieferen Einblick in die Konstruktion der Linien, die Bestimmung der Dimensionen und die eine „normale" Ausrichtung zu erreichen, sei verwiesen auf *Enlow* et al.: Angle Orthod., 41:161, 1971. Die Partner-Analyse ist nicht als Routine-Methode des klinischen Alltags zur Diagnose und Behandlungsplanung gedacht. Dies ist nicht notwendig, weil die Behandlungsmethoden zumindest heute nicht unbedingt darauf basieren, die zugrundeliegenden Ursachen der Malokklusion oder andere faziale kraniale Fehlentwicklungen zu beseitigen. Die Partner-Analyse ist vielmehr in den Bereichen hilfreich, in denen unter Berücksichtigung spezifischer anatomischer und entwicklungsbedingter Veränderungen der Effekt bestimmter Behandlungsmethoden bestimmt werden soll. Dafür ist diese Methode besser geeignet als viele andere Analysen, weil diese mehr auf Beziehungspunkten basierende geometrische Methoden sind, als daß sie morphologische und morphogenetische Zusammenhänge in Betracht ziehen. Die Partner-Analyse zeigt deutlicher die multifaktorielle Basis der Malokklusionen und wo die verursachenden anatomischen und entwicklungsbedingten Faktoren zu finden sind. Sie verdeutlicht eine Anzahl kompensatorischer Faktoren. Sie erklärt, wie und warum bestimmte Populationen mal mehr eine Tendenz zur Klasse II oder mehr zur Klasse III-Malokklusion zeigen. Für solche speziellen Studien ist die Partner-Analyse als Routine-Methode hervorragend geeignet. Sobald die inneren Kontrollprozesse des Gesichtswachstums besser verstanden werden, sobald diese Prozesse kontrollierbar werden und wenn die Behandlungsmethoden *dann* an den eigentlich kausalen Faktoren der zugrundeliegenden Ungleichgewichte ansetzen, werden kephalometrische Methoden, die die anatomischen und entwicklungsbedingten Verhältnisse berücksichtigen, zunehmend relevanter werden. Die Partner-Analyse ist natürlich noch lange nicht ausgereift und erst ein Beginn, aber sie ist ein Konzept. Auch dient sie zum Verständnis der Konstruktion sowohl des normalen Gesichts wie auch der Malokklusionen (siehe Kapitel 3 und 5) und vereinfacht für den Studenten das Erlernen dieses komplexen Gebietes enorm.

Begriffserläuterungen

Die hier erklärten Begriffe beziehen sich primär auf Markierungen aus der Kephalometrie. Es wurden die gängigen Definitionen der kraniometrischen und kieferorthopädischen Literatur verwendet. Wenn möglich, steht die Abkürzung vor dem Begriff.

Frontotemporale: Punkt des Os frontale nahe der Wurzel des Processus zygomaticus am vordersten Punkt der Linea temporalis.

Metopion: Punkt auf der Medianlinie der Stirn zwischen den Vorsprüngen der Eminentiae frontales.

Bregma: Schädelpunkt an der Verbindungsstelle von Sutura coronalis und sagittalis.

Vertex: der höchste Punkt der Kalotte.

Zygion: der Punkt auf jedem Os zygomaticum, der die Endpunkte der interzygomatischen Verbindunglinie auf jeder Seite darstellt.

Dacryon: Punkt auf der medialen Orbitawand, an dem Os frontale, Os lacrimale und Maxilla aufeinandertreffen.

Gl, Glabella: Der vorderste Punkt des Os frontale.

N, Nasion: In der Kraniometrie die Verbindung der internasalen Sutur mit der Sutura nasofrontalis; in der röntgenologischen Kephalometrie der vorderste Punkt der Sutura nasofrontalis, wie er auf lateralen Röntgenbildern abgebildet ist.

Begriffserläuterungen

SPA: Spina nasalis anterior: die Spitze der Spina, wie sie auf den lateralen Röntgenbildern abgebildet ist.

A, Subspinale: die tiefste Einziehung der Prämaxilla zwischen der SPA und Prosthion.

Pr., Prosthion: der vordere Punkt des Alveolarfortsatzes der Maxilla, normalerweise zwischen den oberen mittleren Inzisivi.

Is, Inzisivus superior: Die Kronenspitze des ersten oberen Inzisivus.

Id, Infradentale: der anteriorste Punkte des Alveolarfortsatzes der Maxilla zwischen den mittleren Inzisivi.

B, Supramentale: der posteriorste Punkt auf der labialen Fläche des Unterkieferalveolarfortsatzes (im Bereich der Symphyse).

Pog, Po, Pogonion: der anteriorste Punkt des knöchernen Kinns.

Gn, Gnathion: der Mittelpunkt zwischen anteriorstem und inferiorstem (B) Punkt auf der Außenfläche des knöchernen Kinns.

Me, Menton: der inferiorste Punkt der Symphyse.

SE, Satura sphenoethmoidales: der posteriorste Punkt dieser Sutur.

Si: der inferiorste Punkt der Kontur der Sella turcica.

Sp: der posteriorste Punkt der Kontur der Sella turcica.

S, Sella: der Mittelpunkt der Sella turcica.

SO, spheno-occipitale Synchondose: der superiorste Punkt dieser Verbindung.

Te, Temporale: Kreuzungspunkt des Os ethmoidale und der vorderen Wand der Fossa infratemporalis im Röntgenbild.

Ba, Basion: der Medianpunkt des vorderen Randes des Foramen magnum.

Op, Opisthion: der posteriorste Punkt des Forman magnum.

SPP: Spina nasalis posterior, die posteriorste Spitze dieser Spina (Os palatinum).

Go, Gonion: Der Punkt auf halbem Weg zwischen inferiorstem und posteriorste Punkt des Kieferwinkels; manchmal der Kreuzungspunkt der Corpustangente und der Tangente des Ramushinterrandes.

Ar, Articulare: Kreuzungspunkt zwischen äußerer Kontur der Schädelbasis und der posterioren Kontur des Proc. condylaris.

Col, Condylion: Der oberste Punkt des Proc. condylaris.

Po, Porion: Das „anatomische" Porion ist der Oberrand des Porus acustitus externus; das „maschinelle" Porion ist der Oberrand der Metallringe des Kephalostaten.

Ptm, Fissura pterygomaxillaris: Die auf die Rö-Aufnahme projizierte Fissur; den anterioren Rand bildet das Tuber maxillae und den posterioren Rand die anteriore Fläche des Processus pterygoideus.

Or, Orbitale: der inferiorste Punkt des linken inferioren Orbitarandes, bei Doppelprojektionen der Mittelpunkt zwischen beiden.

SOr, Supraorbitale: der höchste Punkt des Orbitawulstes, lokalisierbar als Verbindung zwischen Orbitadach und lateralem Orbitawulst.

Bo, *Bolton*-Punkt: der höchste Punkt der Konkavität hinter dem Condylus occipitalis.

FH, Frankfurter Horizontale: eine horizontale Ebene, die sowohl das linke und rechte Porion wie auch das linke und rechte Orbitale schneidet; in praxi werden die Mittelpunkte zwischen dem linken und rechten Porion und dem linken und rechten Orbitale verwendet, was mehr zu einer Linie als zu einer Ebene führt.

10 Die embryonale Gesichtsentwicklung[*]

Teil 1

Webster beschreibt das Gesicht als den vorderen Teil des Kopfes, bestehend aus der Nase, den Wangen, den Kiefern, dem Mund, der Stirn (obwohl sie nicht Teil des eigentlichen Gesichts oder Viszerocraniums ist) und den Augen. So hat ein 1-Monat alter Embryo kein richtiges Gesicht. Die wichtigsten primordialen Grundbausteine finden sich aber schon zusammen. Diese zarten Wülste, Einziehungen und Verdickungen machen eine große Zahl von Verschmelzungen, Umstrukturierungen und Vergrößerungen durch, wobei sich aus der Ansammlung einiger Strukturen wie von Geisterhand gesteuert ein *Gesicht* entwickelt.

[*] Verfaßt in Zusammenarbeit mit Candace *Mauser*, M.D. Dept. of Anatomie, West Virginia, School of Medicine

Abb. 10.1, 10.2 und 10.3   **Konzept 1:** Der „Kopf" eines vier Wochen alten menschlichen Embryos besteht hauptsächlich aus dem Gehirn, das durch dünne Häutchen mesodermalen und ektodermalen Ursprungs bedeckt ist. Da, wo der Mund entsteht, sehen wir eine Einziehung, das *Stomodeum* . Die Augen zeichnen sich bereits durch eine Verdickung des Ektodermus ab (die spätere Linse), die sich eng an eine Ausstülpung des Gehirns (die spätere Retina) legt. Diese Augen liegen noch seitlich am Kopf, wie beim Fisch. Während sich nun das Gehirn vergrößert, werden die Augen aufeinander zu bewegt in Richtung Mittellinie. Aber wird dadurch nicht der Blickwinkel beider Augen sehr stark eingeschränkt? Die Antwort heißt: Ja, aber nur relativ. *Alles* erfährt eine Größenzunahme, auch der interorbitale Abstand. Die Augen entfernen sich also voneinander. Weil sich aber andere Bereiche des Kopfes stärker vergrößern, wird der Interorbitalabstand proportional kleiner. Wenn dieser Prozeß des Gesichtswachstums bildlich dargestellt wird, werden die verschiedenen Stadien meist in den gleichen Größen abgebildet. Wir sollten dabei aber nicht vergessen, daß deutliche Größenzunahmen auftreten. Diese Vorgänge der früheren Stadien laufen mit großer Geschwindigkeit ab.

Die embryonale Gesichtsentwicklung

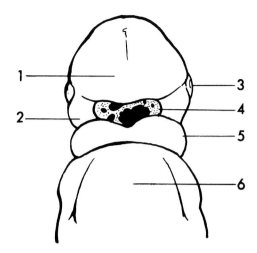

Abb. 10.1 Die Kopfregion des Menschen in der vierten Schwangerschaftswoche. 1. Vorderhirn, 2. Oberkieferregion, 3. Augenbläschen, 4. Rachenmembran (schon eingerissen), 5. Mandibularbogen (1. Bogen), 6. Prominentia cardiaca (Modifiziert nach *Patten*, B.M.: Human Embryology, 3rd. edit. New York, McGraw-Hill, 1968).

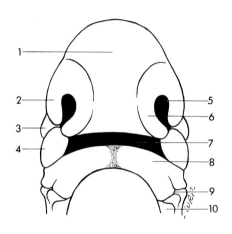

Abb. 10.2 Gesicht etwa 5. Woche. 1. Stirnwulst, 2. lateraler Nasenwulst, 3. Auge, 4. Oberkieferwulst, 5. Nasenöffnung, 6. Medialer Nasenwulst, 7. Stomodeum, 8. Mandibularwulst, 9. Inzisura hyomandibulare (= 1. Pharynxfurche) 10. Hyoidbogen.

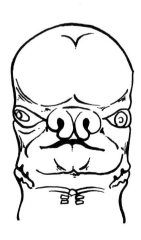

Abb. 10.3 Gesicht nach etwa 7 Wochen.

Abb. 10.4 **Konzept 2:** Die Rachenmembran Membrana buccophyrangea kann mit dem Wachstum des Kopfes nicht schritthalten. Dieses dünne Häutchen reißt schon frühzeitig ein und so entsteht eine Verbindung zwischen *Pharynx* und Stomodeum. Alles, was anterior dieser Grenze liegt, wird zum Gesicht und unterzieht sich einer vielschichtigen Entwicklung. Das Stomodeum des Embryos endet etwa da, wo beim Erwachsenen die Tonsillen liegen. So kann man sich leicht denken, daß im anterioren Bereich noch umfangreiche Wachstums- und Entwicklungsvorgänge ablaufen müssen.

Der Pharynx der Mammalier ist dem Kiemenraum und Kiemensystem der Fische homolog. Die Pharynxtaschen und Pharynxfurchen haben sich jedoch nicht direkt aus dem „Kiemenorgan entwickelt". Korrekter gesagt, die Anlagen, die sich beim Fisch zum Branchialsystem entwickeln, haben sich im Laufe der Phylogenese einer Umwandlung unterzogen, so daß nun *andere* Strukturen entstehen als Kiemen. In diesem Bereiche spielen aber viele faziale Anteile zusammen.

Abb. 10.5 **Konzept 3:** Der Pharynx ist der oberste Teil des entodermal ausgekleideten embryonalen Darms. Sein Lumen ist zu beiden Seiten von den Pharynxbögen (auch Viszeral-, Branchial- und unglücklicherweise auch Kiemenbögen) umgeben. Zwischen den Bögen finden wir außen die *Furchen* und innen die *Taschen* (siehe Abb. 10.4). Da, wo eine Furche und eine Tasche aufeinander stoßen, tritt ein durch das Mesoderm verstärkter Kontakt zwischen Ekto- und Entoderm auf. Aus all diesen Bögen und aus einigen der Furchen und Taschen entwickeln sich die Strukturen des endgültigen Gesichtes und der anderen Gebiete von Kopf und Hals. Ein wichtiger Punkt ist, daß wir viele dieser ursprünglichen embryonalen Strukturen und ihre Beziehungen in der Anatomie des Erwachsenen wiederfinden. Die Gewebe eines jeden Bogens entwickeln sich zu bestimmten Muskeln, Knochen oder Knorpeln und zwar derart, daß die schon beim Embryo vorhandenen Strukturen im Wesentlichen erhalten bleiben. Merke: Jeder Bogen hat einen zugehörigen Nerven, und jeder Nerv versorgt diejenigen Strukturen, die sich aus dem bestimmten Bogen ableiten.

Abb. 10.6 **Konzept 4:** Aus dem *ersten* Pharynxbogen entstehen die Gewebe, aus denen sich schließlich die Mandibula mit ihren Muskeln entwickelt. So wird dieser Bogen auch *Mandibularbogen* genannt. Aus ihm formt sich dorsal eine Verdickung, die Anlage für große Teile der Maxilla, aus der sich bald der Maxillarbogen zu formen beginnt. Der Nerv des ersten Bogens ist der N. mandibularis (V_3). Er innerviert die verschiedenen *Kaumuskeln*. Aus dem Knorpel des ersten Bogens (*Meckel*scher Knorpel) entwickeln sich zwei der Ohrknöchelchen (Malleus und Incus). Der Knorpel selbst wird nicht in die Mandibula umgebaut. Der Knochen des Unterkiefers formt sich intramembranös *um den Meckelschen Knorpel herum*, und der Knorpel des Gelenkköpfchens entsteht aus einem sekundären Knorpel, der erst später auftritt.

Konzept 5: Der *zweite* Pharynxbogen wird auch sinnvollerweise *Hyoidbogen* genannt. Er formt das knorpelige Modell, aus dem sich Teile des Zungenbeines und außerdem das dritte Gehörknöchelchen (der Stapes) bilden. Aus dem Mesenchym dieses Bogens entsteht u. a. der Musculus stylohyoideus und die *mimische Muskulatur*. Diese Muskeln breiten sich wie eine Decke über das ganze Gesicht aus. Es sind cutane Muskeln, sie inserieren in den tieferen Hautschichten und sind beim Menschen und einigen anderen Primaten viel mehr entwickelt als bei den übrigen Säugetieren. Diese Muskeln verleihen dem Gesicht ein großes Repertoire verschiedener Ausdrucksmöglichkeiten. Der Nerv des zweiten Pharynxbogens ist der *Nervus facialis* (VII). Vergegenwärtigt man sich die einfachen Beziehungen der Konzepte 4, 5 und 6, so ist es sehr einfach, die verschiedenen Nerven den verschiedenen Muskeln des Gesichts zuzuordnen.

Die embryonale Gesichtsentwicklung

Abb. 10.4 Innenansicht der Pharynxregion. 1. Vorderhirn, 2. Stomodeum, 3. Prominentia cardialis, 4. Processus maxillaris, 5. Processus mandibularis, 6. Tasche zwischen dem zweiten und dritten Bogen. (Nach *Langmann*, J.: Medical Embryology, 1969 ©, The Williams & Wilkins Company, Baltimore).

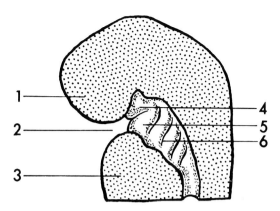

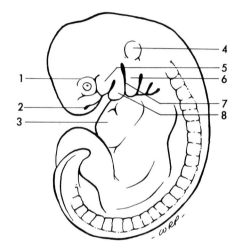

Abb. 10.5 Menschlicher Embryo im Alter von ca. 5 Wochen. 1. Auge, 2. Nasengrube, 3. Prominentia cardialis, 4. Gehörbläschen, 5. Processus maxillaris, 6. Hyoidbogen, 7. Hyomandibuläre (=2.) Furche, 8. Mandibularbogen. (Nach *Patten*, B.M.: Human Embryology, 3rd. Ed. New York, McGraw-Hill, 1968).

Abb. 10.6 Aus den Branchialbögen hervorgegangene Strukturen (I bis IV). 1. *Meckel*scher Knorpel, 2. desmaler Knochen, um den *Meckel*schen Knorpel herum entstehend, 3. Pars superior des Corpus hyoideum und Cornu minus, 4. Ligamentum sphenomandibulare, 5. Malleus, 6. Incus, 7. Stapes, 8. Processus styloideus, 9. Ligamentum stylohyoideum, 10. Cornu majus des Os hyoideum, 11. Pars inferior des Corpus hyoideum, 12. Larynx-Knorpel.

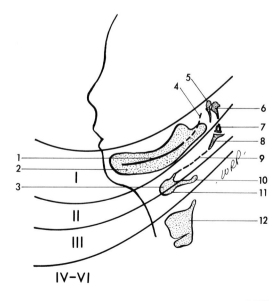

Konzept 6: Aus dem dritten, vierten und sechsten Pharynxbogen, (der fünfte fällt heraus), entsteht der Rest des Zungenbeins, die Larynxknorpel und die Larynxmuskulatur. Die Nerven dieser Bögen sind der N. glossopharyngeus (dritter Bogen) und der N. vagus (vierter bis sechster Bogen). Darüber hinaus entwickeln sich die Glandulae parathyroidea und der Thymus aus dem Epithel der dritten und vierten Tasche.

Abb. 10.7 **Konzept 7:** Der *Zungenkörper* entwickelt sich vom Boden, d. h. von der ventralen Fläche der Branchialbogen, besonders des 1. Bogens aus *Lingualfortsätzen,* die dann miteinander verschmelzen. Die bedeckende Schleimhaut ist zum großen Teil deshalb durch den fünften Hirnnerven (Nerv des 1. Kiemenbogens) sensibel innerviert (mit einem Seitenast aus dem Nerven des benachbarten zweiten Bogens). Die Zungenwurzel dagegen entwickelt sich aus Gewebe des dritten und vierten Bogens und ist deswegen auch durch den N. glossopharyngeus und den N. vagus sensibel innerviert. Das Primoridialgewebe der *Glandula thyroidea* formt aus dem entodermalen Epithel auf dem Boden des Pharynx genau zwischen dem ersten und dem zweiten Bogen zunächst ein tiefes Divertikel. Später wird diese Anlage zusammen mit den Gll. Parathyroidea in den Hals verlagert.

Abb. 10.8 **Konzept 8:** Wir sehen das *Gehörbläschen*, welches durch eine Invagination des Ektoderms von außen entstanden und sehr nahe dem zweiten Bogen angelegt ist. Es entwickelt sich später zum *Innenohr* (Bogengänge und Cochlea). Das *äußere* Ohr wird durch das die erste Furche umgebenden Gewebe gebildet. Die Furche selbst entwickelt sich zum äußeren Gehörgang. Die Paukenhöhle, die später die Gehörknöchelchen aufnimmt, bildet sich durch die Ausweitung der ersten *Pharynxtasche*. Die Gehörknöchelchen selbst entstehen aus dem Knorpel des ersten und zweiten Bogens, deren Enden ursprünglich in diesem Gebiet liegen.

Abb. 10.9 und 10.10 **Konzept 9:** Wir sehen, daß aus dem ersten Pharynxbogen je zwei deutliche Verdickungen entstehen, die Mandibular- und Maxillarverdichtung. Unterhalb der „Stirn" finden wir ein paar U-förmige Verdickungen, die *Nasenanlagen*, umgeben von einem medialen und je einem lateralen Nasenfortsatz. In diesem Stadium ist der Embryo fünf Wochen alt, aber schon nach ungefähr zwei weiteren Wochen wird das Ergebnis durch schnell aufeinanderfolgende Veränderungen ein bereits erkennbares Gesicht sein. Die maxilläre Verdickung verschmilzt auf jeder Seite mit dem *medialen* Fortsatz des Nasenwulstes und es bildet sich so der Oberkieferbogen.[*] Der mittlere Teil stellt die „Praemaxilla" dar, die später die Inzisivi beherbergen wird. Sie ist für die Entstehung des Philtrums der Oberlippe verantwortlich. Der mediale Fortsatz des Nasenwulstes formt auch den Mittelteil der Nase; die lateralen Processi werden zu den Nasenflügeln. Dann beginnt sich im Mandibular- und Maxillarbogen Knochen zu bilden, die Augen werden durch das wachsende Gehirn kontinuierlich in eine nach vorne gerichtete Position verlagert, die Ohrmuscheln bilden sich aus, und wir erkennen nun ein *Gesicht*. Hinter den Kulissen des Gesichtes hat sich ein Nasenseptum gebildet und von der rechten und linken Maxilla wachsen Knochenplatten aufeinander zu, verschmelzen miteinander und bilden den Gaumen; der Mundraum und der nun paarige Nasenraum werden so voneinander getrennt. Dieser Vorgang wird es nach der Geburt möglich machen, daß Nahrungsaufnahme und Atmung gleichzeitig geschehen können.

[*] Bei normaler Entwicklung sollten wir mehr von der Verschmelzung einer *Furche* als von einer Spalte sprechen.

Die embryonale Gesichtsentwicklung

Abb. 10.7 1. Zungenkörper aus lateralen und unpaaren Verdickungen (z. B. Tuberculum impar), 2. Divertikel der Gl. thyroidea, 3. Mandibularbogen, 4. Tasche zwischen dem ersten und dem zweiten Bogen, 5. Zungenwurzel (Copula), 6. Arythenoidwülste, 7. Trachea, 8. Oesophagus.

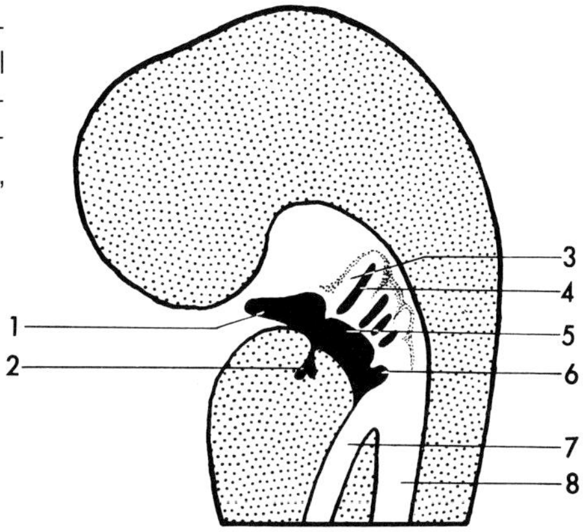

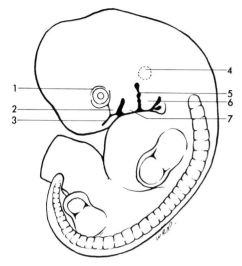

Abb. 10.8 Das Gesicht im Alter von 6 Wochen. 1. Auge, 2. Proc. maxillaris, 3. Nasengrube, 4. Gehörbläschen, 5. Hyomandibuläre (= 1.) Spalte, 6. Hyoidbogen, 7. Proc. mandibularis des ersten Bogens (Nach *Patten*, B.M.: Human Embryology, 3rd. ed. New York, McGraw-Hill, 1968).

Abb. 10.9 Das Gesicht im Alter von 5 Wochen. 1. Stirnwulst, 2. Augenanlage, 3. medialer Nasenwulst, 4. mandibulärer Wulst, 5. lateraler Nasenwults, 6. Nasengrube, 7. nasolakrimale Furche, 8. Proc. maxillaris. (Nach *Langmann*, J.: Medical Embryology©, 1969, The Williams & Wilkins Company, Baltimore).

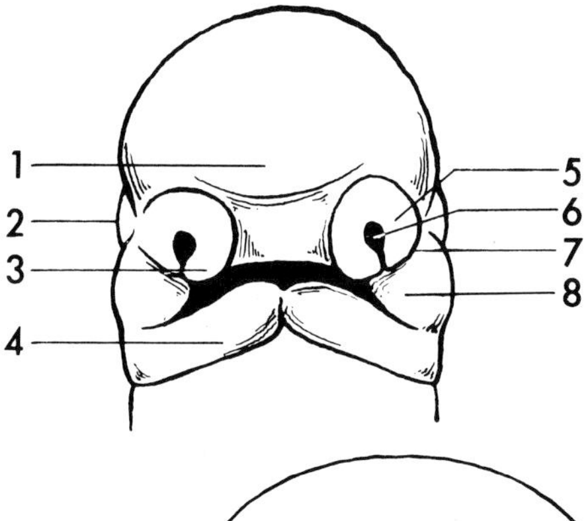

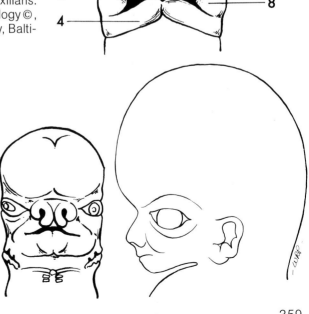

Abb. 10.10 Gesicht im Alter von 7 und etwa 8-9 Wochen.

Abb. 10.11 **Konzept 10:** Schnell hintereinander treten in den wichtigsten Knochenteilen von Gesicht und Schädel Ossifikationszentren auf, manche desmal und manche enchondral. Das Knochengewebe eines jeden Zentrums entwickelt sich so lange, bis die definitive Form dieses Knochens erreicht ist. Dann beginnt sich der Knochen während seines Wachstums zu „remodellieren". Für die meisten Knochen oder bestimmte Teile davon beginnt die erste Remodellation etwa um die 14. Woche herum. Dazu kann im Kapitel 3 nachgelesen werden, wo Gesichtswachstum und Remodellationsprozesse des heranwachsenden Kindes erläutert wurden. Dort wurden die verschiedenen Verteilungsmuster von Resorption und Apposition auf den Knochenoberflächen besprochen und die unterschiedlichen Wachstumsverschiebungen eines jeden Knochens beschrieben. Finden wir beim *fetalen* Gesicht und Schädel nun dieselben Wachstumsvorgänge? Generell gesagt: Ja. Die entscheidenden Unterschiede bestehen in den anterioren Bereichen von Ober- und Unterkiefer und im Bereich des Jochbeins. Nach Eruptionsbeginn der ersten Dentition werden diese Flächen *resorptiv* (Abb. 3.151). Während des fetalen Lebens und der frühen Kindheit jedoch sind diese Areale appositionell. Grund dafür ist, daß Oberkiefer- und Unterkieferbogen nach anterior expandieren müssen, um die Keimentwicklung der zweiten Dentition zu ermöglichen. Die knöchernen Bogen wachsen so nach anterior *und* nach posterior. Der Maxillarbogen wächst gleichzeitig nach unten und zwar in dem Umfang wie der Nasenraum expandiert. Sobald jedoch die ersten Zähne durchbrechen, werden die äußeren Flächen der anterioren Bereiche sowohl von Maxilla wie auch von Mandibula resorptiv. Die folgende Verlängerung der knöchernen Kieferbögen vollzieht sich dann ausschließlich nach posterior. Die charakteristischen postnatal auftretenden resorptiven Felder im anterioren Bereich der Kieferbögen entwickeln sich in Verbindung mit dem kontinuierlichen vertikalen Wachstum von Maxilla und Mandibula, wie in Kapitel 3 beschrieben (siehe auch *Kurihara* und *Enlow*, 1980a, für weitere Informationen).

Konzept 11: Das praenatale Wachstum und die praenatale Entwicklung von Gesicht und Körper verlaufen nach einem „Prioritäten Plan". Bestimmte Organe oder anatomische Bereiche wachsen früher als andere oder haben eine größere Wachstumsrate; andere Bereiche spielen zunächst eine sekundäre Rolle. Bestimmt wird diese Reihenfolge durch die Wichtigkeit und den Umfang der Funktion eines bestimmten Organs im Rahmen der physiologischen Aktivität des sich entwickelnden Fetus. Bestimmte anatomische Komponenten, wie z. B. das kardiovaskuläre System und einige Teile des Nervensystems, sind für das Leben des Fetus wesentlich. Andere Komponenten, wie z. B. Lungen und nasale und orale Bereiche des Gesichts werden während des praenatalen Lebens nicht gebraucht. Ihr Abschluß der Entwicklung ist zugunsten der funktionellen Anforderungen anderer fetalen Organe und Gewebe verschoben. Solche zurückgebliebenen Organe müssen jedoch zum Zeitpunkt der Geburt ihre volle Funktionstüchtigkeit erlangt haben. Das Volumen der Luftwege muß dem Volumen der Lungen entsprechen, welches wiederum den funktionellen Anforderungen des Körpers zu dieser Zeit gewachsen sein muß. Die oralen Funktionen müssen zum Zeitpunkt der Geburt sofort funktionsfähig sein. Dadurch werden, wie schon zuvor beschrieben, unterschiedliche Wachstums-und Reifungsraten zwischen den verschiedenen Körper- (und Gesichts-)regionen auftreten. Das Gehirn, die Calvaria, die Schädelbasis und die Augen sind beim Neugeborenen relativ groß im Vergleich zum proportional sehr kleinen Gesicht. In dem Maße jedoch wie die Körpergröße zunimmt, vergrößern sich die Lungen, und im nasalen Bereich des Gesichts (nicht nur bei der äußeren Nase) finden wir entsprechend deutliche Höhen- und Längenzunahme. Sobald die Dentition stattfindet, ersetzt das Kauen das Saugen, verändern sich die neuralen Reflexbögen, ändert sich der Schluckvorgang und der orale Teil des Gesichts mit ihrer sich rapide vergrößernden Kaumuskulatur und den wachsenden und sich entwickelnden Kiefern hält mit der Gesamtentwicklung Schritt.

Die embryonale Gesichtsentwicklung

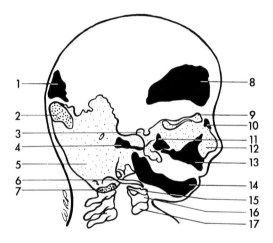

Abb. 10.11 Der Schädel im Alter von etwa 9 Wochen. 1. Os occipitale (interparietaler Teil), 2. Supraoccipitale, 3. Dorsum sellae (noch knorpelig), 4. Squama ossis temporalis, 5. Knorpel, 6. Proc. styloideus, 7. Os occipitale (Pars basalis), 8. Os frontale, 9. Crista galli (noch knorpelig), 10. Os nasale, 11. Malar, 12. Nasenknorpel, 13. Maxilla, 14. Mandibula (den *Meckel*schen Knorpel umgebend), 15. Hyoid, 16. Cartilago thyroideum, 17. Crikoid; Gebiete enchondraler Ossifikation werden dunkel gepunktet gezeigt, desmal entstandene Areale schwarz. (Nach *Patten*, B.M.: Human Embryology, 3rd. ed., New York, McGraw-Hill, 1968).

Teil 2

Ein Embryo im Alter von einem Monat hat kein eigentliches „Gesicht". Die Grundbausteine jedoch sind schon angelegt. Die Anlagen, die sich sehr bald in die Kiefer, die Nase, die Augen, die Ohren, den Mund und auch die tiefer gelegenen Anteile dieser Strukturen umwandeln, haben schon angefangen, sich zu entwickeln.

Unterhalb der stark vorgewölbten *Eminentia frontalis* markiert eine ektodermal begrenzte Einziehung die Stelle, an der der Mund entstehen wird. Diese flache Mulde, das *Stomodeum*, ist vom Kopfdarm durch ein dünnes ento-ekto-dermales Häutchen, die *buccopharyngeale Membran* getrennt (Abb. 10.12). Diese Membran beginnt bereits einzureißen und sich aufzulösen. Die Strukturen um das Stomodeum herum erfahren nun ein sehr starkes Wachstum. Die Membran selbst jedoch wächst nicht weiter, und so wird sie durch die starke Expansion und das schnelle Auseinanderweichen der umliegenden Strukturen auseinandergerissen. Welch immenses Wachstum überhaupt abläuft, kann man sich daran verdeutlichen, daß die buccopharyngeale Membran des 1 Monat alten Embryos beim Erwachsenen dann in der Gegend der Tonsillen liegen würde. Auf der anderen Seite dieser Öffnung liegt der aus dem Entoderm entstandene Pharynx. Der Pharynx ist der Teil des Kopfdarmes, der durch die Pharynxbogen (Viszeral-, Branchial-) umschlossen wird (Abb. 10.13). Im Pharynx liegt von innen zwischen jedem Pharynxbogen eine *Pharynxtasche* und von der Außenseite ragt zwischen jedem Bogen eine Furche hinein. Der ekto-ento-dermale Kontakt zwischen diesen Taschen und Furchen wird *Branchialmembran* genannt. Alle diese Strukturen des Pharynx haben großen Anteil an der späteren Bildung vieler Organe und anderer Strukturen im Kopf- und Halsbereich.[*]

Jeder Pharynxbogen hat einen eigenen Nerven, eine Arterie sowie eigenes Mesenchym, das sich zu den entsprechenden Muskeln und dem embryonalen Knorpelgewebe entwickelt (Abb. 10.14). Bestimmte Knorpel oder Knochen sind mit bestimmten Pharynxbögen assoziiert. Dies ist ein grundlegendes embryonales Konzept. Wenn jemand diese einfachen embryonalen Beziehungen verstanden hat, wird ihm das Verständnis der äußerst komplexen Anatomie des Erwachsenen viel leichter. Die *Muskeln*, die sich in einem jeden Bogen entwickeln, sind direkt mit den *Knochen* dieses Bogens assoziiert und durch den *Nerven* dieses Bogens innerviert. Einige der embryonalen Pharynxtaschen und -furchen schaffen bestimmte anatomische Voraussetzungen für die bestimmten Strukturen des Erwachsenen. Für all diese Strukturen finden wir im Embryo eine logische, systematische und sich leicht erkennbar entwickelnde Vorstufe. Auf der Basis dieser spezifischen praenatalen Verhältnisse ergibt der weit weniger leicht ergründliche Plan der adulten Morphologie einen Sinn. Beim menschlichen Embryo gibt es fünf

---

[*] Wandernde Zellen aus der kranialen Neuralleiste haben einen großen Einfluß auf die Frühentwicklung der Ursprungsgewebe von Kopf und Hals (siehe *Johnston*, 1973).

Die embryonale Gesichtsentwicklung

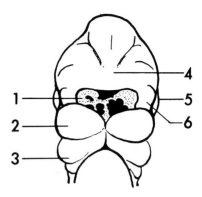

Abb. 10.12   Das menschliche Gesicht im Alter von etwa vier Wochen. 1. Stomodeumplatte (buccopharyngeale Membran), 2. Mandibularbogen (-wulst oder -prozes), 3. Hyoidbogen, 4. Eminentia frontalis (oder Prominentia-), 5. Augenbläschen, 6. Region des sich gerade formenden Proc. maxillaris (als Teil des ersten Bogens). (Nach Patten, B.M.: Human Embrology, 3rd. ed., New York, McGraw-Hill, 1968).

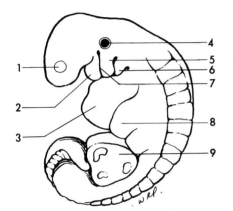

Abb. 10.13   Menschlicher Embryo im Alter von etwa vier Wochen. 1. Augenbläschen, 2. Mandibularbogen (-wulst oder -processus), 3. Prominentia cardialis, 4. Gehörbläschen, 5. Hyoidbogen, 6. Dritter Bogen, 7. Hyomandibuläre (=1.) Furche, 8. Prominentia hepatica, 9. primitive Nabelschnur. (Nach Patten, B.M.: Human Embryology, 3rd. ed., McGraw-Hill, New York, 1968).

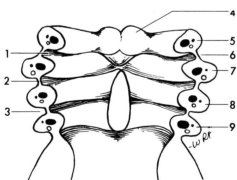

Abb. 10.14   Blick von innen auf die Pharynxvorderwand, die Bogen sind angeschnitten. 1. Die erste Pharynxtasche zwischen erstem und zweitem Bogen (wird später zur Paukenhöhle), 2. Branchialmembran, 3. Pharynxfurche, 4. Region, die sich zu den vorderen zwei Drittel der Zunge entwickelt, 5. Erster (Mandibular-)Bogen mit seinem zugehörigen Knorpel, Nerven, Arterie und branchiogenen Mesenchym, 6. Erste Pharynxfurche, sie wird zum äußeren Gehörgang, 7. Zweiter (Hyoid-)Pharynxbogen, 8. Dritter Pharynxbogen mit seinem Knorpel, Arterien, Nerven und branchiogenen Mesenchym, 9. Vierter Pharynxbogen. (Nach Moore, K.L.: Before we are Born. Basic Embryology and Birth Defects, Philadelphia, W.B. Saunders Company, 1974).

Die embryonale Gesichtsentwicklung

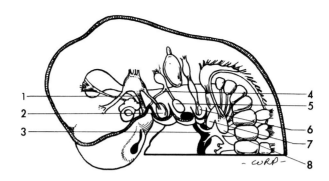

Abb. 10.15 An diesem 5 Wochen alten Embryo sehen wir die Verteilung und Verzweigung der Hirnnerven und das früheste Entwicklungsstadium der Muskulatur (Schema). 1. N. maxillaris des N. Trigeminus (keine Skelettmuskelinnervation), 2. Die Kaumuskulatur, die sich aus dem branchiomeren Mesenchym des ersten Mandibularbogens entwickelt. Versorgung durch den N. mandibularis des fünften Hirnnervens, 3. N. hypoglossus für die innere Zungenmuskulatur, 5. Chorda tympani, verläßt den N. fazialis und den zweiten Pharynxbogen, tritt in die Zunge ein und versorgt sie sensorisch (gustatorisch), 5. Die Gesichtsmuskeln, die sich aus dem Mesenchym des Hyoidbogens entwickeln und vom N. fazialis (VII) versorgt werden, 6. M. stylopharyngeus des dritten Bogens, versorgt durch den (IX) Hirnnerven, 7. Pharynxmuskulatur, versorgt durch den (X) Hirnnerven, 8. M. trapezius und M. sternocleidomastoideus, versorgt durch den N. accessorius. (Nach *Patten*, B.M.: Human Embryology, 3rd. ed., New York, McGraw-Hill, 1968).

paarige Pharynxbögen. Der erste ist das Mandibularbogenpaar. Aus dem Bogenpaar entwickelt sich auf jeder Seite eine Knospe, aus der die *Processus maxillares* entstehen. Sowohl die Anlage der Mandibula wie auch das der Maxilla entstehen also aus dem ersten Bogen. Der zweite Pharynxbogen ist der *Hyoidbogen* (Abb. 10.13). Die übrigen Bögen haben keine eigenen Namen, sondern sind nur durchnummeriert.

Der Knorpel des ersten Pharynxbogens ist der *Meckelsche Knorpel* (Abb. 10.6). Er nimmt einen Raum ein, der später das Kernstück des Corpus mandibulae wird, das sich um den Knorpel herum ausformt, die knöcherne Mandibula selbst entwickelt sich unabhängig direkt aus dem embryonalen Bindegewebe, das den *Meckelschen* Knorpel umgibt. Der größte Teil des Knorpels verschwindet, Teile jedoch werden zu Anlagen zweier Gehörknöchelchen (Malleus und Incus), und aus dem Perichondrium des *Meckelschen* Knorpels formt sich das Ligamentum sphenomandibulare.

Der Knorpel des Hyoidbogens (zweiten) ist der sog. *Reichertsche* Knorpel. Aus ihm bildet sich das dritte der Gehörknöchelchen, der Stapes. Der Rest ist an der Bildung des Processus styloideus, der Schädelbasis, des Ligamentum stylohyoideum, dem Cornu minus des Os hyoideum und an einem Teil des Corpus hyoideum beteiligt (Abb. 10.6).

Aus dem Mesenchym des Bogens bilden sich die Muskeln. Das Mesenchym wird als branchiogenes oder branchiomeres (gr. branchia – die Kieme; gr. meros – Segment) bezeichnet, im Gegensatz zum

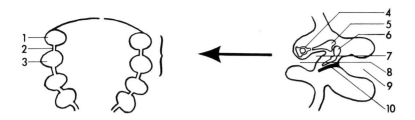

Abb. 10.16 Die Ohrregion während der Entwicklung. 1. Mandibularbogen, 2. Sog. Branchialmembran zwischen Furche außen und Tasche im Inneren des Pharynx. 3. Hyoid-Bogen, 4. Stapes, 5. Incus, 6. Malleus, 7. Anlage des Mittelohres. Sie umgibt später als Cavum tympani die Gehörknöchelchen, 8. Tuba Eustachii, 9. Äußerer Gehörgang, 10. Anlage des Trommelfelles.

Mesenchym, das aus den Somiten des übrigen Körpers stammt. Aus dem branchiomeren Mesenchym des ersten Bogens entwickelt sich die Kaumuskulatur, der Venter anterior des M. digrasticus, der M. tensor velipalatini, der M. mylohyoideus und der M. tensor tympany. Die Nerven der jeweiligen Bogen werden zu Hirnnerven (Abb. 10.15). Die Nerven des ersten Bogens entwickeln sich zu dem N. mandibularis und N. maxillaris des N. trigeminus (V). Der entsprechende Nerv des zweiten Bogens ist der N. fazialis (VII). So werden die Muskeln des ersten Bogens (Kaumuskulatur, usw.) durch den mandibulären Ast des fünften Hirnnervs versorgt, egal, wo diese betreffenden Muskeln im Laufe der späteren Entwicklung schließlich zu liegen kommen. Die mimische Muskulatur wird aus dem branchiomeren Mesenchym des zweiten Pharynxbogens gebildet und wird so entsprechend vom N. fazialis innerviert.

Eine ganze Ansammlung verschiedener Strukturen des ersten und zweiten Pharynxbogens sind an der Entstehung des inneren und äußeren Ohres beteiligt (Abb. 10.13). Die erste Anlage, die *Ohrplacode,* differenziert sich schon sehr früh als Ektodermverdickung dicht über und hinter der ersten Pharynxfurche. Diese Placode senkt sich sehr schnell ein und formt so auf jeder Seite ein Gehörbläschen, die sich schließlich zu den Strukturen des Innenohres entwickeln (Bogengänge und Cochlea). Aus der ersten Pharynx-*furche* (zwischen dem ersten und zweiten Bogen) formt sich der Meatus accusticus externus und die Branchialmembran zwischen Tasche und Furche, unterzieht sich verschiedenen Umbauvorgängen und bildet schließlich das Trommelfell (Membrana tympani; Abb. 10.16). Die erste Pharynx*tasche* expandiert zur Paukenhöhle und bildet außerdem die Tuba Eustachii, die den Pharynx mit dem Mittelohr verbindet. Die sich aus dem Knorpel des ersten und zweiten Bogens entwickelnden Gehörknöchelchen liegen in unmittelbarer Nachbarschaft dieses Areals und werden sehr bald durch die expandierende erste Pharynxtasche umkleidet. Die Gehörknöchelchen funktionieren als Brücke zwischen Trommelfell und Innenohr. Die Ohrmuschel entwickelt sich aus um die erste Pharynxfurche herum liegenden Mesenchymverdichtungen (Abb. 10.10).

Aus dem Knorpel des dritten Pharynxbogens entstehen das Cornu majus und Teile des Corpus des Os hyoideum (Abb.

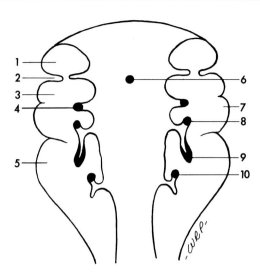

Abb. 10.17 Abkömmlinge der Pharynxtaschen. 1. Mandibularbogen, 2. Hyomandibuläre (= 1.) Furche, 3. Hyoidbogen, 4. Tonsillae palatinae, 5. Vierter Bogen, 6. Thyroiddivertikel, 7. Dritter Bogen, 8. Gl. parathyroidea III, 9. Thymus, 10. Gl. parathyroidea IV.

10.6). Der einzige Muskel, der sich aus dem branchiomeren Mesenchym des dritten Bogens entwickelt, ist der M. stylopharyngeus. Der spezifische Nerv des dritten Bogens ist der *N. glossopharyngeus.* Er innerviert natürlich diesen zugehörigen Muskel (Abb. 10.15). Die übrigen Knorpel dieses Bogens bilden die Larynxknorpel: Cartilago thyroidea, – cricoidea und den Cartilago arytaenoideus. Aus dem branchiomeren Mesenchym des vierten Bogens entwickelt sich der M. cricothyroideus und der M. constrictor pharyngis. Der spezifische Nerv des vierten Pharynxbogens ist der N. laryngeus superior des *N. vagus.* Die innere Larynxmuskulatur entsteht aus dem sechsten Bogen und ist auch vom Nerven dieses Bogens innerviert, dem N. laryngeus recurrens des N. vagus.

In den zweiten Pharynx*taschen* proliferieren das auskleidende Entoderm und das darunterliegende Mesenchym und bilden die *Tonsillae palatinae* (Abb. 10.17). Aus dem entodermalen Epithel der dritten Tasche entwickelt sich die *Gl. parathyroidea III* (sogenannt wegen der Herkunft aus dem dritten Bogen). Diese wird später zur Gl. parathyroidea inferior, weil sie später in eine Ebene unterhalb der Gl. parathyroidea IV descendiert. Aus der dritten Pharynxtasche entsteht auch der Thymus. Die Gl. parathyroidea IV (die Gl. parathyroidea superior) entwickelt sich aus der vierten Pharynxtasche.

Auf dem Boden des Pharynx (ventral) bilden sich aus den 1. Mandibularbögen sehr früh auf jeder Seite je ein *Lingualwulst* (Abb. 10.18). Auf der Mittellinie liegt das kleine *Tuberculum impar.* Aus diesen drei Strukturen entwickeln sich der größte Teil des Zungenkörpers und die Schleimhautabdeckung der vorderen zwei Drittel der Zunge. Da der N. mandibularis die

Die embryonale Gesichtsentwicklung

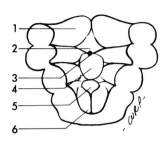
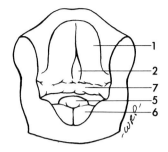

Abb. 10.18 Zungenentwicklung während der 6. und 8. Schwangerschaftswoche 1. Seitliche Zungenwülste, 2. Tuberalum impar, 3. Foramen caecum, 4. Copula, 5. Epiglottis, 6. Arytaenoidwülste, 7. Zungenwurzel.

Gewebe des ersten Bogens versorgt, innerviert er auch die Schleimhaut der Zunge sensibel. Die Chorda tympani, die als Ast des N. VII in der Branchialmembran vom zweiten zum ersten Bogen verläuft, tritt in den N. mandibularis (N. lingualis) ein und übernimmt zu wesentlichen Teilen die gutastorische Innervation der Zungenschleimhaut.

In der Mitte des ventralen Bereiches des zweiten, dritten und vierten Pharynxbogens erscheint ein weiterer deutlicher Wulst, die *Copula*. Diese Region entwickelt sich zum hinteren Drittel der Zunge.

In der Mitte des ventralen Bereiches des zweiten, dritten und vierten Pharynxbogens erscheint ein weiterer deutlicher Wulst, die *Copula*. Diese Region entwickelt sich zum hinteren Drittel der Zunge (Zungenwurzel). Die Hirnnerven des dritten und vierten Bogens sind der N. glossopharyngeus und der N. vagus und so innervieren sie das hintere Drittel der Zunge sensibel. Der Kern der Zunge wird von der „inneren" Muskulatur ausgefüllt. Diese entstehen aus einer mehr kaudal gelegenen Region (möglicherweise aus dem occipital gelegenen somatischen Mesoderm) und diese Muskeln wachsen dann in die expandierende Schleimhautbedeckung der Zunge hinein. Die motorische Innvervation der Muskeln übernimmt der paarig angelegte N. hypoglossus (XII). Er wird sozusagen nach oben mitgenommen, während die innere Zungenmuskulatur in die Zunge einwächst.

Anatomisch werden Zungenkörper und -wurzel durch einen V-förmigen Sulcus voneinander getrennt (Sulcus terminalis; Abb. 10.19).

Diese Linie markiert ungefähr die Grenze zwischen den Abkömmlingen des ersten Bogens und den tieferen Bögen. In der Mitte dieser Grube zwischen Tuberculum impar und Copula entwickelt sich die Anlage der Gl. thyroidea zunächst als ein epitheliales Divertikel (Abb. 10.7 und 10.17). Es trennt sich dann von der Mukosa und wandert nach kaudal. Die Stelle der Invagination jedoch verbleibt und bildet das Foramen caecum (Abb. 10.18). Wir finden es an der Spitze des „V" und es läßt noch beim Erwachsenen erkennen, wo beim Embryo die Grenze zwischen erstem und zweitem Bogen lag. Wie die meisten Drüsengewebe so ist auch die Gl. thyroidea epithelialen Ursprungs, und weil sich ihre Anlage aus dem pharyngealen Epithel

Die embryonale Gesichtsentwicklung

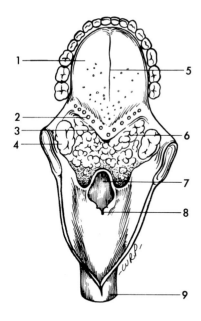

Abb. 10.19 Adulte Zunge. 1. Körper, 2. Papillae vallatae, 3. Sulcus terminalis, 4. Tonsilla palatina, 5. Sulcus medianus, 6. Tonsilla lingualis auf der Zungenwurzel, 7. Epiglottis, 8. Incisura interarythenoideae, 9. Oesophagus.

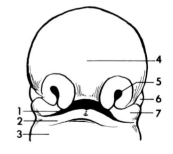

Abb. 10.20 Die Fazialregion im Alter von etwa 5 Wochen. 1. Stomodeum, 2. Mandibularwulst, 3. Hyoidbogen, 4. Prominentia frontalis, 5. Nasengrube, 6. Augenbläschen, 7. Maxillarwulst. (Nach *Langmann*, J.: Medical Embryology, © 1969, The Williams and Wilkins Company, Baltimore.)

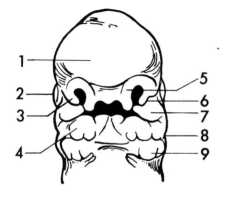

Abb. 10.21 Fazialregion im Alter von etwa 5 1/2 Wochen. 1. Frontalhirn, 2. Augenbläschen, 3. lateraler Nasenfortsatz, 4. Mandibularfortsatz, 5. Medialer Nasenfortsatz, 6. Nasolakrimale Furche, 7. Processus maxillaris, 8. Hyomandibuläre Furche, 9. Hyoidbogen. (Nach *Patten*, B.M.: Human Embryology, 3rd. ed., New York, McGraw-Hill, 1968.)

Die embryonale Gesichtsentwicklung

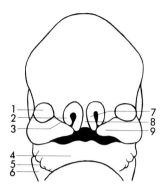
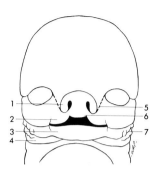

Abb. 10.22   Das Gesicht zwischen der 6. und 7. Woche: 1. Auge, 2. lateraler Nasenfortsatz, 3. Nasolacrimale Furche, 4. Mandibularfortsatz, 5. Hyomandibuläre Furche, 6. Hyoidbogen, 7. Medialer Nasenfortsatz, 8. mediale Nasenregion mit Bildung des Nasenseptums, 9. Maxillarfortsatz.

Abb. 10.23   Das Gesicht zwischen der 7. und 8. Woche. 1. lateraler Nasenfortsatz, 2. Maxillarfortsatz, 3. Mandibula, 4. Hyoidbogen (mit beginnender Bildung der Ohrmuschel), 5. Verschmelzungslinie der nasolakrimalen Furche, 6. Philtrum, 7. Hyomandibuläre Furche.

entwickelt, ist sie ein entodermales Derivat.

Im Alter von fünf Wochen haben sich aus dem ersten Pharynxbogen das Tuberculum maxillare und das Tuberculum mandibulae deutlich abgegrenzt (Abb. 10.12 bis 10.23). Bald formen sich direkt lateral über dem Stomodeum die Nasenplacoden als Verdickungen des Ektoderms. Darum herum haben sich Pferdenüstern ähnliche Verdickungen entwickelt, die später die Nasenlöcher umschließen. Den Boden einer jeden Nasenhöhle bildet die oronasale Membran, sie ist aber nur eine temporäre Struktur, die bald einreißt, und so öffnen sich die Nasenräume direkt in das Cavum oris. Gleichzeitig erfahren die halbkreisförmigen Verdickungen eine merkliche Größenzunahme. Jede Verdickung besteht aus einem lateralen und einem medialen Fortsatz. Die sich ausweitenden *medialen* Fortsätze verschmelzen an der Mittellinie und bilden so die Anlage, aus der sich der mittlere Teil der Nase, das Philtrum der Oberlippe, der „inzisale" Teil der Maxilla (Praemaxilla) und der kleine Primärgaumen entwickelt.

Die sehr schnell wachsenden lateralen Nasenwülste formen die Nasenflügel. Währenddessen vergrößert sich auch der Maxillarwulst und verschmilzt schließlich mit den medialen Nasenwülsten. Die dazwischenliegende Rinne (bei normaler Entwicklung keine Spalte) verschwindet und dadurch formt sich ein U-förmiger Bogen. Die Canini, Prämolaren, Molaren sowie die lateralen Bereiche von Lippe und Maxillarbogen entwickeln sich aus den Processus maxillares. Aus dem medialen Nasenwulst bildet sich sowohl der Mittelteil der Oberlippe als auch des Maxillarbogens. *Dies* sind einige der Verschmelzungslinien, die an der Entstehung von Lippen- und Kieferspalten beteiligt

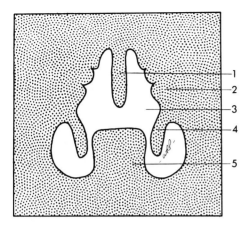

Abb. 10.24 Frontalschnitt durch die oronasale Region eines 6 1/2 Wochen alten Embryos. 1. Nasenseptum, 2. laterale Nasenwand, 3. Nasenhöhle, 4. Gaumenfortsatz, 5. Zunge. (Nach *Langmann, J.:* Medical Embryology, © 1969, The Williams & Wilkins Company, Baltimore.)

sein können. Manchmal finden wir entwicklungsbedingte Variationen, bei der eine Zahnanlage auf der „falschen" Seite der Spalte liegt, das löst immer wieder Überraschungen aus, denn so sollte es eigentlich nicht sein.

Zwischen Maxillarwulst und lateralem Rand des lateralen Nasenwulstes zieht eine Furche schräg nach oben. Diese *nasolakrimale Furche* schließt sich sehr bald und umschließt dabei den Raum für den späteren Ductus lacrimalis. Bleibt diese Verschmelzung aus, entwickelt sich eine permanente Gesichtsspalte.

Die oberflächlichen Gewebe von Maxillar- und Mandibularwulst verschmelzen miteinander und bilden die Wange. Entlang der Verschmelzungslinie von muko-epidernalen Geweben finden wir oft *epitheliale Gewebseinsprengungen*. Es handelt sich dabei um kleine Inseln epithelialer Zellen, die vom Fusionsprozeß überholt wurden, bevor sie ihre eigentliche Aufgabe erfüllen konnten. So können entlang der Fusionslinien der Wangenschleimhaut häufig versprengte kutane Talgdrüsen auftreten, die *Fordyschen Flecken.*

Die beiden Mandibularfortsätze treffen sich in der Mitte und formen den Unterkiefer und die Unterlippe. Am Treffpunkt der Fortsätze entsteht die knorpelige Symphyse.*

Aus der Prominentia frontalis entstehen die Stirn und eine vertikale Zone im Bereich zwischen den beiden medialen Nasenwülsten. Hier entsteht auf der Mittellinie das *Nasenseptum*, von dem manche annehmen, daß es als Schrittmacher für die spätere fetale Gesichtsentwicklung gilt, solange es noch knorpelig ist.

All diese fazialen Veränderungen treten ungefähr gleichzeitig auf, etwa zwischen der vierten und sechsten Embryonalwoche. Aus beiden Seiten des Maxillarbogens formen sich nun die *paarigen Gau-*

---

* Obwohl hier ein begrenztes enchondrales Wachstum stattfindet, verbinden sich die beiden Mandibularhälften völlig, im Gegensatz zu den permanent separaten Unterkieferhälften der Nicht-Primaten. Außer im Bereich des „sekundären Knorpels" am Ende des Proc. condylaris (und in sehr begrenztem Umfang auch im Symphysenknorpel und einem kleinen Knorpel im Gebiet des Processus coronoideus) ossifiziert der größte Teil der Mandibula desmal. Der *Meckelsche* Knorpel vollzieht keine enchondrale Ossifikation (außer in kleinen Bereichen hier und da); er verschwindet mit Ausnahme seiner Derivate, den Gehörknöchelchen und den Ligamenten. Die Maxilla ist völlig desmalen Ursprungs.

Die embryonale Gesichtsentwicklung

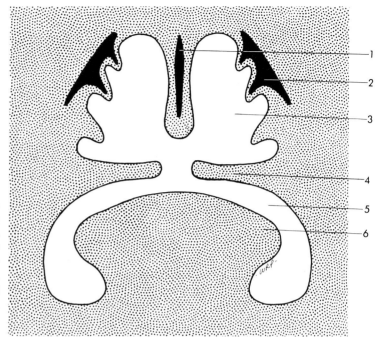

Abb. 10.25 Frontalschnitt durch die oronasale Region eines 7 1/2 Wochen alten Embryos. 1. Septumknorpel, 2. Knorpel der Chonchae nasales, 3. Nasenhöhle, 4. Gaumenfalten, 5. Mundhöhle, 6. Zunge. (Nach *Langmann*, J.: Medical Embryology, © 1969, The Williams & Wilkins Company, Baltimore.)

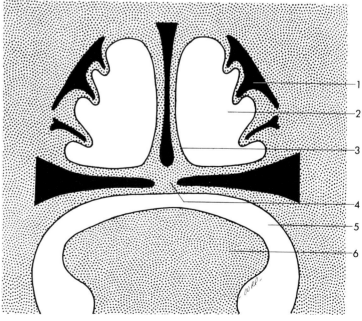

Abb. 10.26 Frontalschnitt durch die aro-nasale Region eines 10 Wochen alten Embryos. 1. Conchae nasales, 2. Nasenhöhle, 3. Nasenseptum, 4. Gaumenplatten, miteinander und mit dem Nasenseptum verschmolzen. Der desmale Knochen der Gaumenplatte (ausgehend von der Maxilla) beginnt sich zu bilden. 5. Mundhöhle, 6. Zunge. (Nach *Langmann*, J.: Medical Embryology. © 1969, The Williams & Wilkins Company, Baltimore.)

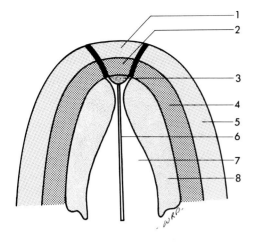

Abb. 10.27 Blick von oral auf die Gaumenfalten eines 7 1/2 Wochen alten Embryos: 1. Philtrum der Oberlippe, 2. das prämaxillare Segment des medialen Nasenfortsatzes, 3. Primärgaumen, 4. Oberkieferbogen (entstanden aus den Maxillarwülsten), 5. Wangen, 6. Nasenseptum, 7. Mund- und Nasenraum, 8. Gaumenfalten. In diesem Stadium sind Philtrum und Praemaxilla bereits mit den Maxillarwülsten verschmolzen.

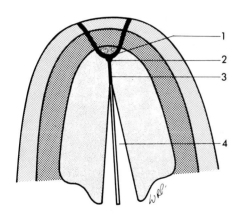

Abb. 10.28 Blick auf die beginnende Fusion des Gaumens von oral. 1. Verschmelzungsbereich von Primärgaumen und den bilateralen Sekundärgaumen, 2. Foramen inzisivus, 3. Raphe palatina, 4. noch offene Verbindung zwischen Nasen- und Mundraum.

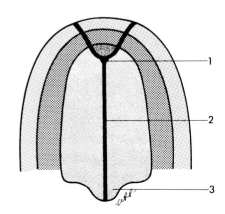

Abb. 10.29 Die Fusion des Gaumens auf ganzer Länge. 1. Foramen inzisivus, 2. Raphe palatina, 3. Uvula.

menplatten (Abb. 10.24 bis 10.29). Das Cavum oris ist immer noch relativ klein und die Zunge bleibt noch eine Weile zwischen den beiden Gaumenplatten liegen. Deshalb wachsen die Platten zunächst schräg nach unten. Durch die Expansion des gesamten inferioren Bereichs wird die Zunge jedoch mit nach unten verlagert. Der Mundraum nimmt deutlich an Größe zu. Die paarigen Nasenräume sind jedoch immer noch mit dem Mundraum verbunden. (Wir finden einen rechten und linken Nasenraum, weil das von der Prominentia frontalis aus nach unten wachsende Nasenseptum die ursprüngliche doppelte Form der nasalen Anlagen erhält. In diesem Stadium sind Mund- und Nasenraum nur im vordersten Bereich durch den zarten unpaaren *Primärgaumen* getrennt (medianer Gaumenfortsatz der Praemaxilla). Dieser entstand durch die Fusion der medialen Nasenfortsätze. Der gesamte untere Teil des sich entwickelnden Gesichts, einschließlich Zunge und Mundboden, senkt sich so sehr nach unten, daß die Gaumenfortsätze nicht mehr folgen können; nun können die Gaumenplatten frei nach *medial* expandieren. Sie treffen sich in der Mitte und verschmelzen sofort miteinander (Raphe palatina). Die Platten „schwingen nach oben" und treffen sich in der Mitte. Ein Teil dieser scheinbaren Rotation nach oben geschieht durch abgestuftes Wachstum. Die Platten wachsen aber nicht nur nach unten, sondern werden auch nach inferior verlagert. Im Zuge dieses komplexen Wachstums vergrößern sich die Gaumenplatten nicht nur nach inferior, sondern auch nach medial aufeinander zu, der *gesamte* Nasenraum jedoch expandiert nach lateral und inferior, und so ist ein großer Teil dieser scheinbaren Rotation nach oben nur relativ und mehr als Folge des eigentlichen Wachstums nach unten und zur Mitte anzusehen. Während dieser Zeit, in der sich das ganze Mittelgesicht rapide vergrößert, wachsen aber Mund- und Nasenraum nicht mit gleicher Geschwindigkeit.

Bei der Verschmelzung von rechtem und linkem Gaumenfortsatz entsteht der *sekundäre Gaumen*. Dieser verknöchert sehr bald und ist ein direkter Fortsatz der Maxilla, aus der er sich entwickelt. Der aus dem medialen Nasenwulst entstandene Primärgaumen verbleibt als ein schmales, median gelegenes, unpaares dreieckiges Segment in der anterioren Region des Gaumens, anterior des Foramen inzisivus liegend und seine Suturen markieren die Grenze zwischen dem ehemals primären und dem sekundären Gaumen (Abb. 10.29).

Die eigenständigen Oss. palatinae entwickeln sich erst später. In der Zwischenzeit ist das Naenseptum mit der superioren Fläche des Gaumens verschmolzen. Die beiden Nasenräume sind nun völlig voneinander getrennt und haben auch zum Mundraum keine direkte Verbindung mehr. Während diese verschiedenen Prozesse ablaufen, entwickeln sich die Conchae nasalis als nach medial und inferior wachsende Fortsätze der lateralen Wand einer jeden Nasenhöhle.

Lippen- und Kieferspalten

Es gibt mehr als einhundert kraniofaziale Syndrome, bei denen Lippen- und Kieferspalten als Leitsymptome auftreten. Manche sind durch Genmutation oder chromosomale Aberration verursacht, für die multifaktorielle Ätiologie bei dem überwiegenden Teil der Falte haben wir jedoch bislang nur sehr dürftige Erklärungen. Auf dem Gebiet der Spaltforschung ist enorm gearbeitet worden, viel mehr als in den Bereichen der anderen kongenitalen fazialen Dysplasien. Ein Grund dafür ist sicher, daß die Lippenspalte relativ häufig ist. Bei Kaukasiern kommt eine Lippenspalte auf ca. 700 bis 800 Geburten. (Bei Gaumenspalten liegt die Rate niedriger, bei ca. 1 : 2500). Bei schwarzen Amerikanern finden wir Spalten seltener, bei orientalischen Völkern häufiger. In Kiefer und Gesicht können verschieden stark ausgeprägte und auch unterschiedliche Spaltkombinationen auftreten. Die meisten aber treten natürlich an den verschiedenen Linien während der embryonalen Verschmelzung auf. Wenn zwei oder mehr miteinander verschmolzene Teile wieder auseinandergedrängt werden (z. B. die beiden Gaumenfortsätze der Maxillae durch ein starkes Breitenwachstum von Gehirn und Schädelbasis), wenn die Teile am Zusammenwachsen gehindert werden (z. B. durch die Zunge; eine kontroverse Theorie), wenn eine biochemische oder gewebliche Grenze zwischen den Teilen entsteht oder wenn der Fusionsprozeß fehlschlägt, dann entstehen *Spalten*. Dies kann sich sowohl durch eine schmale Rinne im Lippenrot manifestieren, oder zu einer Totalspalte der Oberlippe führen und in einem Defekt beidseits der Nase bis hin zu den medialen Augenwinkeln gipfeln. Die Lippenspalten treten normalerweise an der Nahtstelle zwischen Philtrum (medialer Nasenfortsatz) und lateralem Teil der Oberlippe auf (Oberkieferfortsatz). Spalten der Medianebene zwischen rechtem und linkem medialen Nasenfortsatz sind sehr viel seltener. Solch eine mediale Spalte kann sich bis in die darüber liegende Nasenregion hinein erstrecken und im Nasensteg (Kolumella) eine Grube oder Einziehung hervorrufen.

Eine Spalte kann auf die Lippe beschränkt sein oder aber sich bis in die Tiefe entlang der maxillären und der Gaumenfusionslinie fortsetzen. So kann im Oberkiefer eine Spalte zwischen lateralem Inzisivus und Caninus auftreten, d. h. zwischen medialem Nasensegment und dem Maxillarfortsatz. Es kann hierbei eine *unilaterale* oder eine bilaterale Spalte in der Lippe und/oder in der Maxilla entstehen. Die Spalte kann auf dieses Gebiet beschränkt bleiben oder sich aber entlang des primären Gaumens als uni-oder bilaterale Spalte in den anterioren Bereich des Gaumens erstrecken. Die Y-förmige Spalte verläuft dann nach posterior auf die Mittellinie zu, wo sich rechte und linke Gaumenplatte normalerweise berühren und verschmelzen. Fehler im Laufe der Verschmelzung führen zu Spalten im Bereich der Gaumenmittellinie. Es kann auch der gesamte Lippen-Kiefer-Gaumenkomplex normal verschmelzen und nur die Uvula betroffen sein; dann sehen wir eine *Uvula bifida*. Auch die Zunge kann gedoppelt sein (durch unvollständige Verschmelzung der paarigen Lingualwülste). Sehr selten sehen wir eine mediane Spalte der gesamten Unterlippe und nicht nur der Kinnspitze und/oder der knöchernen Mandibula (siehe Seite 34).

Sehr häufig sind Lippen- und Kieferspalten nur ein Symptom innerhalb der verschiedenen *Syndrome*, die mit regionalen und kraniofazialen Mißbildungen einhergehen. Man sollte sich vor Augen halten, daß bei den meisten der unten kurz beschriebenen Syndrome, Krankheiten und Mißbildungen sich oft gegenseitig überlagern und daß die gleichen regionalen Fehlbildungen bei einer großen Anzahl von Syndromen auftreten und für diese charakteristisch sind. Hypertelorismus (extrem weit auseinanderstehende Augen), Fehlbildungen der Orbita, Unterentwicklung der Mandibula (Mikrognathie), Deformationen der Nase, Unterentwicklung des Oberkiefers, Fehlbildungen des Ohres, Lippen-und Gaumenspalten, Gesichtsspalten, Meningozelen, Deformationen von Stirn und Calvaria, Gehirnveränderungen und andere solche Mißbildungen können in vielen der schwereren Syndrome auftreten. Neben genetischen Aberrationen gibt es eine Unzahl von Möglichkeiten, z. B. kongenitale Schädigungen, bestimmte Erkrankungen und Traumata, die den normalen und sehr empfindlichen Ablauf kraniofazialen Entwicklung stören können. Diese Auswirkungen der Trisomie (*Downs* Syndrom, Mongolismus) zum Beispiel sind uns wohlbekannt. Gerade heute laufen große Forschungsvorhaben zur Aufklärung der genetischen Veränderungen und der Ätiologie dieser Krankheit. Bei der Trisomie 21 finden wir eine unterschiedlich ausgeprägte Hypoplasie der Maxilla. Distorsionen der Schädelbasis (und daraus entstehende charakteristische faziale Veränderungen wie z. B. eine mandibuläre Protrusion), eine gespaltene Zunge, eine verzögerte Eruption der Zähne, fehlende oder fehlgeformte Zähne und Malokklusionen. Andere Formen der Trisomie, Triploidie und verschiedene Kombinationen der X- und Y-Chromosomen können eine große Anzahl von Mißbildungen, einschließlich Spalten, Prognathie, Mikrognathie, hypoplastische Speicheldrüsen sowie einer Lingua und Uvula bifida verursachen.

Die eigentlichen auslösenden und ursächlichen Gründe dieser schweren congenitalen Dysplasien kennen wir bisher noch nicht. Die *Kraniostenose* z. B. ist eine solche Dysplasie. Hierbei schließen sich die kranialen Suturen zu früh, daraus resultieren Fehlbildungen von Gehirn, Calvaria und den Orbitae. Der *Scaphocephalus* entsteht nach einem zu frühen Verschluß der Sutura parietalis des Schädeldaches. Dabei entsteht eine lange flache enge Calvaria mit hervorstehender Frontal- und Occipitalregion. Auch Gesichtsdeformationen können Veränderungen an der Schädelbasis hervorrufen. Die Sutura coronalis kann sich vor Abschluß des Gehirnwachstums ebenfalls verschließen (Brachycephalie). Die folgende Expansion des Gehirns führt zu einer Ausweitung des Schädels. Dies kann eine Öffnung der Schädelbasiswinkels bewirken, was wiederum eine mehr oder weniger ausgeprägte mandibuläre Protrusion zur Folge haben kann. Beim Oxycephalus schließen sich alle Suturen vorzeitig; wir finden ein abnormal kleines Gehirn und ausgeprägte faziale Deformationen. Im Knorpel der Schädelbasis kann eine Achondroplasie (syn. Chondrodystrophie) auftreten. Daraus folgen direkte Auswirkungen auf die faziale Entwicklung, häufig verbunden mit einer Klasse III-Malokklusion. Das *Pierre Robin Syndrom* ist relativ selten und geht mit einer Mandibulahypoplasie und einer Gaumenspalte einher. Augen- und Ohrendefekte sind häufig. Beim *Treacher Collins Syndrom* (Dysostosis mandibulo-fazialis) finden wir schräg stehende Augen, Schwerhörigkeit, Malokklusion, Kolobome, eine charakteristischerweise flache und retrusive Wangenregion und manchmal eine Gaumenspalte. Die Symptome wie z. B. beim Pierre *Robin*- oder beim *Treacher Collins-Syndrom*, also Lippen- oder Kieferspalten, Fehlbildungen am Außen- oder Mittelohr, werden aufgrund ihrer embryonalen Beziehung zu den Primordia der Pharynxbogen manchmal als *Syndrome des ersten und zweiten Bogens* bezeichnet.

Als Folge einer verfrühten Synostose finden wir bei der *Crouzonschen Erkrankung* (Dysostosis craniofacialis) einen Exophtalmus sowie eine spitze Nase, „antimongoloid" ausgerichtete Lidspalten, häufig mit Strabismus vergesellschaftet, eine hypoplastische Maxilla, eine protrusive Unterlippe, einen protrusiven Unterkiefer und einen halb geöffneten Mund. Auch können Spalten in Gaumen und Uvula und Fehlbildungen im Ohr auftreten. Das *Hurler*-Syndrom beschreibt eine mandibuläre Protrusion, ein ausgeprägtes Kinn, weit auseinanderstehende Augen, eine Sattelnase, große Nasenlöcher, einen hohen Gaumen, tief sitzende Ohren, verdickte Lippen und eine verdickte Zunge, Nicht- oder Fehlanlagen von Zähnen. Die *Cebocephalie* (Kebos gr. = Affe) ist eine Erkrankung, bei der die Nase abgeflacht oder deformiert ist und die Augen sehr eng zusammenstehen. Das *Aspert*-Syndrom ist eine kongenitale Fehlbildung, wobei aufgrund verfrühter Verknöcherung der koronalen und sagittalen Suturen das Schädeldach relativ spitz zuläuft (Acrocephalie) und an Händen und Füßen, Syndaktylien vorkommen. Die Stirn ist verbreitert und es kann ein Hypertelorismus auftreten. Sowohl Fehlbildungen des Gaumens wie auch eine Uvula bifida können vorliegen. Als Folge der kranialen Synostose sind die Orbitae sagittal sehr flach und die Augen können hervortreten. Bei der Zyklopie verschmelzen die beiden Augenanlagen und es bildet sich nur eine Orbita aus. Dies verhindert die Expansion der Prominentia frontalis nach unten, und so verbleibt Gewebe, das programmiert ist, nasale Strukturen zu bilden, in der Stirn. Oberhalb des Auges formt sich ein rüsselähnliches Gebilde und die suborbitale Nasenregion entwickelt sich entweder unvollständig oder gar nicht.

Vergleich von praenatalen und postnatalen Wachstumsprozessen in Gesicht und Schädel

Der „Remodellationsprozeß" erfordert resorptive periostale Flächen. Beim Fetus entstehen die ersten resorptiven Flächen im Alter von 10 Wochen an zwei Punkten: erstens auf den Knochenoberflächen um die Zahnkeime herum und auf der endokranialen Fläche des Os frontale. Der hauptsächliche Umbau des frühen Gesichtsschädels beginnt mit etwa 14 Wochen. In der Zeit davor wachsen die Knochen von ihrem Ossifikationszentrum aus in alle Richtungen. Der Remodellationsprozeß, als Begleitvorgang des Wachstums, beginnt, wenn die definitive Form eines Knochens erreicht ist (siehe Abb. 10.30).

Der nasomaxilläre Komplex

Der anteriore Bereich der Maxilla sowohl des Kindes wie auch des Feten, ist auf der oralen Fläche appositionell und auf der nasalen Fläche resorptiv. Eine unterschiedliche Situation finden wir jedoch auf der anterioren (labialen) Fläche. Diese ist beim Feten appositionell, wird jedoch in den ersten Lebensjahren resorptiv. Während der Fetalzeit sind die gesamten externen Flächen der Maxilla einschließlich des anterioren Teils[*] appositionell. Dies steht in Zusammenhang mit der Erweiterung und Verlängerung des Kieferbogens und der Entwicklung und dem Wachstum der Zahnkeimanlage. Auf all den alveolären Flächen, die den Zahnkeim umgeben, finden wir Resorptionen. Der fetale Maxillarbogen verlängert sich dabei in horizontaler Richtung sowohl nach anterior wie auch nach posterior im Gegensatz zu dem hauptsächlich nach posterior gerichtetem Wachstum späterer Kindheitsphasen.

---

[*] Bei den Gesichtsforschern wird seit langer Zeit diskutiert, ob nicht die Praemaxilla als eigenständiger Knochen beim Menschen existiert und wieviele Ossifikationszentren dabei beteiligt sind.

Während der ersten Dentition expandiert der anteriore Bereich des Maxillarbogens nicht mehr, außer kleinen Feldern entlang des Alveolarkamms. Zu diesem Zeitpunkt haben sich nicht nur die Zahnkeime entwickelt, sondern die Milchzähne sind durchgebrochen und beginnen auszufallen, um den bleibenden Zähnen Platz zu machen. Die anterioren Flächen werden im Zuge des *nach unten* gerichteten Wachstumsprozesses von Maxillarbogen und Gaumen resorptiv.*

Die posterioren und infraorbitalen Flächen der Maxilla sind sowohl prae- wie auch postnatal appositionell. Die Anlagerung im Bereich des Tuber maxillae verlängert die Maxilla horizontal. Die Apposition im Bereich des Orbitabodens hält beim Feten wie beim geborenen Kind Schädel und Augapfel in konstanter Relation. Das Wachstum der Bulbi verlangsamt sich etwa im 4. bis 5. Fetalmonat. Bis zum 5. Monat vergrößert sich das Volumen um 100 %, im 6. und 7. Monat um ca. 50 % und im 8. und 9. Monat nur noch um ca. 23 – 30 %. Diese Umbauvorgänge am Orbitaboden laufen ab, weil die gesamte Maxilla einschließlich der Orbita in Verbindung mit dem Wachstum an der Sutura maxillofrontalis nach inferior verlagert wird. Gleichzeitig bewirkt die Apposition am Orbitaboden seine Verlagerung nach oben und erhält so seine konstante Position relativ zum Bulbus. Auch der Canalis infraorbitalis wandert durch Resorption an den superioren und Apposition an den inferioren Flächen nach superior. Dieser Prozeß erhält die konstante räumliche Beziehung zwischen Nerv und Orbitaboden, auf dem der Nerv verläuft, bevor er in den Kanal eintritt.

Die externe Fläche des Processus frontalis der Maxilla ist während der prä- und postnatalen Gesichtsentwicklung appositionell. Die gegenüberliegende nasale Fläche ist zunächst hauptsächlich appositionell, mit einigen Resorptionsfeldern am Ende der Schwangerschaft, jedoch postnatal ausschließlich resorptiv. Dieses Gebiet des sehr stark wachsenden Kleinkindes zeichnet sich durch massive laterale Expansion der lateralen Nasenwände aus, einschließlich der Ethmoidplatten und der Sinus. Die späte fetale Periode scheint eine Übergangsphase zu sein, währenddessen diese Flächen ausgeprägt nach lateral zu expandieren beginnen.

Während prae- und postnaler Phase ist die nasale Fläche des Gaumens (einschließlich des Os palatinum) – außer im Bereich der Mittellinie – resorptiv und die orale Fläche appositionell. Dies bewirkt ein nach inferior gerichtetes Wachstum des Gaumens und eine Ausweitung des Nasenraumes.

Die innere von Schleimhaut bedeckte Oberfläche des vertikal gestellten Teiles des Os palatinum ist resorptiv und die gegenüberliegende, d. h. äußere laterale Fläche ist während der prae- und postnalen Phase appositionell. Dies bewirkt in dem Bereich eine Ausweitung des Nasenraumes nach lateral.

Nach 18 1/2 Wochen erscheint der *Vomer*, anterior U-förmig und posterior Y-förmig. Sein schräg nach vorne geneigter Rand bildet eine Rinne als Ansatzfläche für das knorpelige Nasenseptum. Schon in diesem Alter setzen am Vomer Remodella-

---

* Die Maxilla wächst während des postnatalen Wachstums mehr in vertikaler Richtung als in die Breite. Die Breite des Oberkieferbogens und der bigoniale Abstand verdoppeln sich etwa. Relativ zu den Orbitae verdreifacht sich die Gesichtshöhe. Die Höhe des Corpus mandibulae expandiert um den Faktor 2,5, die Ramushöhe etwa um den Faktor 3,5, die Ramustiefe etwa um den Faktor 1,5. Der Durchmesser der Kieferhöhle steigt von etwa 5 – 6 mm bei Geburt über 12 – 14 mm im Alter von 5 – 6 Jahren auf ca. 20 – 26 mm beim Erwachsenen.

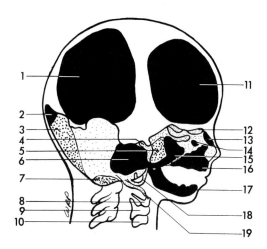

Abb. 10.30 Der menschliche Schädel im Alter von etwa 3 Monaten. Die desmal entstandenen Knochen sind schwarz gezeichnet. Knorpel ist hell gepunktet und enchondral entstandener Knochen dunkel gepunktet dargestellt. Der Zeitpunkt des Auftretens der Knochen ist in Klammern angegeben. 1. Os parietale (10 Wochen), 2. Os interparietale (8 Wochen), 3. Os supraoccipitale (8 Wochen), 4. Dorsum sellae (noch knorpelig), 5. Ala major ossis sphenoidale (2 – 3 Monate; der basale Teil erscheint nach etwa 12 – 13 Wochen, das Orbitosphenoid nach etwa 12 Wochen und das Praesphenoid nach etwa 5 Monaten), 6. Pars squamosa des Os temporale (2 – 3 Monate), 7. Pars basale des Os occipitale (2 – 3 Monate), 8. Os hyoideum (noch knorpelig), 9. Thyroidknorpel (knorpelig), 10. Cricoidknorpel (knorpelig), 11. Os frontale (7 1/2 Wochen), 12. Crista galli, noch knorpelig (inferior beginnt die Ossifikation der mittleren Concha nach ca. 16 Wochen, die superiore und inferiore Concha nach ca. 18 Wochen, die Lamina perpendicularis ossifiziert im Laufe des ersten Lebensjahres, der Vomer schon in der 8. Fetalwoche), 13. Os nasale (8 Wochen), 14. Os lacrimale (8 1/2 Wochen), 15. Os palatinum (8 Wochen), 16. Maxilla (Ende der 6. Woche; Praemaxilla, 7 Wochen), 17. Mandibula (6 – 8 Wochen), 18. der knöcherne äußere Gehörgang, Pars tympanicus, beginnt nach ca. 9 Wochen, vollständiger Ring nach etwa 12 Wochen, Felsenbein (5 – 6 Monate), 19. Processus styloideus (noch knorpelig). (Nach *Patten*, B.M.: Human Embryology, 3rd, ed., New York, McGraw-Hill, 1968).

tionsvorgänge ein. Im anterioren Teil und im Bereich der Sutur mit den Gaumenfortsätzen ist der Vomer appositionell. Auch im Ansatzbereich des knorpeligen Septums ist der Vomer nach superior und lateral gerichtet appositionell, ansonsten ist er aber resorptiv. Im Y-förmigen posterioren Bereich – und hier auf der nach inferior gerichteten Fläche – ist der Vomer im Gebiet nahe der Sutur, an der er mit dem knorpeligen Septum verbunden ist, sowohl auf der nach inferior wie auf der nach superior gerichteten Fläche appositionell.

Im posterioren Bereich ist die inferior-laterale Fläche resorptiv, die superior-laterale Fläche appsotionell, und die medial dieser Region angrenzende Fläche ist wieder resorptiv.

Zwischen der 15. und 17. Woche beginnt die enchondrale Ossifikation der *inferioren Conchae*. Der Knorpel ist in dieser Zeit hypertroph und die Osteogenese beginnt gerade. In der 22. Woche ist die Ossifikation in vollem Gange und in der 26. Woche finden wir erste Remodellationsvorgänge: Auf der superioren Fläche appositionell

Der nasomaxilläre Komplex

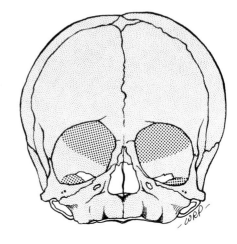

Abbildung 10.31

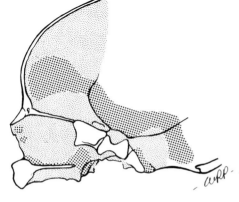

Abbildung 10.32

Abb. 10.31 und 10.32 Resorptive (dunkel gepunktete) und appositionelle (hell gepunktete) Felder eines 20 Wochen alten Feten. Beschreibung im Text. (Aus *Mauser*, C.; D.H. *Enlow*, D.O. *Overman* und R. *McCafferty*: Growth and Remodelling of the Human Fetal Face and Cranium. In: *McNamara*, J.A. (Ed.): Determinants of Mandibular Form and Growth. Center for Human Growth and Development, University of Michigan, Monograph 5, Craniofazial Growth Series, 1975.)

Abb. 10.33 Resorptive (dunkel gepunktete) und appositionelle (hell gepunktete) Wachstumsmuster eines Feten am Ende der Schwangerschaft. (Aus *Mauser*, C.; D.H. *Enlow*, D.O. *Overman* und R. *McCafferty*: Growth and Remodelling of the Human Fetal Face and Cranium. In: *McNamara*, J.A. (Ed.): Determinants of Mandibular Form and Growth. Center for Human Growth and Development, University of Michigan, Monograph 5, Craniofazial Growth Series, 1975.)

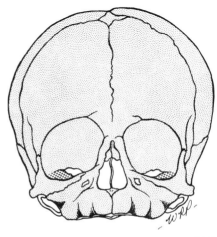

Die embryonale Gesichtsentwicklung

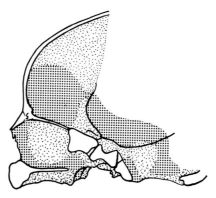

Abb. 10.34 Resorptive (dunkel gepunktete) und appositionelle (hell gepunktete) Wachstumsfelder eines terminalen Feten. (Aus *Mauser*, C.; D.H. *Enlow*, D.O. *Overman* und R. *McCafferty*: Growth and Remodelling of the Human Fetal Face and Cranium. In: *McNamara*, J.A. (Ed.): Determinants of Mandibular Form and Growth. Center for Human Growth and Development, University of Michigan, Monograph 5, Craniofazial Growth Series, 1975.)

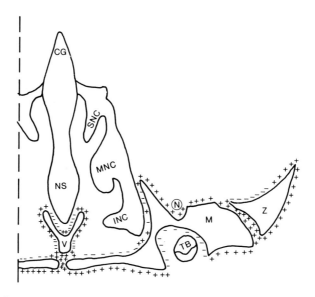

Abb. 10.35 Resorptive (−) und appositionelle (+) Felder in einem Frontalschnitt durch das Gesicht eines 26 Wochen alten Feten. M − Maxilla, Z − Os zytomaticum, TB (ZK) − Zahnkeim, V − Vomer, CG − Crista galli, SNC (CNS), MNC (CNM), INC (CNI) Concha nasalis superior-, media und -inferior. N − Nervus infraorbitalis, NS − Nasenseptum. (Aus *Mauser*, C.D. *Enlow*, D.O. *Overman* und R. *McCafferty*: Growth and Remodelling of the Human Fetal Face and Cranium. In: *McNamara*, J.A. (Ed.): Determinants of Mandibular Form and Growth. Center for Human Growth and Development, University of Michigan, Monograph 5, Craniofazial Growth Series, 1975.)

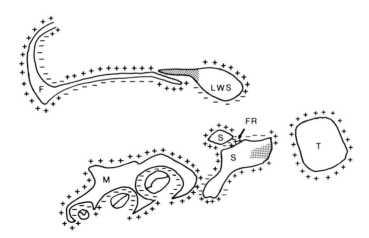

Abb. 10.36 Resorptive (−) und appositionelle (+) Flächen in einem Parasagittalschnitt durch einen 26 Wochen alten fetalen Schädel. M – Maxilla (mit Zahnkeimen), S – Os sphenoidale, FR – Foramen rotundum, T – Os temporale, LWS – (AMin) Ala minor ossis sphenoidalis, F – Os frontale. (Aus *Mauser*, C.; D.H. *Enlow*, D.O. *Overman* und R. *McCafferty*: Growth and Remodelling of the Human Fetal Face and Cranium. In: *McNamara*, J.A. (Ed.): Determinants of Mandibular Form and Growth. Center for Human Growth and Development, University of Michigan, Monograph 5, Craniofazial Growth Series, 1975.)

und auf der inferioren Fläche resorptiv. In späteren Stadien finden wir ein umgekehrtes Verhalten. Die obere und mittlere Concha bildet etwas später Knochen. Die Osteogenese beginnt in der 17. Woche, ist in der 22. Woche in vollem Gange und remodelliert sich in der 26. Woche. Die Concha medialis verhält sich superior appositionell und inferior resorptiv. Bei der Conchia superior zeigt die untere Fläche, weiter oben sehen wir eine Resorption, im mittleren Bereich dagegen wieder eine Apposition.

Die *Nasenbeine* sowohl der prae- wie auch der postnatalen Phase sind auf den schleimhautüberzogenen Flächen resorptiv und appositionell auf der Außenseite. Dies bewirkt eine Wanderung der Nasenbrücke und des Nasendaches nach anterior.

Das *Os lacrimale* des Feten ist nur im Bereich der Oberfläche zum Ductus nasolacromalis hin appositionellen Charakters. Beim Erwachsenen jedoch finden wir appositionelle Flächen weiter superior lateral und inferior medial; und entsprechende resorptive Areale auf den kontralateralen Flächen. Die, die kleinen Knochen umgebenden Suturen, passen sich den während des postnatalen Wachstums dem Wachstum der angrenzenden Knochen an (ossa frontale, maxillare, ethmoidale). Dabei verschieben sich die Knochen gegeneinander, da sie sich in unterschiedlichem Ausmaß vergrößern. Sie erhalten so eine konstante relative Position zum Tränenbein. Diese fazialen und kranialen Remodellationsvorgänge sind beim fetalen Schädel viel weniger ausgeprägt als beim postnatalen Schädel, und umfangreiche Remodellationsvorgänge am Os lacrimale finden wir erst in späterer Kindheit, wenn ein deutliches Mittelgesichtswachstum auftritt.

Die nach außen gewandten Flächen des *Os zytomaticum* sind im fetalen Leben

Die embryonale Gesichtsentwicklung

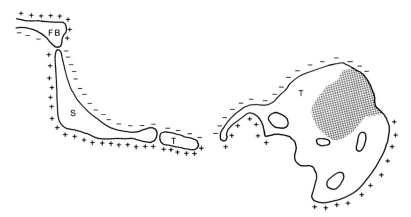

Abb. 10.37 Resorptiv (−) und appositionelle (+) Felder in einem Parasagittalschnitt (lateral des Maxillarbogens) eines 26 Wochen alten fetalen Schädels. F − Os frontale, mit dem Umbaumuster bis zur Umkehr im letzten Trimenon, S − Os sphenoidale, T − Os temporale, gepunktete Areale sind Knorpel. (Aus *Mauser*, C.; D.H. *Enlow*, D.O. *Overman* und R. *McCafferty*: Growth and Remodelling of the Human Fetal Face and Cranium. In: *McNamara*, J.A. (Ed.): Determinants of Mandibular Form and Growth. Center for Human Growth and Development, University of Michigan, Monograph 5, Craniofazial Growth Series, 1975.)

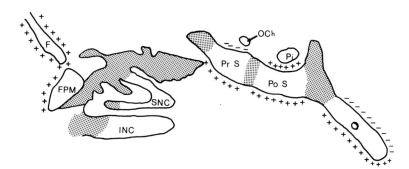

Abb. 10.38 Resorptive (−) und appositionelle (+) Felder bei einem Mediansagittalschnitt eines 26 Wochen alten Feten. F − Os frontale. (Das einzige appositionelle endokraniale Areal im Bereich der Stirn finden wir hier entlang der Crista mediana.) FPM (PMF) − Processus frontalis der Maxilla, SNC (CNS) und INC (CNI) − Concha nasalis superior und inferior (die beginnende enchondrale Ossifikation in diesem Bereich wird nicht gezeigt), OCH (ChO) − Chiasma opticum, Pr S − Praesphenoid, Po S − Postsphenoid, Pi − Pituitary, O − Os occipitale. Gepunktete Areale sind knorpelig. (Aus *Mauser*, C.; D.H. *Enlow*, D.O. *Overman* und R. *McCafferty*: Growth and Remodelling of the Human Fetal Face and Cranium. In: *McNamara*, J.A. (Ed.): Determinants of Mandibular Form and Growth. Center for Human Growth and Development, University of Michigan, Monograph 5, Craniofazial Growth Series, 1975.)

appositionell. Resorption finden wir nur am Infraorbitalrand, wo dieser Knochen die Maxilla überlappt. Während der postnatalen Entwicklung sind sowohl die infraorbitale Fläche wie auch die anterioren Bereiche resorptiv. Der Übergang von einem zum anderen Wachstumsmuster tritt während der ersten Dentition auf, wenn die praemaxilläre Region aufhört nach anterior zu wachsen. Während des fetalen Lebens schon finden wir neben den Resorptionen auf der anterioren Fläche des Os zygomaticums auch am Orbitaboden solche Vorgänge. Die postnatale Veränderung des Wachstumsmusters entspricht der Verlagerung des Zygomas nach posterior in Verbindung mit der sich auch nach posterior verlängernden Maxilla.

Calvaria und Schädelbasis

Sowohl während des praenatalen wie auch der postnatalen Entwicklung gehorchen die Squamae des Os frontale den gleichen Wachstums- und Remodellationsmustern: außen appositionell, innen resorptiv (mit Ausnahme der medialen Region). In der Region oberhalb der Eminentia frontalis finden wir eine Umkehrlinie; oberhalb davon verhalten sich die Squamae sowohl außen wie innen appositionell.

Unterhalb des Suptraorbitalrandes auf der Innenfläche des postnatalen Schädels ist die gesamte der Dura zugewandte Fläche resorptiv. Zur Orbita hin finden wir unterhalb des Wulstes medial Apposition und lateral eine Resorption. Das gesamte Orbitadach ist auf der Duralfläche resorptiv und auf der orbitalen Seite appositionell. Die mediale Hälfte des nach intraorbital gerichteten Orbitarandes ist während der praenatalen Entwicklung charakteristischerweise resorptiv, während die laterale Hälfte appositionell ist. Auf der der Dura zugewandten Fläche ist das Wachstumsmuster umgekehrt, d. h. die mediale Hälfte appositionell und die laterale Hälfte resorptiv. Während des frühen fetalen Lebens ist das Orbitadach auf seiner intraorbitalen Fläche resorptiv und auf seiner duralen Fläche (der anterioren Schädelgrube) appositionell. Im letzten Drittel der fetalen Entwicklung tritt eine komplette Umkehrung des Wachstumsmusters auf, und um die 39. Woche erlangt das Orbitadach schließlich sein postnatales Wachstumsmuster.

Die Unterschiede zwischen prae- und postnataler Phase im Wachstums- und Remodellationmuster von Orbitadach und anteriorer Schädelgrube sind abhängig von den unterschiedlichen Wachstumsraten von Augapfel (Bulbus oculi) und Vorderhirn. Wie schon erwähnt, ist die Wachstumsrate des Auges vor der 24. Woche viel größer als danach. Die Frontallappen hängen dagegen mit ihrem Wachstum bis zur 25. oder 26. Woche etwas hinterher. Die Frontallappen erreichen im 6. Fetalmonat gerade 4,5 % ihrer endgültigen Größe und zur Geburt erst 11 %. Nach der Geburt setzt ein rapides Wachstum ein, so daß im Alter von 11 1/2 Monaten ca. 47 % und im Alter von 7 Jahren 93 % des endgültigen Volumens erreicht werden.

Haben die Augen nun ihr maximales Wachstum überschritten, beginnen die Frontallappen verstärkt zu wachsen, und wir sehen eine Umkehrung des Wachstumsmusters zur Anpassung an diese Veränderungen. Der Zeitpunkt dieser Umkehrung kann interindividuell leicht variieren und ist wohl von den unterschiedlichen Wachstumsraten der verschiedenen Weichgewebe abhängig. Er fällt etwa mit dem Zeitpunkt überein, wenn die Augen gerade ihr Wachstum verlangsamen und der folgende Wachstumsschub der Frontallappen beginnt. Bisher nahm man an, daß der mediale Bereich der anterioren Schädelgrube (Mesethmoid) praenatal nicht ossifiziert. Zwischen 33. und 39. Woche konnte bei einigen Feten jedoch eine beginnende Ossifikation festgestellt werden. Wenn vorhanden, ist die superiore Fläche der dünnen Knochenplatte resorptiv und die inferiore Fläche appositionell. Dies ist das gleiche Wachstumsmuster, das wir auch während der postnatalen Phase finden, und es dient dazu, das Mesethmoid in Verbindung mit dem Rest der sich absenkenden anterioren Schädelgrube nach inferior zu entwickeln.

Prae- und postnatales Wachstums- und Remodellationsmuster des großen Keilbeinflügels sind gleich. Während der gesamten fetalen Entwicklung ist der Knochen endokranial resorptiv und außen appositionell. Dieses Wachstumsmuster erfolgt in Anpassung an die Expansion der Temporallappen des Großhirns; diese entwickeln sich früher als die Frontallappen. Der Nervus maxillaris und das Foramen rotundum, durch das er verläuft, bewegen sich während der fetalen Entwicklung nach anterior. Das Foramen erreicht diese Bewegung durch Resorption im posterioren und Apposition im anterioren Bereich. Der Nerv und sein Kanal halten so mit der übrigen Gesichtsentwicklung Schritt.

Während der postnatalen Entwicklung sind die Processus pterygoidei im basalen Anteil ihrer Flächen, im Bereich des Übergangs zum restlichen Keilbein appositionell. Die nach inferior gerichteten Flächen jedoch sind hauptsächlich resorptiv, während die posterioren wieder appositionellen Charakter haben. Das Wachstumsmuster während des letzten Schwangerschaftsdrittels entspricht etwa dem postnatalen Muster, die meisten Flächen sind appositionell jedoch finden wir auf den anterior-inferioren Flächen auch Resorption. Die Resorptionsraten der posterioren Flächen können variieren. Dadurch vergrößert sich die Fossa pterygoida; dies ist beim postnatalen Schädel eine häufige Variante, solange bis die nach vorne wachsenden Flächen mit dem Tuber maxillae in Kontakt kommen. Währenddessen kann ein nach unten gerichtetes Wachstum und eine Expansion der Fossa nur durch Apposition im Bereich der Fossainnenflächen und Resorption im Bereich der anterioren Flächen erreicht werden.

Das postnatale Praesphenoid ist auf seiner endokranialen Fläche weitgehend resorptiv. Der kleine Keilbeinflügel des Feten jedoch ist nur posterior und inferior resorptiv, mit den Flächen also, mit denen er an die Fissura orbitalis superior grenzt. Appositionell ist er in den Bereichen, mit denen er den posterioren Teil der anterioren Schädelgrube bildet. Resorption finden wir auch im Gebiet anterior des N. opticus und im Bereich des Chiasma opticum. Dieses Wachstumsmuster entsprechen den frühen Remodellationsvorgängen des Orbitadaches in der Zeit, in der sich der Augapfel schneller vergrößert als die Frontallappen des Großhirns. Der N. opticus wächst nach vorne, um mit dem Orbitawachstum Schritt zu halten, die sich ja zusammen mit dem übrigen Gesicht und der anterioren Schädelgrube nach vorne entwickelt. Als Folge des späteren starken Wachstums der Frontallappen des Großhirns wird die durale Fläche des Praesphenoids resorptiv. Beim Kleinkind ist diese Fläche schließlich ausschließlich resorptiv.

Während prae- und postnataler Wachstumsperioden sind die kortikalen Flächen der Sella turcica appositionell. Nur der superiore Bereich der posterioren Wand ist prae- wie postnatal gleichermaßen resorptiv. Variationen im Bereich der Umkehrlinien existieren sowohl beim Feten wie auch beim wachsenden Kind. Sowohl Boden als auch anteriore und posteriore Wand zeigen sehr variable Wachstumsmuster, entsprechend den unterschiedlichen Wachstumsraten der hier liegenden Weichteile (siehe Kapitel 3).

Die Pars petrosas des Os temporale folgt während prae- und postnataler Entwicklung genau den gleichen Wachstumsmustern. Das heißt, er ist auf den medialen Flächen der Margines superior appositionell und resorptiv in den Bereichen, die in die Calvaria übergehen. Das Felsenbein ist außen appositionell, in beiden Altersgruppen finden wir in der Fossa jugularis Resorption.

Prae- und postnatal ist die endokraniale Fläche der Pars basilaris des Os occipitale resorptiver Natur. Auch der laterale Bereich des Os occipitale folgt diesem Wachstumsmuster. Knorpel verbleibt bis zur Geburt nur im Condylus dieses Knochens.

Bei der Geburt beträgt die *Länge* der Schädelgrube etwa 63 % der endgültigen Länge. Am Ende des 1. Lebensjahres sind 82 %, nach 3 Jahren 89 %, nach 5 Jahren 91 % und nach 15 Lebensjahren 98 % der endgültigen Länge erreicht. Bei der Geburt ist der anteriore Bereich der Schädelgrube (Nasion-Basion) zu etwa 56 % ausgebildet, nach dem 2. Lebensjahr etwa zu 70 %. Bei Neugeborenen beträgt die *Breite* der Schädelbasis ca. 100 mm. Nach 6 Monaten ist sie um 50 mm breiter und nach dem 1. Lebensjahr um nochmals 20 mm. Danach geht die Rate deutlich bis auf 0,5 mm/Jahr im Alter zwischen 3 und 14 Jahren herunter. Bei der Geburt ist das Gehirn etwa halb so schwer wie das eines Erwachsenen. Im 3. Lebensjahr beträgt das Gehirn etwa 80 % des endgültigen Gewichts und im Alter zwischen 5 und 8 Jahren werden 90 % erreicht.

Beim Neugeborenen sind die vier Teile des Os occipitale noch durch Synchondrosen getrennt; im Alter von 5 Jahren (± 2 Jahre) sind sie jedoch miteinander verschmolzen. Die Aktivität der intersphenoidalen Synchondrosen hat perinatal deutlich abgenommen. Die Suturen des Os temporale haben sich zwischen dem 2. und 4. Jahr teilweise verschlossen. Den Zeitpunkt des Verschlusses (oder besser: der Zeitpunkt des Wachstumsstops) der sphenooccipitalen Synchondrose kennen wir nicht genau; wir vermuten ihn in einem Alter zwischen 5 und 20 Jahren. Das Wachstum an der spheno-occipitalen Synchondrose stoppt etwa im 15. Lebensjahr und einen Verschluß sehen wir etwa mit 20 Jahren. Die Suturen zwischen Maxilla und Praemaxilla schließen sich im 1. oder 2. Lebensjahr. Die rechte und linke Mandibulahälfte fusionieren während des 1. Lebensjahres. Die sphenopetrosale und -petrooccipitale Synchondrose kann auch noch beim Erwachsenen persistieren.

Bei der Geburt sind die Knochen der Calvaria noch nicht miteinander verbunden und auch noch nicht sehr hart. Die knöcherne Kortikalis ist dünn und einschichtig (keine Diploë). Sechs Fontanellen finden wir beim Neugeborenen; die posteriore schließt sich etwa bei der Geburt, die anteriore während des 1. Lebensjahres, die anterior-lateralen etwa nach 15 Monaten und die posterior-lateralen etwa nach 18 Monaten. Beim Erwachsenen sind die Suturlinien mehr gezackt, und etwa im Alter von 6 Jahren finden wir die dreischichtige Knochenstruktur mit einer Diploë ausgebildet.

Der Öffnung des Gehörgangs eines Neugeborenen ist charakteristischerweise nach unten geneigt, hat aber etwa schon die Größe des Erwachsenen. Einen Processus mastoidens mit seinen pneumatisierten Kammern gibt es noch nicht.

Die Gehörknöchelchen (Abb. 10.39)

Alle drei Gehörknöchelchenpaare sind embryonal schon nach 8 1/2 Wochen knorpelig angelegt. Der intramembranöse Mandibulaknochen beginnt sich bereits um den *Meckelschen* Knorpel herum auszubilden, wenn er noch mit dem Malleus in Verbindung steht. Der äußere Gehörgang und die Tuba auditiva erreichen die sich entwickelnden Gehörknöchelchen von lateral bzw. medial. Die Ossifikation von Malleus und Incus beginnt nach etwa 16 Wochen, nach zwei Wochen gefolgt vom Stapes.

Das Wachstum der Gehörknöchelchen unterscheidet sich von dem der übrigen Knochen in einem wesentlichen Punkt: Sie unterziehen sich keiner extensiven Remodellation. Ihre endgültige räumliche Ausdehnung ist schon in den knorpeligen Anlagen festgelegt. Da diese Knochen nicht wachsen, laufen weder Verschiebungs- noch Remodellationsvorgänge ab.

Schon bei einem Embryo mit 10 mm SSL ist der *Malleus* als mesenchymale Verdichtung zu erkennen. Im Embryo mit 28 mm SSL ist er bereits knorpelig ausgebildet. Während der eigentliche *Meckel*sche Knorpel sich nun degenerativen Veränderungen unterzieht und durch Bindegewebe ersetzt wird, tritt im knorpeligen Manubrium mallei ein Ossifikationszentrum auf; das geschieht etwa in der 15. Embryonalwoche. Der dabei gebildete Knochen ist „perichondral". Das heißt, er entwickelt sich desmal in der Bindegewebshülle, die den Knorpel früher als Perochondrium umgeben hat. Die Knochenbildung breitet sich dann über den gesamten Malleus aus und überzieht diesen mit einer dünnen knöchernen Schicht (außer an den Gelenk- und Ansatzflächen der Ligamente). Der innere Bereich ist zwar noch knorpelig, doch die Chondrozyten werden hypertroph und die Matrix mineralisiert. Es wachsen Gefäße ein und der Knorpel wird durch enchondral gebildeten Knochen ersetzt. Durch Resorption

Abb. 10.39 A. Malleus eines Neugeborenen. Dieser Schnitt nahe des Kopfes zeigt eine dünne knorpelige Hülle und ein Mark aus trabekulärem Knochen. Der zunächst enchondral gebildete Knochen, der vorher den gesamten Markraum ausgefüllt hatte, ist bereits ersetzt.
B. Malleus eines Neugeborenen. Nahe dem Manubrium verbleibt eine dünne Schicht Knorpel. Das Innere des enchondralen Knochens ist weitgehend durch unregelmäßig geformte Osteone ersetzt, die *Havers*schen Systemen ähnlich sind. Extensive *Havers*sche Rekonstruktionen treten jedoch nicht auf.
C. Stapes eines Neugeborenen. Das Foramen obturatorium ist durch die Crurae und die etwas dickere Basis umgeben. Jede Crus besteht aus perichondralem (desmalem) Knochen. Obwohl wir in diesem Schnitt nur die Kortikalis erkennen können, sind die Crurae innen hohl und der Knorpel durch Bindegewebe ersetzt. Die äußere Basisfläche behält eine dünne Knorpelfläche. Die dem Foramen zugewandte Knochenschicht ist bereits resorbiert worden.
D. Incus eines 3 Monate alten Kindes. Der Knochen wird durch eine dünne Schicht perichondral desmal / gebildeten Knorpels umgeben. Der ursprüngliche enchondral entstandene Knochen des Innenraumes ist bereits durch unregelmäßige Trabeculae ersetzt und viel kompakter geworden. Einige wenige *Havers*schen Systemen ähnliche Strukturen sind durch die Bildung lamellären Knochens im Markraum entstanden. Manchmal verbleiben im Mark kleine verkalkte Reste der Knorpelmatrix. (Aus *Enlow*, D.H.: The Human Face, New York, Harper and Row, 1968, p. 224.)

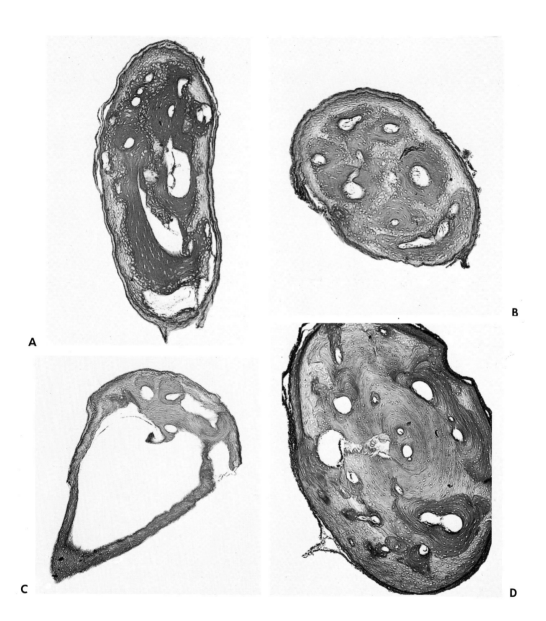

entstehen einige kleine Markräume, die sich mit undifferenziertem Bindegewebe auffüllen, in dem schließlich auch Knochen gebildet wird. Im Bereich der Manubriumspitze entwickelt sich keine desmale Knochenhülle, das Innere wird jedoch teilweise durch enchondral gebildeten Knochen ersetzt. Hier bleibt also das Manubrium durch eine Schicht ursprünglichen Knorpels überzogen.

Im Mark des Malleus findet ein Umbau in Trabekel statt, der – obwohl sehr langsam – bis ins hohe Alter anhalten soll. Große Veränderungen treten jedoch nicht auf und eine extensive *Havers*sche Rekonstruktion sehen wir nicht. Im Gegensatz zum Stapes bleibt die Medulla von Malleus (und Incus) mit Knochen gefüllt, wird also nicht ausgehöhlt und durch Mukosa pharyngealen Ursprungs ausgefüllt. Der vordere Processus des Mallus ist der einzige Teil, der sich nicht in direkter Assoziation mit dem Knorpel entwickelt. Er bildet sich aus dem benachbarten Bindegewebe.

Wie schon der Mallus wird auch der *Incus* in und um einen knorpeligen Prototyp herum gebildet, der ungefähr schon die adulten Ausmaße hat. Um den Knorpel herum entwickelt sich eine perichondrale, desmale Knochenhülle. Im Folgenden sehen wir im Inneren eine enchondrale Bildung von Trabekeln. Der trabekuläre Umbau und die Ausfüllung einiger der Markräume läuft sehr langsam über mehrere Jahre hinweg ab. Einige Reste mineralisierten Knorpels finden wir jedoch auch noch in hohem Alter. Diese verschiedenen Veränderungen erfordern also keine „Remodellation", wie in den übrigen Knochen.

Auch die knorpelige Anlage des *Stapes* hat eine dem endgültigen Bild sehr ähnliche Form. Der „Steigbügel", wie der Stapes auch genannt wird, hat eine breite platte Basis mit zwei hervortretenden Crurae, die das zentrale Foramen obturatorium umschließen. Die Crurae treffen sich und formen den Steigbügelkopf, welcher in gelenkigem Kontakt mit dem Incus steht. Das erste Ossifikationszentrum tritt an der Basisplatte zwischen den beiden Crurae auf. Nun bildet sich auf dem Knorpel von Perichondrium desmaler Knochen, der sich von der Basis in die Crurae ausbreitet und eine dünne Schicht von desmalen Knochen bildet. Sowohl auf der Gelenkfläche des Kopfes wie auch auf der Basis bleibt Knorpel bestehen. In beiden Bereichen wird im Inneren der Knorpel hypertroph, mineralisiert und durch enchondralen Knochen ersetzt.

Die Hauptveränderungen treten an allen medialen Flächen auf, die dem Foramen zugewandt sind. Die dünne desmale Knochenschicht auf diesen Flächen verschwindet durch Resorption. Im Bereich von Kopf und Basis werden so die darunterliegenden Schichten enchondralen Knochens freigelegt, die sich dann verdichten und einen Knochentypus von sehr unregelmäßigem und verwinkeltem Bau bilden. Einige versprengte, kalzifizierte Knorpelinseln bleiben bestehen. Als Folge dieses Abbaus der perichondralen Knochenlamelle werden Basisplatte und Kopf dünner.

In den beiden Crurae ist der knöcherne Ersatz des Knorpels im Inneren zu vernachlässigen. Wenn nun die perichondrale, mediale Knochenschicht eines Crus resorbiert wird, so setzt sich dieser resorptive Prozeß bis in den Knorpel hinein fort und löst diesen vollständig auf. Das Ergebnis ist eine Aushöhlung der paarigen Crurae auf ihrer medialen, dem Foramen zugewandten Seite. Die hohle Rinne einer jeden Crus wird durch Mukosa pharyngealen Ursprungs ausgekleidet. So bestehen die Crurae am Ende nur aus einer dünnen U-förmigen Knochenschicht. Die auf dem Kopf und der Basis verbliebenen Knorpelflächen funktionieren nicht wie epiphyseale Wachstumszentren, und lineares Wachstum tritt nicht auf. Eine *Havers*sche Rekonstruktion oder ein trabekulärer Umbau treten nicht auf. Sie histologische Struktur des Stapes bleibt das ganze Leben hindurch unverändert.

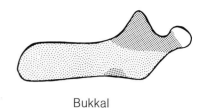

Bukkal

Die Mandibula

Die fetale Mandibula ist, wie auch die übrigen Schädelknochen in ihren frühesten Entwicklungsstufen, auf all ihren äußeren Flächen appositionell. Nach etwa 10 Wochen jedoch finden wir um die sich rasch vergrößernden Zahnkeime herum die ersten Resorptionen. Nach 13 Wochen entstehen kleine resorptive Felder auf der bukkalen Fläche des Proc. coronoideus, der lingualen Fläche des Ramus und der lingualen Fläche im posterioren Bereich des Corpus. Die anteriore Kante des Ramus ist bereits resorptiv und die posteriore appositionell. In einigen Fällen finden wir jedoch entlang des anterioren Randes Apposition bis hinauf zur Coronoidspitze, was wahrscheinlich zu einer Rotation in eine mehr aufrechte Stellung führt (siehe Kapitel 3). Nach 26 Wochen sehen wir etwa das Wachstumsmuster, was später auch beim Erwachsenen vorliegt, mit Ausnahme der Inzisalregion (Abb. 10.40). In der fetalen und frühen postnatalen Mandibula ist der labiale Bereich des anterioren Corpus appositionell. Wie die fetale und die frühe postnatale Maxilla vergrößert sich auch der fetale Corpus mandibulae nach *mesial* und nach distal, beides in Verbindung mit der ersten Dentition. Die lingualen Flächen der Inzisalregion des fetalen Corpus sind nach ca. 15 Wochen meist

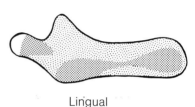

Lingual

Abb. 10.40 Die Mandibula im letzten Trimenon. Dunkelgraue Felder markieren resorptive Areale, hellgraue Felder appositionelle Areale.

resorptiv. Dies bewirkt ein anterior gerichtetes Wachstum der gesamten Inzisalregion. Während der Dentition der Milchzähne tritt auf der labialen Seite des Alveolarfortsatzes eine Umkehr des Wachstumsmusters auf, sie wird resorptiv und die linguale Fläche wird appositionell. Diese Veränderungen stehen in Verbindung mit der Lingualverlagerung der Inzisivi. Danach bekommt das Kinn eine immer prominentere Position und die Protuberantia mentalis wächst weiter nach anterior, während der darüber liegende Alveolarfortsatz so lange nach posterior wächst, bis die bleibenden Inzisivi ihre definitive Position erreicht haben. (Siehe für weitere Einzelheiten *Kurihara* und *Enlow*, 1980a.)

11 Knochen und Knorpel

Teil 1

Konzept 1: Aufgrund seiner einzigartigen interzellulären Matrix ist Knorpel zwar ein relativ festes und rigides, aber dennoch nicht hartes Gewebe. Knorpel erfüllt im wesentlichen drei Funktionen. Er ermöglicht in bestimmten anatomischen Bereichen eine flexible Festigkeit (Nasenspitze, Ohrmuschel, Brustkorb, Trachea, usw.); er kommt als *drucktolerantes* Gewebe in den Bereichen vor, in denen direkter Druck auftritt und abgefangen wird (z. B. Gelenkflächen); und er funktioniert als *Wachstumsknorpel* in Verbindung mit bestimmten wachsenden Knochen (z. B. Synchondrosen, Kondylenknorpel und Epiphysenplatten). Knorpel ist ein nicht vaskularisiertes und normalerweise nicht kalzifiziertes Gewebe (sowohl Vaskularisierung als auch Kalzifizierung treten jedoch beim Ersatz des Knorpelgewebes durch Knochengewebe auf).

Konzept 2: Normalerweise hat jeder Knorpel ein Perichondrium, er kann offensichtlich aber auch ohne diese umhüllende Membran bestehen. Knorpel wächst sowohl *appositionell* durch die Aktivität des chondrogenen Perichondriums, als auch *interstitiell* durch Zellteilung der Chondrozyten und Vermehrung der interzellulären Matrix. Sowohl dadurch, wie auch durch das Fehlen einer Mineralisition und einer Vaskularisierung ist es dem Knorpel möglich, in Gebieten zu funktionieren und zu wachsen, in denen er direktem Druck ausgesetzt ist. Weil er auch ohne eine bedeckende Membran existieren kann, kann er auf den Gelenkflächen, den Synchondrosen und in den Epiphysenfugen lokalisiert sein. Wegen seiner interstitiellen Expansionsfähigkeit kann der Knorpel auch ohne bedeckende Membran wachsen. Aufgrund der fehlenden Mineralisation können im Knorpel, im Gegensatz zum Knochen, Zellteilungen stattfinden, und sowohl Nährstoffe wie auch Stoffwechselprodukte durch die gut permeable Matrix diffundieren. Da weder im Knorpel selbst noch im Perichondrium Blutgefäße vorkommen, die zusammengepreßt werden können, ist dieses Gewebe zum Auffangen von Druck gut geeignet und kann auch dort wachsen, wo Druckkräfte einwirken. Die Gründe dafür sind das Fehlen einer Mineralisation und die Ausdehnung durch interstitielles Wachstum.

Konzept 3: Im Gegensatz zu dem in vielen seiner anatomischen Positionen auf Druck belasteten Knorpel ist Knochen *zugadaptiert*. Knochen muß von einer vaskularisierten osteogenetischen Membran (oder anderem Weichgewebe) bedeckt sein, und er kann nur appositionell wachsen. Ist Knochen direktem Druck ausgesetzt, kann er nicht wachsen, weil sein Wachstum von seiner sensiblen vaskularisierten Membran abhängig ist. Knochen benötigt unbedingt eine Membran, um sein internes vaskuläres System zu speisen, da wegen der Mineralisation eine Diffusion von Sauerstoff, Nährstoffen und Abfallstoffen zu den Zellen hin und von ihnen weg unmöglich ist. Mehr noch, Knochen kann wegen seiner mineralisierten Matrix nicht interstitiell wachsen.

Konzept 4: In allen Bereichen des Skelett-Wachstums vergrößert sich der Knochen im Bereich der Zugzonen periostal und im Bereich der Druckzonen *enchondral*. An letzterem Osteogenesevorgang nehmen die „Wachstumsknorpel" teil. Sie ermöglichen das *lineare* Wachstum der Knochen entgegen der Richtung des einwirkenden Druckes. So wie die interstitielle Expansion auf der dem Druck ausgesetzten Seite des Knorpels fortschreitet, wird im gleichen Umfang auf der Gegenseite Knorpel abgebaut und durch Knochen ersetzt. Dies erlaubt dem Knochen, seinen Druck und Gewicht aufnehmenden Gelenkflächen entgegenzuwachsen. Die übrigen Bereiche des Knochens einschließlich der Kompakta wachsen durch die periostale Osteogenese von der äußeren und inneren Oberfläche her.

Konzept 5: Die mit dem Knochen assoziierten Membranen (Periost, Suturen, Parodontium) durchlaufen ihre *eigenen* Wachstums- und Remodellationsprozesse. Während diese Schichten an den Oberflächen neuen Knochen bilden, bewegen sie sich nicht eigentlich weg. Sie unterziehen sich vielmehr einem ausgeprägten fibrösen Remodellation, um mit dem Knochen in ständigem Kontakt zu bleiben, d. h. Kollagenfasern strahlen von der Membran in die Knochenmatrix ein. Wenn nun eine solche Faser von neu gebildetem Knochen eingeschlossen wird, wird diese von der Oberfläche her gebildete Faser als Knochenfaser inkorporiert. Damit die Knochenfasern und die Membran in ständigem Kontakt bleiben, wird dieser Vorgang von einem fibrösen Umbau der Membran begleitet. Die fibrösen Oberflächen *wachsen* eher nach außen, als daß sie durch den neu gebildeten Knochen nach außen gedrängt werden. Dieser Vorgang erfordert komplexe Verbindungen unter den periostalen Kollagenfasern (Abb. 11.15). Auch die Bewegungen von Muskelansätzen auf sich remodellierenden Flächen und die Muskelinsertion auf *resorptiven* Arealen wird durch diese Vorgänge der Remodellation und der Neuverknüpfung ermöglicht.

Konzept 6: Der auf einen Zahn einwirkende *Kaudruck* wird durch die Kollagenfasern des Zahnhalteapparates in *Zugkräfte* auf den drucksensiblen Alveolarknochen umgewandelt. Dies wird durch die Aufhängung des Zahnes an den *Scharpey*schen Fasern erreicht, so daß der durch die Okklusion ausgelöste Druck in Zug auf die Fasern umgesetzt wird. Das Bindegewebe in der Umgebung des Zahnes ist auch verantwortlich für den Mesial-, Lateral-, Vertikal- und Distaldrift sowie für die Eruption, Kippung oder Rotation eines jeden einzelnen Zahnes. Während sich das Gesicht vergrößert, *bewegen* sich die Zähne mit den verschiedenen Teilen der wachsenden Knochen mit. Mit fortschreitendem Gesichtswachstum finden sich in deutlichem Maße solche Zahnwanderungen. Zum Beispiel wandern die OK-Zähne in Verbindung mit der vertikalen Expansion der Nase ein großes Stück nach inferior. Jeder kennt den „Mesiadrift", aber die Wanderungen, die die Zähne im Laufe des Gesichtswachstums durchführen, sind viel umfangreicher. All die verschiedenen Zahnwanderungen werden durch das Bindegewebe in der Umgebung des Zahnes ausgeführt. Es ist sehr verbreitet, den

Driftvorgang als eine Kombination von Resorption auf der Vorder- oder Druckseite und Apposition auf der Rück- oder Zugseite der Alveole zu beschreiben. Dies ist jedoch nicht einfach ein zweidimensionaler Vorgang (Abb. 1.30). Die*selbe* Knochenapposition und -resorption, die die vertikalen Zahnwanderungen bewirkt, läßt auch die Kiefer und die anderen Bereiche des Gesichtes ebenfalls in diese Richtung wachsen und verursacht all die übrigen Wachstumswanderungen Zähne (Abb. 3.118).

Konzept 7: Zahnwanderungen werden durch Neuverknüpfung der parodontalen Kollagenfasern bewirkt (Abb. 11.31). Diese Bindegewebsschicht wandert nicht einfach in Richtung der Zahnbewegung; sie *wächst* in diese Richtung. Während die Fasern auf der appositionellen Seite der Alveole von Knochenmatrix eingeschlossen werden, werden sie verlängert und neue Fasern werden gebildet. Dies erfordert eine kontinuierliche fibröse Remodellation, um eine permanente Kontinuität zwischen den Fasern in der Umgebung des Zahnes und den im Knochen eingebetteten Fasern zu erhalten. Bei diesem Remodellationsvorgang werden dünne „präkollagene" Fibrillen neu verknüpft, wieder verknüpft, verlängert oder verkürzt, um über reife, dicke Fibrillen eine kontinuierliche, ununterbrochene Verbindung zwischen Knochen und Zahn zu gewährleisten. Diese Fibrillen strahlen auf der einen Seite in das Knochengewebe der Alveolarwand und auf der anderen Seite in das Zement des Zahnes ein (Abb. 11.32 und 11.35). Diese Remodellation geschieht vermutlich durch spezifische von Fibroblasten freigesetzte Enzyme. Durch den enzymatischen Abbau der Grundsubstanz werden die praekollagenen Fasern freigesetzt (sie werden durch die Einbettung in die Grundsubstanz zu dickeren, reiferen Fibrillenbündeln verknüpft), durch Fibroblastenaktivität werden sie in der *intermediären* Schicht verkürzt oder verlängert, und durch die erneute Einbettung in von den Fibroblasten gebildete Grundsubstanz werden die Fibrillen zu neuen Fibrillenbündeln in einer jetzt anderen Position wieder verknüpft. Die fibröse Zahnhülle wächst so zusammen mit den driftenden Zähnen und dem Knochen in eine neue Position. Manchmal kann eine *Intermediärschicht* aus praekollagenen Fibrillen in Phasen aktiver Zahnwanderung in der Mitte der Parodontalzone unterschieden werden. Oft sind diese Veränderungen der Membran diffuser und bilden keine so deutlich abgrenzbare Schicht in der Mitte. Die Remodellationsvorgänge dieser oder jener Art treten solange auf, wie der Zahn aktiv wandert. Wenn Knochenwachstum und Zahnwanderung weitgehend aufgehört haben, dient diese aktive, dynamische Membran ausschließlich als Ligament. Der Begriff „Parodontalligament" ist während der Wachstumsphase aufgrund der vielen funktionalen Aktivitäten weniger geeignet als der Begriff Parodontalmembran. Diese bemerkenswerte Membran ist während der Remodellationsperiode mehr als nur ein „Ligament".

Konzept 8: Lehrbücher der Histologie bezeichnen das *Havers*sche System (das sekundäre Osteon) als strukturelle Einheit des Knochens. Dies ist unrichtig. Im Knochen des jungen wachsenden Kindes ist das *Havers*sche System *kein* strukturelles Merkmal. Der alte Begriff des *Havers*schen Systems hat nicht nur Zahnmedizin- und Medizinstudenten irregeleitet, sondern auch ein wichtiges Konzept verdeckt. Es gibt im wachsenden Skelett des Kindes verschiedene Arten von Knochen. Das

Knochen und Knorpel

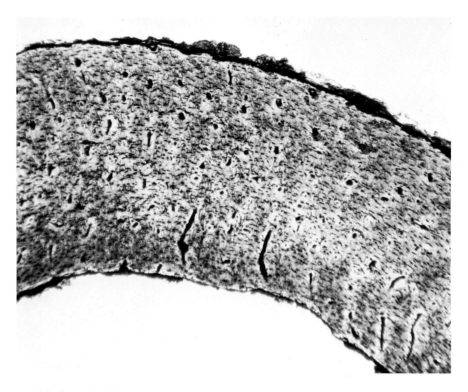

Abb. 11.1 Primär vaskularisiertes Knochengewebe. Dies ist der „Standardknochen" des wachsenden Kindes und auch der meisten anderen Vertebraten. In diesem Querschnitt kortikalen Knochens finden wir kein *Havers*sches System. (Aus *Enlow*, D.H.: Principles of Bone Remodeling. Springfield, Illinois, Charles c. Thomas Publishers, 1963.)

Konzept ist folgendes: Es bestehen unterschiedliche Bedingungen, und es gibt für jede Bedingung eine bestimmte Art Knochengewebe. Manche Knochenarten wachsen schnell, manche langsam. Manche sind verknüpft mit Muskeln, Sehnen oder Zähnen, andere nicht. Manche Knochenarten formen eine dicke kortikale Kompakta, andere ein dünne. Manche besitzen eine starke Vaskularisation, manche nur eine geringe. Das „*Havers*sche System" könnte all das nicht bewirken. Das alles sind wichtige Punkte, denn ein wesentliches Merkmal des Knochens als Gewebe ist seine Wandlungs- und Anpassungsfähigkeit.

Konzept 9: Das *primäre vaskuläre* Knochengewebe (Abb. 11.1) ist der häufigste Typ periostalen Knochens beim wachsenden Skelett des Kindes. Im osteogenetischen Bereich des Periosts sind die Gefäße in Kanälen neu gebildeten Knochens eingebettet. Diese Kanäle werden nicht von konzentrischen *Havers*schen Lamellen umgeben. Wächst der Knochen schnell, werden viele Gefäße in Kanäle eingeschlossen. Wächst er langsam, dann werden nur wenige oder gar keine Gefäße von Knochen umgeben. Der *kompakte, derbe Faserknochen* (Abb. 11.2) im Bereich der Kortikalis wird hauptsächlich vom inneren Periost (Endost) gebildet. Die

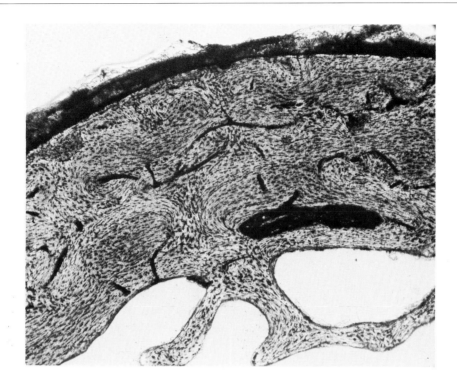

Abb. 11.2 Dieser Schnitt stammt aus einer nach innen wachsenden Region der Kortikalis. Wir sehen kompakten, durch endostale Apposition und periostale Resorption gebildeten Fasernknochen. Die großen Räume zwischen den großmaschigen Trabekulae waren von Lamellenknochen ausgefüllt. (Aus *Enlow*, D.H.: Am. J. Anat., 110 : 79, 1962.)

Hälfte bis zwei Drittel kortikalen Knochens gehören zu diesem wichtigen strukturellen Typ. Er wird durch das nach innen, d. h. zur Medulla hin gerichtete Wachstum der kortikalen Platte gebildet (d. h. periostal Resorption und endostal Apposition). Der medulläre spongiöse Knochen wird in kompakten Knochen umgewandelt, indem die Räume zwischen den Trabekeln so lange verkleinert werden, bis sie die Größe eines Gefäßkanals haben. Der *feine Faserknochen* (Abb. 11.3) ist dagegen einer der am schnellsten wachsenden Typen. Er wird im fetalen Skelett gebildet und findet sich auch in den schnell wachsenden Bereichen des postnatalen Skeletts. Dieser Knochengewebstyp zeichnet sich durch das Vorkommen von Räumen aus, die größer sind als die normalen Gefäßkanälchen, aber kleiner als die der grobmaschigen Medulla. Der *nicht-lamelläre* Knochen gehört auch zu den schnell wachsenden Arten und er tritt oft zusammen mit dem feinen Faserknochen auf, obwohl auch viele „kompakte" Areale nicht-lamellär sein können. Der *lamelläre* Knochen wächst langsam und findet sich in fast allen Bereichen des erwachsenen und in den langsamer wachsenden Arealen des kindlichen Skeletts. Die verschiedenen Präparate kortikalen Knochengewebes, z. B. die Abb. 11.41, 11.42, 11.43 und

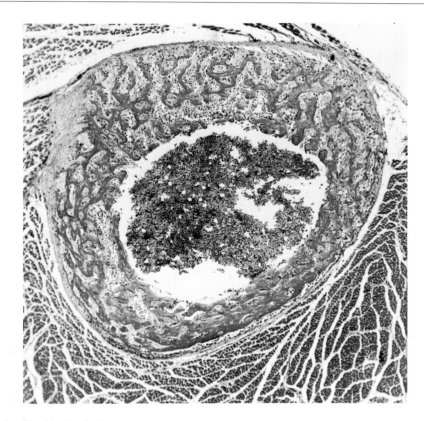

Abb. 11.3 Die Kortikalis fetaler Knochen wird aus feinem nonlamellarem Faserknochen gebildet. Es zeigen sich relativ kleine Bindegewebsräume. Gebiete sehr schnellen Wachstums können auch postnatal Faserknochen aufweisen. (Aus *Enlow*, D.H.: Am. J. Anat. 110 : 79, 1962.)

11.44 zeigen alle Knochen vom lamellären Typ. Im kindlichen Knochen (Abb. 11.4) finden wir nun in einigen Regionen *Havers*schen Knochen, z.B. bei Muskelansätzen auf resorptiven oder Remodellation befindlichen Flächen; dies ist jedoch kein Hauptmerkmal des jungen Skeletts. Der größte Teil der *Havers*schen Systeme entwickelt sich erst im späteren Leben in Verbindung mit der sekundären Rekonstruktion des ursprünglichen Knochens (genauere Beschreibung in Teil 2). Eine Vielzahl anderer Spezies besitzen jedoch in keinem Alter ein *Havers*sches System. *Bündelknochen* wird durch einen festen Einbau von inserierenden Fasern des Zahnhalteapparates gekennzeichnet (Abb. 11.33). Dieser Knochentypus entsteht nur auf der appositionellen Seite der Alveole. Die resorptive Seite wird meist aus kompaktem, derbem Faserknochen (endostal) gebildet, oder wenn die Alveolarbegren-

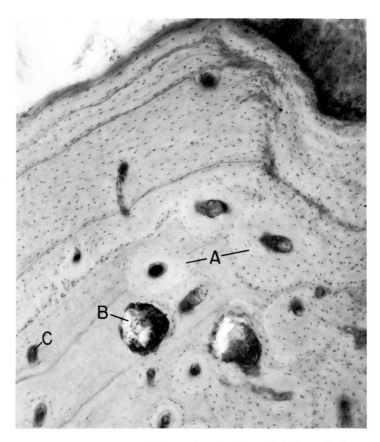

Abb. 11.4 Diese sekundären Osteone liegen in einer Tuberositas im Remodellationsstadium. Die Wanderung des Muskelansatzes erfordert die fortlaufende Bildung *Havers*scher Systeme. Ein primärer Gefäßkanal (C) wird zu einem resorptiven Kanal (B) erweitert, und die folgende konzentrische Ablagerung von Lamellen in diese durch Resorption gebildeten Räumen führt zur Bildung sekundärer Osteone (A). (Aus *Enlow*, D.H.: Am. J. Anat., 110 : 269, 1962.)

zung sehr dünn ist, aus Bündelknochen, der auf der appositionellen Seite zunächst angelagert und dann während des alveolären Drifts auf die resorptive Seite gelangt ist. *Chondroiden* Knochen (Abb. 11.39) finden wir am Limbus alveolaris und anderen schnell wachsenden Arealen des Skeletts (so z.B. an den Oberflächen von wachsenden Cristae im Bereich von Sehnenansätzen). Dieser Knochen ähnelt wegen seiner zahlreichen großen und runden Osteocyten, die von einer basophilen, nicht-lamellären Matrix umgeben sind, dem Knorpelgewebe. Aufgrund der Fähigkeit, sich in andere Arten von Knochengewebe umzuwandeln, ist der chondroide Knochen vielleicht der einzige Knochen, der ein eigenes interstitielles Wachstum ausführen könnte.

Teil 2

Das *Haverssche* System wurde lange als „Grundeinheit" des Knochengewebes angesehen, dies ist jedoch nicht der Fall.*
Es ist wichtig zu wissen, daß es *andere* wichtige Arten von Knochengewebe gibt, die direkt an den Wachstumsvorgängen beteiligt sind. Lehrbücher für Anfänger beschreiben die beiden grundsätzlichen Möglichkeiten des Knochenwachstums, das enchondrale und das intramembranöse (desmale). Sie erläutern aber nicht, warum beide auftreten. Gerade die Beantwortung dieser Frage ist das eigentlich Essentielle.
Dieses Kapitel bietet eine kurze Ergänzung der üblichen Histologiebücher, damit diese wichtigen Informationen weitere Verbreitung finden.

Knorpel

Diese Gewebsart war – historisch gesehen – eine der ersten, die histologisch untersucht wurden (Knochen ist ein anderes Beispiel). Seine feste Matrix kann schnell geschnitten und mikroskopisch untersucht werden. *Schwann* verwertete vor allem dieses Gewebe zur Entwicklung seiner bahnbrechenden Zelltheorie bei Tieren. Kurioserweise wissen wir heute im Vergleich zu vielen anderen Geweben nur wenig über dieses Gewebe. Über Knochen gibt es viele Monographien und Bücher, über Knorpel gibt es aber nur sehr wenig zusammenfassende Literatur. Über Knochen, Lymphozyten, den Muskel, Nervengewebe usw. gab es zahlreiche Symposien, über Knorpel nur einige wenige. Es gibt keine „Knorpel-Gesellschaft", wie für die meisten anderen Gewebe oder Organe. Viele international anerkannte Autoritäten beschäftigen sich mit allen möglichen Arten von Gewebe, aber nur eine Handvoll befaßt sich mit der normalen Struktur, der Physiologie und dem Wachstum des Knorpels. Bedenkt man, daß den unterschiedlichen knorpeligen Wachstumszentren für viele Bereiche des Körpers, z. B. des Gesichts und des Schädels, vermutlich die Schlüsselrolle zukommt, so sollte sich hier einiges ändern. Hier gibt es für Forscher große Möglichkeiten auf einem relativ wenig bearbeiteten aber wichtigen Feld.
Der Knorpel hat einige besondere strukturelle Merkmale (Abb. 11.5 und 11.6). Diese werden zuerst aufgelistet und dann werden ihre Interaktionen in Abhängigkeit von ihren Funktionen im Knorpel erklärt.

1. Der Knorpel hat eine feste, aber *keine harte* interzelluläre Matrix. Sie ermöglicht einen festen Widerstand, ist aber so weich, daß sie mit dem Fingernagel geritzt werden kann. Dieses Merkmal zeigt sich aufgrund des hohen Anteils gebundenen Wassers in der Grundsubstanz. Der hohe Anteil von Chondroitinsulfat (gr: Chrondros, Knorpel) der Knorpelmatrix ist mit den nicht kollagenen Proteinen assoziiert, diese Komposition ist sehr hydrophil. So erhält die Matrix ihren festen, aufgeblasenen Charakter. Knorpel entwickelt sich überall da im Körper, wo *flexibler* (nicht

---

* Eine andere wesentliche Frage, *warum* sich *Haverssche* Systeme entwickeln, wird später erläutert.

aber spröder, unnachgiebiger) Widerstand gebraucht wird.
2. Die Matrix des normalen Knorpels ist nicht verkalkt.
3. Die Matrix ist nicht vaskularisiert.
4. Knorpel kann *sowohl* interstitiell *als auch* appositionell wachsen.
5. Knorpel hat *eine umschließende* vaskuläre Membran, kann in bestimmten Bereichen aber auch ohne sie existieren.
6. Knorpel ist in besonderer Weise drucktolerant.

Nun fügen wir diese strukturellen und physiologischen Merkmale zusammen und setzen sie dann mit den speziellen Aufgaben des Knorpels im Körper und insbesondere im Gesicht in Beziehung.

1. Weil die Matrix nicht verkalkt ist, muß sie auch nicht vaskularisiert sein. Nährstoffe und Metaboliten diffundieren direkt durch die weiche Matrix von und zu den Zellen. So sind im Knorpel Blutgefäße nicht erforderlich, wie z. B. im Knochen mit seiner harten, undurchdringlichen Matrix.
2. Weil die Matrix nicht vaskularisiert ist, ist sie auch drucktolerant (einer von mehreren Gründen). In Oberflächennähe finden sich keine Gefäße, die zugedrückt werden können. Im Gegensatz zu anderen weichen Geweben ist es deshalb möglich, einen Metabolismus weiter zu unterhalten, weil keine Nachschubwege unterbrochen werden können. Die wasserbindende, nicht kompressive Matrix wird durch Druckkräfte nicht merklich irritiert und ihre Festigkeit schützt die darin befindlichen Zellen.
3. Im Gegensatz zum Knochen kann der Knorpel auch ohne eine bedeckende Membran seine Funktionen erfüllen Dies ist möglich, weil die Matrix nicht verkalkt (diffusibel) oder vaskularisiert ist. Er ist nicht auf *oberflächliche* Gefäße in einer umschließenden Membran angewiesen, weil sich keine Gefäße in der Matrix befinden.
4. Wegen seiner Unabhängigkeit von bedeckenden Membranen ist der Knorpel besonders zur Druckaufnahme fähig, wie z. B. auf Gelenkflächen und Epiphysenfugen. Wäre eine weiche Bindegewebsmembran vorhanden, würden die Gefäße durch den Druck verschlossen und die Zellen sowohl der Anoxie als auch dem Druck direkt ausgesetzt. Außerdem würde eine dünne perichondrale Membran den abrasiven Kräften bei Artikulationsbewegungen nicht standhalten. Zusammen mit der Synovialflüssigkeit erlauben die nackten Flächen der Gelenkknorpel eine relativ friktionsfreie Bewegung, während sie einem großen Gewicht und schwerem Druck widerstehen.
5. Weil Knorpel sowohl ein interstitielles als auch ein perichondrales appositionelles Wachstum zeigt, kann er auch in Druckzonen wachsen, in denen eine umschließende Bindegewebsmembran fehlt. Dazu gehören die Gelenkflächen, die Synchondrosen und die Epiphysenfugen.
6. Wegen der Nichtverkalkung der Matrix können im Unterschied zum Knochen Zellteilungen stattfinden und bewirken so ein interstitielles Wachstum.

Es ist sehr einfach zu erkennen, daß all die oben genannten Merkmale untereinander in Beziehung stehen und direkte Abhängigkeiten zeigen. Keines dieser Merkmale könnte einzeln die Funktion des Wachstumsknorpels ohne Beteiligung der anderen übernehmen. Knorpel existiert wegen seiner spezifischen Merkmale als ein eigener spezieller Gewebetyp und seine Funktion kann von *keinem* anderen

Weich- oder Hartgewebe übernommen werden.

Knochen

Das wichtigste Merkmal des Knochens ist seine Härte. Seine Entwicklung zeigt daher einige Besonderheiten. Ein Knochen kann natürlich nicht interstitiell wachsen, da seine Zellen von einer nicht expandierbaren Matrix fest umschlossen sind. Er ist deshalb von einer bedeckenden vaskulärischen Matrix abhängig, die die osteogenetische Kapazität für ein appositionelles Wachstum bietet. Knochen ist eine *zugadaptierte* Gewebsart und „drucksensibel". Die bedeckende Weichgewebsmembran ist drucksensibel, da jeder zu starke Druck Gefäße verschließen und die Osteogenese störend beeinflussen würde.

Die Durchblutung eines Gewebes wird durch Art und Umfang der mechanischen Kräfte beeinflußt, die auf die Weichgewebe einwirken. Diese Kräfte sind auch mit der Auslösung einer Chondrogenese oder eine Osteogenese sehr eng verbunden. Eine durch hohe Druckkräfte in einem undifferenzierten Gewebe ausgelöste Hypoxie stimuliert eher die Bildung von Chondroblasten als von Osteoblasten. Aus all diesen Gründen bestehen zwei prinzipielle Arten von Knochenwachstum; die eine adaptiert an lokale Zugkräfte (oder Druckkräfte, die geringer sind als der Kapillarinnendruck), die andere adaptiert an extremere Druckkräfte.

In osteogenetischen Bereichen, in denen *periostale* Zugkräfte*⁾ oder nur minimale

---

*⁾ Das gesamte Problem der „Druck- und Zugkräfte" wird häufig, wie auch in der heutigen Diskussion, zu sehr vereinfacht. Die Natur der wirklich auf den Knochen wirkenden Kräfte ist sehr komplex und nur selten finden wir reine Druck- oder reine Zugkräfte. So kann z. B. ein Faserbündel Zugkräfte auf ein bestimmtes Knochenareal ausüben, gleichzeitig kann aber Druck durch andere Ursachen einwirken, wie z. B. Druckkräfte auf der Konkavseite bei einer Biegebeanspruchung. In einer Region können auch durch intrazelluläre Flüssigkeiten Druckkräfte entstehen, wobei sonst in dieser Region Zugkräfte vorherrschen. Eine osteogenetische Zelle, die direkt zwischen zwei durch Zug beanspruchten Kollagenfasern liegt, ist direktem Druck ausgesetzt. Mehr noch, kompressive Kräfte auf das Knochengewebe können einen osteoblastischen Effekt auslösen, während kompressive Kräfte auf Blutgefäße in einem osteoklastischen Effekt resultieren. Das alte, viel zu stark vereinfachende und ungenaue Konzept, daß auf Zug Apposition und auf Druck Resorption erfolgt, ist, wie schon in Kapitel 7 beschrieben, nicht länger haltbar. Das System der Wachstumskontrolle ist weitaus komplexer und bislang nur unvollständig verstanden.

Abb. 11.5 Diese Abbildungsserie zeigt die duale Natur des Knorpelwachstums. In einem Chrondrogenese-Bereich (c) differenzieren sich einige mesenchymale Zellen zu einer Knorpelvorstufe (Vorknorpel) (2), andere Stammzellen beteiligen sich an der Bildung von Perichondrien (1). Wir sehen im Perichondrium Blutgefäße, im Knorpel dagegen nicht. In Stadium c zeigen einige Chondroblasten in der Innenschicht des Perichondriums aus Stadium b eine Sekretion von Matrix. Ist die Zelle völlig von ihren sezernierten Substanzen (Fibrillen und Grundsubstanz) umgeben, wird sie zum Chondrozyten (4). Ein junger Chondrozyt ist immer noch länglich. Die auf das Perichondrium einwirkenden biomechanischen Kräfte bewirken die elliptische Zellform bei diesen und den aus ihnen entstandenen Zellen. Die Ablagerung neuen Knorpels durch das Perichondrium bedeutet *appositionelles* Wachstum. Die schon bestehenden Zellen vergrößern sich (durch große Mengen von Lipid- und Glykogeneinlagerungen) und werden runder (3). Wenn die intrazelluläre Matrix eine gewisse Menge erreicht hat, teilen sich die Chondrozyten und bewirken so *interstitielles* Wachstum (5). Der Ausschnitt in Stadium c zeigt die fibröse Matrix, wie sie nach Entfernung der hyalinen Grundsubstanz erscheint. Wir sehen ein Flechtwerk feiner, dicht gepackter Kollagenfasern. (Aus *Enlow*, D.H.: The Human Face, New York, Harper & Row, 1968, p. 4.)

Knochen

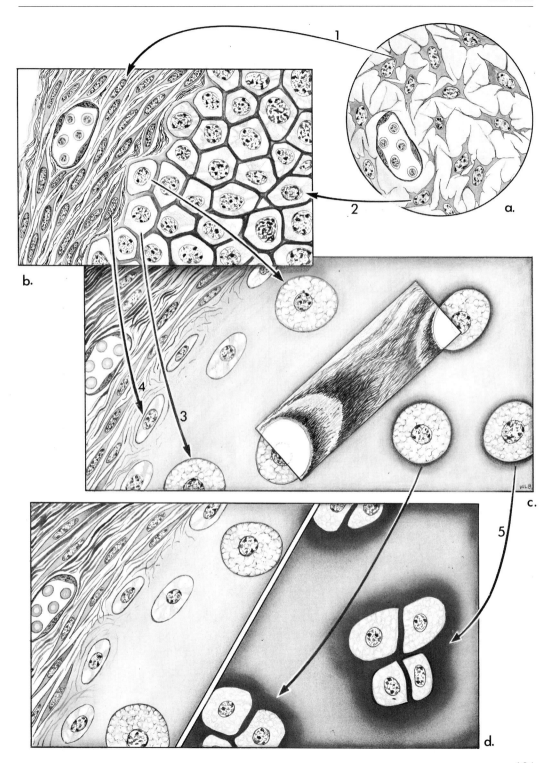

Knochen

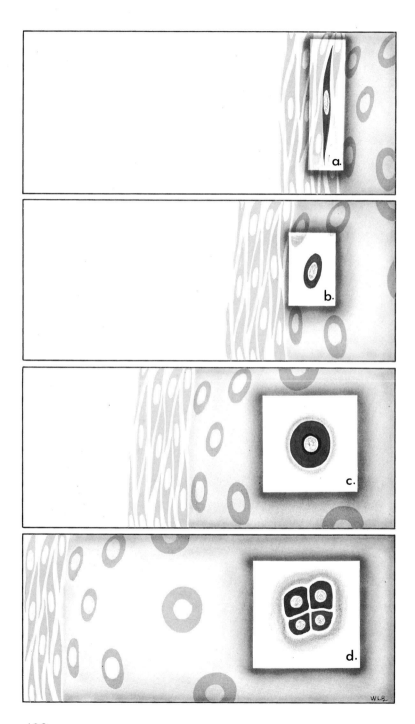

Druckkräfte bestehen, finden wir ein desmales Wachstum (Abb. 11.7). In Bereichen ohne größere Druckkräfte entsteht also periostal und sutural Knochen. In Bereichen, wo größere Druckkräfte auftreten, tritt dagegen eine enchondrale Osteogenese auf (Abb. 11.8 und 11.9). Ist aufgrund einer herabgesetzten Durchblutung die Hypoxie sehr ausgeprägt, entstehen aus den Stammzellen vermutlich eher Chondroblasten als Osteoblasten.

Weichgewebe wachsen im allgemeinen durch 1. Zunahme der *Zellzahl* (wie die Epithelien); 2. durch Zunahme der *Zellgröße* (wie im Skelettmuskel) oder 3. durch Zunahme der interzellulären *Matrix* (wie im lockeren Bindegewebe). Viele Gewebsarten kombinieren zwei oder sogar alle drei Wachstumsarten (wie z. B. der Knorpel). Sie tragen zum interstitiellen Wachstum bei, weil sie expansive Veränderungen in schon vorhandenen Gewebskomponenten zeigen. Wegen seiner Härte muß Knochen dagegen durch Zellneubildung und Anlagerung neuer Matrix auf schon bestehende Oberflächen älteren Knochengewebes wachsen. Er kann sich natürlich nicht interstitiell durch Zellteilung und Proliferation der Osteozyten vergrößern, weil die Zellen keinen Platz haben, in den sie sich „hineinteilen" könnten; sie selbst und ihre Gene sind in ihre verkalte, unelastische Matrix eingeschlossen. Deswegen kann der Knochen nur zusammen mit einer bedeckenden oder angrenzenden Bindegewebsschicht oder anderen Weichgeweben, wie z. B. Knorpel oder Sehnen, wachsen. Es sind die periostalen oder endostalen Knochenoberflächen, die diese Wachstumsaktivitäten hier übernehmen. Diesen Wachstumstyp nennen wir appositionell, im Gegensatz zu interstitiell. Jeder verkalkte Knochen wächst auf diese Weise, unabhängig von seinem ursprünglichen Osteogenesetyp (enchondral oder desmal).

Wenn Druckkräfte auftreten, funktioniert, wie oben erwähnt, der periostale Wachstumsprozeß nicht. Er ist, wie der Name schon sagt, auf eine gefäßhaltige Schicht angewiesen. So bestehen die Gelenkflächen der Knochen und die Epiphysenfugen aus Knorpel, da sie auch unter Druck funktionieren und wachsen. Der Knorpel wächst *entgegen* der Druckrich-

Abb. 11.6 Diese Abbildung illustriert die Sequenz der Wachstumsveränderungen im Knorpel. Eine undifferenzierte Bindegewebsstammzelle (a) wird zu einem Chondroblasten differenziert. Hat die vom Chrondroblasten sezernierte Matrix ihn völlig eingeschlossen, wird er zum Chondroyzten (b). Es handelt sich hierbei um *appositionelles* Wachstum, einen Prozeß, der eine umgebende Bindegewebsmembran erfordert. Im Laufe der fortschreitenden Knorpelbildung wird der Chondrozyt immer tiefer in die Knorpelmasse eingelagert. Die Zelle wird größer und abgerundet. Die interzelluläre Matrix wird von allen Zellen gebildet und so werden sie auseinandergedrängt (c). Schon bald nach ihrem Einbau teilen sich die Chondrozyten mitotisch. Hierbei handelt es sich um *interstitielle* Wachstumsveränderungen. Wenn das Knorpelwachstum abnimmt und schließlich sistiert, wird die Matrixproduktion vermindert und die Zellen werden nicht mehr weiter auseinander gedrängt. Sie bleiben in kleinen isogenen Haufen gruppiert (d). In vielen *Wachstumsknorpeln* zeigen diese isogenen Zellgruppen eine lineare Ausrichtung entsprechend des longitudinalen Knochenwachstums. Der mandibuläre Kondylus ist eine Ausnahme. (Aus *Enlow*, D.H.: The Human Face, New York, Harper & Row, 1968, p. 6)

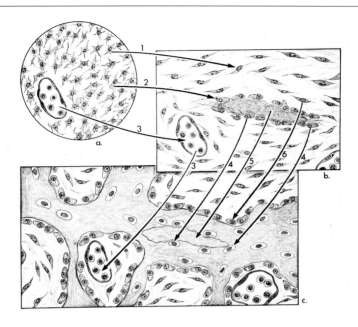
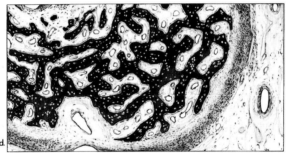

Abb. 11.7 Desmale Osteogenese. In einem Ossifikationszentrum (a) machen die Zellen und die Matrix des undifferenzierten Bindegewebes (ursprüngliches Mesenchym) einer Anzahl von Veränderungen durch und produzieren schließlich kleine Knochenspikulae. Einige Zellen (1) bleiben relativ undifferenziert, andere dagegen entwickeln sich zu Osteoblasten und bilden eine erste faserhaltige Knochenmatrix (Osteoid), die dann mineralisiert wird (Stadium b). Zwischen den sich bildenden Trabekulae bleiben Blutgefäße erhalten (3). Während die Bildung neuen Knochens durch die Osteoblasten fortschreitet, werden einige Zellen von ihren eigenen Ablagerungen eingemauert und werden zu Osteozyten (4). Einige undifferenzierte Zellen entwickeln sich zu neuen Osteoblasten (6), und die verbleibenden Präosteoblasten teilen sich und passen so ihre Zahl den wachsenden Trabekelen an. Die Umrisse einer frühen Spicula (5) sind hier im Vergleich zu einem gewachsenen Trabekel gezeigt. Die Zwischenräume enthalten Fasern, undifferenzierte Bindegewebszellen und Osteoblasten. Bei geringer Vergrößerung kann man die charakteristische geflechtartige Natur der sich entwickelnden Knochen erkennen. Diese Art Knochengewebe ist im pränatalen wie auch im frühen postnatalen Skelett sehr häufig. Es ist dies ein besonders schnell wachsendes Knochengewebe. Wir sehen, daß sich im Periost (auch aus undifferenzierten Zellen des Ossifikationszentrums entstanden) eine innere zelluläre und eine äußere faserreiche Schicht gebildet haben. (Aus *Enlow*, D.H.: The Human Face, New York, Harper & Row, 1968, p. 44).

Knochen

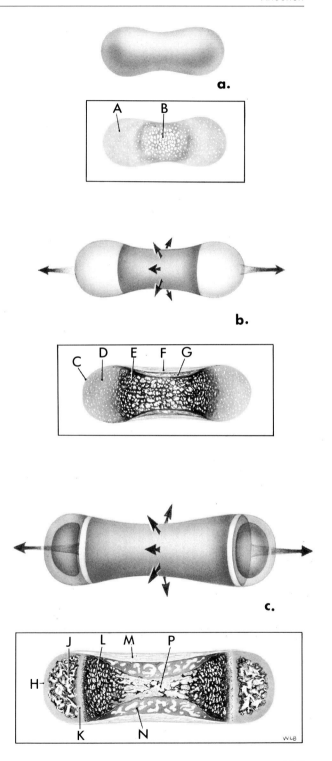

Abb. 11.8 Die enchondrale Ossifikation. In der knorpeligen Primäranlage des Knochens (a) entsteht ein primäres Ossifikationszentrum (B), der übrige Bereich ist immer noch knorpelig (A). Der „Knochen" wächst dann in zwei Richtungen: 1. in die Länge, 2. in die Breite (Pfeilrichtung in Stadium b). Die Epiphysen sind noch völlig aus Knorpel aufgebaut (C), auf den Gelenkflächen fehlt jedoch das Perichondrium. Das Knorpelgewebe unterzieht sich fortschreitender interstitieller Proliferation (D). Während es in die Länge wächst, wird es sukzessiv durch enchondral gebildeten Knochen ersetzt, wodurch auch der medulläre Bereich in Längsrichtung vergrößert wird (E). Das frühere Perichondrium funktioniert nun als Periost (E), und es bildet die subperiostale (desmale) Hülle des Knochens (G). Mit fortschreitendem Längen- und Dickenwachstum (Pfeile in Stadium C) bilden die sekundären Ossifikationszentren die knöchernen Epiphysen. Zwischen diesen primären und sekundären Knochenregionen bleibt der „Wachstumsknorpel" der Epiphysenfuge erhalten (K). Eine besondere Art sekundären Knorpels entwickelt sich im Bereich des Gelenkknorpels. Während die Epiphysenfuge durch interstitielles Wachstum in Richtung des Knochenendes wächst, wird sie auf der Rückseite sukzessive von enchondral gebildetem Knochen ersetzt (L). Gleichzeitig wird der ursprünglich den ganzen Knocheninnenraum ausfüllende Geflechtknochen abgebaut (P). Das Periost (M) bildet fortlaufend Knochen und die Kompakta wird dicker und länger (N). (Aus *Enlow*, D.H.: The Human Face, New York, Harper & Row, 1968, p. 46).

Knochen

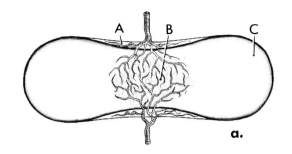

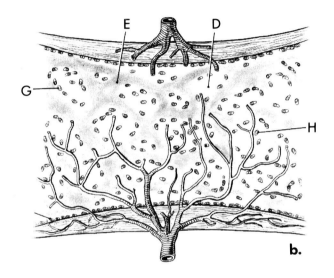

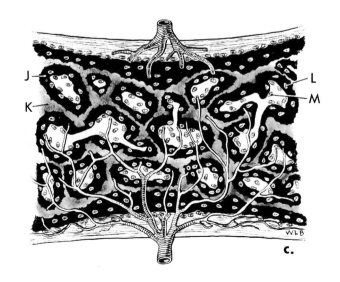

406

tung. Die Epiphysenfugen, Synchondrosen und andere Wachstumsknorpel ermöglichen eine gradlinige Größenzunahme von Knochen, an deren Grenzflächen Druckkontakte auftreten. Auf der einen Seite wächst der Knorpel interstitiell, während der ältere Teil auf der anderen Seite abgebaut und durch Knochen ersetzt wird. Knorpel dient so als eine Art vorgeschobener Rammbock, der die darunter liegenden sensiblen endostalen Knochenschichten schützt und – noch wichtiger –, *gleichzeitig das Längenwachstum des Knochens ermöglicht.* Die anderen Bereiche des Knochens wachsen durch periostale Apposition.

Abb. 11.9 Die enchondrale Ossifikation. Der knorpelige Prototyp des Knochens (c) besitzt ein primäres Ossifkationszentrum (B). Dazu gehören eine Chondrozytenhypertrophie, eine Mineralisation der Matrix und eine Vaskularisierung vom Periost aus, wodurch undifferenzierte Bindegewebszellen herantransportiert werden. In Stadium b ist die mineralisierte Matrix (E) durch viele anastomosierende Tunnel ausgehöhlt und diese Räume enthalten Gefäße, und undifferenzierte Zellen (H). Aus diesen Zellen entwickeln sich Osteoblasten und im Stadium c hat sich eine dünne Schicht Knochen (J) auf den Resten der mineralisierten Knorpelmatrix (K) gebildet. Dieser enchondrale Knochentypus kann im histologischen Bild durch die charakteristischen Spiculae identifiziert werden. Einige der Osteoblasten (M) werden als Osteozyten (L) in den dünnen Trabekulae eingemauert. (Aus *Enlow*, D.H.: The Human Face, New York, Harper & Row, 1968, p. 48.)

Abb. 11.10 Während des Wachstums wird die Knochenoberfläche durch neue Appositionen laufend verändert; jeder beliebige Punkt innerhalb der Kompakta hat einmal an der Oberfläche gelegen, entweder periostal oder endostal. Ein Punkt liegt z. B. im Stadium a auf der periostalen Oberfläche, aber neue Appositionen durch das osteogenetische Periostat verlagern den Punkt im Stadium a' in die Tiefe. Der Punkt selbst hat sich nicht bewegt, aber seine relative Position hat sich wegen der zusätzlichen Appositionen auf der Oberfläche verlagert. Wird ein *metallischer Marker* oder ein *Vitalfarbstoff* einem lebenden Knochen implantiert oder appliziert, können die danach ablaufenden Wachstumsvorgänge bestimmt werden. Solche Marker oder Linien von Vitalstoffen werden von Knochen bedeckt, wenn oberflächliches Wachstum auftritt, genau wie bei Punkt a. (Vitalfarbstoffe färben den neu angebauten Knochen nur, solange sie im Blut zirkulieren. Nach einer Injektion bildet sich ein dünner Streifen gefärbten Knochens. Der danach angebaute Knochen ist nicht mehr gefärbt). Die Metallimplantate (kleine Tantalnadeln) werden mit einer speziellen „Pistole" in die Kortikalis des Knochens verbracht. Diese röntgendichten Marker können dann nach Tagen oder Wochen auf Röntgenaufnahmen beobachtet werden und die ablaufende *Knochenremodellation* durch Apposition oder Resorption beurteilt werden. Es kann auch die *Verlagerungsbewegung* ganzer Knochen bestimmt werden, indem man in zwei oder mehr Knochen mehrere Implantate einbringt und Umfang und Richtung der Verschiebung mißt.

Abb. 11.11 Die *Apposition* neuen Knochens ist nur ein Teil des gesamten Wachstumsprozesses. Die Resorption ist der andere Teil und genau so notwendig und wichtig wie der Apposition. Die gewöhnlich mit dem Wachstum assoziierte Resorption ist nicht „pathologisch", obwohl Studenten der ersten Semester mißtrauisch werden, weil Resorption ein destruktiver Prozeß ist und bei einigen Krankheiten auftreten kann. Apposition *muß* von Resorption begleitet sein; die Apposition auf der einen Seite der Kompakta (oder an Spongiosabälkchen) zusammen mit der Resorption auf der anderen Seite bewirken erst die Wachstumsbewegung dieses Bereiches. So verursacht eine periostale Apposition zusammen mit einer endostalen Resorption eine Bewegung der gesamten Kompakta nach außen und gleichzeitig eine proportionale Dickenzunahme. Wie schon in Kapitel 2 beschrieben, finden aber auch Remodellationsprozesse im gesamten Knochen statt, denn der Knochen expandiert nicht einfach durch Apposition außen und Resorption innen.

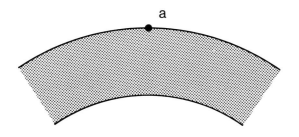

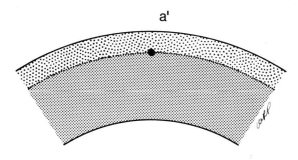

Abbildung 11.10

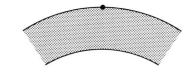

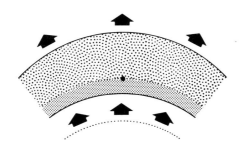

Abbildung 11.11

Abb. 11.12   Der Remodellationsprozeß erfordert verschiedene Kombinationen von Apposition (1, 3) und Resorption (2, 4) auf den äußeren periostalen und inneren endostalen Oberflächen, um einen Bereich des Knochens in eine neue Position zu bewegen (siehe Kapitel 2). Auch der Verlagerungsprozeß ist ein grundlegender Bestandteil des Wachstumsmechanismus.
Außen an den Flächen, die direktem Druck ausgesetzt sind, wächst der Knochen durch die Aktivität der Osteoblasten, die in der innersten Schicht des dicken äußeren Periost oder dünnen inneren Endost liegen. (Letzteres besteht nur aus einer Zellage und es fehlt die dicke faserreiche Schicht, weil keine Muskeln, Sehnen oder andere kraftadaptierte Gewebe inserieren). Die vom Knochen umschlossenen Gefäße treten meist senkrecht in das Endost ein, denn es steht nicht unter Zug und seine Gefäße werden nicht in Längsachse des Knochens gezogen. Dagegen rufen die während des Wachstums auf den Knochen einwirkenden Kräfte eine „Periostverschiebung" hervor, was wiederum einen spitzeren Insertionswinkel der in das Periost einstrahlenden Gefäße zur Folge hat. Das alte Konzept, daß die *Volkmann*schen Kanäle senkrecht vom Periost her einstrahlen, kann man getrost vergessen.

Abb. 11.13   Während neuer Knochen angelagert wird, *bewegt* sich die bedeckende periostale Membran nach außen. Ist die periostale Oberfläche resorptiv, bewegt sich das Periost nach innen. So bewegt sich Periost a in auswärtiger Richtung nach a', während seine Osteoblasten neuen Knochen in Raum x anlagern. Das Endost b bewegt sich nach b', während seine Osteoblasten den Knochen resorbieren. (Bei umgekehrten Vorzeichen würde der Knochen durch periostale Resorption und endostale Apposition nach innen wachsen.) Während der Bewegung einer Kompaktaschicht ist es nicht so, daß die Membranen immer einfach nur folgen. Sie werden in ihre neue Position nicht gedrückt oder gezogen. Vielmehr *wächst* eine jede Membran von einer Position zur anderen. Es ist die Wachstumsbewegung der Membranen, die die Wachstumsbewegung der dazwischenliegenden Kompakta bestimmt. Die Membran besitzt einen eigenen interstitiellen Wachstumsprozeß. So wie sich der Knochen im Laufe des Wachstums remodelliert, so unterzieht sich auch das Periost seinem eigenen internen Remodellationsprozeß. Wir dürfen nicht vergessen, daß die Membran selbst die Veränderungen des Knochens bestimmt und daß die aktiven „Wachstumsfelder" (auf Seite 48 beschrieben) in der Membran und in den anderen Weichgeweben liegen und nicht im Knochen.

Knochen

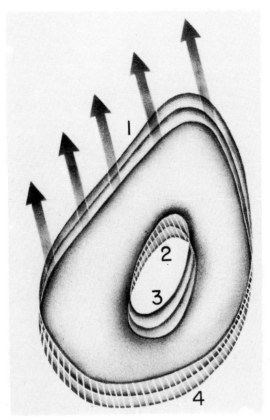

Abb. 11.12 (Aus *Enlow*, D. H.: Principes of Bone Remodeling. Springfield, Illinois, Charles C. *Thomas*, Publisher, 1963.)

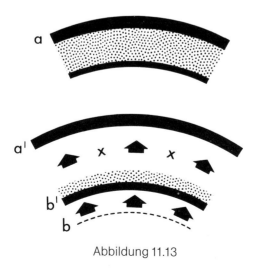

Abbildung 11.13

411

Abb. 11.14   Fast gleichzeitig mit der Bildung von Kollagenfasern und Grundsubstanz durch die Osteoblasten (g) mineralisiert diese Osteoidschicht und wird zu einer neuen Lage Knochengewebe (X). Einige Osteoblasten werden dabei eingemauert und zu Osteozyten. Auch einige nahe der Knochenoberfläche gelegene periostale Gefäße (f) werden umschlossen. Diese anastomosierenden Gefäße liegen in einem Netzwerk *vaskularisierter Kanäle*, sobald sich um sie herum neuer Knochen gebildet hat. Die inserierenden Fasern (*Sharpey*sche Fasern) werden durch den von der innersten Periostschicht (d) um die Fasern herum neu gebildeten Knochen immer tiefer eingebaut, während die periostalen Fasern weiter nach außen *wachsen*. Der Faserabschnitt d verlängert sich nach außen, während die Faser innen (e') von neuem Knochen umgeben wird. Dieser Prozeß wird durch Einbau neuer Abschnitte möglich, wodurch sich die Fasern verlängern. Segment c ist eine besondere präkollagene Fibrille. Diese sehr dünnen Fibrillen erfordern spezielle Färbemethoden. (Siehe *Kraw* und *Enlow*, 1967.) Viele dieser Fibrillen („Verbindungsfibrillen") bilden eine schmale Zone im intermediären Bereich des Periosts. Unter der Kontrolle einer großen Fibroblastenpopulation werden diese dünnen Fibrillen in dicke Kollagenfasern umgewandelt und dadurch Segment d verlängert. Dies geschieht durch die Bündelung vieler Fibrillen mit Hilfe der Grundsubstanz (Proteoglykane).

Segment c verlängert sich in einer von der Knochenoberfläche wegweisenden Richtung. Wir wissen bis heute nicht, ob diese Umbaukonversion von Segment b durch enzymatische Auflösung der Grundsubstanz eine Freisetzung und Umformung der Fasern geschieht, oder ob durch die Fibroblasten neue präkollagene Fasern gebildet werden, wodurch diese Zone direkt im Segment c verlängert wird. Während diese Veränderungen ablaufen, werden durch fibroblastische Aktivitäten neue b-Segmente gebildet. Sie treten in die expandierende äußere „faserreiche" Periostschicht (a) ein. Das gesamte Periost *driftet* so wie die korrespondierende Knochenoberfläche nach außen. Ist die periostale Oberfläche mehr *resorptiv* als appositionell, ist die Folge der Vorgänge die gleiche, nur in umgekehrter Reihenfolge. Das heißt, das Periost und seine Fasern wachsen in *Richtung* der Knochenoberfläche und nicht davon weg, die sich ebenfalls mehr nach innen als nach außen bewegt.

Knochen

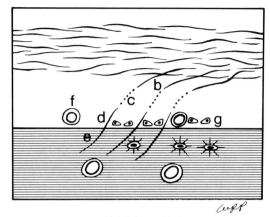

Abbildung 11.4

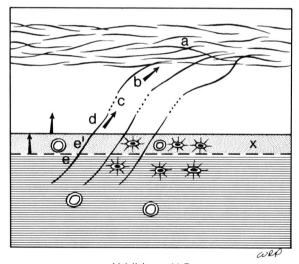

Abbildung 11.5

Abb. 11.16 bis 11.21   Wie schafft es ein Muskel oder eine Sehne, mit einer *resorptiven* Knochenoberfläche in Kontakt zu bleiben? Und mehr noch: Wie schafft es ein Muskel, über die Knochenoberfläche, sei sie resorptiv oder appositionell, zu wandern, während sie sich verlängert? Der in Abb. 11.16 bis 11.18 dargestellte Muskel zeigt eine Bewegung seines Insertionsareals. Er muß auch auf Flächen fortschreitender Resorption konstant sein Attachment aufrecht erhalten, obwohl doch scheinbar seine fibröse Verankerung zerstört wird. Der andere, in Abb. 11.18 gezeigte Muskel, inseriert ausschließlich auf einer resorptiven Fläche. Landläufig wird Resorption als ein Prozeß totaler Zerstörung des Knochens und seiner Verankerungsfasern angesehen. In vielen, keinen Kräften ausgesetzten, Arealen trifft das auch zu. In manchen (nicht allen) Arealen mit Muskel- und Sehnenansätzen ist diese Faserdestruktion *nicht* vollständig. Wichtig ist, daß einige Fasern der normalen Knochenmatrix nicht resorbiert werden (Abb. 11.19 und 11.20). Diese Fasern werden freigelegt, wenn die übrige Knochenmatrix darum herum resorbiert ist. Sie funktionieren dann als Fasern des *Periostes* und behalten so ständigen Kontakt mit den Knochenfasern, aus denen sie einmal selbst hervorgingen. Die oberflächliche Schicht wird resorbiert (Abb. 11.21). Dadurch werden die Fasern b befreit, die auf der einen Seite mit den periostalen Fasern a und auf der anderen Seite mit den Knochenfasern c in Verbindung stehen. Die b-Fasern werden dabei von Knochenfasern zu periostalen Fasern. Es gibt noch einen zweiten histogenetischen Mechanismus, der ein Bindegewebsattachment auf resorptiven Knochenoberflächen erlaubt (*Kurihara* und *Enlow*, 1980). Dieser erfordert ein „adhäsives" Attachment, wobei bestimmte fibroblastenähnliche Zellen Proteoglykane auf die nackte, vorher resorptive Oberfläche sezernieren. Während die adhäsive Sekretion von Proteoglykanen fortschreitet, werden neue präkollagene Fibrillen gebildet. Diese neuen Fibrillen finden Anschluß an die reiferen Fasern des Periostes, wobei die Proteoglykane vermutlich als verbindendes Agens wirken. Wenn durch das Periost neuer Knochen gebildet wird, wird die mineralisierte, adhaerierend wirkende Grenzlinie zur „Umkehrlinie".

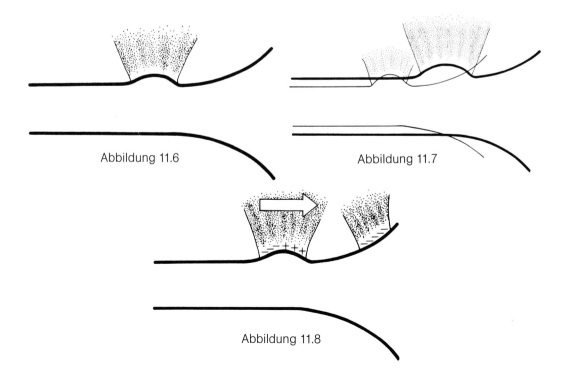

Abbildung 11.6

Abbildung 11.7

Abbildung 11.8

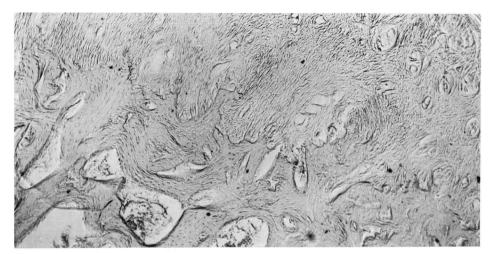

Abbildung 11.19

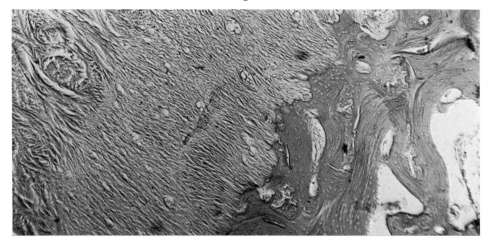

Abbildung 11.20

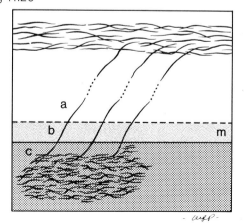

Abbildung 11.21

Abb. 11.22 bis 11.25   In anderen zugbeanspruchten Arealen finden wir einen weiteren Mechanismus, der eine Faserverankerung auf resorptiven oder in Remodellation befindlichen Oberflächen erlaubt. Dabei muß in der *Tiefe* der resorptiven Oberfläche neuer Knochen gebildet werden, damit die Verankerung der Fasern gewährleistet bleibt. Es findet eine „unterminierende" Resorption statt, wobei deutlich unter der sich nach innen bewegenden periostalen Oberfläche Resorptionskanäle entstehen. In diesen Räumen wird wieder neuer Knochen angebaut und *dieses* Attachment ermöglicht eine Verankerung neuer Fasern, während die äußere Oberfläche selbst resorptiv entfernt wird. Während so die periostale Fläche a resorbiert wird, entsteht eine große Anzahl resorptiver Räume bei b (in dünnen Schnitten erscheinen viele Kanäle quergeschnitten). Diese Räume anastomosieren miteinander. Die in dem neuen Knochen gebildeten Fasern sind mit dem Periost verbunden und so bleibt die Verankerung gewährleistet. Das strukturelle Ergebnis ist eine Bildung *Havers*scher Kanäle *unterhalb* der Oberfläche. Die fibröse Matrix eines jeden Osteons und seine Verbindung durch dünne Fasern zum Periost bleiben so lange von einer Resorption verschont, bis sie von der resorptiven Front erreicht werden. Es werden jedoch in dem Maße wie die resorptive Front fortschreitet neue Zonen *Havers*scher Systeme gebildet, so daß neue, tiefer gelegene Osteone die älteren schließlich dem resorptiven Periost ausgesetzten Osteone ersetzen. Man glaubt heute, daß in vielen Arealen dieser Prozeß in Kombination mit dem Prozeß der Faserfreisetzung und/oder der Verknüpfung über eine Adhäsion eine kontinuierliche Muskelinsertion während des aktiven Skelettumbaus erlaubt. Mehr noch glaubt man, daß ein Muskelansatz sowohl durch den Prozeß der Neubildung *Havers*scher Systeme als auch durch die lateralen Neuverbindungen der dünnen Verbindungsfibrillen (x) im intermediären Bereich des Periostes (oder entsprechenden Arealen direkter Sehneninsertionen) entlang der Knochenoberfläche wandern kann. So werden die mit Faser a der äußeren Periosschicht in Verbindung stehenden präkollagenen Fibrillen (Abb. 11.24 und 11.25) mit den präkollagenen Fibrillen der Faser b' in der Endostschicht neu verknüpft, usw. Der gesamte Muskel wird dadurch über die Knochenoberfläche bewegt und hält mit dem Knochenwachstum Schritt. Wir glauben heute, daß der enzymatische Abbau der Grundsubstanz und die dadurch bewirkte Freisetzung der Faserbündel zusammen mit der Neugruppierung von Fibrillen durch neugebildete Grundsubstanz an diesen Vorgänge beteiligt sind.

Knochen

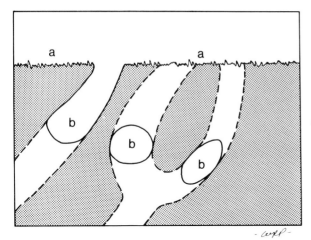

Abbildung 11.22

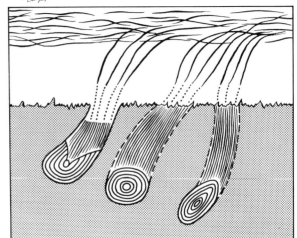

Abbildung 11.23

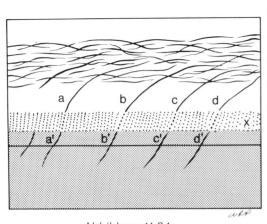

Abbildung 11.24

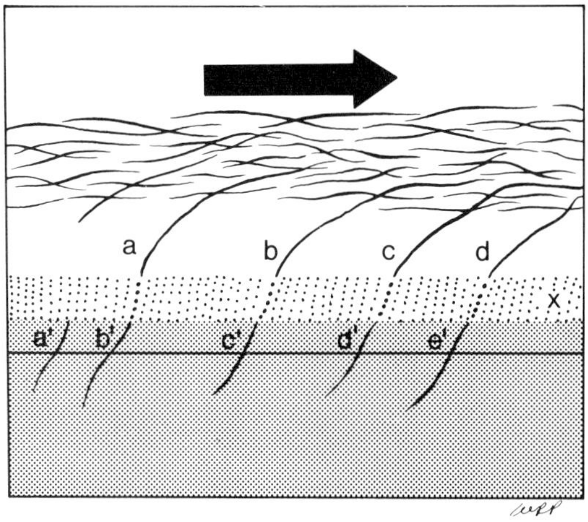

Abbildung 11.25

417

Abb. 11.26, 11.27 und 11.28   Die *Suturen* zeigen einen mit dem periostalen Wachstum vergleichbaren osteogenetischen Prozeß. Die Sutur ist eine nach innen gerichtete Periostalmembran und die Faser-, Verbindungs- und osteoblastischen Zonen gehen ineinander über. Wenn eine neue Knochenschicht (x) gebildet wird, werden die Kollagenfasern d eingemauert und bilden dann die Ansatzfasern e' der Knochenmatrix. Die Fasern d jedoch verlängern sich durch Remodellation der dünnen Verbindungsfasern c (genau so, wie eben für das Periost beschrieben) und die Fasern b werden dafür in die sich verlängernden Fasern c remodelliert (oder die Fasern c verlängern sich durch direkte fibroblastische Aktivität wie im Periost). Während an den suturalen Kontaktflächen neuer Knochen angebaut wird, werden die Knochen gleichzeitig auseinander verlagert (siehe Kapitel 3 über die die Translation auslösenden Kräfte). Viele Suturen weisen (auf jeder Seite) eine deutliche Dreischichtung auf (siehe diese Abb.). Manche Suturen haben jedoch noch eine zusätzliche Schicht locker angeordneter Fasern zwischen den beiden kapsulären Schichten, die die beiden Seiten trennen. Insgesamt unterscheiden sich Wachstumsart und Remodellationstyp jedoch nicht. Wenn das Wachstum aufhört, wird die Sutur zu einem reifen Ligament und es finden sich keine präkollagenen Verbindungsfibrillen mehr.

Die Art der treibenden Kräfte, die die „nach unten- und nach vorn-Verlagerung" des nasomaxillären Komplexes in all seinen Suturen bewirken, wurde lange Zeit kontrovers diskutiert. Vor kurzem wurde darauf hingewiesen, daß eine unabhängige Population aktiver, kontraktiler Fibroblasten (Myofibroblasten, m-Zellen in Abb. 11.27 B) innerhalb der Verbindungszone der suturalen Membran zumindest einen Teil der kontraktilen Kräfte erzeugen und damit Zugkräfte auf den Faserapparat ausüben kann. Dies wiederum „zieht" die Knochen entlang ihrer Berührungsfläche mit anderen Knochen, oder hat wenigstens einen großen Anteil daran, daß deren Fasern in Verbindung bleiben, wenn andere propulsive Kräfte für die Bewegung der Knochen verantwortlich sind. So „gleitet" der Knochen entlang seiner suturalen Fläche, während hier gleichzeitig neues Knochengewebe angebaut wird. Das Mittelgesicht wird so entlang seiner zygomaticomaxillären und auch anderen Suturen nach vorne und unten *gezogen*. Spezielle kollagenabbauende und kollagenbildende Fibroblasten (x und y) ermöglichen die Faserremodellation und die Remodellations- und Neuverbindungsvorgänge in der Grundsubstanz. Die Fasern der Schicht 1, die früher mit den Fasern der Schicht 1' verbunden waren, werden nun mit Fasern der Schicht 2' verbunden usw. (Siehe *Azuma*, 11., D.H. *Enlow*, R.G. *Frederickson* und L.G. *Gasten*: A myoblastic basis for the physical forces that produce tooth drift and eruption, sceletal displacement at sutures, and periostal migration. In: *McNamara*, J.A. Jr. (Ed.): Determinants of Mandibular Form and Growth Center for Human Growth and Development, Craniofacial Growth, Monograph Series, The University of Michigan, Ann Arbor, 1975.)

Die *Parodontalmembran*[*) ist sowohl mit den suturalen als auch den periostalen Membranen vergleichbar. Diese Bindegewebsschicht ist die phylogenetische adaptive Antwort auf ein grundlegendes funktionelles Problem. Wenn die Zähne

---

[*) Oft auch *Parodontalligament* genannt. In der Tat handelt es sich von seiner histologischen Struktur her in der stabilen, adulten Form um ein ausgereiftes Ligament. Für die Zeit der Kindheit ist jedoch der Begriff der Membran besser geeignet. Das Parodontium stellt eine relativ aktive und dynamische Bindegewebsschicht dar und nicht ein, bloß die Zähne nur physikalisch, abstützendes Ligament. 1. Es ist beteiligt bei Wachstum und Entwicklung des Zahnes, 2. direkt an der Zahneruption und 3. an Drift-, Kippungs- und Rotationsvorgängen. Es beeinflußt 4. die Knochenbildung der Alveolarwand und 5. es wirkt direkt bei allen Knochenremodellationsvorgängen in Verbindung mit Zahnbewegungen mit. Aus diesen Gründen paßt der Begriff „Parodontalmembran" besser und trägt den dynamischen Funktionen dieser Bindegewebsschicht besser Rechnung. Der Begriff „Ligament" auf der anderen Seite benennt mehr einen stabilen, inaktiven, weniger veränderlichen Gewebetyp, der nur eine Aufgabe hat: Faserverankerung. Der Alveolarknochen ist natürlich desmalen Typs und wird von der Parodontal*membran* gebildet.

Knochen

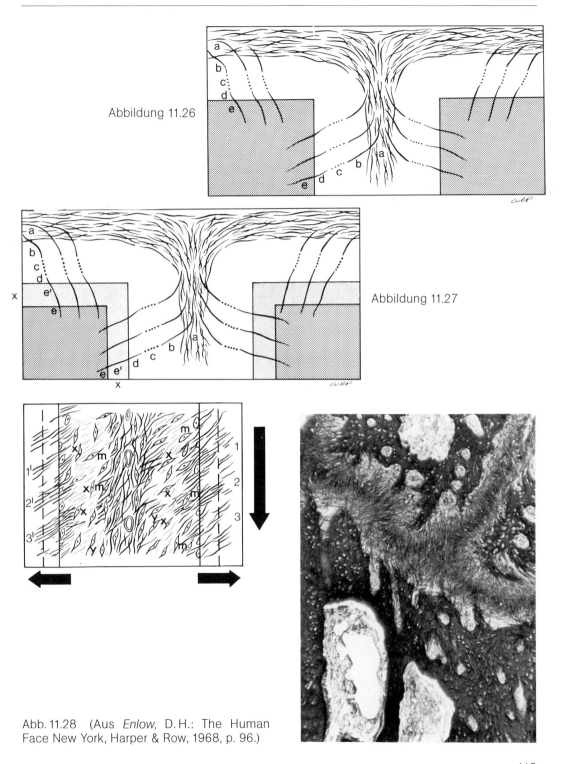

Abbildung 11.26

Abbildung 11.27

Abb. 11.28 (Aus *Enlow*, D.H.: The Human Face New York, Harper & Row, 1968, p. 96.)

eines Kiefers wie ein künstliches Gebiß auf der Knochenoberfläche reifen würden, würde der *Druck beim Kauen* direkt auf das Periost weitergeleitet werden. Das Periost ist jedoch drucksensibel, und durch die Kaubelastung würde Resorption auftreten. Könnte eventuell Knorpel, als ein druckstabiles Gewebe, als Puffer zwischen Zahnwurzel und Knochen funktionieren? Nein, denn die Remodellationskapazität des Knorpels ist so eingeschränkt, daß den bei Eruption, Drift und Zahnentwicklung entstehenden dynamischen Veränderungen nicht entsprochen werden könnte.

Abb. 11.29   Das phylogenetische Problem des Drucks auf die unter dem Zahn lokalisierten Knochenareale wurde auf einfache aber wirkungsvolle Weise gelöst. Der Druck wird direkt in einen Zug umgewandelt (den die Membran bewältigen kann), indem jeder Zahn innerhalb seiner Alveole in einer bindegewebigen Schlinge aufgehängt ist[*]. Dadurch wird die nach innen gerichtete Kompressionskraft, mit der ein jeder Zahn in seine Alveole gedrückt wird, nicht als Druck, sondern als Zug auf die Alveole weitergeleitet. So wird die Parodontalmembran nicht den für sie tödlichen Folgen der Kompressionskräfte ausgesetzt, wenn der Zahn durch die Kaukräfte in seine Alveole gedrückt oder in die eine oder andere Richtung gekippt oder rotiert wird. Dieses relativ einfache Konzept ermöglicht die verschiedenen notwendigen Funktionen. Es ermöglicht eine effektive Widerstandskraft der Zähne, er schafft ein System zur Eruption, befähigt jeden einzelnen Zahn, seine individuelle funktionelle okklusale Position einzunehmen, ermöglicht das Wachstum und die Erhaltung des Alveolarknochens und erlaubt den vertikalen und horizontalen Drift eines Zahnes und die entsprechenden Remodellation des Alveolarknochens.
Die Zähne wandern aus zwei funktionalen Gründen. Der eine Grund wird in allen grundlegenden histologischen Texten beschrieben, nämlich daß die Zähne sich in den Zahnbogen einreihen und daß der Zahnbogen geschlossen bleibt, auch wenn fortlaufend ein Abrieb der Zähne stattfindet. Dadurch wird der Bogen stabiler und kann den Kaukräften besser widerstehen. *Der zweite, viel weniger bekannte, aber äußerst wichtige Grund ist, die Zähne in ihre Position zu bringen, solange die Mandibula und die Maxilla wachsen und remodelliert werden.* Jeder Zahn (auch die noch nicht eruptierten Zahnkeime) müssen vertikal, lateral und nach mesial oder distal wandern, um ihre korrekte anatomische Position zu erlangen. So wird die Molarenregion in jungem Alter zur Prämolarenregion in höherem Alter. Die Oberkieferzähne, als zweites Beispiel, müssen eine lange Strecke nach inferior wandern, während der gesamte Maxillarbogen nach inferior wächst, um den Nasenraum entstehen zu lassen. Die Aufgabe der Zahnwanderung umfaßt also weit mehr als nur die „Auffüllung" des Zahnbogens. Sie ist einer der Grundprozesse des Gesichtswachstums.

[*]   Die Mißachtung dieser anatomischen Verhältnisse ist die Ursache für viele durch den Prothetiker verursachten Probleme. Prothesen sind druckerzeugende Geräte, die ohne eine zwischengeschaltete Schlinge von Fasern direkt auf den Knochen wirken. Häufig finden wir rasant verlaufende Resorptionsvorgänge.

Abb. 11.30   Das übliche Diagramm, das den „Mesialdrift" illustrieren soll, zeigt Apposition und Resorption auf den entsprechenden „Druck-" und „Zugseiten" der Alveolen. Der anterior-posteriore Schnitt durch den Kiefer zeigt verschiedene Zahnwurzeln und das normale dazugehörige histologische Bild. In normalen Lehrbüchern wird ausschließlich von einem *Mesial*drift gesprochen, die wichtigen vertikalen Driftbewegungen, Rotationen und Kippungen werden nicht immer erklärt. Diese anderen Bewegungen geschehen durch vergleichbare Vorgänge, also Appositionen und Resorptionen im Alveolarknochen, wie auch beim mesialen Drift. Drift ist ein dreidimensionaler Vorgang und wird durch das zu sehr vereinfachende, zweidimensionale hier gezeigte Diagramm nur unzureichend dargestellt (siehe S. 168).

Knochen

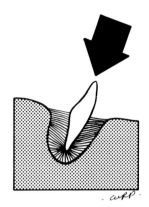

Abbildung 11.29

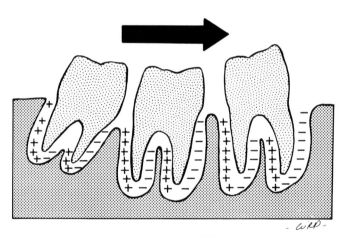

Abbildung 11.30

Das „Druck-" und „Zugkonzept" der mesialen und distalen Alveolarflächen ist auch zu stark vereinfachend. Die Kollagenfasern auf der Druckseite sind oft auch Zugkräften ausgesetzt (Abb. 11.36). Obwohl bei extremen Zahnbewegungen starke Druckkräfte zwischen Zahn, parodontalem Bindegewebe und Alveolarknochen auftreten (bei zu forcierter kieferorthopädischer Behandlung zum Beispiel), treten diese starken Kräfte bei normalen physiologischen Bedingungen nicht auf. Auch auf der Zugseite dagegen stehen die Zellen des Desmodonts durch die gespannten Kollagenfasern eigentlich unter Druck.

Für viele Jahre war es ein kontroverser Punkt, ob der resorptionsauslösende Druck zuerst auf die Parodontalmembran wirkt oder direkt auf den Knochen, wodurch wiederum die Membran reagiert (siehe unten). Man glaubt heute, daß der *Druck* auf der „Druckseite" der Alveolenwand die eigentliche Ursache der Resorption darstellt. Die Diskussion über Ursache und Wirkung dauert allerdings an. Ein Konzept besagt, daß die Distorsion des Alveolarknochens durch Zahnwurzelbewegung nötig ist, um Knochenremodellation auszulösen. Heute halten viele den Piezoeffekt für die Antwort auf diese einwirkenden Kräfte und man glaubt, daß dieser bioelektrische Stimulus als „first messenger" dient und die Rezeptoren der Osteoblasten und/oder Osteoklasten innerhalb des Parodontiums reizt. Die Ursachen des Druckes, die schließlich eine aktive Distorsion (Biegung) des Alveolarknochens hervorrufen, sind bis heute nicht ganz geklärt. Einige Untersucher meinen, daß die flüssige Matrix als ein biomechanisches Intermedium funktioniert. Sie arbeitet vermutlich als „hydraulisches System", das durch Expansion oder Kompression der Gefäße und der Matrix variable Druckkräfte auf den Alveolarknochen weiterleiten kann. Wenn die via *Zahn* auf die Parodontalmembran einwirkenden Druckkräfte eine *schwere* Kompression der Membran bewirken, werden Gefäße verschlossen und durch eine folgende Zellnekrose wird die Wachstumskapazität der Membran zerstört. Die Remodellationsvorgänge der angrenzenden Alveolarknochenoberfläche sistieren. Vermutlich wird dadurch eine *unterminierende Resorption* ausgelöst. Bei diesem Prozeß gehen die resorptiven Veränderungen von den Markräumen in der *Tiefe* des Alveolarfortsatzes aus, und die Oberfläche selbst bleibt geschlossen. Dieses Konzept war lange anerkannt, einige Untersucher meinen heute jedoch, daß eine unterminierende Resorption nicht umbedingt nur in Verbindung mit starken Druckkräften und dem daraus resultierenden Gefäßverschluß auftreten. Man nimmt an, daß diese Art von Resorptionsvorgängen einen ganz normalen Teil während des normalen Remodellationsprozesses und des Drifts des Alveolarknochens und der Zähne darstellt. (Die unterminierende Resorption finden wir auch in Verbindung mit dem Faserattachment des Parodontiums, wie wir noch sehen werden.)

In der Zahnheilkunde werden die Begriffe „starke Kräfte" und „schwache Kräfte" häufig gebraucht. Starke Kräfte können wahrscheinlich zu zwei verschiedenen Ergebnissen führen. Erstens können die Druckkräfte, wenn sie zu Gefäßverschlüssen führen, eine unterminierende Resorption auslösen, und die Zahnbewegungen können nur aufgrund der in der Tiefe des Alveolarknochens in der gefäßgeschützten Spongiosa ablaufenden Resorptionsvorgänge stattfinden. Zweitens bewirken starke Kräfte (manche nennen sie orthopädische Kräfte) nicht nur Verformungen des Alveolarfortsatzes, die geeignet sind, größere Zahnbewegungen auszulösen, sondern es wird auch vermutet, daß solche Kräfte auch auf die Kieferbasen und auf andere Knochen wirken können. Im Konzept der „schwachen Kräfte" scheint nur der Alveolarknochen eine Rolle zu spielen. Ob nun „Distorsionen" des Alveolarfortsatzes nötig sind, ist immer noch umstritten. Unabhängig davon, welche Kräfte auch immer wirken, haben eine Reihe von Forschern, wie z.B.*Ackermann*, gezeigt, daß auch die *Zeitdauer* der Kräfteeinwirkung eine ungemein wichtige Rolle spielt.

Die Parodontalmembran ist sowohl dem Periost als auch den Suturen äquivalent. Sie wurde manchmal als eine eigenständige Membran angesehen, jedoch ist ihre Struktur denen der anderen sehr ähnlich und ihr Wachstumstyp ist der gleiche. Der auffälligste Unterschied ist, daß die eine Seite an einem Zahn inseriert und nicht an einem Muskel oder einem Knochen. Die Parodontalmembran ist die Fortsetzung des Periostes in die Alveole hinein und beide Membranen gehen direkt ineinander über.

In ihrer „stabilen", nicht remodellierenden Form ist die Parodontalmembran ein reifes Ligament, bestehend aus dichten Bündeln dicker Kollagenfasern und entsprechend wenig Fibroblasten und wenig Grundsubstanz. Während der aktiven Phase des Gesichtswachstums, der Zahnentwicklung und der Heranbildung der Okklusion hat diese Membran jedoch eine äußerst dynamische Funktion und ihre histologische Struktur ist ihren komplexeren Aufgaben entsprechend angepaßt. Während der Wachstumsphase ist die Parodontalmembran viel zellhaltiger und es finden sich mehr als nur die Fasern des Ligamentes. Wie das aktiv wachsende Periost und die Suturen hat die Parodontalmembran drei Schichten. Die mittlere Schicht ist der „Intermediärplexus" und besteht aus dünnen präkollagenen *Verbindungsfasern*. Sie finden sich auch in den mittleren Schichten von Periost und Suturen. Die Verbindungsfasern ermöglichen die Verbindung und auch die Neuverknüpfung zwischen den faserreichen inneren und äußeren Schichten. Ihre Schlüsselaufgabe sind die *Anpassungsvorgänge* während des Zahndrifts, des Zahndurchbruchs, der -rotationen und der Remodellation des Alveolarknochens. Diese Schicht kann in Phasen geringer Aktivität oder in Bereichen mit nur langsamer Zahnbewegung nur gering ausgebildet sein oder gar fehlen. Die Verteilung und Ausrichtung der Verbindungsfasern kann auch mehr diffus sein, ohne eine deutlich abgrenzbare Zone auszubilden. In Phasen aktiver Zahnbewegung ist diese Zone dagegen *immer* anzutreffen. Erst vor kurzem wurde die Meinung vertreten, daß die eigentlich treibende mechanische Kraft, die den Zahndurchbruch, den vertikalen und den horizontalen Drift und die anderen Zahnbewegungen bewirkt, durch eine große Population aktiv kontraktiler Fibroblasten („Myofibroblasten") auf den *resorptiven* Alveolarseiten ausgelöst wird. Die Kontraktion dieser besonderen Zellen (in Abb. 11.35 B) *zieht* vermutlich am kollagenen Netzwerk innerhalb der Parodontalmembran und damit am Zahn in Richtung der resorptiven Knochenseiten. (Oder diese kontaktilen Zellen können Fasern zumindest in neue Verbindungspositionen ziehen, und andere unbekannte Kräfte bewirken die eigentliche Zahnbewegung.) Gleichzeitig ermöglichen besondere Kollagenabbauende und Kollagen-produzierende Zellen (x und y) innerhalb der Verbindungszone die Faserremodellation und Faserneuverbindungen, wie unten beschrieben. Dies geschieht in Verbindung mit dem Abbau und der Synthese von Grundsubstanz und der Zahn wird sowohl in vertikaler wie auch horizontaler Richtung vorwärtsgetrieben (Pfeile). Auch der Zahndruchbruch, so glaubt man, wird durch diesen Prozeß bewirkt. Die Fasern aus Schicht 1, früher mit 1' verbunden, werden mit den Fasern aus Schicht 2' neu verknüpft usw. Man vermutet, daß die dabei beteiligten Zellen der spezifische Ansatzpunkt der bei kieferothopädischer Therapie entstehenden Kräfte sind. (Siehe *Azuma*, M., D.H. *Enlow*, R.G. *Frederickson* und L.G. *Gaston*: A myofibroblastic basis for the physical forces that produce tooth drift and eruption, skeletal displacement and sutures, and periostal migration. In: *McNamara*, J.A., Jr. (Ed.): Determinants of mandibular Form and Growth. Center for Human Growth and Development, Craniofacial Growth, Monograph Series, The University of Michigan, Ann Arbor, 1975.)

Abb. 11.31, 11.32 und 11.33 Zu beiden Seiten der Zone der Verbindungsfasern (b) liegt je eine Zone dicker Kollagenfasern, eine, die im Alveolarknochen inseriert (a) und eine, die im Wurzelzement inseriert (c).
Hier wird die Aktivität auf der Zugseite gezeigt („Zug" deswegen, weil die Bewegung des Zahnes nach rechts vermutlich Zugkräfte via Parodontalfasern auf den Alveolarknochen ausübt). Eine neue Schicht Knochen wird auf der Alveolaroberfläche angelagert. Dadurch werden die Parodontalfasern der Schicht a eingemauert. Die inserierenden Fasern dringen dabei jedoch nicht wie ein Nagel in den Knochen ein; sie werden vielmehr von neugebildetem Knochen umschlossen. Es ist offensichtlich, daß die Fasern der Zone a ziemlich schnell aufgebraucht und völlig eingeschlossen werden. Die *Verbindungsfibrillen* der Zone b werden jedoch in Zone a verlagert und die Fasern in Zone a werden dabei entsprechend dem Fortschreiten der Alveolarwand verlängert. Die Fasern der Zone a werden auf der einen Seite von neuem Knochen umschlossen und auf der anderen Seite in gleichem Umfang verlängert. Die Konversion von b zu a wird durch die Bündelung der dünnen präkollagenen Verbindungsfibrillen zu dicken „reifen" Fasern der Zone a erreicht. Man glaubt, daß die Grundsubstanz als verbindendes Agens wirkt und daß dieser Prozeß durch die reichlich vorhandenen parodontalen Fibroblasten ausgeführt wird. Zone b behält ihre Breite durch Elongation der präkollagenen Verbindungsfibrillen bei. Wir wissen bislang nicht, ob diese Faserverlängerung innerhalb der Zone b oder in der Grenzschicht zwischen b und c stattfindet. Während der Zahnentwicklung und des Membrandrifts, infolge des Zahndrifts, werden laufend neue Fibrillen gebildet. Die Fasern der Zone c werden in Richtung der Zahnbewegung bewegt. Während des gesamten Umbauprozesses der Membran bleibt das Attachment zwischen Zahn und Alveolarknochen stets erhalten. Die Parodontalmembran wird während der Zahnbewegung also nicht einfach als Ganzes in eine Richtung gezogen oder gedrückt. Sie *wächst* von einer Lokation in die nächste.

Abb. 11.34 Die Aktivitäten auf der Druckseite der Zahnwurzel („Druck", weil die Zahnwurzel nach einer lang vertretenen, aber ungenauen Theorie direkten Druck auf die Parodontalmembran und die Alveolarwand ausübt), geschehen in Umkehr der Vorgänge, die auf der gegenüberliegenden Zugseite ablaufen. Die Schicht x' der Alveolarwand wird durch eine große Anzahl von Osteoklasten resorbiert. Histologisch kann die resorptive Alveolarwand sehr leicht durch die charakteristische ausgemeißelt wirkende, lakunäre Knochenoberfläche von der appositionellen Alveolarwand unterschieden werden. Ist der Resorptionsprozeß in vollem Gange, so finden wir eine ganze Anzahl von Osteoklasten in den Lakunen.

Knochen

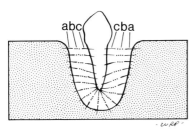

Abbildung 11.31

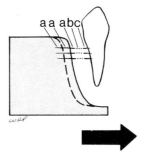

Abbildung 11.32

Abb. 11.33 (Aus *Kraw*, A. G. und D. H. *Enlow*: Am. J. Anat., 120 : 133, 1967.)

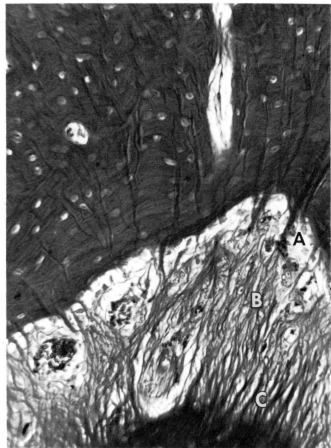

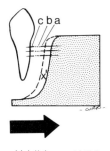

Abbildung 11.34

425

Knochen

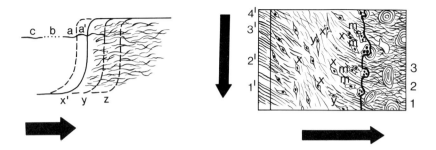

Abb. 11.35 Auf der resorptiven Alveolenoberfläche gibt es zwei Arten des parodontalen Attachments. Zum einen werden in bestimmten Arealen die Fasern der Knochenmatrix zu Parodontalfasern umgewandelt, während die Knochenresorption fortschreitet. Zum anderen, und das häufiger, wird in adhäsiver Weise neues Faserattachment auf der resorptiven Knochenoberfläche geschaffen.
Einige (nicht alle) der Fasern, die vorher der kollagenen Knochenmatrix (a') angehörten, werden durch die Resorption der Knochenschicht x' freigelegt und werden Bestandteil der Zone a. Zone b (die Verbindungsfasern der Intermediärzone) fängt die Zone auf, die andernfalls durch die sich verlängernden a-Fasern eingenommen werden würden. Es findet eine Remodellation statt, wobei die dicken Fasern in a zu dünnen präkollagenen Fibrillen in b umgewandelt werden. Dabei werden die dicken Fasern in ihre präkollagenen fibrillären Untereinheiten aufgespalten. Wir glauben heute, daß diese Vorgänge durch den enzymatischen Abbau der Grundsubstanz, die die Fibrillen zu dicken Bündeln zusammenhält, erreicht werden. Gleichzeitig werden die Fibrillen der b-Zone an ihrer Grenze zur c-Zone in gleichem Umfang verkürzt. Die gesamte Membran wächst so in Richtung Knochenoberfläche und weg vom Zahn, während sich der Zahn gleichzeitig in dieselbe Richtung bewegt. Dieser Vorgang wiederholt sich kontinuierlich und die resorptive Front schreitet von y nach z fort. Die Zahnbewegung selbst wird vermutlich durch die Myofibroblasten, wie oben beschrieben und in Abb. 11.35 B dargestellt, bewirkt.

Auch wenn der Knochen auf der resorptiven Seite der Alveolenwand fortlaufend entfernt wird, bleibt die parodontale Verbindung zwischen Knochen und Zahn durch die Freisetzung und Umwandlung von Fasern der Knochenmatrix zu Fasern der driftenden Parodontalmembran immer erhalten. Jedoch wird dieser Vorgang durch einen anderen noch mehr verbreiteten Prozeß einer periodischen, nur temporären Adhäsion unterstützt. In manchen Arealen der resorptiven Alveolenoberfläche ist die Resorption so komplett, daß alle Fasern solcher Regionen aus ihren Verankerungen gelöst werden. Eine erneute Verknüpfung der parodontalen Membran mit der Alveolenwand kann jedoch schon bald wieder durch die Auflagerung einer Schicht adhäsiver Grundsubstanz (u.a. Proteoglykane) auf der resorptiven Knochenoberfläche erreicht werden; darauf folgt die Formation neuer präkollagener Fibrillen. Dies kann fast sofort nach der resorptiven Arbeit der Osteoklasten geschehen. In der Tat wandern die fibroblastenartigen Zellen direkt hinter den Osteoklasten her und können so eine Verknüpfung wiederherstellen, wenn der Osteoklast aus seiner *Howship*schen Lakune herauswandert.

Knochen

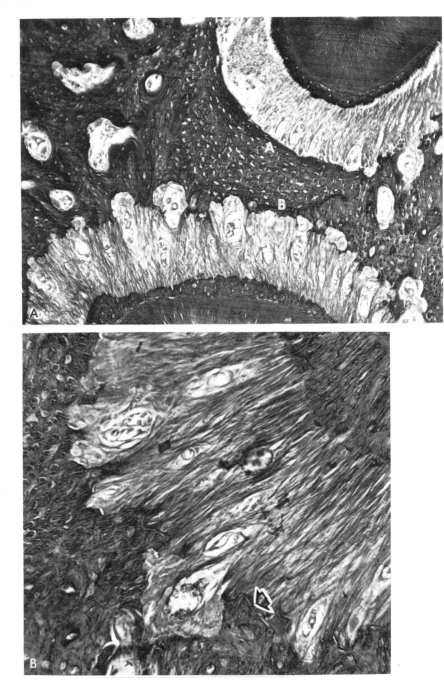

Abbildung 11.36 (Legende, siehe Seite 428).

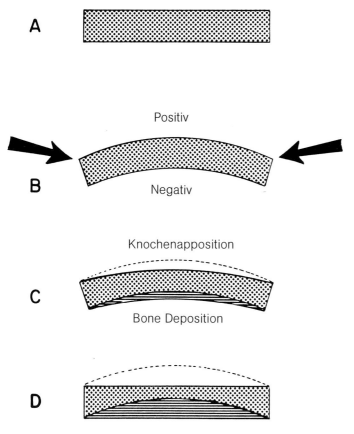

Abb. 11.36 In der oberen Abbildung der vorherigen Seite ist die Oberfläche der oberen Alveole appositionell (A) und die Oberfläche der unteren Alveole (B) resorptiv. Die gesamte Knochenlamelle der oberen Alveole wurde durch die Parodontalmembran gebildet. Einige Fasern der Knochenmatrix werden auf der resorptiven Seite freigesetzt und funktionieren dann als Parodontalfasern. Wir sehen, daß die Fasern auch auf dieser Seite gespannt sind und nicht schlaff. In manchen Arealen wird die Knochenmatrix total resorbiert und die Attachmentfasern völlig entfernt. (Aus Kraw, A. G. und D.H. Enlow: Am. J. Anat., 120 : 133, 1967.) Auf der unteren Abbildung der vorherigen Seite sehen wir eine punktförmige Apposition (durch den Pfeil verdeutlicht). Wir sehen die *Umkehrlinie*, die diese dünne temporäre Knochenapposition gegenüber der resorptiven Oberfläche in der Tiefe abgrenzt. Die Abbildung links schematisiert die *Piezo-Reaktion* auf Kräfte, die auf die Knochenmatrix wirken. Siehe auch im Text.

Die neuen Fibrillen, eingebettet in die adhäsiven Proteoglykane auf dem Knochen, „kleben" förmlich an diesem Knochen fest. Diese Fibrillen sind mit den älteren, tiefer in der Parodontalmembran liegenden Fasern verbunden und eine vorübergehende Adhäsion zwischen Knochen und Membran wird erreicht. Während die resorptive Front fortschreitet, werden diese adhäsiven Attachments wieder gelöst und durch neue ersetzt. Tritt irgendwann eine Umkehr auf und wird die Knochenoberfläche mehr appositionell als resorptiv, wird die mineralisierte Zwischenschicht der Proteoglykane zur „Umkehrlinie". Solche Umkehrprozesse dauern mal länger, mal kürzer und können beträchtliche Mengen von Knochen bilden. Sie können aber auch, wie wir es häufig sehen, als kleine Knochenplaques auftreten und vorübergehend die Faserknüpfung absichern (Abb. 11.36). In beiden Fällen bildet sich eine deutliche refraktile Linie in diesem Bereich.

Wo auch immer auf der resorptiven Alveolarknochenoberfläche Attachments bestehen, sind die Parodontalfasern zwischen Zahn und Knochen straff gespannt

(Abb. 11.36). Auch wenn diese Seite der Alveole oft als „Druckseite" bezeichnet wird, stehen die Fasern jedoch unter Zug. Der Knochen ist notwendigerweise ein sowohl zug- wie auch druckadaptiertes Gewebe. Die Periostal- und die Parodontalmembranen sind so aufgebaut, daß sie auch unter Zugkräften gut funktionieren (wie z. B. beim Muskelzug oder während der Zahnbelastung), aber auch unter Druckbelastung. Die bedeckenden Membranen sind sehr drucksensibel, jede übermäßige Belastung führt zu Gefäßverschlüssen und interferiert so mit der Knochenbildung durch die Osteoblasten. Die Osteoklasten dagegen versuchen die Druckkräfte durch Knochenabbau „aufzuheben". Eine weit verbreitete Vorstellung ist, daß „Knochen" drucksensibel seien und daß hohe Druckkräfte Resorptionen induzierten. Eigentlich ist es jedoch die bedeckende periostale Membran, die reagiert und nicht das Hartgewebe. Jedoch gibt es für die auf den Knochen einwirkenden biomechanischen Kräfte zwei Angriffspunkte: 1. die periostale Knochenmembran, 2. die kalzifizierte Matrix. Beide reagieren unterschiedlich. Wird auf eine Membran oberflächlich Druck erzeugt, finden wir auf die Kompression folgend Osteoklastenaktivität und in dieser lokalisierten, dem Druck ausgesetzten Region, Resorption. Auf die Membran einwirkende Zugkräfte wirken generell Osteoblasten aktivierend, und die Reaktion ist die Bildung neuen Knochens. Diese reaktiven Aktivitäten dauern vermutlich bis zur Erlangung eines physiologischen und biomechanischen Gleichgewichts an, woraufhin die blastischen und clastischen Aktivitäten aufhören.

Im Gegensatz zu den direkt auf die bedeckende Membran einwirkenden biomechanischen Kräften meint man, daß die an der interzellulären Matrix angreifenden Kräfte eine andere physiologische Wirkung zeigen, wie in Abb. 11.36 schematisiert. Die Einwirkungen von Muskeln oder Zähnen oder anderer Kräfte verursachen im Knochen winzige Distorsionen (Pfeile). Diese führen zu regionalen Formänderungen und zur Ausbildung von Konkavitäten und Konvexitäten. Eine Konkavität führt zu Kompressionen und zu einer negativen Oberflächenladung (B); eine Konvexität verursacht Zugkräfte in der Knochenmatrix und eine positive Oberflächenladung. Man glaubt, daß dadurch Knochenappositionen und -resorptionen ausgelöst werden (c) bzw. daß der Piezoeffekt (S. 294) auf die Membranrezeptoren der Osteoblasten und Osteoklasten wirkt. Der Knochen wird dadurch solange remodelliert, bis eine biomechanische und bioelektrische Neutralität erreicht ist (D). Man sieht, daß die Natur dieser Reaktion im Gegensatz steht zu denjenigen, die nach Krafteinwirkungen auf die bedeckenden Weichgewebe auftreten. Auf das Periost oder das Parodont einwirkende Druckkräfte führen zu Resorptionen und Zugkräfte können Apposition auslösen. Druck auf die Knochenmatrix führt dagegen zu Appositionen und Zug zu Resorptionen. Die Gründe für die interagierenden Vorgänge für die Ausbildung einer Balance zwischen diesen scheinbar gegensätzlichen Remodellationseffekten sind bislang nicht völlig verstanden, und ob oder wie das eine das andere beeinflußt oder dominiert, wissen wir nicht.

Zur Übung versuchen Sie einmal, die orthodontischen Zahnbewegungen mit Hilfe der in diesen Seiten gegebenen Basisinformationen über Membran- und Knochenmatrix zu beurteilen. Eine ergänzende theoretische Überlegung wird da helfen. Wenn eine schon konkave Fläche noch konkaver wird, ist die Folge eine aktive Kompression und die darauffolgende Reaktion appositionell. Wird eine konkave Fläche dagegen weniger konkav, ist die Folge weniger eine Kompression als eine Tension und die darauf folgende Reaktion ist vermutlich resorptiv. Wird eine konvexe Fläche entweder weniger oder noch mehr konvex, so ist die Reaktion, so glaubt man, entsprechend resorptiv oder appositionell.

Die Knochengewebe

Es gibt viele verschiedene Arten von Knochengewebe und bei jedem finden sich andere, spezifische Arten von Wachstum, Physiologie und Pathologie. Die meisten Histologiebücher beschreiben heute, daß der Knochen generell aus *Havers*schen Systemen aufgebaut ist. Das *sekundäre Osteon* wird als universelle „Einheit" des Knochengewebes beschrieben. Dies ist nicht richtig. Wie die 14 Schläger in der Golftasche, so gibt es für verschiedene Anforderungen auch spezifische Arten von Knochengewebe. Schnellwachsende Knochentypen gibt es in Arealen, wo das Knochenwachstum mit dem schnellen Wachstum der Weichgewebe mithalten muß. Langsam wachsende Knochentypen gibt es auch. Bei manchen Knochentypen finden wir umfangreiche Appositionen und bei anderen nur dünne kortikale Anlagerungen. Einige Knochentypen treten oft in Verbindung mit Muskel- und Sehnenattachment auf und andere mit Vorgängen der Rekonstruktion und wiederum andere in Verbindung mit der alveolären Zahnhaltung. Einige Knochentypen wachsen nach außen, andere nach innen. Einige sind stark, andere nur gering vaskularisiert. Beim normalen Remodellationsprozeß können fast unendlich viele Variationen mit Histologie der lokalen Knochenstrukturen auftreten. Im Laufe des Wachstums-und Remodellationsprozesses wird die Kompakta immer mehr aufgeschichtet. Die Art der Schichtung und das Knochengewebe in jeder Schicht unterscheiden sich in einem Knochen von Region zu Region (Abb. 11.37). Ein Knochenschnitt einer Region unterscheidet sich immer von der anderer Regionen. Grund dafür sind die jeweils charakteristischen Remodellationsmuster einer jeden Region (Abb. 11.38). So wie ein Geologe die Geschichte anhand von Sedimenten und Erosionen innerhalb eines bestimmten Gebietes nachvollziehen kann, kann der Histologe die Aufeinanderfolge von Resorption und Apposition anhand der in diesem Aspekt gesteinsähnlichen Struktur der Kompakta rekonstruieren.

Das Knochengewebe eines Neugeborenen unterscheidet sich sehr stark von dem eines älteren Kindes. Dieses wiederum differiert von demjenigen eines jungen Erwachsenen, welches sich wiederum vom Knochengewebe eines Greises unterscheidet. Der Grund dafür ist, daß die Umstände (Wachstumsrate und -umfang usw.) in jedem Alter anders sind. Auch unterscheidet sich die Knochenstruktur des Menschen von derjenigen der Ratte. Die Ratte ist kleiner, die Kortikalis eines jeden Knochens ist viel dünner, die Stoffwechselrate ist unterschiedlich, die Wachstumsprozesse sind verschieden, die auftretenden mechanischen Kräfte sind ganz andere und eine Ratte lebt nur ein oder zwei Jahre. Untersucher sehen immer wieder, daß sich die Knochenstruktur einer 6 Monate alten und nur ein paar Gramm schweren Ratte von derjenigen eines 50jährigen, 100 kg schweren Mannes deutlich unterscheidet. Immer wieder gibt es Überraschungen, wenn bei der Ratte keine *Havers*schen Systeme (die legendären universellen Grundeinheiten des Knochens) entdeckt werden. Das

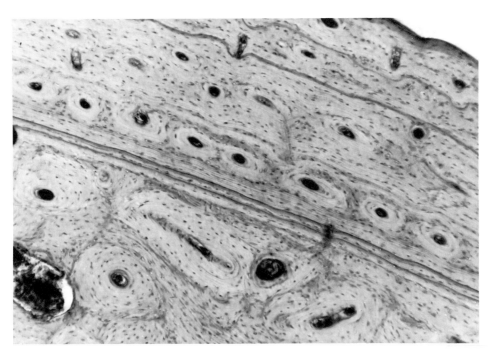

Abb. 11.37 Dieser Schnitt durch eine Kompakta verdeutlicht ihre Struktur und zeigt deutlich den Unterschied zwischen dem sekundären Osteon (*Havers*sches System) in den tiefen Schichten und den kleinen primären Osteonen in der Mitte des Bildes. Siehe genauere Beschreibung im Text. (Aus *Enlow*, D.H.: Principles of Bone Remodeling. Springfield, Illinois, Charles C. Thomas, Publishers, 1963.)

sekundäre Osteon ist in keiner Weise eine „Grundeinheit" des Knochens. Bei den meisten Vertebraten treffen wir es nicht an. Die *Havers*schen Systeme treten vorwiegend bei Tieren mit einer längeren Lebenserwartung auf und häufiger erst in höherem Alter. Wenn sie auftreten, dann nur in besonderen Regionen des Knochens. Der Kieferorthopäde, der das Knochengwebe eines Kindes manipuliert, arbeitet nicht mit dem *Havers*schen Knochentyp. Welche Struktur finden wir aber dann im kindlichen Knochen?

Nun werden einzelne Knochengewebe mit ihren Charakteristika zusammengefaßt. Es gibt zwar noch viel mehr, dies sind jedoch die Knochentypen, die am häufigsten bei Untersuchungen von menschlichen Knochen und denen der gebräuchlichen Versuchstiere benannt werden. (Siehe *Enlow*: The Human Face, Harper & Row, 1968.)

Feiner Faserknochen ist der am schnellsten wachsende Knochentyp (Abb. 11.39). Man findet ihn in allen Knochen des fetalen Skeletts und auch in einigen Bereichen des postnatalen Skeletts. Er ist auch an der Kallusbildung bei der Frakturheilung beteiligt. Die Exostosen oder Osteophytosen, die bei vielen pathologischen

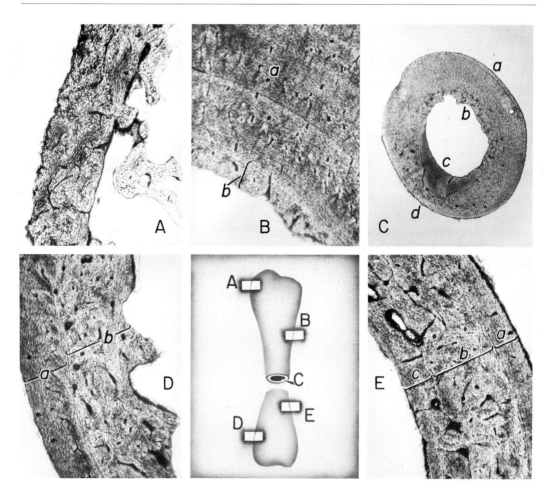

Abb. 11.38 Die aus verschiedenen Knochenregionen entnommenen Schnitte zeigen in ihrer Histologie entsprechend ihrer *regionalen* spezifischen Wachstums- und Remodellationsvorgänge deutliche Unterschiede. Das in Region A entnommene Knochengewebe ist ausschließlich endostal. Die periostale Oberfläche außen ist resorptiv und die endostale Oberfläche ist appositionell. Das Knochengewebe ist vom Typ des derben Faserknochens. Das Schnittbild der Region B zeigt eine breite periostal gebildete Zone (a), bestehend aus primär vaskulärem Knochen und dem Rest einer endostal gebildeten Zone (b), der nun eine resorptive innere Oberfläche aufweist. Im Schnittbild C driftet die Kompakta in „nord-östlicher" Richtung und bildet so die laterale Kurvatur des Knochens. Die Oberfläche a ist appositionell, b ist resorptiv, c ist appositionell und d ist resorptiv. Schnittbild D zeigt eine Zone periostal gebildeten Knochens (a), der von dem endostal gebildeten Knochen (b) durch eine Umkehrlinie getrennt wird. Die endostale Oberfläche, früher appositionell, ist nun resorptiv und folgt der nun nach außen gerichteten Wachstumsrichtung. Im Schnittbild E sehen wir eine Schicht periostal gebildeten Knochens außen (a), eine Mittelzone aus kompakten Faserknochen (b) und eine innen auskleidende Schicht. Vergleich mit Abb. 11.50.

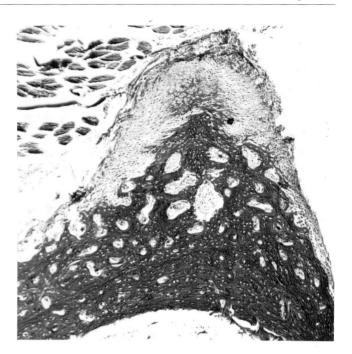

Abb. 11.39 Am Apex vieler Tuberculae und Tuberositates wird, in diesem Schnitt gezeigt, chondroider Knochen gebildet. Dieses einzigartige Knochengewebe finden wir während der aktiven Wachstumsphase auch im Alveolarfortsatz von Mandibula und Maxilla. Wir sehen eine knorpelähnliche Anordnung großer Zellen. In der Tiefe des chondroiden Apex finden wir feinen, nicht-lamellären Faserknochen. (Aus *Enlow*, D.H.: Am. J. Anat., 110 : 79, 1962.)

Vorgängen auftreten, bestehen aus Schichten feinen Faserknochens, der auf der äußeren oder inneren Oberfläche der Kompakta aufgelagert ist.

Fast die gesamten kortikalen Strukturen der fetalen Knochen und einige *schnell* wachsende Bereiche im kindlichen Skelett (wie z. B. die posteriore Ramuskante) bestehen aus feinem Faserknochen. Auch wenn diese Art Knochengewebe in den kompakten Bereichen angesiedelt ist, so ist es doch kein „kompakter" Knochen; er ist porös. Die Zwischenräume sind jedoch nicht annähernd so groß wie beim „derben" Faserknochen (einem anderen wichtigen Knochentyp, wie unten beschrieben). In diesen Zwischenräumen befindet sich unreifes Bindegewebe und kein typisches Mark. Der feine Faserknochen kann sowohl vom Periost als auch vom Endost gebildet werden.

Der *derbe Faserknochen* hat unregelmäßige, große Zwischenräume, die rotes oder weißes Mark enthalten. Er wird auch „Spongiosa" genannt und besteht aus Tabekeln und dünnen knöchernen Platten. Er kommt in allen Epiphysen und zwischen den Kompaktaplatten der flachen Knochen und des Schädels vor (wo er dann „Diploë" genannt wird). Derber Faserknochen ist deshalb immer vom Endost gebildet und entsteht normalerweise nie auf der Knochenaußenseite.

Der nicht-lamelläre Knochen ist die Art Knochengewebe, aus dem der feine Faserknochen gebildet wird (Abb. 11.39). In seiner Matrix sind die Fasern nicht streng in eine Richtung orientiert, wie es zum Beispiel beim lamellären Knochen der Fall ist. Eine verbreitete Art nicht-lamellären Knochens wird manchmal aufgrund der geflechtartigen Anordnung der

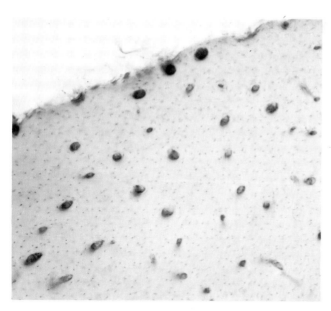

Abb. 11.40 Areale von schnell gebildetem Knochen haben meist mehr Gefäßkanäle. Diese Art Knochengewebe ist gegen den normalen Vorgang der Nekrozytose resistenter. Vergleiche mit Abb. 11.43. (Nach *Enlow*, D.H.: Am. J. Anat., 110 : 269, 1962.)

Abb. 11.41 Dieser Schnitt einer Kompakta illustriert das Konzept der „Gewebszylinder". Die Kapillare eines jeden Kanals versorgt eine zylindrische Region um den Kanal herum. Ist die Verteilung der Kapillaren nicht sehr dicht, können die intervaskulären Areale außerhalb dieser durch die Kapillaren ausreichend versorgten Zylinder gegebenenfalls nekrotisch werden (siehe die leeren Lakunen in den X-Regionen). Mit der Zeit weiten sich diese nekrotischen Areale aus, die Kanälchen werden mit Mineralien aufgefüllt, und das Knochengewebe wird durch den Prozeß der *Havers*schen Rekonstruktion ersetzt. Der Radius der sich dann entwickelnden Resorptionskanäle zeigt an, in welchem Umkreis ein Blutgefäß die Osteozyten versorgen kann. Ein *Havers*sches System ist ein graphisches Beispiel eines „Gewebszylinders"; solche physiologischen Zylinder existieren auch in allen Weichgeweben. Vergleiche mit Abb. 11.46. (Nach *Enlow*, D.H.: Am. J. Anat., 110 : 269, 1962.)

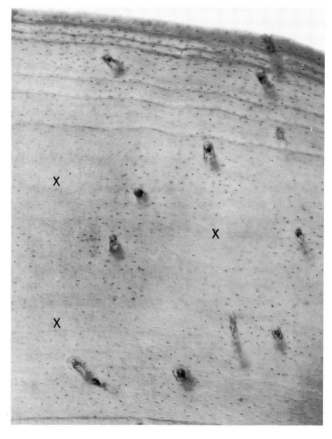

Matrixfasern „Geflecht"-Knochen genannt. Die Osteozyten sind sehr unregelmäßig und nicht in Reihen angeordnet. Dazu im Gegensatz sind beim *lamellären* Knochen die Kollagenfasern in jeder Schicht (Lamelle) parallel ausgerichtet und auch die Längsachsen der Zellen liegen parallel. Aufgrund der unterschiedlichen Faserausrichtung in den verschiedenen Lamellen entsteht das Bild einer Schichtung. Diese Ausrichtung der Fasern verleiht dem Knochen eine sperrholzähnliche Festigkeit.

Nicht-lamelläre Knochen können sowohl feine Faserknochen als auch relativ kompakte Massen bilden, besonders dann, wenn die Wachstumsrate relativ gering ist. Beim Kind tritt überall dort nicht-lamellärer Knochen auf, wo sowohl mäßige wie auch starke Knochenapposition erforderlich ist, um mit der Expansion der Weichgewebe Schritt zu halten. Der lamelläre Knochen wächst langsamer. In fast jedem kindlichen Knochen gibt es abwechselnd Schichten von lamellärem und nicht-lamellärem Knochen. Das kommt daher, daß nicht alle Teile eines Knochens gleichmäßig wachsen und daß die verschiedenen Areale in Bereiche mit anderen Wachstumsraten verlagert werden (als Folge der Verlagerung). So häufen sich in der Kompakta Schichten dieser und anderer Knochentypen an.

Der primäre vaskularisierte Knochen ist im kindlichen Skelett, einschließlich der Gesichts- und Schädelknochen, die meist verbreitete Art periostal gebildeten Knochengewebes. Dies ist *der* Standardtypus periostalen Knochengewebes im wachsenden Skelett. Er kann in manchen Arealen auch endostal gebildet werden (Abb. 11.41, 11.42 und 11.53). Eigenartigerweise ist er in histologischen Abhandlungen nie erwähnt worden. Es gibt zwei generelle Klassen von Knochengewebe – primäres und sekundäres. Alle direkten Auflagerungen auf der Außen- und auf der Innenseite des Knochens sind „primär", und die Blutgefäße, die durch diese Appositionen eingeschlossen werden (dadurch, daß um sie herum Knochenmatrix gebildet wird), bezeichnet man entsprechend als primäre Blutgefäße. Unter bestimmten Umständen kann sich der primäre Knochen Remodellationsvorgängen unterziehen müssen. Die Folge ist „sekundärer" Knochen, zu dem die *Havers*schen Systeme gehören. Die primären Gefäßkanäle haben keine konzentrischen lamellären Ringe um sich herum; sie sind einfach nur in die umgebende Matrix eingelagert. Der primär vaskularisierte Knochen ist auch bei den meisten Tieren die Standardform periostalen Knochengewebes. Nur bei einigen wenigen Spezies wird dieses ursprüngliche Knochengewebe durch Knochengewebe von sekundärem Typ ersetzt. Auch wenn der primär vaskularisierte Knochen vor allem beim Kind und beim jungen Erwachsenen dominiert, finden wir auch im gealterten Skelett viele primär gefäßhaltige Kanäle.

Nicht-vaskularisierten Knochen finden wir bei einigen Spezies als einzige Art Knochengewebe. Es ist eine sehr *langsam* wachsende Variante. Im Skelett des Menschen wird er in den Bereichen gebildet, in denen die Kompakta für eine gewisse Zeit sehr langsam wächst. Für alle Knochengewebe gilt, daß der Grad der Vaskularisierung der Rate der Knochenapposition entspricht. In einer schnell wachsenden Kompakta finden wir fast immer auch eine große Zahl von Gefäßkanälchen (Abb. 11.40). Das Spektrum der Kanaldichte reicht hinab bis zu den nicht-vaskularisierten Arealen, die von allen am langsamsten wachsen (wie in der in Abb. 11.43 gezeigten Zone).

Der Knochen unterliegt dem ganz norma-

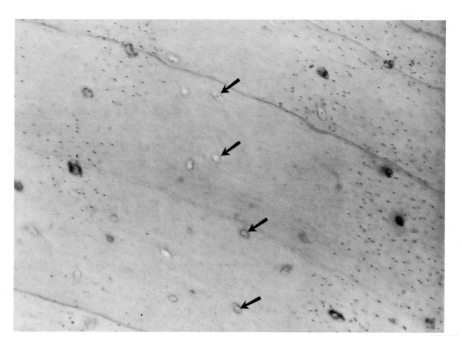

Abb. 11.42 Leere Gefäßkanäle oder Kanäle, die mit Mineralien ausgefüllt sind (Pfeile), führen schnell zu Nekrosen des entsprechenden „Gewebszylinders" in die Umgebung. (Beachte die leeren Lakunen).

len Prozeß der *Nekrose*. Die Osteozyten haben, wie die meisten anderen Bindegewebszellen auch, eine begrenzte Lebensdauer. Im Knochen leben die Zellen ungefähr 7 Jahre, es treten jedoch große Unterschiede auf. Der Grad der Vaskularisierung ist für die Lebenserwartung der determinierende Faktor. Weniger zahlreiche Gefäßkanäle, die dann weiter auseinander liegen, führen zu einem früheren Zelltod. Es gibt ein zylindrisches Gewebsareal um jeden Gefäßkanal herum, das von ihm direkt abhängig ist. (Dies ist eine feststehende Regel, die auch für die verschiedenen Weichgewebe und ihre Kapillaren gilt.) Das Gefäß eines jeden Kanals versorgt ein spezifisches zylindrisches Areal um den Kanal herum. Ist ein Gebiet reichlich von gefäßführenden Kanälen durchzogen, so haben alle Osteozyten eine ausreichende Gefäßversorgung. Liegen die Kanäle jedoch weiter auseinander, wie z. B. in langsam wachsenden Arealen, werden die Regionen zwischen den Kanälen weit weniger gut versorgt, denn der Weg von den Kapillaren durch das kanalikuläre System ist viel länger. Nach einer gewissen Zeit beginnen in den von den Blutgefäßen weiter entfernt liegenden Arealen Nekrosevorgänge (Abb. 11.41 und 11.43). Dies ist eine häufige und in der Tat normale Situation. Hinzu kommt, daß andere kleine Kanäle Spalten, Ritzen und die gefäßführenden Kanäle durch Kalziumablagerungen verstopfen. Dadurch sterben all die in diesem Versor-

Die Knochengewebe

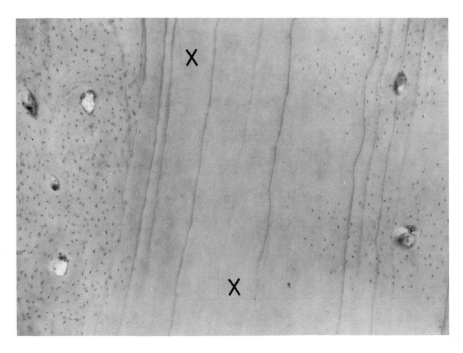

Abb. 11.43 Zonen nicht-vaskulären Knochens (x) finden wir häufig in dicken, nur langsam wachsenden Arealen der Kompakta. Man beachte, daß diese Schichten nekrotisch geworden sind (leere Lakunen). Die Knochenzellen um die Gefäßkanäle herum überleben jedoch. (Aus Enlow, D.H.: Am. J. Anat., 110 : 269, 1962.)

gungsgebiet liegenden Knochenzellen ab (Abb. 11.42). In Abb. 11.40 ist die Anordnung der gefäßführenden Kanäle so groß, daß die von ihnen versorgten *Gewebszylinder* so nahe aneinander liegen, daß alle Osteozyten ausreichend versorgt werden. In Abb. 11.41 dagegen sind die Kanäle so weit voneinander entfernt und die intervaskulären Areale dadurch so groß, daß sie über eine längere Zeit nicht ausreichend versorgt werden können. Die Osteozyten dieser Region werden schließlich nekrotisch. Lokale nekrotische Areale erkennt man an den leeren Lakunen, die oft mit Kalziumablagerungen aufgefüllt sind. (Die helle Region in Abb. 11.44; dieser Vorgang ist mit der *Dentinsklerosierung* vergleichbar.) Solche nekrotischen Areale finden wir im erwachsenen Knochen viel häufiger, weil viel öfter nicht-vaskuläre Areale oder nur sehr gering vaskularisierte Areale auftreten, wie unten beschrieben.

Der *Havers*sche Knochen ist sekundären Typs, denn er ersetzt den primär vaskularisierten Knochen. Voraussetzung ist eine Remodellation kompakten Knochens. Wenn gesagt wird: „Der Knochen remodelliert sich ein Leben lang", dann trifft das genau zu. Es gibt verschiedene Arten der Remodellation, wie in Kapitel 2 beschrieben. Die *biochemische Remodellation* erfordert den Austausch von Mineralien und anderer Ionen zwischen der Knochensubstanz und den Gefäßen, um z. B. den Kalziumspiegel oder andere Parame-

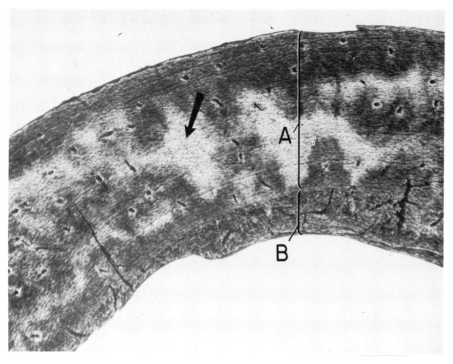

Abb. 11.44 Die äußere Zone dieser Kompakta (A) ist aus primär vaskulärem Knochen aufgebaut. Zone B besteht aus unregelmäßigem endostal gebildeten Knochen. Man beachte die intervaskulären nekrotischen Areale (Pfeile). In einer Übersicht, wie hier, kann man die nekrotischen Zonen an der Helligkeit ihrer Matrix erkennen (wie beim sklerotischen Dentin). (Aus *Enlow*, D.H.: Am. J. Anat., 110 : 269, 1962.)

ter konstant zu halten. Die *Wachstumsremodellation* bewirkt die Verlagerung der einzelnen Knochenareale, während der gesamte Knochen an Größe zunimmt; die Wachstumsveränderungen selbst werden durch verschiedene Kombinationen von Apposition und Resorption auf den periostalen und endostalen Oberflächen bewirkt. Die *Haverssche Remodellation* ist ein Prozeß der internen Rekonstruktion innerhalb einer Kompakta und umfaßt keine Veränderungen auf den äußeren oder inneren Oberflächen. Es gibt dafür verschiedene funktionelle Ursachen.
Während der kindlichen Wachstumsphase findet aufgrund der *Wachstumsremodellation* eine konstante Knochenverlagerung statt. Das heißt, es wird konstant neuer Knochen gebildet und alter abgebaut. Der Knochen existiert nicht lange genug, als daß ausgeprägte Osteozytennekrosen entstehen könnten. Außerdem sind kindliche Knochengwebe aufgrund ihrer hohen Wachstumsrate noch viel dichter vaskularisiert. Dadurch wird die Lebensdauer der Knochenzellen erhöht. Während das Kind heranwächst, werden jedoch auch langsamer wachsende Knochenarten gebildet und diese sind oft weniger vaskularisiert, oder in vie-

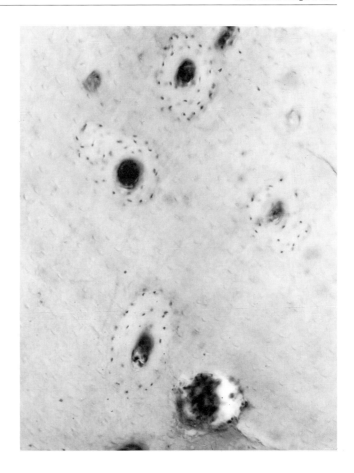

Abb. 11.45 Hier sehen wir resorptive Kanäle und sekundäre Osteone, die sich innerhalb eines nekrotischen Bezirkes (leere Lakunen) einer Kompakta gebildet haben. (Aus *Enlow*, D.H.: Am. J. Anat., 110 : 269, 1962.)

len Arealen sogar nicht-vaskulär. Eine geringere Verteilungsdichte der Gefäßkanäle führt im erwachsenen Knochen zu einem frühen Zelltod. Weil der Knochen, entsprechend dem Turnover der Wachstumsremodellation, nicht mehr ersetzt wird, verbleibt er länger im Skelett und es bleibt genug Zeit zur Entwicklung von Zellnekrosen. Die *Havers*sche Remodellation ist ein Prozeß, bei dem älteres oder sterbendes Knochengewebe von neuen Generationen lebenden Knochens ersetzt werden. Die sekundären Osteone entstehen so durch den Ersatz des primären Knochens. Dies geschieht durch dieselben Appositions- und Resorptionsvorgänge wie bei der Wachstumsremodellation. Durch Osteoklastentätigkeit werden die ursprünglichen primären Kanäle ausgeweitet und es entstehen *Resorptionskanäle* (Abb. 11.45). Durch Gefäßeinsprossung können auch in primär nicht-vaskulären Regionen neue Resorptionskanäle entstehen. Der Resorptionskanal entspricht dem Raum des ursprünglichen primären physiologischen „Gewebszylinders", der von dem im Kanal liegenden Gefäß versorgt wurde. Der Radius des Gewebszylinders und des ihn ersetzenden Resorptionskanals ist durch die maxi-

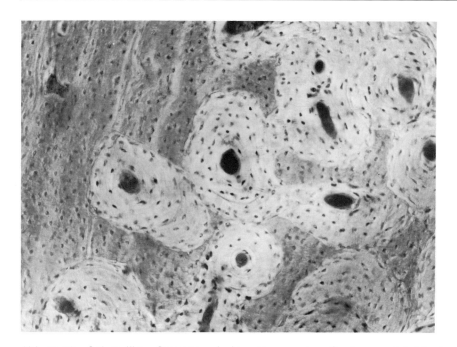

Abb. 11.46 Sekundäre Osteone. Jedes *Havers*sche System entsteht durch sekundäre Umwandlung als Ersatz vorher bestehenden primären oder sekundären Knochens. Zuerst entsteht ein Resorptionskanal (siehe Abb. 11.4 und 11.45). Dann werden am Rand dieses vergrößerten Raumes konzentrische Lamellen neuen Knochens angelagert, bis der entstehende Zentralkanal den Durchmesser des primären Gefäßkanals erreicht. In diesem Schnittbild hat sich schon eine zweite Generation von Osteozonen entwickelt (die Osteone sind übereinander gelagert). Zwischen den *Havers*schen Systemen sehen wir Reste des ursprünglichen primären lamellaren Knochens. Interessanterweise waren die *Havers*schen Systeme dem englischen Physiker und Anatomen Clopton *Havers* unbekannt. Die eigentlichen *Havers*schen Systeme wurden erst 100 Jahre später, d. h. im 19. Jahrhundert beschrieben. *Havers* glaubte zwar, der Erste zu sein, der die gefäßführenden Kanäle im Knochen entdeckt hatte (ca. 1680), jedoch hatte *Leeuwenhoek* schon ein Jahrzehnt früher diese Kanäle beschrieben. So sollten diese Kanäle eigentlich *Leeuwenhoek*sche Kanäle heißen, dies ist aber nicht so verbreitet. Damals konnte man die Kapillaren noch nicht sehen und so vermutete *Havers* logischerweise, daß diese Kanälchen „Marköl" zur Schmierung der Gelenke transportierten. (Zur Betrachtung der Historie der Knochenbiologie siehe *Enlow* 1963; aus *Enlow*, D.H.: The Human Face, New York, Harper & Row, 1968, p. 34.)

mal mögliche Diffusionsstrecke von und zum versorgenden Gefäß im Kanal bestimmt. Es wird dann in diesen durch Resorption entstandenen Raum von außen nach innen lamellärer Knochen aufgebaut. Das Ergebnis ist ein sekundäres Osteon, welches strukturell (wie funktionell) eine Zylinder bildet. *Alle* vaskularisierten Gewebe, weich wie hart, bestehen aus Gewebszylindern; das *Havers*sche System des Knochens ist ein deutliches Beispiel dafür (Abb. 11.46). Der *Havers*sche Rekonstruktionsprozeß spielt beim älteren Individuum auch bei der Aufrecht-

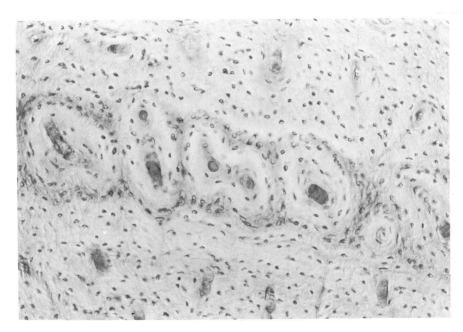

Abb. 11.47 In diesem Schnittbild sehen wir eine Linie kleiner primärer Osteone. Vergleiche mit den sekundären Osteonen in Abb. 11.46. (Aus *Enlow*, D.H.: The Human Face, New York, Harper & Row, 1968, p. 23.)

erhaltung des *Mineralhaushalts* eine Rolle. Im älteren Knochen kommt es zu weniger Ionenaustauschvorgängen, der Prozeß der sekundären Rekonstruktion ermöglicht jedoch den Kalziumaustausch. Weiterhin unterliegt die mineralisierte Matrix einer strukturellen Ermüdung und es können Mikrofrakturen auftreten. Die sekundäre Remodellation, so glaubt man, trägt dieser Situation Rechnung und ermöglicht gleichzeitig den Knochenersatz aus den anderen sich gegenseitg beeinflussenden Gründen, wie eben beschrieben.

Die *Havers*schen Systeme sind also ein Merkmal des älteren Skeletts. Sie treten zwar schon in frühen Reifungsphasen auf, aber ihr Vorkommen nimmt im Laufe der Jahre stark zu. Einer Ratte (wie auch viele andere Spezies) fehlen die *Havers*schen Systeme, weil sie erstens nicht lange genug lebt und zweitens die Kortikalis meist sehr stark vaskularisiert ist und die dünnen Gefäße in Periost und Endost ausreichend in der Lage sind, diesen Knochen zu versorgen.

Die *Havers*schen Systeme spielen noch eine andere Schlüsselrolle. Sie sind am Attachment und Reattachment der Muskeln auf den wachsenden und sich remodellierenden Knochenoberflächen beteiligt (Abb. 11.4). Schon beim Kleinkind finden wir in einigen Bereichen mit Muskelinsertion einige *Havers*sche Systeme. Hier dienen sie dazu, die Muskeln oder die Sehnen in der Tiefe des Knochens in einer resorptiven Oberfläche zu verankern

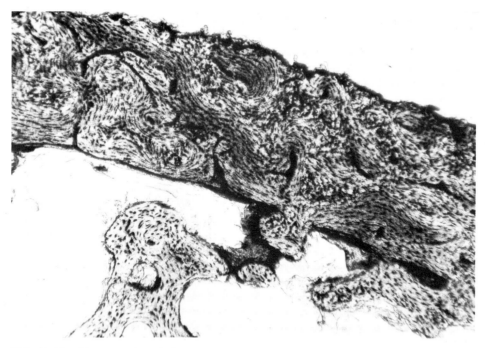

Abb. 11.48 Dieses endostale kortikale Knochengewebe ist durch die dichte Packung von Faserknochen entstanden. Die periostale Oberfläche ist resorptiv und die endostale Fläche ist appositionell. (Aus *Enlow*, D.H.: Principles of Bone Remodeling. Springfield, Illinois, Charles C. Thomas, Publishers, 1963.)

(siehe S. 414). Dies hat mit der Rekonstruktion von nekrotischen Knochen, die erst viel später auftritt, nichts zu tun. Während auch andere Mechanismen ein Muskelattachment aufrechterhalten, finden wir die Entwicklung sekundärer Osteone überall da, wo sich während der Remodellation verlagernde Sehnen in Tuberkula, Tuberositates oder anderen resorptiven Oberflächen inserieren (S. 411). Dieser Typus des *Havers*schen Knochens ist nicht so weit verbreitet wie der Typus im erwachsenen Knochen. Die primären Osteone sind ein Merkmal des jungen, schnell wachsenden Skeletts. Sie entstehen durch Apposition neuen Knochens in den kleinen Zwischenräumen des feinen Faserknochens (Abb. 11.47). Die entstehenden Strukturen ähneln denen der sekundären Osteone (*Havers*sche Systeme), sie entstehen aber nicht durch sekundäre Remodellation und die damit zusammenhängende resorptive Erweiterung schon vorhandener Kanäle. Bei dem Knochen zwischen den primären Osteonen handelt es sich gewöhnlich um nichtlamellären, also feinen Faserknochen (siehe oben). Die primären Osteone sind viel kleiner als die *Havers*schen Systeme, und es fehlt auch die umgebende „Zement-Linie" (Umkehrlinie), weil bei ihrer Entstehung Resorptionen innerhalb

Die Knochengewebe

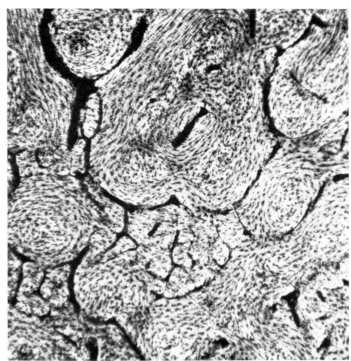

Abb. 11.49 Kompakter Faserknochen, der ursprünglich zu Medulla gehörte. Das endostale Wachstum führte jedoch zur Umwandlung in Knochen der äußeren Kompakta. (Aus Enlow D. H.: The Human Face, New York, Harper & Row, 1968, p. 32.)

der Kanäle nicht auftreten. Primäre Osteone treten in der Kortikalis als schmale Schichten auf (Abb. 11.37), es können aber auch größere Areale gänzlich aus dieser Struktur bestehen. Die primären Osteone dienen auch dazu, den feinen Faserknochen in kompakten Knochen umzuwandeln.

Der kompakte, derbe Faserknochen ist der häufigste aller Knochentypen (Abb. 11.48 und 11.49). Er kommt bei fast allen Säugetieren in den meisten Knochen vor. Er bildet sowohl beim Kind als auch beim Erwachsenen den Hauptteil des kompakten Knochens. Unglaublicherweise wird dieses fast überall vorkommende Knochengewebe bis heute in fast keinem grundlegenden Histologiebuch beschrieben. Der kompakte, derbe Faserknochen (dem noch kein medizinischer Terminus zugeordnet ist, wird manchmal „convoluted" genannt) wird nur endostal während einer inwärtigen Wachstumsphase der Kompakta gebildet. Dies betrifft etwa die Hälfte bis zwei Drittel des gesamten Skeletts (siehe S. 38). Der „convoluted" Knochen wird durch laminäre Apposition in den Räumen zwischen den Trabekulae des Faserknochens gebildet. Dies ist ein verdichtender Prozeß, wobei der Faserknochen im Mark in *kompakten Faserknochen* umgewandelt wird. Abb. 11.48 zeigt

443

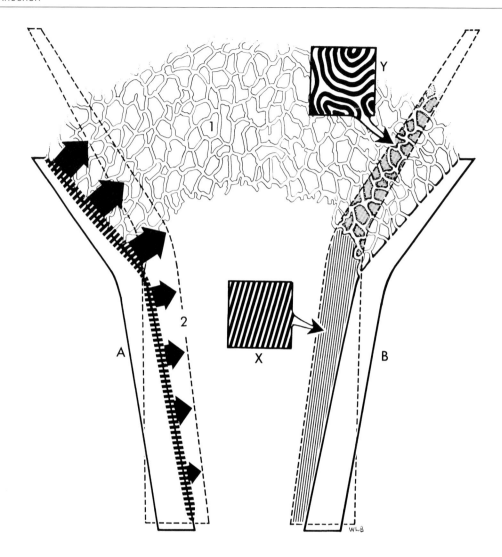

Abb. 11.50 In den Bereichen nach innen gerichteten Kompaktawachstums (in Verbindung mit periostaler Resorption) wird der trabekuläre Faserknochen der Medulla (1) direkt in kompakten kortikalen Knochen (Y) umgewandelt; dabei werden die Zwischenräume so lange aufgefüllt, bis sie etwa dem Durchmesser eines „Gefäßkanals" entsprechen. In den Arealen (A und B), wo sich keine Trabekulae befinden (2), werden auf der Innenseite umlaufende Lamellen oder nicht-lamellärer Knochen angelagert (X). Siehe Abb. 11.38 und 11.48. (Aus *Enlow*, D.H.: Principles of Bone Remodeling, Springfield, Illinois, Charles C. Thomas, Publishers, 1963.)

Die Knochengewebe

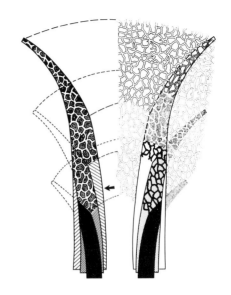

Abb. 11.51 Das breite Ende eines Knochens wächst in longitudinaler Richtung durch endostale Apposition und periostale Resorption. Dies kommt daher, weil die *innere* Oberfläche in Richtung der Wachstumsrichtung zeigt. Durch Ausfüllung der Markräume des medullären Knochens wird der kompakte Knochen der kortikalen Kompakta gebildet. In Bereichen, in denen keine Trabekulae vorliegen, kommt es beim inwärtig gerichteten Wachstum zu umlaufenden lamellären Appositionen auf der Innenseite der Kompakta (Pfeil). Das nach innen gerichtete Wachstum bewirkt während des Längenwachstums eine Verschmälerung des Knochens im Bereich der Epiphyse. Im Bereich der Diaphyse kehrt sich die Wachstumsrichtung um und periostaler Knochen wird angelagert. (Aus *Enlow*, D.H.: Principles of Bone Remodeling, Springfield, Illinois, Charles C. Thomas, Publishers, 1963.)

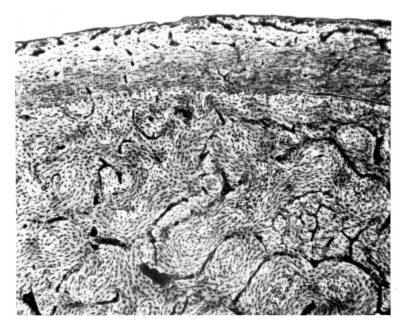

Abb. 11.52 Die innere Schicht dieses Kortikalisquerschnittes wurde während einer Periode des nach innen gerichteten (endostalen) Wachstums durch Verdichtung des Faser-Knochens gebildet. Nach der Wachstumsumkehr wurde eine periostale Schicht primär vaskularisierten Knochens aufgelagert. Man erkennt deutlich die Umkehrlinie zwischen den beiden Zonen. (Aus *Enlow*, D.H.: Am. J. Anat., 110 : 79, 1962.)

445

Knochen

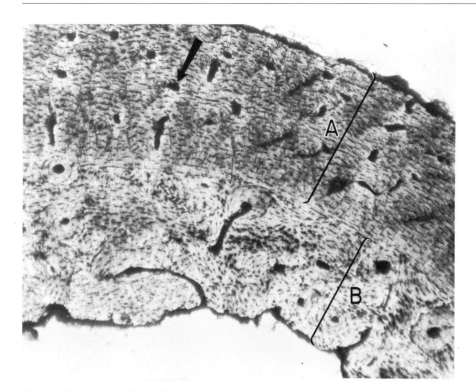

Abb. 11.53 Die kortikale Compacta besteht oft aus zwei oder mehr Schichten. Jeder Schichtwechsel ist die Folge einer vorangegangenen Wachstums- oder Remodellationsveränderung und jeder Knochentyp reflektiert die Umstände während seiner Entstehung. Die innere Zone (B) entstand während einer nach innen gerichteten Wachstumsperiode und durch die darauffolgende endostale Knochenbildung. Sie besteht aus kompaktem Faserknochen und eingelagerten sekundären Osteonen, die früher als Muskelattachment dienten, als diese Oberfläche noch resorptiv war. Dann trat eine Wachstumsumkehr ein, als dieser Teil des Knochens „verlagert" wurde. Die innere Oberfläche wurde resorptiv und an der äußeren periostalen Knochenschicht wurde angebaut (A). Diese äußere Knochenschicht besteht aus primär vaskularisiertem lamellärem Knochengewebe. (Nach *Enlow*, D.H.: Principles of Bone Remodeling. Springfield, Illinois, Charles Thomas, Publishers, 1963.)

eine *nach innen* wachsende Kompakta. Sie dehnt sich in ein bereits von den Trabekulae der Faserknochen eingenommenes Areal auf. Um die medulläre Spongiosa in die nach innen wachsende Kompakta umzuwandeln, werden die Räume zwischen den Trabekulae aufgefüllt, bis deren Lumen so weit reduziert ist, daß es einem Gefäßkanal entspricht. Weil die Trabekulae die Basis für die Apposition neuen Knochens bilden, sehen wir im histologischen Bild unregelmäßige Wirbel und Geflechte kompakten Knochens, siehe Abb. 11.50. Wenn später eine Wachstumsumkehr nach außen stattfindet, weil der Knochen in eine neue Ebene verlagert

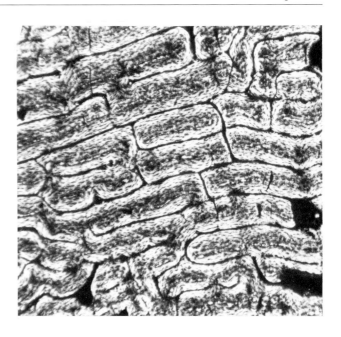

Abb. 11.54 Die Abbildung zeigt einen Schnitt durch ein sog. plexiformes Knochengewebe. Es wird durch einen besonderen dreidimensionalen Plexus von Gefäßkanälen charakterisiert. Die regelmäßige Anordnung gibt diesem Knochengewebe sein einzigartiges, ziegelwandähnliches Aussehen. Der plexiforme Knochen gehört zu den schnell wachsenden Geweben und ermöglicht ausgedehnte Anlagerungen auf dicken kompakten Regionen. (Aus *Enlow, D.H.*: The Human Face, Harper & Row, 1968, p. 26.)

wird, wie in Abb. 11.51 gezeigt, wird dieser endostale Knochen von einer periostalen Knochenschicht überlagert (Abb. 11.52). In einigen Markregionen, wie den mittleren Diaphysenabschnitten, kann der Faserknochen fehlen. Hier werden mehr regelmäßige, innen umlaufende Schichten angelagert (Abb. 11.50). In den anderen Bereichen der Diaphyse wird die endostale Oberfläche resorptiv, und die gesamte Kompakta wächst nach außen, wie in Abb. 11.53 gezeigt. Ob eine innere Oberfläche appositionell oder resorptiv ist, hängt von dem jeweiligen Wachstumsmuster ab (Abb. 11.38).

Beim plexiformen Knochen handelt es sich um einen Knochentyp, der sehr massive Ablagerungen von kortikaler Kompakta in sehr kurzer Zeit erlaubt (Abb. 11.54). Er tritt am häufigsten bei mittelgroßen und großen Tieren auf. Beim Menschen finden wir ihn manchmal in sehr schnell wachsenden Regionen, wie z. B. im Gebiet der Tuber maxillae. Dieser Knochentypus ist von einem regelmäßigen, dreidimensionalen Plexus von primären Gefäßkanälen durchzogen. Die Kanäle verlaufen in allen drei Richtungen des Raumes und geben dem Knochen ein ziegelwandartiges Aussehen.

Der *Bündel-Knochen* wird deswegen so genannt, weil er starke Bündel parallel ausgerichteter Kollagenfasern enthält und z. B. die Parodontalmembran mit dem knöchernen Alveolarfortsatz verbindet (Abb. 11.33). Dieser Knochentypus wird nur auf der appositionellen (Zug-)Seite der Alveole gebildet. Es kann jedoch eine Umkehr der Driftrichtung auftreten, und der gebündelte Knochen kann dann auf der neuen „Druckseite" resorptiv werden. Die Richtung dieses Knochenwachstums entspricht immer der Richtung der Zahnwurzelbewegung und die äußeren Parodontalfasern werden in die Matrix eingemauert.

Der Knochen auf der Druckseite der Alveole ist oft vom „konvoluten" Typ. Die Alveolarkompakta driftet in Bereiche von trabekulärem Faserknochen hinein und die Verdichtung der Zwischenräume wandelt die Trabekulae in den kompakten Knochen der Alveolenwand um. Wenn jedoch das knöcherne Interdentalseptum sehr dünn ist und sich zwischen den beiden Alveolarkompaktae zweier benachbarter Zähne keine Spongiosa befindet, treten beim Drift der Zähne an der einen Alveolarfläche appositionelle Vorgänge und an der gegenüberliegenden Alveolarfläche resorptive Vorgänge auf (Abb. 11.36). So wurde der Alveolarknochen auf der resorptiven Seite vor der Umwandlung auf dieser Seite ursprünglich von der benachbarten Alveole gebildet.

Chondroiden Knochen finden wir auf den schnell wachsenden Cristae des Alveolarfortsatzes (Abb. 11.39). Er bildet sich als Kappe auf ihren Spitzen. Chondroider Knochen kann auch in den übrigen Bereichen des Skeletts auftreten, wie z.B. auf einem wachsenden Tuberkulum, an dem Muskeln inserieren. Er bietet ein zartes, knorpelähnliches Bild mit großen, dicht gepackten Zellen und einer nicht-lamellären, oft basophilen Matrix. Der chondroide Knochen wird direkt in gewöhnlichen nicht-lamellären Knochen umgebaut, und dieser Knochentypus kann sich dann interstitiellen Wachstums- und Remodellationsprozessen unterziehen. Über die physikalischen Möglichkeiten und die funktionelle Natur dieses Knochens wissen wir nur sehr wenig. Leider gibt es bis jetzt nur sehr wenig in diese Richtung gehende Studien, so nötig sie auch wären. (Der Autor zeigt desahlb gern die Veröffentlichung einer aktuellen Publikation an: Chondroid Bone, Secondary Cartilage and Metaplasia von W.A. *Beresford*. Baltimore, Urban & Schwarzenberg, 1981.)

12 Die Reifung des orofazialen neuromuskulären Systems[*]

Teil 1

Dem Studium des kraniofazialen Wachstums und der Dentition wurde bisher viel mehr Aufmerksamkeit geschenkt als der Entwicklung des neuromuskulären Systems, das die Kaufunktion ermöglicht. Die Methoden zur Untersuchung des neuromuskulären Systems sind viel komplizierter; wir wissen nur wenig über die Gesichts- und Kaumuskulatur und das, was wir darüber wissen, ist nicht so gesichert wie beim Knochen oder den Zähnen. Nichtsdestoweniger gelten auch hier die biologischen Prinzipien. Morphologie und Funktion der Muskeln sind zumindest genauso variabel wie die Anatomie der Zähne oder kraniofaziale Profile. Die Muskeln wachsen, entwickeln sich und reifen auf geplante und geordnete Weise, so wie die Zähne verkalken und eruptieren und die Knochen sich bilden und wachsen. Viele Malokklusionen haben ihre Ursache in einem dysfunktionalen neuromuskulären System, und viele kieferorthopädisch behandelten Malokklusionen bleiben nicht stabil, weil die Muskulatur die erreichten Okklusionsbeziehungen nicht erhalten können.

Konzept 1: Die Klassen der neuromuskulären Aktivität

Die unkonditionierten Reflexe oder Antworten sind schon bei Geburt vorhanden und ein normaler Teil der pränatalen Reifung des neuromuskulären Systems. Einige unkonditionierte Reflexe der oropharyngealen Region sind für das Überleben des Neugeborenen unentbehrlich. Es gibt zwei Arten *konditionierter Reflexe*: Solche Reflexe, die in Verbindung mit dem normalen Wachstum und der normalen Entwicklung auftreten, und solche Reflexe, ob erwünscht oder nicht, die während der Entwicklung des Kindes erlernt werden. Natürlich kann ein konditionierter Reflex nur erlernt werden, wenn die dafür nötigen Bereiche des Zentralnervensystems und der Muskulatur entwickelt sind.

Gute Beispiele für Reflexe, die im Laufe der normalen Entwicklung der kraniofazialen Region auftreten, sind das Schlucken und das Kauen. Das Daumenlutschen ist dagegen ein Beispiel für einen unerwünschten konditionierten Reflex. Die *freiwilligen Aktivitäten* sind willkürlich und unter kortikaler Kontrolle. Solche willkürlichen Aktivitäten müssen natürlich von den Kongenitalen unkonditionierten und den konditionierten Reflexen getrennt werden. Manche Dinge tun wir, weil wir uns ganz bewußt zu diesem Handeln entscheiden; andere Aktivitäten der orofazialen Region

---

[*] Von Robert E. *Moyers*, D.D.S., Ph. D., Professor of Dentistry (Orthodontics), School of Dentistry and the Center for Human Growth and Development, University of Michigan, Ann Arbor, Michigan.

erfolgen, weil wir es so gelernt haben, aber alle Mammalier zeigen instinktive, primitive, unkonditionierte neuromuskuläre Aktivitäten, über die sie nur eine sehr geringe Kontrolle haben.

Konzept 2: Die pränatale Reifung

Während des pränatalen Lebens reift die orofaziale Region deutlich vor den Extremitäten heran; sie muß auch schon bei und kurz nach der Geburt eine Reihe vitaler Funktionen ermöglichen, wie z. B. Atmung, Ernährung und Schutz der Luftwege. Die Atmungsreflexe, der Kieferschlußreflex, der Würgreflex, der Saug- und Schluckreflex haben sich alle intrauterin zwischen der vierzehnten und der neununddreißigsten intrauterinen Woche entwickelt.

Konzept 3: Die neonatalen oralen Funktionen

Der Mund des Neugeborenen ist ein sehr aktives perzeptives System. Das Kleinkind und auch der Erwachsene nimmt mit seinem Mund und seinem Gesicht viel mehr wahr als mit seinen Händen. Die orale Region besitzt beim Menschen die höchstentwickelten senso-motorischen integrativen Funktionen.

Das infantile Saugen und Schlucken. Das infantile Schlucken ist Teil eines hoch komplizierten Schluckreflexes. Sowohl das Saugen wie auch das Schlucken muß schon bei Geburt entwickelt sein, damit das Kleinkind ernährt werden kann. Das infantile Schlucken unterscheidet sich sehr von dem voll entwickelten, später auftretenden Schlucken. Das infantile Schlucken ist dadurch gekennzeichnet, (1) daß die Zunge zwischen den beiden Zahnkämmen liegt und die Kiefer nach Abschluß des Schluckaktes auseinander hält, (2) durch eine Stabilisierung der Mandibula durch Kontraktion der *Gesichts*muskeln und der interponierten Zunge und (3) durch die sensorische Interaktion von *Lippen* und *Zunge*, wodurch der Schluckakt ausgelöst und gesteuert wird. Dieses infantile Schlucken wird normalerweise während des ersten Lebensjahres aufgegeben.

Die Offenhaltung der Atemwege. Die Gesichts- und Kaumuskulatur ist an den vitalen räumlichen Voraussetzungen zur Offenhaltung der Atemwege beteiligt. Eine Offenhaltung der Atemwege ist vor allem während der ersten Tage des extrauterinen Lebens von vitaler Wichtigkeit. Alle *erlernten* Kieferfunktionen entstehen um diese Mandibula- und Zungenposition herum, die eine Offenhaltung der Atemwege ermöglichen.

Konzept 4: Entwicklung der frühen postnatalen orofazialen neuromuskulären Funktionen

Die Kaufunktion. Die Kaufunktion ist eine erlernte neuromuskuläre Aktivität, aber sie kann nicht erlernt werden, bevor das kraniofaziale Wachstum einen relativ großen Mundraum geschaffen hat, die Zähne eruptiert sind und die Okklusionsebene erreicht haben, die Muskulatur und das Kiefergelenk gereift und dem ZNS die integrativen und koordinierenden Funktionen möglich sind. Wie jede frühe Motorik sind die ersten Kaubewegungen ungeregelt und nur wenig koordiniert. Durch die sensiblen Rezeptoren im Kiefergelenk, in der Parodontalmembran, der Zunge, der Mundschleimhaut und bis zu einem gewissen Grad in den Muskeln wird der Lernprozeß geleitet. Die individuellen Kieferbewegungen während des Kauzyklus stellen ein hochentwickeltes, integriertes Muster vieler funktionaler Elemente dar, das beim Kind noch sehr anpassungsfähig ist. Diese Anpassungsfähigkeit läßt im Alter stark nach.

Der Gesichtsausdruck. Obwohl viele der verschiedenen Gesichtsausdrücke hauptsächlich durch Imitation erlernt werden, sind einige faziale Reaktionen ungelernt und den Reflexen einiger primitiver Primaten sehr ähnlich.

Die Sprache. Während das infantile Schreien einen ungelernten Reflex darstellt, ist die Sprache viel komplizierter. Sie ist nur mit Hilfe stabiler erlernter Positionen von Mandibula, Pharynx und Zunge zu erreichen. Das Erlernen der Sprache erfordert eine Vielzahl komplizierter, hochentwickelter und wechselnder Bedingungen. Das infantile Schreien ist primitiv und ungelernt.

Das Schlucken. Das ausgereifte Schlukken finden wir normalerweise in der zweiten Hälfte des ersten Lebensjahres. Die Eruption der Inzisivi bewirkt präzise Öffnungs- und Schließbewegungen der Mandibula, erzwingt eine mehr posteriore Lage der Zunge und gibt den Anstoß zur Erlernung des Kauens. Das infantile Schlucken ist auf das Saugen abgestimmt, das Schlucken des Erwachsenen auf das Kauen. Die Übergangsphase vom infantilen bis zum ausgereiften Schlucken dauert mehrere Monate und hängt von der Reifung neuromuskulärer Funktionen ab. Die meisten Kinder erreichen das ausgereifte Schlucken mit ca. 1 1/2 Jahren. Das ausgereifte Schlucken ist von verschiedenen Merkmalen gekennzeichnet:

1. Die Zahnreihen sind geschlossen;
2. die Mandibula wird mehr durch die Kaumuskulatur als durch die Gesichtsmuskulatur in einer stabilen Lage gehalten;
3. die Zungenspitze wird hinter den Inzisivi gegen den Gaumen gedrückt und
4. die Gesichts- und Lippenmuskulatur ist nur minimal kontrahiert.

Die neurale Regulation der Kieferposition. Die Kieferposition wird wie eine Anzahl anderer automatischer Körperaktivitäten normalerweise weitgehend reflektorisch kontrolliert, obwohl sie bewußt verändert werden kann. Die Rezeptoren der Kiefergelenkskapsel sind für die Kontrolle und Führung der Kieferfunktion und -position weit wichtiger als ursprünglich angenommen wurde. Ein Großteil unseres Wissens über die Kieferpositionen und deren Regulation wurde aus Studien an Erwachsenen abgeleitet und es wäre sehr gewagt, so gewonnene Konzepte, die für ältere Personen gelten können, auf die Verhältnisse beim wachsenden Kind zu übertragen. Unser Wissen über die Entwicklung der Neurophysiologie der Kiefer ist noch sehr unzureichend.

Konzept 5: Die okklusale Homeostase

Das Ziel des Zahnarztes ist bei den meisten okklusionsbezogenen Therapien die Erlangung einer sich selbst stabilisierenden Okklusion. Moderne Kliniker lehnen die mechanistischen Okklusionsmodelle ab und sehen die Okklusion mehr praktisch als ein relativ stabiles Resultat der verschiedenen intermittierenden dynamischen Kräfte, die auf die Zähne einwirken. Die sensiblen Rezeptoren des Kiefergelenks, der Parodontalmembranen und der übrigen Bereiche des Kausystems ermöglichen ein konstantes Feedback zur Kontrolle der auf die Zähne einwirkenden Kräfte. Faktoren wie das Wachstum der Gesichtsknochen, die Muskelkräfte beim Kauen und die natürliche Wanderungstendenz der Zähne sind für die Aufrechterhaltung der okklusalen Homeostase wahrscheinlich wichtiger als die häufig erwähnten Merkmale interkuspitaler Anatomie.

Konzept 6: Die Auswirkungen des neuromuskulären Systems auf das Gesichtswachstum

Die Rolle des neuromuskulären Systems beim Wachstum des kraniofazialen Skeletts fand erst in den letzten Jahren größere Beachtung. Faktoren wie das Muskelwachstum, die Wanderung und das Attachment der Muskeln, die Variationen des neuromuskulären Systems und dessen abnormale Funktionen (z.B. Mundatmung) haben – wie wir heute wissen – einen großen Einfluß auf einige Bereiche des kraniofazialen Wachstums und der kraniofazialen Form.

Konzept 7: Die Auswirkungen kieferorthopädischer Therapie auf die Muskulatur

Die Therapie des Kieferorthopäden wirkt nicht ausschließlich auf die falsch stehenden Zähne oder ändert nur die skelettalen Verhältnisse, sie wirkt auch auf das neuromuskuläre System. Die Therapie sollte
1. alle neuromuskulären Reflexe, die die Dentition oder das kraniofaziale Skelett negativ beeinflussen, beseitigen;
2. eine ideale okklusale Beziehung schaffen, die reflektorisch durch das wiederholte unbewußte Schlucken stabilisiert wird.

Der Kliniker beseitigt unharmonische, okklusale Einflüsse und nutzt primitive Reflexpositionen der Mandibula, um das Resultat seiner Behandlung zu stabilisieren. Seit wir wissen, daß schwere Malokklusionen Veränderungen im Kiefergelenk und im neuromuskulären System hervorrufen können, soll eine gute kieferorthopädische Therapie zu einer Reduktion der möglichen Positionen der Mandibula und zu einer besseren Kontrolle der mandibulären Bewegungen führen. Andere nach kieferorthopädischer Therapie auftretende Anpassungen sind z.B. Veränderungen des Lippenschlusses, der Zungenposition, der mandibulären Position, des Kauaktes und des Atemtyps.

Teil 2

In der pränatalen Phase reift das neuromuskuläre System des Körpers nicht gleichmäßig. Es ist kein Zufall, daß die orofaziale Region (im neurophysiologischen Sinne) früher heran reift als andere Regionen; der Mund hat schon bei der Geburt eine Reihe von vitalen Aufgaben wie z. B. Atmung, Ernährung und Schutz des oropharyngealen Luftweges. Im Alter von etwa 8 Wochen können beim menschlichen Fetus durch taktile Reize reflektorische Bewegungen des gesamten Körpers ausgelöst werden. Ab der 9. bis 10. Woche können intrauterin spontane Bewegungen auf bis jetzt noch unbekannte Stimuli beobachtet werden. Noch vor der 11. Woche etwa können lokale spezifische und auch mehr periphäre Reaktionen ausgelöst werden. Zu der Zeit bewirkt eine Stimulation der Nasen-Mund-Region eine Lateralflexion des ganzen Körpers. In der 14. Woche werden die Bewegungen individueller und sehr feine Aktivitäten können ausgelöst werden. Wird die Mundregion stimuliert, sind keine körperlichen Bewegungen mehr zu sehen, dafür beobachten wir Reaktionen der Orbikularmuskeln. Eine Stimulation der Unterlippe z. B. führt zu Bewegungen der Zunge. Eine Stimulation der Oberlippe bewirkt eine Schließung der Lippen und oft ein Schlucken.

Atmungsbewegungen von Thorax und Abdomen werden erst ungefähr ab der 16. Schwangerschaftswoche beobachtet. Der Würgreflex wird beim menschlichen Fetus etwa aber der 18.–19. Woche festgestellt. Nach der 25. Woche ist die Atmung zwar noch flach, könnte aber – falls erforderlich – Leben einige Stunden lang anhalten.

Eine Stimulation des Mundes zum Zeitpunkt der 29. Woche löst Saugreaktionen aus, obwohl man glaubt, daß die Entwicklung des Saugens und Schluckens erst nach der 32. Woche abgeschlossen ist.

Davenport *Hooker* und Tryphena *Humphrey* haben uns gezeigt, daß es während der orofazialen Reifung mehrere Stadien gibt – Stadien, die im gesamten Körper beobachtet werden können, in der orofazialen Region jedoch am ausgeprägtesten sind. All diese Stadien müssen bei Geburt abgeschlossen sein, damit das Kind überleben kann.

Wahrscheinlich die beste Arbeit auf diesem Gebiet ist die von *Humphrey* (1979.)

Die neonatalen oralen Funktionen

Bei der Geburt ist das taktile Feingefühl in den Lippen weit besser ausgeprägt als in den Fingern. Das Kleinkind steckt Dinge zur Prüfung von Größe und Beschaffenheit in den Mund, lange bevor es versucht während der Eruption der Zähne darauf zu beißen. Das Neugeborene sabbert, lutscht an seinen Zehen, saugt am Daumen und entdeckt, daß es mit seinem Mund gurgelnde Laute produzieren kann.

Freudanhänger betrachten das als orale Befriedigung wie das Rauchen der Erwachsenen; beim Säugling ist es mit Sicherheit auch Erfahrung sammeln und Übung mit dem sensibelsten rezeptiven System, das der Körper in diesem Alter besitzt. Die oralen Funktionen des Neugeborenen sind primär durch die taktilen Stimuli besonders an Lippen und Zunge bestimmt.

Die Zunge steuert sich in dem Alter noch nicht selbst; vielmehr *folgt* sie Oberflächenreizen. Die Zunge des Neugeborenen liegt zwischen den beiden Kieferbögen, wo sie ihre sensible Führungsrolle viel besser erfüllen kann. Der Säugling erfährt seine Welt zum großen Teil mit dem Mund, und die Integration der oralen Aktivitäten erfolgt hauptsächlich durch sensorische Mechanismen.

Wenn man einen Säugling den Finger in den Mund steckt und den Finger bewegt, so folgt er mit Kopf und Körper der Bewegung. Ein bißchen später dreht er den Kopf unabhängig vom Körper und noch später wird er nur seine Mandibula bewegen, ohne den Kopf zu bewegen. Schließlich wird er nur die Zunge folgen lassen. Die Reihenfolge dieser Entwicklungen ist ebenso natürlich wie auch die Zähne nach einem bestimmten Plan eruptieren.

Der Säugling nutzt seinen Mund für die verschiedensten Aufgaben. Die Wahrnehmungsfunktionen von Mund und Gesicht sind mit den Sinnesfunktionen Geruch und Geschmack und der Kieferposition kombiniert. Das Neugeborene tritt mit seiner Umgebung primär über den Mund, den Pharynx und den Larynx in Kontakt. Hier befinden sich eine große Anzahl Rezeptoren, welche die schon entwickelten Hirnstammareale stimulieren, welche wiederum Atmung und Ernährung regulieren und die Haltung von Kopf und Hals während Atmung und Ernährung bestimmen.

Die Sensibilität von Zunge und Lippe ist wahrscheinlich größer als die irgendeines anderen Körperareals. Die sensorische Führung oraler Funktionen einschließlich der Kieferbewegungen belegt ein sehr großes Areal. Diese sensorischen Inputs sind aus vielen gegenseitig in Kontakt stehenden Flächen zusammengesetzt sowie z. B. Zunge und Lippen, weicher Gaumen und Pharynxhinterwand und der Bereich des Kiefergelenk. Zur Integration, Koordination und Interpretation dieses komlexen Systems sind eine große Anzahl sensibler Signale notwendig.

Das infantile Saugen und Schlucken. Die Effektivität dieser Funktionen ist ein gutes Maß zur Feststellung der neurologischen Reife Frühgeborener. Man fand heraus, daß ein Kind noch Jahre nach dem ersten Erlernen dieselben reflektorischen Mundbewegungen ausführt. Es wurde eine Studie mit Kindern durchgeführt, deren Daten aus der Kleinkinderzeit man gespeichert hatte. Noch fünf Jahre nach der Entwöhnung von der Flasche zeigten die Kinder auf die erneute Gabe einer Saugflasche dieselben Saug-, Schluck- und Atemrhythmen wie als Säugling. Wenn sie als Säugling ein „saug-saug-schluck"-Muster durchführten, was wir als 2 : 1 bezeichnen, zeigte sich auch der gleiche Rhythmus noch Jahre später. Es kann auch ein 3 : 1- oder 4 : 1-Muster auftreten, bestätigt wurde es jedoch immer. Solche primitiven Reflexe sind nur sehr schwer zu durchbrechen. Bei unseren derzeitig mangelhaften Kenntnissen der konditionierenden Mechanismen ist es sehr schwer, diese Reflexe zu beeinflussen. Wir müssen auf dieses Problem noch mehr Zeit verwenden, damit wir zumindest theoretisch der Möglichkeit einer Konditionierung näherkommen.

Die rhythmische Anhebung und Absenkung des Unterkiefers bewirkt in Koordination mit den Saugkontraktionen Veränderungen der Zungenposition. Der Saugakt ist zeitlich sehr stark mit motorischen Funktionen zur Freihaltung der Atemwege korreliert.

Unsere elektromyographischen Studien bestätigen die visuellen Beobachtungen mehrerer Forscher in England, daß die Kaumuskulatur die Kieferbewegungen ausführt, daß aber während des Schluckaktes die Zungen- und Gesichtsmuskulatur (mehr als die Kaumuskulatur) den Kiefer des Säuglings stabilisiert. Im Moment des Schluckens liegt die Zunge des Säuglings zwischen den Kieferbögen und dicht hinter den lingualen Flächen der Lippen. So ist der Schluckakt des Säuglings, neuromuskulär betrachtet, ein anderer Vorgang als der Schluckakt des Erwachsenen.

Die charakteristischen Merkmale des Schluckaktes des Säuglings sind:
1. die Kiefer sind geöffnet und die Zunge liegt zwischen den Kieferbögen;
2. die Mandibula wird primär durch die vom siebenten Hirnnerven innervierten Muskeln und die Zungenmuskulatur stabilisiert;
3. der Schluckakt wird zu einem großen Teil durch die sensible Interaktion von Lippen und Zunge geführt und gesteuert.

Die Offenhaltung der Atemwege. Die Mund- und Kiefermuskulatur ist für die vitalen positionalen Relationen verantwortlich, die den oropharyngealen Luftweg offenhalten. Während der Säugling schläft, wird ein relativ konstanter Luftwegsdurchmesser aufrechterhalten und zwar durch:
1. eine stabile anterior-posteriore Position der Mandibula und
2. die Stabilisierung der Beziehungen zwischen Zunge und der Pharynxhinterwand.

Die Längsmuskulatur der Wirbelsäule ist auch beteiligt. Diese primitiven, neonatalen, protektiven Mechanismen schaffen die motorische Grundlage, auf der sich die Haltung von Kopf und Hals im Laufe des Wachstums entwickeln kann. Die physiologische Offenhaltung der Luftwege ist vom ersten Lebenstag an das ganze Leben hindurch von vitaler Bedeutung. Das Neugeborene, das seine Augen noch nicht ausrichten, mit keinem seiner Gliedmaßen eine kontrollierte Bewegung ausführen, seinen Kopf nicht aufrecht halten kann und absolut keine Kontrolle über den unteren Teil seines Gastrointestinaltraktes hat, verfügt über eine ausgezeichnete Kontrolle einiger kraniofazialer Regionen. Warum? Damit es überleben kann!

Das infantile Schreien. Wenn ein Baby schreit, ist seine orale Region für lokale Stimuli nicht aufnahmefähig. Der Mund ist weit geöffnet, während die Zunge von Unterlippe und Gaumen abgehoben ist. Die Stabilisierung des pharyngealen Luftweges wird während des Schreiens aufgegeben; es treten während der Expiration variable, unregelmäßige Konstriktionen auf und während der Inspiration treten ausgeprägte reziproke Expansionen auf.

Das Würgen. Das Würgen ist die Verweigerung des Schluckaktes und die Verweigerung Fremdkörper im Rachen zu akzeptieren. Das Würgen ist eine Verstärkung der Schutzmechanismen, die den Luftweg und den Speiseweg schützen sollen. Der Würgereflex ist schon bei Geburt vorhanden, wird aber im Laufe der Kindheit modifiziert und durch den Einfluß visueller, akkustischer, olfaktorischer und physischer Stimuli konditioniert.

Die frühe postnatale Entwicklung der oralen neuromuskulären Funktionen

Die Kaufunktion. Die Interaktion zwischen dem schnell und differenziert wachsenden kraniofazialen Skelett und der Entwicklung des neuromuskulären Systems bewirkt fortschreitende Modifikationen der elementaren oralen Funktionen, wie wir beim Neugeborenen gesehen haben. Das nach unten und vorne gerichtete Mandibularwachstum ist in dieser Zeit ausgeprägter als das Mittelgesichtswachstum und bewirkt eine größere Separation von Os hyoideum und Cartilago Thyreoidea von Schädelbasis und Mandibula. Die Entwicklung der Muskulatur und die Form des Kiefergelenks schaffen eine relativ stabil positionierte Mandibula. Obwohl das mandibuläre Wachstum die Zunge vom Gaumen wegbewegt und eine differenzierte Größenzunahme des Pharynx begünstigt, wird eine Offenhaltung des Luftweges gewährleistet – ein äußerst wichtiger Punkt.

Der weiche Gaumen und die Zunge legen sich normalerweise aneinander. Wird aber die Zunge durch das mandibuläre Wachstum nicht weiter abgesenkt, wird seine funktionelle Relation zu den Lippen verändert, ein Vorgang, der durch die Vertikalentwicklung der Alveolarfortsätze erreicht wird. So wandelt sich die morphologische Beziehung zwischen Zunge und Lippen. Beim Schlafen liegt die Zunge jetzt nicht mehr den Lippen, den Wangen oder dem weichen Gaumen an. Die Lippen werden länger und selektiv mobil; die Zunge entwickelt von Lippen- und Mandibularbewegungen unabhängig feine Bewegungen. Der labiale Ventilmechanismus bleibt beim Schlafen und beim Essen erhalten, damit keine Nahrung verloren geht.

Die Entwicklung von Sprache und Kaufunktion wie auch des Gesichtsausdrucks erfordert eine unabhängige Bewegungsmöglichkeit der einzelnen Bereiche. Beim Neugeborenen jedoch umgeben die Lippen die Zunge, die sich synchron mit den groben Kieferbewegungen mitbewegt. Die Sprache, der Gesichtsausdruck und der Kauvorgang benötigen neue motorische Muster und autonomere motorische Elemente. Wir kennen noch lange nicht alle entwicklungsbedingten Aspekte dieser Funktionen. Der Kauvorgang entwickelt sich jedoch mit Sicherheit nicht aus der infantilen Ernährungsart. Vielmehr scheint erst die Heranreifung des ZNS die Entwicklung völlig *neuer* Abläufe zu ermöglichen. Diese Abläufe werden zu einem großen Teil durch die Eruption der Zähne ausgelöst.

Einer der wichtigsten Faktoren bei der Heranreifung der Kaufunktion ist der sensorische Aspekt neu eruptierter Zähne. Die die mandibuläre Position kontrollierenden Muskeln werden durch den ersten okklusalen Kontakt der Inzisivi miteinander geführt. Serien elektromyographischer Untersuchungen in kurzen Intervallen während der Eruption der Inzisivi zeigen, daß, sobald sich die Inzisivi zufällig berühren, die Kaumuskulatur anfängt zu lernen, in Anpassung an die Eruption der Zähne zu funktionieren.

So kommt es, daß aufgrund der primären Eruption der Inzisivi die Kieferschlußbewegung mehr in anterior-posteriorer als in medio-lateraler Richtung feinreguliert wird. Alle okklusalen Funktionen werden in Schritten erlernt. Das ZNS, die orofaziale Muskulatur und die Kaumuskulatur reifen nebeneinander und meist synchron mit der Entwicklung der Kiefer und der Dentition.

Die ersten Kaubewegungen sind wie alle anderen Frühstadien der Motorik ungeregelt und nur schlecht koordiniert. Ist die erste Dentition abgeschlossen, stabilisiert sich der Kauzyklus und die individuelle Interkuspitation wird effektiver genutzt. Beim Kleinkind wird die sensorische Führung der Kaubewegungen durch die Rezeptoren im Kiefergelenk, der Parodontalmembran, der Zunge, der Mundschleimhaut und der Muskeln übernommen; von diesen, so scheint es, sind die wichtigsten Rezeptoren diejenigen im

Kiefergelenk und dann die der Parodontalmembran. Die Höckerhöhe, deren Winkel und die Frontzahnführung (im Milchgebiß meist minimal) spielen bei der Entwicklung der kindlichen Kaumuster eine gewisse Rolle. Die Gelenkführung ist noch nebensächlich, solange das Tuberculum articulare noch nicht und die Fossa mandibulae nur flach ausgebildet sind.

Vielmehr wird vermutet, daß sich der Knochen des Tuberculum articulare dann entwickelt, wenn es die Gelenkfunktion erlaubt (oder verursacht). In gleicher Weise entwickelt sich die Okklusionsebene durch Wachstum der Alveolarfortsätze während der Eruption der Zähne; die Höhe wird durch Funktion und Konfiguration des neuromuskulären Systems bestimmt.

Die individuellen Bewegungen während des Kauzyklus stellen ein integriertes Muster aus vielen funktionellen Elementen dar. Beim Kleinkind sind zum Zeitpunkt der abgeschlossenen ersten Dentition die Verhältnisse im Kausystem fast ideal, denn alle drei Systeme (Knochen, Zähne und Muskeln) zeigen noch die entwicklungsbedingte Labilität und sind sehr adaptationsfähig. Die Höhe der Höcker und der vertikale Überbiß sind im Milchgebiß sehr gering, das Knochenwachstum ist sehr schnell und anpassungsfähig, und das neuromuskuläre System ist sehr lernfähig, weil die Aktivitäten und Kaumuster noch nicht so eingefahren sind. Die Adaptation an Veränderungen im Kausystem sind in späteren Jahren viel schwieriger, wie jeder Zahnarzt weiß.

Der Gesichtsausdruck. Die meisten subtileren Formen des Gesichtsausdrucks sind, so glauben wir, erlernt, hauptsächlich durch Imitation, und beginnen ungefähr zu der Zeit, zu der der 7. Hirnnerv nicht mehr zum intantilen Schlucken benötigt wird. Die Eltern unter uns erinnern sich an alle möglichen unterschiedlichen Formen des Gesichtsausdrucks ihrer Neugeborenen. Beobachten wir ein Kind aber objektiv, müssen wir zugeben, daß der Gesichtsausdruck oft sehr leer ist. Der Grund dafür ist, daß die Gesichtsmuskulatur sehr damit beschäftigt ist, die Mandibula während des Schluckaktes zu stabilisieren. Schließlich werden die Muskeln des 7. Hirnnerven und die Mandibula mehr und mehr von der Kaumuskulatur kontrolliert und stabilisiert; auch und besonders während des unbewußten Schluckens; und so wird die Gesichtsmuskulatur frei und ausschließlich zu Muskeln des „Gesichtsausdruckes".

Obwohl viele Ausdrucksformen durch Imitation erlernt werden, sind einige faziale Reaktionen doch ungelernt und können bis zu Reflexen niedriger Primaten zurückverfolgt werden. In den vier Entwicklungslinien der modernen Primaten haben sich ähnliche Ausdrucksformen durchgesetzt. Vergleichende Studien an verschiedenen Primaten ergaben ähnliche reflektorische Ausdrucksformen, z. B. bei Aggression. Den gleichen primitiven, instinktiven Gesichtsausdruck kann man auch bei seinem besten Freund beobachten.

Das Sprechen. Das entwickelte Sprechen ist etwas anderes als das reflektorische infantile Schreien. Beim infantilen Schreien treten unregelmäßige Zungen- und Mandibulapositionen in Abhängigkeit von den sporadischen Inspirationen und Exspirationen während des Schreiens auf. Das Sprechen jedoch entsteht vor dem Hintergrund stabiler erlernter Positionen von Mandibula, Pharynx und Zunge. Das infantile Schreien ist gewöhnlich eine einfache Verlagerung von Organen durch einen explosiven Luftausstoß, wogegen Sprechen nur durch eine polyphasische Folge motorischer Aktivitäten eng mit der Atmung synchronisiert stattfinden kann.

Sprechen ist regelmäßig, infantiles Schreien nur sporadisch. Das Sprechen erfordert komplizierte, hochentwickelte, verschiedene konditionierte Elemente, besonders während der Lernphase; das infantile Schreien ist nicht erlernt.

Das Sprechen besteht aus vier Bereichen:
1. die Sprache – der Wortschatz zur Kommunikation;
2. die Stimme – die beim Durchtritt durch die Stimmritze erzeugten Töne;
3. die Artikulation – durch Bewegung des Sprachorgans, d.h. Lippen, Zunge, Zähne, Mandibula, Gaumen usw. modifizierten Töne.
4. der Rhythmus – die Variation von Qualität, Dauer, Länge von Worten, Ausdrücken und Sätzen.

Sind beim Kleinkind das Seh- und das Hörorgan und der Mund in Ordnung, wird das Kind durch die Sprache, die es hört, seine Sprache lernen, und dabei das, was es hört, bestmöglich reproduzieren. Sprachfehler beruhen auf Verlust oder Störung von Sprache, Stimme, Artikulation und Rhythmus oder Kombinationen dieser Verluste und Störungen.

Das ausgereifte Schlucken. Im Laufe der zweiten Hälfte des ersten Lebensjahres treten verschiedene Reifungsprozesse auf, die die Funktion der orofazialen Muskulatur deutlich verändern. Der Durchbruch der Inzisivi führt zu einer genaueren Mundöffnungs- und Mundschlußbewegung, verlagert die Zunge mehr nach posterior und initiiert das Erlernen des Kauvorganges. Sobald eine bilaterale Seitenzahnokklusion besteht (normalerweise mit dem Durchbruch der ersten Milchmolaren), kann man die ersten richtigen Kaubewegungen beobachten, und der Lernvorgang des ausgereiften Schluckens beginnt. Nach und nach übernimmt der fünfte Hirnnerv die Rolle der muskulären Stabilisation während des Schluckvorganges und die Gesichtsmuskeln geben ihre Funktionen beim infantilen Schlucken und Saugen auf zugunsten der feineren und komplizierteren Funktionen in Verbindung mit Sprache und Gesichtsausdruck. Der Übergang vom infantilen zum ausgereiften Schlucken dauert mehrere Monate; unterstützend wirken dabei die Reifung der neuromuskulären Elemente, die aufrechte Kopfhaltung und daraufhin die veränderte Wirkrichtung der Schwerkraft auf die Mandibula, der instinktive Wunsch zu kauen, die Notwendigkeit, strukturierte Nahrung zu bewältigen, die Zahnentwicklung usw. Die meisten Kinder erlernen das ausgereifte Schlucken im Alter zwischen 12 und 15 Monaten. Die charakteristischen Merkmale des ausgereiften Schluckens sind:

1. Zahnreihen sind geschlossen (obwohl sie bei einem flüssigen Bolus auch geöffnet sein können);
2. die Mandibula wird durch Kontraktion der vom fünften Hirnnerven versorgten Muskulatur stabilisiert;
3. die Zungenspitze wird hinter den Inzisivi gegen den Gaumen gedrückt;
4. die Lippenmuskulatur ist während des Schluckvorganges nur minimal kontrahiert.

Die neurale Regulation der Kieferposition. Die Kieferposition wird, wie eine Reihe anderer automatisch-somatischer Aktivitäten, normalerweise weitgehend reflektorisch gesteuert, auch wenn sie willkürlich beeinflußt werden kann. Eine überraschend große Zahl von Kieferfunktionen wird unbewußt ausgeführt, wenn auch eine bewußte Kontrolle möglich und manchmal auch nötig ist. Neuere Untersuchungen ergaben, daß die Rezeptoren der Gelenkkapsel weit wichtiger sind als früher vermutet. Viele Rätsel der Prothetik sind infolge der Ergebnisse von *Thilander* in Schweden und *Greenfield* und *Wyke* in England gelöst worden.

Obwohl die meisten Arbeiten über die neurophysiologische Regulation der Kieferposition und -funktion an Erwachsenen durchgeführt werden, wurden diese prothetisch orientierten Konzepte, die auf Erfahrungen der klinischen Praxis beruhen, oft auch bei Kindern angewandt. Während der Entwicklung, bevor noch alle Teile des Systems vorhanden sind und das Wachstum noch vorherrschend ist, ist es sehr gewagt die am Erwachsenen entwickelten Vorstellungen auf das Kind zu übertragen.

Unser Verständnis von der Entwicklung der Neurophysiologie der orofazialen Systeme und der Kiefer ist im Moment noch sehr dürftig, obwohl schon eine Menge getan wird. Machen wir uns bewußt, daß ein Großteil unseres Wissens aus Erfahrungen mit zusammengebrochenen Okklusionen beim Erwachsenen stammt, und die unter diesen Umständen auftretenden klinischen Faktoren beim Kind nicht vorliegen oder im Laufe der Entwicklung nicht diese relative Signifikanz aufweisen müssen.

Die unkonditionierten Kieferstellungen und -funktionen umfassen auch die Mandibularposition, die nötig ist, um die Luftwege freizuhalten und ein unbewußtes oder reflektorisches Schlucken zu ermöglichen. Die die Mandibularposition bestimmenden neuralen Mechanismen sind für den Zahnarzt sehr wichtig, denn diese Position (vom Zahnarzt manchmal Ruhelage genannt) bestimmt die vertikale Dimension des Gesichtes. In der Meinung vieler ist die Position der Mandibula während des unbewußten Schluckvorganges ein wichtiger Faktor der okklusalen Homeostase, denn immer, wenn jemand unbewußt schluckt, stabilisiert er seine okklusalen Beziehungen, oder z. B. bei Frühkontakten werden die betreffenden Zähne solange bewegt, bis schließlich eine stabile Okklusion erreicht wird.

Zu den konditionierten Kieferpositionen und -funktionen während des Kauvorgangs, gehören auch die Vorgänge des ausgereiften Schluckaktes, die Einstellung des Gesichtsausdrucks und des Sprechens.

Die okklusale Homeostase

Die Stabilität der Okklusion ist das Ergebnis all der auf den Zahn einwirkenden Kräfte. Einige dieser Kräfte wurden in Untersuchungen gemessen. Auch heute ist es noch nicht möglich, all die Kräfte und Gegenkräfte, die die okklusale Homeostase bewirken, exakt zu beschreiben. Die okklusale Homeostase ist von den sorgfältig und fein abgestimmten Feedbackmechanismen der Parodontalmembran, des Kiefergelenkes und anderen Bereichen des Kausystems abhängig. Dieses sensible Feedback dient als Regulationsmechanismus zur Steuerung der Kontraktionskraft der Muskeln. Jeder einzelne Zahn hat funktionelle Beziehungen zu einzelnen Muskelgruppen. Er steht mit den Nachbarzähnen und mit den Zähnen der gegenüberliegenden Zahnreihe in Kontakt. Eine Reihe physiologischer Kräfte bestimmt die Position eines Zahnes in der Okklusion und während des Durchbruchs, nämlich: die okklusalen Kräfte während des Schluckaktes, die Kaukräfte, die okklusale Last der Zahnkrone auf den Zahn usw. Okklusale Interferenzen in oder nahe der unbewußten Schluckposition der Mandibula vermindern reflektorisch die Muskelkontraktion während des Schluckaktes. Das reflektorische Schlucken tritt so häufig auf, daß es als dominanter Faktor für die Zahnposition und die okklusale Stabilität anzusehen ist. Andere mit der okklusalen Homeostase eng verbundene Faktoren sind die natürliche Tendenz zum Mesialdrift der Zähne, das Knochenwachstum des kraniofazialen Komplexes, das alveoläre Knochenwachstum und die alveoläre Knochenremodellation. Wir meinen heute, daß die neuromuskulären Mechanismen und das Knochenwachstum weit wichtigere Faktoren sind, als die häufig erwähnten Faktoren wie Höckerneigung, Höckerhöhe, die Gelenkführung usw. Die Okklusionsbeziehungen sind nirgends so stabil, wie in manchen Lehrbüchern beschrieben. Aus keinem anderen Grund aber als dem einer stabilen Okklusion müssen diese okklusalen Adaptationen auftreten, um dabei die Veränderungen im neuromuskulären System und im kraniofazialen Skelett aufzufangen.

Die Wirkung des neuromuskulären Systems auf das Gesichtswachstum

Vom ersten Moment des embryonalen Wachstums an besteht zwischen den Muskeln und den Knochen, in die sie inserieren, eine enge funktionale Beziehung. Normalerweise ändert auch der Muskel während des Knochenwachstums seine Größe. Daher existiert zwischen dem Gesamt-Knochenwachstum und inserierenden Muskeln eine enge Beziehung, und Anpassungsvorgänge zwischen Knochen und Muskeln sind normale Prozesse im Laufe des Wachstums und der Entwicklung. Während des Wachstums müssen die Muskeln wandern und nehmen im Laufe der Zeit unterschiedliche Positionen ein. Während das Skelett wächst, finden permanent Anpassungen der Verknüpfungen zwischen Muskeln und Skelett statt. Der funktionelle Gebrauch der Knochen bestimmt zu einem gewissen Teil die Dicke ihrer Kompakta. Die Beurteilung des Verhältnisses von Muskelfunktion zu Knochenwachstum im kraniofazialen Bereich ist jedoch sehr schwierig. Bestimmte Bereiche einiger Knochen im Gesichtsbereich sind sehr funktionsabhängig, z. B. der Alveolarfortsatz um die Zahnwurzel herum, und der Processus coronoideus, an dem der M. temporalis inseriert. Allgemein gesagt, werden die Ausbildung der Knochenform und ihre kraniofazialen Beziehungen durch solche Faktoren wie z. B. Mundatmung oder exzessive Kaufunktion usw. bestimmt. Im Bereich des Schädels, der Schädelbasis und des nasomaxillären Komplexes spielen noch andere Faktoren außer den Muskeln eine wichtige Rolle, wie z. B. Entwicklung und Wachstum besonders des Gehirns, der Bulbi, des Septumknorpels usw. Die Mandibula mit ihrem Kondylenknorpel ist für den Zahnarzt und besonders für den Kieferorthopäden von besonderem Interesse. Obwohl eine weitgehende Übereinstimmung darin besteht, daß die Muskelfunktion die Insertionsareale beeinflußt und daß die Entwicklung und der Gebrauch der Zähne eine Wirkung auf den Alveolarfortsatz hat, gibt es einige Meinungsverschiedenheiten darüber, ob die Muskelfunktion einen Einfluß auf die Gesamtform und -größe der Mandibula ausüben kann. Dieser Punkt ist besonders für diejenigen Kieferorthopäden wichtig, die eine Klasse II-Malokklusion beim noch wachsenden Kind therapieren wollen. Obwohl der endgültige Beweis noch nicht vorliegt, meinen viele Wissenschaftler heute, daß die Funktion auf Form und Größe der Mandibula einen weit größeren Einfluß ausübt, als man bisher vermutete.

Die Wirkungen einer kieferorthopädischen Therapie auf die Muskulatur

Wir wissen, daß schwere Malokklusionen pathologische Veränderungen im Kiefergelenk verursachen können, wodurch die sensorischen Gelenkrezeptoren beeinträchtigt werden können, woraufhin die Patienten weniger in der Lage sind, eine eindeutige Unterkieferposition zu finden als Personen mit Normokklusion. Nachdem solche Malokklusionen kieferorthopädisch therapiert wurden, finden wir eine signifikant geringe Anzahl von Unterkieferpositionen und eine eindeutige Determination der Unterkieferposition. Durch die okklusale Äquilibrierung bei kieferorthopädisch therapierten Patienten zeigte sich eine signifikante Zunahme der Schluckakte mit okkludierenden Zahnreihen gegenüber Schluckakten mit geöffnetem Biß. So wird durch die kieferorthopädische Therapie und die okklusale Äquilibrierung der Schluckreflex konditioniert, was wiederum dazu beiträgt, das Therapieergebnis zu stabilisieren. Okklusale Disharmonien am Ende einer kieferorthopädischen Therapie wirken sich nachteilig auf die Stabilität behandelter Okklusionen aus und sind die Hauptursache für Rezidive. Andere adaptive Veränderungen nach kieferorthopädischer Therapie sind die Veränderung von Lippenhaltung, Zungenhaltung, Unterkieferposition, Kaukräften und Atmungstyp.

13 Die zahnlose Mandibula

Vom praktischen klinischen Standpunkt betrachtet ist der Alveolarknochen gewiß ein wichtiges Gewebe. Man schätzt, daß in den USA etwa 25–30 Millionen Menschen keine Zähne in einem oder in beiden Kiefern haben und daß die meisten Prothesen tragen. An Parodontalerkrankungen leiden ca. 80 % der Erwachsenen und über die Hälfte der Bevölkerung wird etwa im Alter von 60 Jahren teilweise oder völlig zahnlos. In manchen anderen Ländern liegt die Inzidenz noch höher. Die eigentlichen Gründe des alveolären Knochenverlustes sind noch unzureichend bekannt und effektive Methoden zur Beurteilung des Knochens vor und nach Zahnverlust kennen wir noch nicht. Die grundlegende Physiologie dieses wichtigen oralen Gewebes ist noch nicht völlig geklärt und so wissen wir noch zu wenig, um wissenschaftlich fundierte klinische Methoden zur Kontrolle des Alveolarknochenumbaus zu entwickeln. Die gesamte Situation kann als weitgehend ungelöstes Gesundheitsproblem angesehen werden, und wir tappen hier noch im Dunkeln. Neue wirklich effektive Methoden zur Erhaltung wie zur Behandlung des Alveolarknochens sind dringend nötig. Viele Spezialgebiete im Bereich von Zahnmedizin, Medizin, Biochemie und Biologie werden involviert, was auch bitter nötig ist. Der Abbau des zahnlosen Alveolarfortsatzes ist für Millionen von Menschen auf der ganzen Welt ein physisches, psychologisches und finanzielles Problem und stellt eine chronisch fortschreitende, irreversible und behindernde komplexe orale Krankheit dar (*Atwood* 1971). Die multifaktoriellen Ursachen sind bislang nur wenig verstanden und in Bezug auf dieses Problem und seine Ätiologie herrscht ein noch insuffizientes Wissen.

Siehe Seite 418 zur Resorption des Alveolarknochens bei Prothesenträgern. Ein Zahn ist in seiner Alveole an den kollagenen Fasern der Parodontalmembran aufgehängt. Dadurch wird der *Kaudruck* auf den Zahn in *Zug* auf den Knochen umgewandelt. Der Alveolarknochen und die Parodontalmembran sind beide zugtolerant, ungewöhnlichen Druckkräften kann jedoch keiner von beiden widerstehen. Eine Prothese liegt jedoch so auf dem Knochen, daß Druckkräfte direkt auf die Knochenoberfläche und das darüber liegende Gewebe ausgeübt werden. Dadurch wird Resorption ausgelöst. Die künstliche Prothese mißachtet so das Grundprinzip zur Erhaltung des Knochens, nämlich eine Zugwirkung auf den Knochen. Die Parodontalmembran leistet dies, die Prothesen – jedenfalls die heutigen – leisten dieses nicht.

Die Zahnlosigkeit betrifft jedoch nicht nur den Alveolarknochen. Die *gesamte* Mandibula ist mitbetroffen (und andere Knochen ebenfalls). Die Verteilung der Resorptions- und Appositionsfelder auf der Mandibula bei deren Wachstum und Remodellation

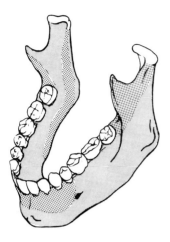 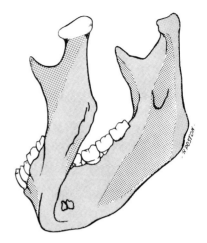

Abb. 13.1 Die Verteilung resorptiver (grob gepunktet) und appositioneller (fein gepunktet) Wachstums- und Remodellationsfelder der Mandibula beim wachsenden Kind.

wurde in Kapitel 3 beschrieben. Abb. 13.1 zeigt dieses Muster; und im Vergleich dazu die Umbaufelder der zahnlosen Mandibula in Abb. 13.2. Wie bei der wachsenden Mandibula des Kindes finden wir auch bei der zahnlosen Mandibula verschiedene Areale mit Appositionen und mit Resorptionen, nur der grundlegende Plan ist völlig anders. Mit dem Zahnverlust, sei es durch Parodontopathien, durch Osteoporose oder aus anderen Gründen, ändern sich die funktionellen und strukturellen Zusammenhänge der gesamten Mandibula. Das in Abb. 13.2 gezeigte Remodellationsmuster zeigt die Bedeutung dieser strukturellen Veränderungen. Die Okklusionsbeziehungen werden verändert, es treten Rotationen der gesamten Mandibula, aber auch einzelner ihrer Bereiche auf, die Morphologie von Corpus und Ramus wird neu gestaltet und daraus resultieren verminderte Flächen für die Muskelanhaftung.

Die horizontale Ausdehnung der zahnlosen (oder fast zahnlosen) Mandibula kann zunehmen (1a und 1b in Abb. 13.3), denn wir finden eine Resorption entlang der anterioren Ramuskante und der Crista temporalis und Apposition im Bereich der Protuberantia mentalis. Dieses appositionelle Feld auf der Kinnoberfläche ist ein Überbleibsel des während der Kindheit stark ausgeprägten Wachstumsfeldes und, wenn überhaupt, dann wird nach dem Zahnverlust hier neuer Knochen angebaut. Das Bedeutsame hieran ist jedoch, daß sich die Aktivität dieses Feldes nicht umgekehrt und in der zahnlosen Mandibula resorptiv wird.

Wegen des Vorhandenseins appositioneller Felder entlang der lateralen (bukkalen) Corpusflächen (2) kann die Gesamtbreite des knöchernen Bogens zunehmen. Er wird mehr rechteckig als V-förmig. Jedes Corpus wird aufgrund von Appositionsvorgängen im Bereich der lingualen und bukkalen Kortikalis transversal dicker. (Wie wir noch sehen werden, gibt es auch eine

Die zahnlose Mandibula

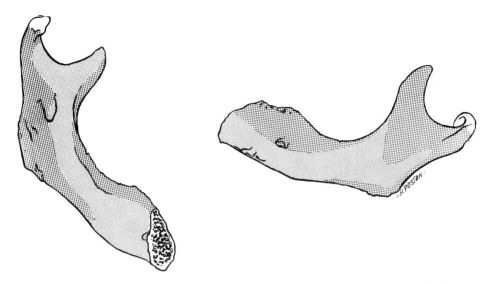

Abb. 13.2 Die resorptiven (grob gepunkteten) und appositionellen (fein gepunkteten) Felder der zahnlosen Mandibula. Vergleiche mit Abb. 13.1. Siehe im Text nach genauen Beschreibungen.

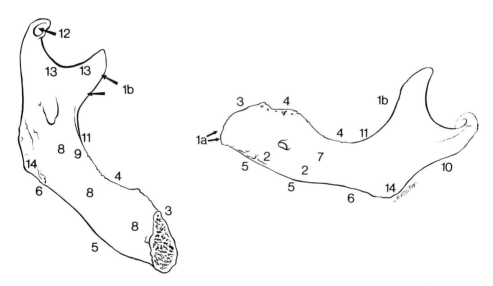

Abb. 13.3 Siehe Beschreibung im Text. Die Nummern beziehen sich auf im Text erklärte regionale Veränderungen der Mandibulastruktur nach Zahnverlust.

465

häufige Variation, daß sowohl die Kieferbogenbreite als auch die Corpusdicke reduziert werden können.)

In der Inzisalregion finden wir eine nach inferior und posterior gerichtete Involution des Alveolarfortsatzes (3). Er wird hier zu einer „Residualkante" reduziert. Diese Remodellationsveränderung berührt das darunterliegende Basale nicht, denn, wie wir oben gesehen haben, kann das Basale sogar noch weiter nach vorne wachsen (wenn auch nur wenig). Im zahnlosen *Maxillarbogen* findet der Abbau des Alveolarknochens mehr in posteriorer Richtung auf die Basis zu statt. Die Basis liegt jedoch mehr posterior als die Basis der Mandibula. Dieser Befund führt zusammen mit einer Vorwärtsrotation der gesamten Mandibula (um den Condylus als Rotationszentrum) und einer Vergrößerung des Kieferwinkels (was die Länge der Mandibula beeinflußt) zu einer deutlichen Protrusion der Mandibula. Die mandibuläre Prognathie und maxilläre Retrognathie sind beides charakteristische Merkmale des zahnlosen Gesichts.

Die Involution des Alveolarfortsatzes geschieht im Bereich des Kieferkammes, der wie ein umgekehrtes V ausgerichtet ist, und den darunterliegenden Trabekulae in Richtung auf die Basis des Corpus (siehe S. 56). Dies wird erreicht durch eine periostale Resorption außen auf dem Kieferkamm und eine endostale Apposition innen;[*] die Kortikalis wird so fortlaufend nach unten bewegt (in der Maxilla nach oben). Es ist dabei sehr interessant zu sehen, daß in der leeren Alveole eine konstruktive Art Knochenremodellation abläuft, während auf der Außenseite der Kieferkämme *destruktive* Abbauvorgänge stattfinden. Die Rückbildung der Alveolen sind so kein rein resorptiver Prozeß. Es sollte klar sein, daß Resorption des Alveolarfortsatzes ein unerwünschter Prozeß ist, wenn er zu Zahnverlust führt. Gehen die Zähne aus anderen Gründen verloren, so ist die Resorption ein durchaus erwünschter Prozeß, denn dadurch werden die scharfen Kanten, die sonst die darüberliegenden Weichgewebsschichten beschädigen würden, abgebaut. Der Abbau von Alveolarknochen kann nur dann als „Krankheit" angesehen werden, wenn er Zahnausfall verursacht und nicht, wenn er die Folge davon ist (ein Standpunkt, der den Effekt der künstlichen Prothesen und den sekundär folgenden Knochenverlust und dadurch einen Haftverlust der Prothese nicht berücksichtigt; der Knochenverlust ist nichtsdestoweniger ein natürlicher protektiver Prozeß als Reaktion auf unphysiologische Kräfte).

Wir beobachten eine andere Lage der *Umkehrlinien* (zwischen dem resorptiven Alveolarfortsatz und den basalen appositionellen Knochenarealen) im Vergleich zwischen lingualer und labialer Seite im anterioren Bereich des Kieferbogens. Die Linie liegt labial viel tiefer. Diese Linie stellt die inferiore Grenze des Alveolarkammabbaus dar, wenn nicht starke mechanische oder andere unphysiologische Einflüsse noch verstärkend wirken. Auf der lingualen Seite der Inzisalregion ist dieser Resorptionsprozeß meist weniger ausgeprägt als auf der labialen Seite. Vielmehr bleibt diese Region in der zahnlosen Mandibula im Vergleich zur anteriorlingualen Umkehrlinie meist deutlich über der Prämolaren- und Molarenregion erhaben. (Ob die Lage der Umkehrlinie Ursache oder Folge des höheren inzisalen Kieferkammabschnittes ist, weiß man bisher noch nicht.) Diese Faktoren entsprechen direkt dem oben erwähnten, posterior gerichteten Rückzug der inzisalen Region, und die labiale Kompakta bewegt

---

[*] Siehe auch: das „V" Prinzip

sich entsprechend ihrer resorptiven Natur mehr nach posterior als die linguale Kortikalis. Im Vergleich zur lingualen Kortikalis ist die labiale kortikale Kompakta auch ausgesprochen dünn.

Im dorsalen Bereich des Corpus im Gebiet der Prämolaren und Molaren findet eine nach unten gerichtete Resorption statt (4). Die linguale Umkehrlinie liegt meist tiefer als in der Inzisalregion. Sie liegt meist entlang der schräg verlaufenden Linea mylohyoidea.

Knochenapposition findet am gesamten inferioren Rand des Corpus statt (5), außer im Bereich der antegonialen Einziehung. Die Unterseite des Corpus in diesem Bereich (6) ist charakteristischerweise resorptiv. Diese Wachstumsmuster entsprechen etwa denjenigen Remodellationsveränderungen, die das Corpus gegenüber dem Ramus mehr nach unten entwickeln, Wachstumsmuster also, die einen besseren Kieferschluß der mehr nach vorne rotierenden Mandibula ermöglichen. Die Auswirkungen der durch die Zahnlosigkeit mehr nach vorne und oben rotierten Mandibula werden dadurch teilweise ausgeglichen. Durch die mehr schräge Ausrichtung des Corpus entsteht eine betontere antegoniale Einziehung, die von Resorptionen im Bereich der Einziehung selbst begleitet wird. Im ventralen Profil des Corpus entsteht am Übergang zur Gonionregion eine charakteristische Kurve (die Gonionregion ist resorptiv, wie wir noch sehen werden). Die Öffnung des Winkels zwischen Ramus und Corpus hat einen protrusiven Effekt, denn die Gesamtlänge der Mandibula nimmt zu. (Merke: Der „Gonionwinkel" muß nicht unbedingt durch diese Remodellationsvorgänge verändert sein. Dieser Winkel kann aufgrund anderer Anpassungsvorgänge des Ramus an die Zahnlosigkeit relativ konstant bleiben.) Entlang der bukkalen Seite der *Corpusbasis* (7) können Knochenabbauvorgänge auftreten. Dies trägt zur „Quadratisierung" des Knochenbogens und der trihedralen Prominenz bei. Auch unterhalb der Linea mylohyoidea (8) auf der lingualen Corpusseite können Appositionsvorgänge stattfinden. Wenn diese Vorgänge bis in die Fossa lingualis reichen, wird die Grube flacher. Eine Umkehrlinie finden wir direkt auf der Kante der Linea mylohyoidea (9) und der superior gelegene Alveolarfortsatz ist resorptiv. In Kombination mit den appositionellen Feldern der Fossa lingualis unterhalb des resorptiven Alveolarfortsatzes wird der dorsale Corpusbereich *deutlich abgeflacht und verbreitert*. Die Tuberositas lingualis, ein hervorstehendes Merkmal der zahntragenden Mandibula, verschwindet.

Sowohl die posteriore (10) als auch die anteriore (16) Ramuskante (und die Temporalisleiste) sind resorptiv. Dies verschmälert die p-a Breite des Ramus (beim einen mehr, beim anderen weniger). Der Umfang der rückwärtigen Remodellation am anterioren Rand entspricht etwa der vorwärts gerichteten Remodellation am posterioren Rand. Die relative Position des Foramen mandibulae (ungefähr in der Mitte) zwischen den beiden Ramuskanten bleibt dabei konstant.

Während die gesamte Mandibula nach vorne und oben rotiert, bewirkt die Resorption am anterioren Ramusrand eine Anpassung für den zwischen Ramus und Tuberositas maxillaris eingezwängt liegenden Musculus temporalis. Mehr noch, der Bereich der anterioren Ramuskante, der dem Tuber maxillae nach der Zahnlosigkeit benachbart ist, zeigt eine ausgeprägte Einziehung. Dadurch kann der Processus coronoideus eine flammen- oder manchmal hakenartige Gestalt erhalten. Die Resorption im unteren Ramusbereich dient auch dazu, die Oberfläche des Ramus an die resorptive Fläche des dorsalen Corpusbereiches anzupassen, da hier beide ineinander übergehen (11). Die anteriore Collumfläche, die subkondyläre Region, hat eine charakteristisch resorptive Oberfläche. Dies bewirkt eine lokale Abplattung, (12) um das Collum dem nahegelegenen Tuberculum articulare während des Kieferschlusses der zahnlosen Mandibula anzupassen.

Die linguale Oberfläche des Processus coronoideus und der Ramusbereich unterhalb der Inzisura semilunaris sind von appositionellen Feldern bedeckt (13). Die gegenüberliegende bukkale Seite ist resorptiv. Aufgrund der superioren Ausrichtung der lingualen Flächen kommt es zu einer Elevation der Inzisura semilunaris und einer Elongation des Processus coronoideus. Letzterer verlängert sich in zahnlosen Mandibulae oft deutlich über das Niveau des Condylus hinaus. (Es kann auch im Falle einer bestimmten, seltenen Variation bei bestimmten Wachstumsmustern zu einer Verkürzung kommen.)

Auf der lingualen Seite der Gonionregion finden wir ein resorptives Feld, die gegenüberliegende bukkale Seite ist dagegen oft appositionell. Dies führt tendentiell zu einer Abflachung und einer bukkalen Protrusion der Gonionregion. Eine ähnliche Tendenz finden wir auch häufig bei zahntragenden Erwachsenen, besonders bei Männern.

Die in Abb. 13.2 gezeigte Verteilung der appositionellen und resorptiven Felder entspricht den häufigsten regionalen Wachstumssituationen. Nicht alle diese speziellen Wachstumsmuster müssen jedoch bei jedem Individuum auftreten. Es können – wenn auch selten – eine oder mehrere Variationen auftreten. Weiter unten werden häufige Variationen der verschiedenen Bereiche der zahnlosen Mandibula beschrieben.

Auf der lateralen Corpusseite gerade anterior der dreiecksförmigen Prominenz kann ein deutlich resorptives Feld auftreten. Durch diese Remodellationsveränderung wird der Kieferbogen nicht erweitert, sondern verengt, und wird eher V-förmig. Bei manchen Mandibulae kann sowohl die bukkale wie auch die linguale Seite des Corpus anterior dieser Prominenz (die frühere Prämolaren- und Eckzahnregion) resorptiv werden. Zusätzlich zur Verengung des Kieferbogens wird auch noch die transversale Dimension eines jeden Corpus schmaler. Die stabilere ventrale Corpusregion bleibt jedoch appositionell, so daß die vertikale Reduktion des Corpus in diesem Bereich sich nur auf den Alveolarfortsatz beschränkt.

Bei manchen zahnlosen Mandibulae ist die Fossa lingualis eher resorptiv als appositionell. Die Tiefe der Fossa nimmt zu und die Region der ehemaligen Molaren wird in Verbindung damit deutlich abgeplattet. Durch diese Kombination kann im dorsalen Corpusbereich ein lingualer Überhang entstehen.

Auf der lingualen Seite der Basis im Bereich der ehemaligen Eckzähne und Prämolaren kann Resorption auftreten, wenn auch viel seltener als Apposition. Zusammen mit Apposition auf der gegenüberliegenden bukkalen Seite kann zwar die Kieferbogenweite zunehmen, jedoch aber nicht die Breite des Corpus selbst.

Im posterioren Corpusbereich auf der lingualen Seite können sehr variable Gebiete von Apposition auftreten, diese Region ist in der zahnlosen Mandibula jedoch meist resorptiv. Diese Variation führt zu einem lingualen Drift dieser Region und bringt sie etwa auf eine Linie mit der Corpusachse (die in der zahntragenden Mandibula deutlich lateral des Bogens liegt).

Bei manchen zahnlosen Mandibulae ist

der gesamte inferiore Bereich der bukkalen Seite resorptiv. Weil die gegenüberliegende linguale Seite auch resorptiv ist, wird jeder Corpus dünner und sein Markraum zwischen den lingualen und bukkalen Kortikales reduziert. Die endostalen Oberflächen jeder Kortikalis sind appositionell.

Auf der lingualen Ramusseite, anterior des Foramen mandibulae, kann ein resorptives Feld auftreten. Die Folge ist eine Verschmälerung dieser Region und eine Rückbildung und Abflachung der Temporalisleiste.

Zusammenfassung

Die Verteilung der Remodellationsfelder der zahnlosen Mandibula unterscheidet sich in vielen Punkten von derjenigen der wachsenden Mandibula des Kindes. Die Oberfläche der Corpusbasis ist bukkal wie lingual meist appositioneller Natur, obwohl bestimmte resorptive Variationen auftreten können. Es besteht daher die Tendenz zu einer Zunahme der Kieferbogenweite und zu einer „Quadratisierung" der Kieferbogenform. Der darüber liegende Alveolarfortsatz ist bukkal wie lingual resorptiv. Die Lage der Umkehrlinie im inzisalen Bereich zwischen Basis und Alveolarfortsatz liegt labial (auf Höhe des Foramen mentale) signifikant niedriger als lingual. Die Umkehrlinien zwischen Alveolarfortsatz und Basis liegen bukkal wie lingual im Bereich der ehemaligen Prämolaren und Molaren deutlich niedriger. Dieses Wachstumsmuster führt zu der charakteristischen, betont abgeflachten Kontur der residualen Kanten, die im inzisalen Bereich relativ hoch und im posterioren Corpusbereich relativ niedrig liegen. Die laterale Ramusseite ist meist resorptiv, außer in ihrem inferioren Bereich; auch die posteriore Hälfte der lingualen Seite ist typischerweise resorptiv. Die anteriorposteriore Ausdehnung des Ramus (nicht der gesamten Mandibula) wird in Verbindung mit der Resorption am anterioren Rand verkleinert. Die von der anterioren Kante abgebaute „Länge" des Ramus wird im Endeffekt dem Corpus hinzugefügt. Wenn nicht ein Abbau des Proc. condylaris stattfindet, führt ein Knochenabbau an der posterioren Ramuskante nicht zu einer Reduktion der insgesamten Mandibulalänge. Vielmehr kann das Corpus etwas verlängert werden, weil die Protuberantia mentalis als appositionelles Feld erhalten bleibt. Die gesamte Mandibularlänge kann zusätzlich durch die mehr nach unten gerichtete Position des Corpus relativ zum Ramus zunehmen (dadurch wird die anteriore Einziehung der resorptiven antegonialen Region noch konkaver). Zusammen mit einer Vorwärtsrotation der gesamten Mandibula und einer lingual gerichteten Alveolarkammreduktion der Maxilla tragen all diese Faktoren zur mandibulären Protrusion bei. Die Einziehungen im inferioren Bereich der anterioren Ramuskante und der anterioren Collumoberfläche entstehen durch resorptive Felder aufgrund von Druckkontakten mit der Maxilla und dem Tuberculum articulare. Es können auch eine Reihe von Variationen dieser Remodellationsvorgänge auftreten. Diese beeinflussen die Breite des Kieferbogens, die Dicke eines jeden Corpus, die Neigung der Gonionregion, die Dicke des Ramus und die Position des Corpus relativ zum Ramus.

Literaturverzeichnis

Acheson, R. M. und M. Archer
Radiological studies of the growth of the pituitary fossa in man. J. Anat., 93:52, 1959

Ackerman, J. L., Y. Tagaki, W. R. Proffit und M. J. Baer
Craniofacial growth and development in cebocephalia. Oral Surg., 19:543, 1965

Ackerman, J. L., J. Cohen und M. I. Cohen
The effects of quantified pressures on bone. Am. J. Orthod., 52:34, 1966

Adams, C. D., M. C. Meikle, K. W. Norwick und D. L. Turpin
Dentofacial remodelling produced by intermaxillary forces in *Macaca mulatta*. Arch. Oral Biol., 17:1519, 1972

Adams, D. und M. Harkness
Histological and radiographic study of the spheno-occipital synchondrosis in Cynomolgus monkeys, *Macaque irus*. Anat. Rec., 172:127, 1972

Altemus, L. A.
A comparison of cephalofacial relationships. Angle Orthod., 30:223, 1960

Amprino, R. und A. Bairati
Processi di ricostruzione e di riassorbimento nella sostanza compatta delle ossa dell'uomo. Z. Zellforsch., 24:439, 1936

Amprino, R. und G. Godina
La struttura delle ossa nei vertebrati. Comment. Pont. Acad. Sci., 11:329, 1947

Amprino, R. und G. Marotti
Topographic quantitative study of bone formation and reconstruction. In: *Proceedings of the First European Symposium on Bone and Tooth*. Ed. by H. H. J. Blackwood. New York, Macmillan, 1964

Anderson, C. E.
The structure and function of cartilage. J. Bone Joint Surg., 44:777, 1962

Anderson, C. E.
The mechanisms of cartilage growth and replacement in endochondral ossification. In: *Cranio-facial Growth in Man*. Ed. by R. E. Moyers and W. M. Krogman. Oxford, Pergamon Press, 1971

Anderson, D. L., G. W. Thompson und F. Popovich
Tooth, chin, bone and body size correlations. Am. J. Phys. Anthropol., 46:7, 1977

Anderson, J. H., L. Furstman und S. Bernick
The postnatal development of the rat palate. J. Dent. Res., 46:366, 1967

Angle, E. H.
Treatment of Malocclusion of the Teeth. Vol. 7. Philadelphia, White Dental Manufacturing Company, 1907, p. 132

Angle, E. H.
Bone growing. Dent. Cosmos., 52:261, 1910

Anson, B. J.
Development of the incus of the human ear. Illustrated in Atlas Series. Quart. Bull. Northwest. Univ. Med. Sch., 33:110, 1959a

Anson, B. J.
Development of the stapes of the human ear. Illustrated in Atlas Series. Quart. Bull. Northwest. Univ. Med. Sch., 33:44, 1959b

Anson, B. J. und T. H. Bast
The development of the auditory ossicles and associated structures in man. Ann. Otol., 55:467, 1946

Anson, B. J., T. H. Bast und S. F. Richany
The fetal and early postnatal development of the tympanic ring and related structures in man. Ann. Otol., 64:802, 1955a

Anson, B. J., T. H. Bast und S. F. Richany
The fetal development of the tympanic ring, and related structures in man. Quart. Bull. Northwest. Univ. Med. Sch., 29:21, 1955b

Appleton, J.
The ultrastructure of the articular tissue of the mandibular condyle in the rat. Arch. Oral Biol., 20:823, 1975

Appleton, J.
The fine structure of a surface layer over the fibrous articular tissue of the rat mandibular condyle. Arch. Oral Biol., 23:719, 1978

Arena, S. A. und A. A. Gianelly
Resection of the mandibular body and its effect on mandibular growth. Am. J. Orthod., 76 : 218, 1979

Ashley-Montagu, M. F.
Form and dimensions of the palate in the newborn. Internatl. J. Orthod., 20 : 694, 1934

Ashley-Montagu, M. F.
Human Heredity. New York, Mentor Books, 1960

Ashton, E. H.
Age changes in the basicranial axis of primates. J. Anat., 91 : 601, 1957a

Ashton, E. H.
Age changes in the axis of the anthropoidea. Proc. Zool. Soc. (Lond.), 129 : 61, 1957b

Asling, C. W.
Congenital defects of the face and palate following maternal deficiency of pteroylglutamic acid. In *Congenital Anomalies of the Face and Associated Structures.* Ed. by S. Pruzansky. Springfield, Ill., Charles C. Thomas, Publisher, 1961

Asling, C. W. und H. M. Evans
Anterior pituitary regulation of skeletal development. In: *The Biochemistry and Physiology of Bone* Ed. by G. H. Bourne. New York, Academic Press, 1956

Asling, C. W. und H. R. Frank
Roentgen cephalometric studies on skull development in rats. I. Normal and hypophysectomized females. Am. J. Phys. Anthropol., 21 : 527, 1963

Atkinson, P. J.
Structural aspects of ageing bone. Gerontologia (Basel), 15 : 171, 1969

Atkinson, P. J. und C. Woodhead
Changes in human mandibular structure with age. Arch. Oral Biol., 13 : 1453, 1968

Atkinson, P. J., K. Powell und C. Woodhead
Cortical structure of the pig mandible after insertion of metallic implants into alveolar bone. Arch. Oral Biol., 22 : 383, 1977

Atwood, D. A.
Reduction of residual ridges: A major oral disease entity. J. Prosthet. Dent., 26 : 266, 1971

Avery, J. K.
Children with cleft lips and cleft palate; embryological basis for defects of the face and palate. Handicapped Children – Problems, Programs, Services in Michigan. University of Michigan Educational Series No. 93, 1961

Avery, J. K., und R. K. Devine
The development of the ossification centers in the face and palate of normal and cleft palate human embryos. Cleft Palate Bull., 9 : 25, 1959

Avis, V.
The relation of the temporal muscle to the form of the coronoid process. Am. J. Phys. Anthropol., 17 : 99, 1959

Azuma, M.
Study of histologic changes of periodontal membrane incident to experimental tooth movement. Tokyo Med. Dent. Univ., 17 : 149, 1970

Azuma, M. und D. H. Enlow
Fine structure of fibroblasts in the peridontal membrane and their possible role in tooth drift and eruption. Japan J. Orthod., 36 : 1, 1977

Babineau, T. A. und J. H. Kronman
A cephalometric evaluation of the cranial base in microcephaly. Angle Orthod., 39 : 57, 1969

Babula, W. J. G. R. Smiley und A. D. Dixon
The role of the cartilaginous nasal septum in midfacial growth. Am. J. Orthod., 58 : 250, 1970

Baer, M. J.
Patterns of growth of the skull as revealed by vital staining. Hum. Biol., 26 : 80, 1954

Baer, M. J.
Growth and Maturation: An Introduction to Physical Development. Cambridge, Mass., Doyle Publishing Company, 1973

Baer, M. J. und J. A. Gavan
Symposium on bone growth as revealed by *in vitro* markers. Am. J. Phys. Anthropol., 29 : 155, 1968

Baer, M. J. und J. E. Harris
A commentary on the growth of the human brain and skull. Am. J. Phys. Andropol., 30 : 39, 1969

Bahreman, A. A. und J. E. Gilda
Differential cranial growth in rhesus monkeys revealed by several bone markers. Am. J. Orthod., 53 : 703, 1967

Balbach, D. R.
The cephalometric relationship between the morphology of the mandible and its future occlusal position. Angle Orthod., 39 : 29, 1969

Bang, S. und D. H. Enlow
Postnatal growth of the rabbit mandible. Arch. Oral Biol., 12 : 993, 1967

Barber, C.
Effects of the physical consistency of diet on the condylar growth of the rat mandible. J. Dent. Res., 42 : 848, 1963

Barbosa, J., und D. Martins
Longitudinal study of anterior facial development as

related to overbite in Brazilian Caucasian teenagers. Othodontia, 13 : 86, 1980

Barnett, D. P.
Variations in the soft tissue profile and their relevance to the clinical assessment of skeletal pattern. Br. J. Orthod., 2 : 235, 1975

Bassett, C. A. L.
Current concepts of bone formation. J. Bone Joint Surg., 44 : 1211, 1962

Bassett, C. A. L.
Electrical effects in bone. Sci. Am., 213 : 18, 1965

Bassett, C. A. L.
Electro-mechanical factors regulating bone architecture. In: *Proceedings of the Third European Symposium on Calcified Tissues.* Davos, Switzerland. New York, Springer-Verlag, 1966

Bassett, C. A. L.
Biologic significance of piezoelectricity. Calcif. Tissue Res., 1 : 252, 1968

Bassett, C. A. L.
A biological approach to craniofacial morphogenesis. Acta Morphol. Neerl. Scand., 10 : 71, 1972

Baughan, B. und A. Demirjian
Sexual dimorphism in the growth of the cranium. Am. J. Phys. Anthropol., 49 : 383, 1978

Baume, L. J.
Physiological tooth migration and its significance for the development of occlusion. II. The biogenesis of accessional dentition. J. Dent. Res., 29 : 331, 1950

Baume, L. J.
A biologist looks at the sella point. Trans. Eur. Orthod. Soc., 1957 : 150, 1958

Baume, L. J.
Principles of cephalofacial development revealed by experimental biology. Am. J. Orthod., 47 : 881, 1961a

Baume, L. J.
The postnatal growth activity of the nasal cartilage septum. Helv. Odont. Acta, 5 : 9, 1961b

Baume, L. J.
Ontogenesis of the human temporomandibular joint. I. Development of the condyles. J. Dent. Res., 41 : 1327, 1962

Baume, L. J.
Patterns of cephalofacial growth and development. A comparative study of the basicranial growth centers in rat and man. Internatl. Dent. J., 18 : 489, 1968

Baume, L. J.
Cephalofacial growth patterns and the functional adaptation of the temporomandibular joint structures. Eur. Orthod. Soc. Trans., 1969 : 79, 1970

Baume, L. J. und H. Becks
The development of the dentition of the *Macaca mulatta* — its difference from the human pattern. Am. J. Orthod., 36 : 723, 1950

Baume, L. J. und H. Derichsweiler
Is the condylar growth center responsive to orthodontic treatment? Oral Surg., 14 : 347, 1961a

Baume, L. J. und H. Derichsweiler
Response of condylar growth cartilage to induced stresses. Science, 134 : 53, 1961b

Baumhammers, A. und R. E. Stallard
S^{35}-sulphate utilization and turnover by the connective tissues of the periodontium. J. Periodont. Res., 3 : 187, 1968

Baumhammers, A., R. E. Stallard und H. A. Zander
Remodeling of alveolar bone. J. Periodontol., 36 : 439, 1965

Baumrind, S.
Reconsideration of the propriety of the "pressure-tension" hypothesis. Am. J. Orthod., 55 : 12, 1969

Baumrind, S.
Mapping the skull in 3-D. J. Calif. Dent. Assoc., 48 : 21, 1972

Baumrind, S. und D. Miller
Computer-aided minimization of landmark location errors of head films. J. Dent. Res., 52 : 211, 1973 (Suppl.)

Baumrind, S. und D. M. Miller
Computer-aided headfilm analysis: The University of California, San Fran. Method. Am. J. Orthod., 78 : 192, 1980

Baumrind, S. und R. C. Frantz
The reliability of head film measurements (1). Am. J. Orthod., 60 : 111, 1971a

Baumrind, S. und R. C. Frantz
The reliability of head film measurements (2). Am. J. Orthod., 60 : 505, 1971b

Becker, R. O.
The bioelectric factors in amphibian limb regeneration. J. Bone Joint Surg., 43 : 643, 1961

Becker, R. O.
The direct current field: A primitive control and communication system related to growth processes. In: *Proceedings of the SVI International Congress of Zoology.* Vol. 3. Washington, D. C., 1963

Becker, R. O. und D. G. Murray
A method for procuding cellular dedifferentiation by means of very small electrical currents. Trans. N.Y. Acad. Sci., 29 : 606, 1967

Becker, R. O., C. A. L. Bassett und C. H. Bachman
The bioelectric factors controlling bone structure. In: *Bone Biodynamics.* Boston, Little, Brown and Company, 1964

Becher, R. M.
Function and fusion at the mandibular symphyses. Am. J. Phys. Anthropol., 47 : 325, 1977

Becher, R. M. und R. S. Corruccini
Effects of dietary consistency on craniofacial and occlusal development in the rat. Angle Orthod., 51 : 61, 1981

Beer, G. R., de
The Development of the Vertebrate Skull. Oxford, Clarendon Press, 1937

Beertsen, W.
Migration of fibroblasts in the periodontal ligament of the mouse incisor as revealed by autoradiography. Arch. Oral Biol., 20 : 659, 1975

Beertsen, W.
Remodeling of collagen fibers in the periodontal ligament and the supra-alveolar region. Angle Orthod., 49 : 218, 1979

Behrents, R. G.
Déjà vu: Neurotropism and the regulation of craniofacial growth. In: *Factors Affecting the Growth of the Midface.* Ed. by J. A. McNamara, Jr. University of Michigan, Center for Human Growth and Development, 1979

Behrents, R. G., J. A. McNamara und J. K. Avery
A case of mandibulofacial dysostosis in utero. In: *Symposium on Diagnosis and Treatment of Craniofacial Anomalies.* Ed. by J. M. Converse, J. G. McCarthy, and D. Wood-Smith. St. Louis, C. V. Mosby Co., 1979

Belanger, L. R.
Osteocytic osteolysis. Calcif. Tissue Res., 4 : 1, 1969

Beresford, W. A.
Schemes of zonation in the mandibular condyle. Am. J. Orthod., 68 : 189, 1975

Bergen, R., J. Hallenberg und O. Malmgren
Computerized cephalometrics. Acta Odont. Scand., 36 : 349, 1978

Bergersen, E. O.
Enlargement and distortion in cephalometric radiography: Compensation tables for linear measurements. Angle Orthod., 50 : 230, 1980

Bergsma, D. (Ed.)
Birth Defects Atlas and Compendium. Baltimore, Williams and Wilkins, 1973

Berkowitz, S.
State of the art in cleft palate orofacial growth and dentistry. A historical perspective. Am. J. Orthod., 74 : 564, 1978

Bernabei, R. L.
The effect of bovine somatotrophic hormone on the *in situ* growth of isolated mandibular segments. In: *Factors Affecting the Growth of the Midface.* Ed. by J. A. McNamara, Jr. University of Michigan, Center for Human Growth and Development, 1976

Bevis, R. R., et al.
Facial growth response to human growth hormone in hypopituitary dwarfs. Angle Orthod., 47 : 193, 1977

Bhaskar, S. N., J. P. Weinmann und I. Schour
Role of Meckel's cartilage in the development and growth of the rat mandible. J. Dent. Res., 32 : 398, 1953

Bhatia, S. N., G. W. Wright und B. C. Leighton
A proposed multivariate model for prediction of facial growth. Am. J. Orthod., 75 : 264, 1979

Bibby, R. E.
A cephalometric study of sexual dimorphism. Am. J. Orthod., 76 : 256, 1979

Biggerstaff, R. H.
Cusp size, sexual dimorphism, and heritability of cusp size in twins. Am. J. Phys. Anthropol., 42 : 127, 1975

Biggerstaff, R. H., R. C. Allen, O. C. Tuncay und J. Berkowitz
A vertical cephalometric analysis of the human craniofacial complex. Am. J. Orthod., 72 : 397, 1977

Bimler, H. P.
Stomatopedics in theory and practice. Internatl. J. Orthod., 3 : 5, 1965

Birch, R. H.
Foetal retrognathia and the cranial base. Angle Orthod., 38 : 231, 1968

Birkby, W. H.
An evaluation of race and sex identification from cranial measurements. Am. J. Phys. Anthropol., 24 : 21, 1966

Bishara, S. E.
Longitudinal cephalometric standartds from 5 years to age adulthood. Am. J. Orthod., 79 : 35, 1981

Bishara, S. E. und R. M. Thorp
Effects of Von Langenbeck palatoplasty on facial growth. Angle Orthod., 47 : 34, 1977

Bjork, A.
The face in profile. Sven. Tandlak. Tidskr., 40 : 56, 1947

Bjork, A.
Cranial base development. Am. J. Orthod., 41:198, 1955a

Bjork, A.
Facial growth in man, studied with the aid of metallic implants. Acta Odont. Scand., 13:9, 1955b

Bjork, A.
Variations in the growth pattern of the human mandible: Longitudinal radiographic studies by the implant method. J. Dent. Res., 42:400, 1963

Bjork, A.
Sutural growth of the upper face studied by the metallic implant method. Acta Odont. Scand., 24:109, 1966

Bjork, A.
The use of metallic implants in the study of facial growth in children: Method and application. Am. J. Phys. Anthropol., 29:243, 1968

Bjork, A.
Prediction of mandibular growth rotation. Am. J. Orthod., 55:535, 1969

Bjork, A.
The role of genetic and local environmental factors in normal and abnormal morphogenesis. Acta Morphol. Neerl. Scand., 10:49, 1972

Bjork, A. und T. Kudora
Congenital bilateral hypoplasia of the mandibular condyles. Am. J. Orthod., 54:584, 1968

Bjork, A. und V. Skieller
Facial development and tooth eruption. Am. J. Orthod., 62:339, 1972

Bjork, A. und V. Skieller
Growth of the maxilla in three dimensions as revealed radiographically by the implant method. Br. J. Orthod., 4:53, 1977

Blackwood, H. J.
The double-headed mandibular condyle. Am. J. Phys. Anthropol., 15:1, 1957

Blackwood, H. J.
Vascularization of the condylar cartilage. J. Dent. Res., 37:753, 1958

Blackwood, H. J.
Vascularization of the condylar cartilage of the human mandible. J. Anat., 99:551, 1965a

Blackwood, H. J.
Cell differentiation in the mandibular condyle of the rat and man. Calcif. Tissue Res., 1964:23, 1965b

Blackwood, H. J.
Growth of the mandibular condyle of the rat studied with tritiated thymidine. Arch. Oral. Biol., 11:493, 1966

Blanco, R. und R. Chakraborty
The genetics of shovel shape in maxillary central incisors in man. Am. J. Phys. Anthropol., 44:233, 1976

Blechschmidt, M.
Biokinetics of the developing basicranium. In: *Development of the Basicranium*. Ed. by J. F. Bosma. DHEW Pub. 76:989, NIH, Bethesda, Md., 1976

Bloore, J. A., L. Furstman und S. Bernick
Postnatal development of the cat palate. Am. J. Orthod., 56:505, 1969

Bluestone, C. D.
The role of tonsils and adenoids in the obstruction of respiration. In: *Nasorespiratory Function and Craniofacial Growth*. Ed. by J. A. McNamara, Jr. University of Michigan, Center for Human Growth and Development, 1979

Bohatirchuk, F.
Calciolysis as the initial stage of bone resorption; a stain historadiographic study. Am. J. Med., 41:836, 1966

Bookstein, F. L.
Looking at mandibular growth: Some new geometric methods. In: *Craniofacial Biology*. Ed. by D. S. Carlson. University of Michigan, Center for Human Growth and Development, 1981

Bosma, J. F.
Maturation of function of the oral and pharyngeal region. Am. J. Orthod., 49:94, 1963

Bosma, J. F.
Form and function in the infant's mouth and pharynx. In: *Third Symposium on Oral Sensation and Perception*. Ed. by J. Bosma, Springfield, Ill., Charles C Thomas, Publisher, 1972.

Bosma, J. F.
Form and function in the mouth and pharynx of the human infant. In: *Control Mechanisms in Craniofacial Growth*. Ed. by J. A. McNamara, Jr. University of Michigan, Center for Human Growth and Development, 1975

Bowbray, J. B.
A cephalometric appraisal of a group of children with surgically repaired unilateral cleft lip and palate. Br. J. Orthod., 4:33, 1977

Bowden, C. M. und M. W. Kohn
Mandibular deformity associated with unilateral absence of the condyle. J. Oral Surg., 31:469, 1973

Boyne, P.
Autogenous cancellous bone and marrow transplants. Clin. Orthop., 73:199, 1970

Brader, A. C.
Dental arch form related with intraoral forces: PR = C. Am. J. Orthod., 61 : 541, 1972

Brash, J. C.
The growth of the Jaws and Palate. London, Dental Board of the United Kingdom, 1924

Brash, J. C.
The Growth of the alveolar bone and its relation to the movements of the teeth, including eruption. Dent. Rec., 46 : 641, 1926

Brash, J. C.
The growth of the alveolar bone and its relation to the movements of the teeth, including eruption. Dent. Rec., 47 : 1, 1927

Brash, J. C.
The growth of the alveolar bone and its relation to the movements of the teeth, including eruption. Internatl. J. Orthod., 14 : 196, 1928

Brash, J. C.
Some problems in the growth and developmental mechanics of bone. Edinb. Med. J., 41 : 305, 1934

Brash, J. C., H. T. A. McKeag und J. H. Scott
The aetiology of irregularity and malocclusion of the teeth. London, Dental Board of the United Kingdom, 1956

Bremers, L. M. H.
De condylus mandibulae *in vitro*. Thesis. Katholieke Univ. te Nijmegen, 1973

Broadbent, B. H.
A new x-ray technique and its application to orthodontia. Angle Orthod., 1 : 45, 1931

Broadbent, B. H.
The face of the normal child. Angle Orthod., 7 : 183, 1937

Broadbent, B. H., B. H. Broadbent, Jr. und W. H. Golden
Bolton Standards of Dentofacial Developmental Growth. St. Louis, C. V. Mosby Co., 1975

Broch, J., O. Slagsvold und M. Rosler
Error in landmark identification in lateral radiographic headplates. Europ. J. Orthod., 3 : 9, 1981

Brodie, A. G.
Present status of knowledge concerning movement of the tooth germ through the jaw. J. A. D. A., 21 : 1830, 1934

Brodie, A. G.
Behavior of normal and abnormal facial growth patterns. Am. J. Orthod. & Oral Surg., 27 : 633, 1941a

Brodie, A. G.
On the growth pattern of the human head. Am. J. Anat., 68 : 209, 1941b

Brodie, A. G.
Facial patterns: a theme on variation. Angle Orthod., 16 : 75, 1946

Brodie, A. G.
The growth of the jaws and the eruption of the teeth. Oral Surg., 1 : 334, 1948

Brodie, A. G.
Cephalometric roentgenology: History, technics and uses. J. Oral Surg., 7 : 185, 1949

Brodie, A. G.
Late growth changes in the human face. Angle Orthod., 23 : 146, 1953

Brodie, A. G.
The behavior of the cranial base and its components as revealed by serial cephalometric roentgenograms. Angle Orthod., 25 : 148, 1955

Brodie, A. G.
Craniometry and cephalometry as applied to the living child. In: *Pediatric Dentistry.* Ed. by M. M. Cohen. St. Louis, C. V. Mosby Co., 1961

Brodie, A. G.
The apical base: zone of interaction between the intestinal and skeletal systems. Angle Orthod., 36 : 136, 1966

Brookes, M.
Blood supply of developing bone and its possible bearing on malformation of the limb and face in congenital haemangiomatous disorders. Proc. R. Soc. Med., 65 : 597, 1972

Bruce, R. A. und J. R. Hayward
Condylar hyperplasia and mandibular asymmetry. J. Oral Surg., 26 : 281, 1968

Burdi, A. R.
Sagittal growth of the naso-maxillary complex during the second trimester of human prenatal development. J. Dent. Res., 44 : 112, 1965

Burdi, A. R.
Catenary analysis of the maxillary dental arch during human embryogenesis. Anat. Rec., 154 : 13, 1966

Burdi, A. R.
Morphogenesis of mandibular dental arch shape in human embryos. J. Dent. Res., 47 : 50, 1968

Burdi, A. R.
Cephalometric growth analyses of the human upper face region during the last two trimesters of gestation. J. Anat., 125 : 113, 1969

Burdi, A. R.
The premaxillary-vomerine junction: an anatomic viewpoint. Cleft Palate J., 8 : 364, 1971

Burdi, A. R.
Early development of the human basicranium: its morphogenic controls, growth patterns and relations. In: *Development of the Basicranium*. Ed. by J. F. Bosma. DHEW Pub. 76:989, NIH, Bethesda, Md., 1976

Burdi, A. R.
Biological forces which shape the human midface before birth. In: *Factors Affecting the Growth of the Midface*. Ed. by J. A. McNamara, Jr. University of Michigan Center for Human Growth and Development, 1976

Burdi, A. R. und K. Faist
Morphogenesis of the palate in normal human embryos with special emphasis of the mechanisms involved. Am. J. Anat., 120:149, 1967

Burdi, A. R. und R. G. Silvey
Sexual differences in closure of the human palatal shelves. Cleft Palate J., 6:1, 1969

Burdi, A. R. und M. N. Spyropoulos
Prenatal growth patterns of the human mandible and masseter muscle complex. Am. J. Orthod., 74:380, 1978

Burke, P. H.
Growth of the soft tissues of middle third of the face between 9 and 16 years. Europ. J. Orthod., 1:1, 1979

Burstone, C. J.
Integumental profile. Am. J. Orthod., 44:1, 1958

Burstone, C. J.
Integumental contour and extension patterns. Angle Orthod., 29:93, 1959

Burstone, C. J.
Biomechanics of tooth movement. In: *Vistas in Orthodontics*. Ed. by B. T. Kraus and R. A. Riedel. Philadelphia, Lea & Febiger, 1962

Burstone, C. J.
Lip posture and its significance in treatment planning. Am. J. Orthod., 53:262, 1967

Bushey, R. S.
Adenoid obstruction of the nasopharynx. In: *Nasorespiratory Function and Craniofacial Growth*. Ed. by J. A. McNamara, Jr. University of Michigan, Center for Human Growth and Development, 1979

Cachel, S. M.
A functional analysis of the primate masticatory system and the origin of the anthropoid post-orbital septum. Am. J. Phys. Anthropol., 50:1, 1979

Caldarelli, D. D. und G. E. Valvassori
A radiographic analysis of first and second branchial arch anomalies. In: *Symposium on Diagnosis and Treatment of Craniofacial Anomalies*. Ed. by J. M. Converse, J. G. McCarthy, and D. Wood-Smith. St. Louis, C.V. Mosby Co., 1979

Campo, R. D. und C. D. Tourtellotte
The composition of bone and cartilage. Biochem. Biophys. Acta, 141:614, 1967

Cannon, J.
Craniofacial height and depth increments in normal children. Angle Orthod., 40:202, 1970

Carlson, B. M.
Relationship between the tissue and epimorphic regeneration of muscles. Am. Zool., 10:175, 1970

Carlson, D. S.
Patterns of morphological variation in the human midface and upper face. In: *Factors Affecting the Growth of the Midface*. Ed. by J. A. McNamara, Jr. University of Michigan, Center for Human Growth and Development, 1976

Carlson, D. S.
Condylar translation and the function of the superficial masseter muscle in the thesus monkey *(M. mulatta)*. Am. J. Phys. Anthropol., 47:53, 1977

Carlson, D. S. und D. P. Van Gerven
Masticatory function and post-Pleistocene evolution in Nubia. Am. J. Anthropol., 46:495, 1977

Carlson, D. S., J. A. McNamara, Jr. und D. H. Jaul
Histological analysis of the mandibular condyle in the Rhesus monkey *(Macaca mulatta)*. Am. J. Anat., 151:103, 1978

Castelli, W. A., P. C. Ramirez und A. R. Burdi
Effect of experimental surgery on mandibular growth in Syrian hamsters. J. Dent. Res., 50:356, 1971

Cederquist, R. und A. Dahlberg
Age changes in facial morphology of an Alaskan Eskimo population. Int. J. Skeletal Res., 6:39, 1979

Chaconas, S. J.
A statistical evaluation of nasal growth. Am. J. Orthod., 56:403, 1969

Chaconas, S. J. und J. D. Bartroff
Prediction of normal soft tissue facial changes. Angle Orthod., 45:12, 1975

Chaconas, S. J., A. A. Caputo und J. C. Davis
The effect of orthopedic forces on the craniofacial complex utilizing cervical and headgear appliances. Am. J. Orthod., 69:527, 1976

Chalanset, C.
Utilisation de la méthode des ellipses èquiprobables dans l'ètude de la variabilité de points craniofaciaux, chez l'enfant de race blanche, au cours de la croissance. Orientation vestibulaire sur des projec-

tions sagittales. Thèse, Acad. Paris, Univ. Paris VI, 1973

Charles-Severe, J.
Le coefficient (r) d'allongemenet elliptique. Son application a lé étude des nuages de points craniométriques d'une population de jeunes adultes. Thèse, Faculté, libre de Medecine de Lille, 1972

Charlier, J. P.
Les facteurs mécaniques dans la croissance de l'arc basal mandibulaire à la lumièr de l'analyse des caractères structuraux et des propriètès biologiques du cartilage condylien. L'Orthod. Franc., 38 : 1, 1967

Charlier. J. P. und A. Petrovic
Recherches sur la mandibule de rat en culture d'organes: le cartilage condylien a-t-il un potentiel de croissance indépedant? Orthod. Fr., 38 : 165, 1967

Charlier, J. P., A. Petrovic und J. Herrmann
Déterminisme de la croissance mandibulaire: effets de l'hyperpulsion et de l'hormone somatotrope sur la croissance condylienne de jeunes rats. Orthod. Fr., 39 : 567, 1968

Charlier, J. P., A. Petrovic und J. Herrmann-Stutzmann
Effects of mandibular hyperpulsion on the prechondroblastic zone of young rat condyle. Am. J. Orthod., 55 : 71, 1969

Charlier, J. P., A. Petrovic und G. Linck
La fronde mentonnière et son action sur la croissance mandibulaire. Recherches experimentales chez la rat. Orthod. Fr., 40 : 99, 1969

Chase, S. W.
The early development of the human premaxilla. J. A. D. A., 29 : 1991, 1942

Christiansen, R. L. und C. J. Burstone
Centers of rotation within the periodontal space. Am. J. Orthod., 55 : 353, 1969

Christie, T. E.
Cephalometric patterns of adults with normal occlusion. Angle Orthod., 47 : 128, 1977

Cicmanec, J. L., D. H. Enlow und B. J. Cohen
Polyostotic osteophytosis in a rhesus monkey. Lab. Anim. Sci., 22 : 2, 1972

Cleall, J. F.
Bone marking agents for the longitudinal study of growth in animals. Arch. Oral Biol., 9 : 627, 1964

Cleall, J. F.
Normal craniofacial skeletal growth of the rat. Am. J. Phys. Anthropol., 29 : 225, 1968

Cleall, J. F.
Growth of the craniofacial complex in the rat. Am. J. Orthod., 60 : 368, 1971

Cleall, J. F.
Growth of the palate and maxillary dental arch. J. Dent. Res., 53 : 1226, 1974

Cleall, J. F., G. W. Wilson und D. S. Garnett
Normal craniofacial skeletal growth of the rat. Am. J. Phys. Anthropol., 29 : 225, 1968

Cleall, J. F., E. A. BeGale und F. S. Chebib
Craniofacial morphology. A principal component analysis. Am. J. Orthod., 75 : 650, 1979

Clements, B. S.
Nasal imbalance in the orthodontic patient. Am. J. Orthod., 55 : 244, 1969

Coben, S. E.
The integration of facial skeletal variants. Am. J. Orthod., 41 : 407, 1955

Coben, S. E.
Growth concepts. Angle Orthod., 31 : 194, 1961

Coben, S. E.
Growth and Class II treatment. Am. J. Orthod., 52 : 5, 1966

Coben, S. E.
The biology of Class II treatment. Am. J. Orthod., 59 : 470, 1971

Cochran, G. V. B., R. J. Pawluk und C. A. L. Bassett
Stress generated electric potentials in the mandible and teeth. Arch. Oral Biol., 12 : 917, 1967

Cohen, A. M.
Reorientation of the mandible and tongue during growth. Br. J. Orthod., 4 : 175, 1977

Cohen, A. M. und P. S. Vig
A serial growth study of the tongue and intermaxillary space. Angle Orthod., 46 : 332, 1976

Cohen, M. M., Jr.
A critical review of cephalometric studies of dysmorphic syndromes. Proc. Finn. Dent. Soc., 77 : 17, 1981

Cohen, M. M., Jr. und T. H. Hohl
Etiologic heterogeneity in holoprosencephaly and facial dysmorphia with comments on the facial bones and cranial base. In: *Development of the Basicranium.* Ed. by J. F. Bosma. DHEW Pub. 76 : 989, NIH, Bethesda, Md., 1976

Conklin, J. L., D. H. Enlow und S. Bang
Methods for the demonstration of lipid as applied to compact bone. Stain Technology, 40 : 183, 1965

Converse, J. M., J. G. McCarthy und D. Wood-Smith
Clinical aspects of craniofacial synostosis. In: *Symposium on Diagnosis and Treatment of Craniofacial*

Anomalies. Ed. by J.M. Converse, J.G. McCarthy, and D. Wood-Smith, St. Louis, C.V. Mosby Co., 1979

Corruccini, R. S. und R. H.Y. Potter
Genetic analysis of occlusal variation in twins. Am. J. Orthod., 78 : 140, 1980

Cousin, R. P. und R. Fenart
La rotation globale de la mandibule infantile envisagée dans sa variabilité. Etude en orientation vestibulaire. Orthod. Fr., 42 : 225, 1971

Cousin, R. P., J. Dardenne und R. Fenart
Apports de l'orientation vestibulaire a l'étude des corrélations cranio-faciales chez l adulte. Trans. Eur. Orthod. Soc., Report of the 44th Congress of Monaco, 209, 1968

Cox, N. H.
Morfogenese en vascularisatie van het secundaire palatum van de rat. Thesis, Katholieke Univ. te Nijmegen, 1973

Craven, A. H.
Growth in width of the head of the Macaca Rhesus monkey as revealed by vital staining. Am. J. Orthod., 42 : 341, 1956

Crelin, E. S. und W. E. Koch
An autoradiographic study of chondrocyte transformation into chondroclasts and osteocytes during bone formation in vitro. Anat. Rec., 158 : 473, 1967

Cross, J. J.
Facial growth: Before, during, and following orthodontic treatment. Am. J. Orthod., 71 : 68, 1977

Dahl, E.
Craniofacial morphology in congenital clefts of the lip and palate. An x-ray cephalometric study of young adult males. Acta Odont. Scand., 28(Suppl. 57) : 11, 1970

Dahlberg, A. A.
Concepts of occlusion in physical anthropology and comparative anatomy. J. A. D. A., 46 : 530, 1953

Dahlberg, A. A.
Evolutionary background of dental and facial growth. J. Dent. Res., 44(Suppl.) : 151, 1965

Dale, J. G., A. M. Hunt, G. Pudy und D. Wagner
Autoradiographic study of the developing temporomandibular joint. Can. Dent. Assoc. J., 29 : 27, 1963

Dardenne, J.
Étude comparative des principaux paramètres sagittaux de la face et du crane, chez l'Homme et les chimpanzes par la méthode vestibulaire d'orientation. Thèse, Univ. de Lille, 1970

Das, A., J. Meyer und H. Sicher
X-ray and alizarin studies on the effect of bilateral condylectomy in the rat. Angle Orthod., 35 : 138, 1965

Dass, R. und S. S. Makhni
Ossification of ear ossicles. The stapes. Arch. Otolaryngol., 84 : 88, 1966

Davenport, C. B.
Postnatal development of the head. Proc. Am. Phil. Soc., 83 : 1, 1940

Davidovitch, Z., J. L. Shanfeld und P. J. Batastini
Increased production of cyclic AMP in mechanically stressed alveolar vone in cats. Eur. Orthod. Soc. Trans. p. 477, 1972

Davidovitch, Z., M. D. Finkelson, S. Steigman, J. L. Shanfeld, P. C. Montgomery und E. Korostaff
Electric currents, bone remodeling, and orthodontic tooth movement. Part I. The effect of electric currents on periodontal cyclic nucleotides. Am. J. Orthod., 77 : 14, 1980

Davidovitch, Z., M. D. Finkelson, S. Steigman, J. L. Shanfeld, P. C. Montgomery und E. Korostaff
Electric currents, bone remodeling, and orthodontic tooth movements. Part II. Increase in rate of tooth movement and periodontal cyclic nucleotide levels by combining force and electric current. Am. J. Orthod., 77 : 33, 1980

Davidovitch, Z., S. Steigman, M. D. Finkelson, R. W. Yost, P. C. Montgomery, J. L. Shanfeld und E. Korostaff
Immunohistochemical evidence that electric currents increase periosteal cell cyclic nucleotide levels in feline alveolar bone *in vivo*. Arch. Oral Biol., 25 : 321, 1980

De Angelis, V.
Autoradiographic investigation of calvarial growth in the rat. Am. J. Anat., 123 : 359, 1968

De Angelis, V.
Observations on the response of alveolar bone to orthodontic force. Am. J. Orthod., 58 : 284, 1970

DeBeer, G. R.
The Development of the Vertebrate Skull. London, Oxford, 1937

DeCoster, L.
Une méthode d'analyse des malformations maxillo-faciales. La Province Dentaire, 5 : 269, 1931

DeCoster, L.
Une nouvelle ligne de référence pour l'analyse des télé-radiographics sagittales en orthodontie. Rev. Stomatol., 11 : 937, 1951

Delaire, J.
La croissance des os de la voute du crane. Principes generaux. Rev. Stomatol., 62 : 518, 1961

Delaire, J.
Malformations faciales et asymétrie de la base du crane. Rev. Stomatol., 66 : 379, 1965

Delaire, J.
Considarations sur la croissance faciale (en particulier du maxillaire supérieur). Deductions therapeutiques. Rev. Stomatol., 72:57, 1971

Delaire, J.
The potential role of facial muscles in monitoring maxillary growth and morphogenesis. In: *Muscle Adaptation in the Craniofacial Region.* Ed. by D. S. Carlson, and J. A. McNamara, Jr. University of Michigan, Center for Human Growth and Development, 1976

Delaire, J. und J. Billet
Considérations sur la croissance de la région zygomato-malaire et ses anomalies morphologiques. Rev. Stomatol., 66:205, 1965

Delattre, A. und R. Fenart
L'hominisation du crane. Editions du Centre National de la Recherche Scientifique, Paris, 1960

Demoge, P. H.
La recherche en orthopédie dento-faciale. Orthod. Fr., 39:1, 1968

Dempster, W. T.
Selected Dissections of the Facial Regions for Advanced Dental Students. Ann Arbor, Michigan, Overbeck Company, 1960

Dempster, W.T.
Patterns of vascular channels in the cortex of the human mandible. Anat. Rec., 135:189, 1959b

Dempster, W.T. und D.H. Enlow
Osteone organization and the demonstration of vascular canals in the compacta of the human mandible. Anat. Rec., 133:268, 1959a

Dempster, W.T., W.J. Adams und R. A. Duddles
Arrangement in the jaws of the roots of the teeth. J. A. D. A., 67:779, 1963

DeMyer, W.
Median facial malformations and their implications for brain malformations. In: *Morphogenesis and Malformation of Face and Brain.* Ed. by D. Bergsma, J. Langman, and N.W. Paul. The National Foundation, XI:7, 1975

Dermaut, L.R. und M.I.T. O'Reilly
Changes in anterior facial height in girls during puberty. Angle Orthod., 48:163, 1978

Diamond, M.
Posterior growth of the maxilla. Am. J. Orthod., 32:359, 1946

Dibbets, J.M.H.
Juvenile temporomandibular joint and craniofacial growth. Thesis, Dept. Orthod., Univ. Groningen, 1977

Diewert, V. M.
A quantitative coronal plane evaluation of craniofacial growth and spatial relations during secondary palate development in the rat. Arch. Oral Biol., 23:607, 1978

Diewert, V. M.
Experimental induction of premature movement of rat palatal shelves in *vivo.* J. Anat., 129:597, 1979

Diewert, V. M.
Differential changes in cartilage cell proliferation and cell density in the rat craniofacial complex during secondary palate development. Anat. Rec., 198:219, 1980

Dixon, A. D.
The early development of the maxilla. Dent. Pract., 33:331, 1953

Dixon, A. D.
The development of the jaws. Dent. Pract., 9:10, 1958

Dixon, A. D. und D. A. N. Hoyte
A comparison of autoradiographic and alizarin techniques in the study of bone growth. Anat. Rec., 145:101, 1963

Dolan, K.
Cranial suture closure in two species of South American monkeys. Am. J. Phys. Anthropol., 35:109, 1971

Dorenbos, J.
Craniale Synchondroses. Doctoral thesis, Central Drukkerij n.v. Nijmegen, University of Nijmegen, 1971

Dorenbos, J.
In vivo cerebral implantation of the anterior and posterior halves of the spheno-occipital synchondrosis in rats. Arch. Oral Biol., 17:1067, 1972

Dorenbos, J.
Morphogenesis of the spheno-occipital and the presphenoidal synchondrosis in the cranial base of the fetal Wistar rat. Acta Morphol. Neerl. Scand., 11:63, 1973

Dorst, J. P., D. B. Crawford und R. E. Ensor
The cranium in achondroplasia. In: *Development of the Basicranium.* Ed.by J. F. Bosma. DHEW Pub. 76:989, NIH, Bethesda, Md., 1976

Doty, S. B. und B. H. Schofield
Electron microscope localization of hydrolytic enzymes in osteoclasts. Histochem. J., 4:245, 1972

Doty, S. B., B. H. Schofield und R. A. Robinson
The electron microscopic identification of acid phosphatase and adenosine triphosphatase in bone cells following parathyroid extract or thyrocal-

citonin administration. In: *Parathyroid Hormone and Thyrocalcitonin (calcitonin).* Ed. by R.V. Talmage and L.F. Belanger. Amsterdam, Excerpta Medica, 1967

Doty, S.B., R. Jones und G.A. Finerman
Diphosphonate influence on bone cell structure and lysosomal activity. J. Bone Joint Surg., 54 : 1128, 1972

Downs, W.B.
Variations in facial ralations: Their significance in treatment and prognosis. Am. J. Orthod., 34 : 812, 1948

Downs, W.B.
The role of cephalometrics in orthodontic case analysis and diagnosis. Am. J. Orthod., 38 : 162, 1952

Downs, W.B.
Analysis of the dento-facial profile. Angle Orthod., 26 : 191, 1956

Drachman, D.B. (ed.)
Trophic functions of the neuron. Ann. N.Y. Acad. Sci., 228 : 1, 1974

Droel, R. und R.J. Isaacson
Some relationships between the glenoid fossa position and various skeletal discrepancies. Am. J. Orthod., 61 : 64, 1972

Droschl, H.
The effect of heavy orthopedic forces on the sutures of the facial bones. Angle Orthod., 45 : 26, 1975

DuBrul, E.L.
Early Hominid feeding mechanisms. Am. J. Phys. Anthropol., 47 : 305, 1977

Du Brul, E.L. und D.M. Laskin
Preadaptive potentiality of the mammalian skull. Anat. Rec., 138 : 345, 1960

Du Brul, E.L. und D.M. Laskin
Preadaptive potentialit of the mammalian skull: An experiment in growth and form. Am. J. Anat., 109 : 117, 1961

Du Brul, E.L. und H. Sicher
The Adaptive Chin. Springfield, Ill., Charles C Thomas, Publisher, 1954

Dudas, M. und V. Sassouni
The hereditary compoments of mandibular growth: A longitudinal twin study. Angle Orthod., 43 : 314, 1973

Dufresnoy, P.
Recherches des différences sexuelles du neurocrane sagittal par la méthode des "droites frontières." Thése, Univ. de Nancy, 1973

Dullemeijer, P.
Some methodology problems in a holistic approach to functional morphology. Acta Biotheor., 18 : 203, 1968

Dullemeijer, P.
Comparative ontogeny and cranio-facial growth. In: *Cranio-facial Growth in Man.* Ed. by R.E. Moyers and W.M. Krogman. Oxford, Pergamon Press, 1971

Durkin, J.R.
Secondary cartilage: a misnomer? Am. J. Orthod., 61 : 15, 1972

Durkin, J.F., J.T. Irving und J.D. Heeley
A comparison of the circulatory and calcification patterns in the mandibular condyle in the guinea pig with those found in the tibial epiphyseal and articular cartilages. Arch. Oral Biol., 14 : 1365, 1969

Durkin, J.F., J.D. Heeley und J.T. Irving
The cartilage of the mandibular condyle. Oral Sci. Rev., 2 : 29, 1973

Duterloo, H.S.
In vivo implantation of the mandibular condyle of the rat. Doctoral Dissertation, Univ. of Nijmegen, 1967

Duterloo, H.S. und M. Bierman
Morphological changes in alveolar bone during the development of the dentition in man. In: *Craniofacial Biology.* Ed. by J.A. McNamara, Jr. University of Michigan, Center for Human Growth and Development, 1977

Duterloo, H.S. und D.H. Enlow
A comparative study of cranial growth in *Homo* and *Macaca.* Am. J. Anat., 127 : 357, 1970

Duterloo, H.S. und H.W.B. Jansen
Chondrogenesis and osteogenesis in the mandibular condylar blastema. Eur. Orthod. Soc. Trans., 1969 : 109, 1970

Duterloo, H.S. und H.W.B. Jansen
Potentials of *in vivo* transplantation as a method in craniofacial growth. Proc. Finn. Dent. Soc., 77 : 27, 1981

Duterloo, H.S. und H. Vilmann
Translative and transformative growth of the rat mandible. Acta Odont. Scand., 36 : 25, 1978

Duterloo, H.S. und J.M. Wolters
Experiments of the significance of articular function as a stimulating chondrogenic factor for the growth of secondary cartilages of the rat mandible. Eur. Orthod. Soc.Trans., 1971 : 103, 1972

Eccles, J.D.
Studies on the development of the periodontal membrane: the principal fibers of the molar teeth. Dent. Pract., 10 : 31, 1959

Edwards, L.F.
The edentulous mandible. J. Prosthet. Dent., 4 : 222, 1954

Ehrlich, J., A. Yaffe, J. L. Shanfeld, P. C. Montgomery und Z. Davidovitch
Immunohistochemical localization and distribution of cyclic nucleotides in the rat mandibular condyle in response to an induced occlusal change. Arch. Oral Biol., 22 : 545, 1980

Eisenfeld, J., et al.
Soft-hard tissue correlations and computer drawings for the frontal view. Angle Orthod., 45 : 267, 1975

Elgoyhen, J. C., R. E. Moyers, J. A. McNamara, Jr. und M. L. Riolo
Craniofacial adaptation of protrusive function in young rhesus monkeys. Am. J. Orthod., 62 : 469, 1972a

Elgoyhen, J. C., M. L. Riolo, L. W. Graber, R. E. Moyers und J. A. McNamara, Jr.
Craniofacial growth in juvenile *Macaca mulatta:* a cephalometric study. Am J. Phys. Anthropol., 36 : 369, 1972b

Ellison, M. L. und J. W. Lash
Environmental enhancement of *in vitro* chondrogenesis. Dev. Biol., 26 : 486, 1971

El-Najjar, M.Y. und G. L. Dawson
The effect of artificial cranial deformation on the incidence of wormian bones in the lambdoidal suture. Am. Phys. Anthropol., 46 : 155, 1977

Engel, M. B.
Lability of bone. Angle Orthod., 22 : 116, 1952

Engle, M. B. und A. G. Brodie
Condylar growth and mandibular deformities. Surgery, 22 : 975, 1947

Engle, M. B., J. B. Richmond und A. G. Brodie
Mandibular growth disturbance in rheumatoid arthritis of childhood. Am. J. Dis. Child., 78 : 728, 1949

Engelsma, S. O., H. W. B. Jansen und H. S. Duterloo
An *in vivo* transplantation study of growth of the mandibular condyle in a functional position in the rat. Arch. Oral Biol., 25 : 305, 1980

Enlow, D. H.
A plastic-seal method for mounting sections of ground bone. Stain Technol., 29 : 21, 1954

Enlow, D. H.
Decalcification and staining of ground thin sections of bone. Stain Technol., 36 : 250, 1961

Enlow, D. H.
Functions of the Haversian system. Am. J. Anat., 110 : 269, 1962a

Enlow, D. H.
A study of the postnatal growth and remodeling of bone. Am. J. Anat., 110 : 79, 1962b

Enlow, D. H.
Principles of Bone Remodeling. Springfield, Ill., Charles C Thomas, Publisher, 1963

Enlow, D. H.
Direct medullary-to-periosteal transition and the occurrence of subperiosteal haematopoietic islands. Arch. Oral Biol., 10 : 545, 1965a

Enlow, D. H.
Mesial drift as a function of growth. Symp. on Growth, Univ. West Indies, West Indian Med. J., 14 : 124, 1965b

Enlow, D. H.
A comparative study of facial growth in *Homo* and *Macaca.* Am. J. Phys. Anthropol., 24 : 293, 1966a

Enlow, D. H.
An evaluation of the use of bone histology in forensic medicine and anthropology. In: *Studies on the Anatomy and Function of Bone and Joints.* Ed. by F. G. Evans. New York, Springer-Verlag, 1966b

Enlow, D. H.
A morphogenetic analysis of facial growth. Am. J. Orthod., 52 : 283, 1966c

Enlow, D. H.
Osteocyte necrosis in normal bone. J. Dent. Res., 45 : 213, 1966d

Enlow, D. H.
Morphogenic interpretation of cephalometric data. J. Dent. Res., 46 : 1209, 1967

Enlow, D. H.
The bone of reptiles. In: *Biology of the Reptilia.* New York, Academic Press, 1968a

Enlow, D. H.
The Human Face: An Account of the Postnatal Growth and Development of the Craniofacial Skeleton. New York, Hoeber Medical Division, Harper and Row, Publishers, 1968b

Enlow, D. H.
Wolff's Law and the factor of architectonic circumstance. Am. J. Orthod., 54 : 803, 1968c

Enlow, D. H.
Postnatal facial growth. In: *Cleft Lip and Palate.* Ed. by W. Grabb, S. W. Rosenstein, and K. R. Bzoch. Boston, Little, Brown and Company, 1971

Enlow, D. H.
Facial growth and development. In: *Handbook of Orthodontics.* Ed. by R. E. Moyers, Chicago, Year Book Medical Publishers, 1973a

Enlow, D. H.
Alveolar bone. In: *International Workshop on Complete Denture Occlusion.* Univ. of Michigan, School of Dentistry. Report on the Workshop, 1973b

Enlow, D. H.
Growth and the problem of the local control mechanism. Editorial, Am. J. Anat., 178 : 2, 1973c

Enlow, D. H.
Croissance et architecture de la face. Pedod. Fr., 6 : 122, 1974a

Enlow, D. H.
The PM boundary: a natural cephalometric plane. Anat. Rec., 178, 1974b

Enlow, D. H.
Postnatal growth and development of the face and cranium. In: *Scientific Foundations of Dentistry.* Ed. by B. Cohen and I. R. H. Kramer. London, Heinemann Publishers, 1975

Enlow, D. H.
Mandibular rotations during growth. In: *Determinants of Mandibular Form and Growth.* Ed. by J. A. McNamara, Jr. University of Michigan, Center for Human Growth and Development, 1975

Enlow, D. H.
The West Virginia Anatomical Board Rules and Regulations, 1975

Enlow, D. H.
The growth of the human basicranium. In: *The Basicranium.* Ed. by J. Bosma. USPHS publication, 1976

Enlow, D. H.
The remodeling of bone. Am. J. Phys. Anthropol. Yearbook, 1977

Enlow, D. H.
Faces. Dental Horizons, 1 : 4, 1977

Enlow, D. H.
Normal maxillo-facial growth. *Symposium on Deformities of the Face and Jaws.* Am. Soc. Plastic Surgeons, 1978

Enlow, D. H.
Facial growth and development. Int. J. Oral Myology, 5 : 7, 1979

Enlow, D. H.
Morphologic factors involved in the biology of relapse. Journal of the Charles Tweed Foundation, 8 : 16, 1980

Enlow, D. H.
Handbook of Facial Growth. Philadelphia, W. B. Saunders Company, 1975. Japanese translation by F. Miura, T. Kuroda, and M. Azuma, 1980. Spanish translation

Enlow, D. H.
Postnatal facial growth and development. In: *Diagnosis and Treatment of Craniofacial Anomalies.* Ed. by J. Converse, J. McCarthy, and D. Wood-Smith, St. Louis, C. V. Mosby Co., 1980

Enlow, D. H.
Growth of the face after birth. In: *Advances in Oral Surgery.* By W. Irby. St. Louis, C. V. Mosby Co., 1980

Enlow, D. H.
Childhood facial growth. In: *Oral Histology: Structure and Function* by R. Ten Cate. St. Louis, C. V. Mosby Co., 1980

Enlow, D. H.
Mechanisms of craniofacial growth. In: *Orthodontics: The State of the Art.* Ed. by H. Barrier. Philadelphia, University of Pennsylvania Press, 1980

Enlow, D. H.
The mandibular condyle. In: *The Temporomandibular Joint: Biologic Basis for Clinical Practice,* 3rd Ed. by B. G. Sarnat and D. M. Laskin. Springfield, Ill., Charles C Thomas, Publisher, 1980

Enlow, D. H.
The growth of the face. In: *Pediatric Dental Medicine.* By D. J. Forrester. Philadelphia, Lea & Febiger, 1981

Enlow, D. H.
The dynamics of skeletal growth and remodeling. In: *Scientific Foundations of Orthopedic Surgery.* London, Heinemann Medical Publishers, 1981

Enlow, D. H. und M. Azuma
Functional growth boundaries in the human and mammalian face. In: *Morphogenesis and Malformations of the Face and Brain.* Ed. by J. Langman. White Plains, N.Y., National Foundation, 1975

Enlow, D. H. und S. Bang
Growth and remodeling of the human maxilla. Am. J. Orthod., 51 : 446, 1965

Enlow, D. H. und S. O. Brown
A comparative histological study of fossil and recent bone tissues. Part I. Introduction, methods, fish and amphibian bone tissues. Tex. J. Sci., 7 : 405, 1956

Enlow, D. H. und S. O. Brown
A comparative histological study of fossil and recent bone tissues. Part II. Reptilian and bird bone tissues. Tex. J. Sci., 9 : 186, 1957

Enlow, D. H. und S. O. Brown
A comparative histological study of fossil and recent bone tissues. Part III. Mammalian bone tissues. General discussion. Tex. J. Sci., 10 : 187, 1958

Enlow, D. H. und S. Comet-Epstein
A comparative population-distribution study of dental specialties in Ohio. Ohio Dent. J., 53 : 34, 1979

Enlow, D. H. und D. B. Harris
A study of the postnatal growth of the human mandible. Am. J. Orthod., 50 : 25, 1964

Enlow, D. H. und W. S. Hunter
A differential analysis of sutural and remodeling growth in the human face. Am. J. Orthod., 52 : 823, 1966

Enlow, D. H. W. S. Hunter
Growth of the face in relation to the cranial base. Europ. Orthod. Soc., Report of the 44th Congress, 1968

Enlow, D. H. und J. McNamara
The neurocranial basis for facial form and pattern. Angle Orthod., 1973a

Enlow, D. H. und J. McNamara
Varieties of in vivo tooth movements. Angle Orthod., 43 : 256, 1973b

Enlow, D. H. und R. E. Moyers
Growth and architecture of the face. J. A. D. A., 82 : 763, 1971

Enlow, D. H., J. L. Conklin und S. Bang
Observations on the occurrence and the distribution of lipids in compact bone. Clin. Orthod., 38 : 157, 1965

Enlow, D. H., R. E. Moyers, W. S. Hunter und J. A. McNamara, Jr.
A procedure for the analysis of intrinsic facial form and growth. Am. J. Orthod., 56 : 6, 1969a

Enlow, D. H., P. Williams und K. Williams
An instrument for the anlysis of facial growth. Angle Orthod., 39 : 316, 1969b

Enlow, D. H., T. Kuroda und A. B. Lewis
The morphological and morphogenetic basis for craniofacial form and pattern. Angle Orthod., 41 : 161, 1971a

Enlow, D. H., et al.
The remodeling of the edentulous mandible. J. Prosthet. Dent., 36 : 685, 1976

Enlow, D. H., et al.
Research on control of craniofacial morphogenesis: an NIDR Workshop. Am. J. Orthod., 71 : 509, 1977

Epker, B. N. und H. M. Frost
Correlation of bone resorption and formation with the physical behavior of loaded bone. J. Dent. Res., 44 : 33, 1965

Epker, B. N., F. A. Henny und H. M. Frost
Biomechanical control of bone modeling and architecture. J. Bone Joint Surg., 50 : 1261, 1958

Erskine, R. B.
A comparison of xeroradiographs with conventional lateral skull radiographs. Br. J. Orthod., 5 : 193, 1978

Evans, C. A. und R. L. Christiansen
Facial growth associated with a cranial base defect – A case report. Angle Orthod., 49 : 44, 1979

Evans, F. G.
Stress and Strain in Bones. Springfield, Ill., Charles C Thomas, Publisher, 1957

Farkas, L. G. und G. Cheung
Facial asymmetry in healthy North American Caucasians. An anthropometrical study. Angle Orthod., 51 : 70, 1981

Fastlicht, J.
Crowding of mandibular incisors. Am. J. Orthod., 58 : 156, 1970

Fastlicht, J.
The Universal Orthodontic Technique. Philadelphia, W. B. Saunders Company, 1972

Faulkner, J. A., L. C. Maxwell und T. P. White
Adaptations in skeletal muscle. In: *Muscle Adaptation in the Craniofacial Region.* Ed. by D. S. Carlson and J. A. McNamara, Jr. University of Michigan, Center for Human Growth and Development, 1978

Fawcett, E.
The development of the bones around the mouth. Five lectures on the growth of the jaws, normal and abnormal in health and disease. London, Dental Board of the United Kingdom, 1924

Fell, H. B.
Chondrogenesis in cultures of endosteum. Proc. R. Soc. London, 112 : 417, 1933

Felts, W. J. L.
Transplantation studies in skeletal organogenesis. I. The subcutaneously implanted immature longbone of the rat and mouse. Am. J. Phys. Anthropol., 17 : 201, 1959

Felts, W. J. L.
In vivo implantation as a technique in skeletal biology. Int. Rev. Cytol., 12 : 243, 1961

Fenart, R.
Influence des modifications: experimentales et teratologiques de la station et de la locomotion, sur la morphologie cephalique des mammiferes quadrupedes. Étude par la méthode vestibulaire. Arch. Anat. Histol. Embryol. (Strasb.), 69 : 5, 1966a

Fenart, R.
Changements morphologiques de l'encephale, chez la rat amputé des membres antérieurs. J. Hirnforsch., 8 : 493, 1966b

Fenart, R.
L'hominisation du crane. Bull. Acad. Dent. (Paris), 14 : 33, 1970

Ferguson, M. W. J.
Palatal shelf elevation in the Wistar rat fetus. J. Anat., 125 : 555, 1978

Ferre, J.-C.
Contribution a l'étude du "syndrome asymétique cranio-facial." Thèse, Univ. de Nantes, 1973

Finlay, L. M.
Craniometry and cephalometry: A history prior to the advent of radiography. Angle Orthod., 50 : 312, 1980

Firshcein, H. E.
Collagen and mineral dynamics in bone. Clin. Orthop., 66 : 212, 1969

Fishman, L. S.
Chronological versus skeletal age, an evaluation of craniofacial growth. Angle Orthod., 49 : 181, 1979

Fonseca, R. J. und W. D. Klein
A cephalometric evaluation of American Negro women. Am. J. Orthod., 73 : 152, 1978

Ford, E. H.
Growth of the foetal skull. J. Anat., 90 : 63, 1956

Ford, E. H.
Growth of the human cranial base. Am. J. Orthod., 44 : 498, 1958

Forrester, D. J., N. K. Carstens und D. B. Shurteff
Craniofacial configuration of hydrocephalic children. J. A. D. A., 72 : 1399, 1966

Forsberg, C. M.
Facial morphology and aging: A longitudinal cephalometric investigation of young adults. Europ. J. Orthod., 1 : 15, 1979

Frake, S. E. und D. H. Goose
A comparison between mediaeval and modern British mandibles. Arch. Oral Biol., 22 : 55, 1977

Frankel, R.
The applicability of the occipital reference base in cephalometrics. Am. J. Orthod., 77 : 379, 1980

Fraser, F. C.
Experimental teratogenesis in relation to congenital malformations in man. In: *Proceedings of the Second International Congress on Congenital Malformations.* New York, International Medical Congress, 1964

Fraser, F. C.
Gene-environment interactions in the production of cleft palate. In: *Methods for Teratological Studies in Experimental Animals and Man.* Ed. by H. Nishimura and J. R. Miller, Tokyo, Igaku Shoin, 1969

Fraser, F. C.
The genetics of cleft lip and cleft palate. Am. J. Hum. Genet., 22 : 336, 1970

Fraser, F. C.
Etiology of cleft lip and palate. In: *Cleft Lip and Palate.* Ed. by W. C. Grabb, S. W. Rosenstein and K. R. Bzoch. Boston, Little, Brown and Company, 1971

Fraser, F. C. und H. Pashayan
Relation of face shape to susceptibility to congenita cleft lip. J. Med. Genet., 7 : 112, 1970

Fraser, F. C., B. E. Walker und D. G. Trasler
Experimental production of congenital cleft palate; genetic and environmental factors. Pediatrics, 19 : 782, 1957

Freeman, E. und A. R. Ten Cate
Development of the periodontium: An electron microscopic study. J. Periodont., 42 : 387, 1971

Freng, A. und E. Kvam
Facial sagittal growth following partial basal resection of the nasal septum: A retrospective study in man. Europ. J. Orthod., 1 : 89, 1979

Friede, H.
A histological and enzyme-histochemical study of growth sites of the premaxilla in human foetuses and neonates. Arch. Oral Biol., 20 : 809, 1975

Friedenberg, Z. B., R. H. Dyer, Jr. und C. T. Brighton
Electro-osteograms of long bones of immature rabbits. J. Dent. Res., 50 : 635, 1971

Friedi, H., B. Johanson, J. Ahlgren und B. Thilander
Metallic implants as growth markers in infants with craniofacial anomalies. Acta Odont. Scand., 35 : 265, 1977

Frommer, J.
Prenatal development of the mandibular joint in mice. Anat. Rec. 150 : 449, 1964

Frommer, J. und M. R. Margolis
Contribution of Meckel's cartilage to ossification of the mandible in mice. J. Dent. Res., 50 : 1250, 1971

Frommer, J., C. W. Monroe, J. R. Morehead und W. D. Belt
Autoradiographic study of cellular proliferation during early development of the mandibular condyle in mice. J. Dent. Res., 47 : 816, 1968

Frost, H. M.
In vivo osteocyte death. J. Bone Joint Surg., 42 : 138, 1960a

Frost, H. M.
Micropetrosis. J. Bone Joint Surg., 42 : 144, 1960b

Frost, H. M.
Tetracycline bone labeling in anatomy. Am. J. Phys. Anthropol., 29 : 183, 1968

Fukada, E. und I. Yasuda
On the piezoelectric effect of bone. J. Physiol. Soc. Jap., 12 : 1158, 1957

Furstman, L.
The early development of the human mandibular joint. Am. J. Orthod., 49:672, 1963

Gans, G. J. und B. G. Sarnat
Sutural facial growth of the Macaca rhesus monkey: A gross and serial roentgenographic study by means of metallic implants. Am. J. Orthod., 37:827, 1951

Gans, C.
Three considerations in evaluating factors affecting the growth of the midface. In: *Factors Affecting the Growth of the Midface.* Ed. by J. A. McNamara, Jr. University of Michigan, Center for Human Growth and Development, 1976

Gans, C. und G. C. Gorniak
Concepts of muscle: An introduction to the intact animal. In: *Muscle Adaptation in the Craniofacial Region.* Ed. by D. S. Carlson and J. A. McNamara, Jr. University of Michigan, Center for Human Growth and Development, 1978

Garcia, C. J.
Cephalometric evaluations of Mexican Americans using the Downs and Steiner analyses. Am. J. Orthod., 68:67, 1975

Garn, S. M.
Inheritance of symphyseal size during growth. Angle Orthod., 33:222, 1963

Garn, S. M.
The Earlier Gain and the Later Loss of Cortical Bone in Nutritional Perspective. Springfield, Ill., Charles C Thomas, Publisher, 1970

Garn, S. M.
Genetics of dental development. In: *Craniofacial Biology.* Ed. by J. A. McNamara, Jr. University of Michigan, Center for Human Growth and Development, 1977

Garn, S. M. und B. Wagner
The adolescent growth of the skeletal mass and its implications to mineral requirements. In: *Adolescent Nutrition and Growth.* Ed. by F. P. Held. New York, Appleton-Century-Crofts, 1969

Garn, S. M., C. G. Rohmann und P. Nolan, Jr.
Developmental nature of bone changes during aging. In: *Relations of development and aging; a symposium presented before the Gerontological Society.* 15th Annual Meeting, Miami Beach, Florida. Ed. by J. E. Birren. Springfield, Ill., Charles C Thomas, Publisher, 1964

Garn, S. M., A. B. Lewis und R. M. Blizzard
Endocrine factors in dental development. J. Dent. Res., 44:243, 1965

Garn, S. M., C. G. Rohmann, B. Wagner und W. Ascoli
Continuing bone growth throughout life: A general phenomenon. Am. J. Phys. Anthropol., 26:313, 1967a

Garn, S. M., C. G. Rohmann und B. Wagner
Bone loss as a general phenomenon in man. Fed. Proc., 26:1729, 1967b

Garn, S. M., B. H. Smith und R. E. Moyers
Structured (patterned) dimensional and developmental asymmetry. Proc. Finn. Dent. Soc., 77:33, 1981

Garner, L. D. und Yu, P. L.
Is partial anodontia a syndrome of Black Americans? Angle Orthod., 48:85, 1978

Gasser, R. F.
Early formation of the basicranium in man. In: *Development of the Basicranium.* Ed. by J. F. Bosma. DHEW Pub. 76:989, NIH, Bethesda, Md., 1976

Gasson, N. und J. Lavergne
Maxillary rotation during human growth: Annual variation and correlations with mandibular rotation. A metal implant study. Acta Odont. Scand., 35:13, 1977

Gasson, N. und J. Lavergne
The maxillary rotation: Its relation to the cranial base and the mandibular corpus. An implant study. Acta Odont. Scand., 35:89, 1977

Gasson, M. N. und M. A. Petrovic
Méchanismes et regulation de la croissance antéro-postérieure du maxillaire supérieur. Recherches expérimentales, chez le jeune rat, sur le rôle de l'hormone somatotrope et du cartilage de la cloison nasale. Orthod. Fr., 43:255, 1972

George, S. L.
A longitudinal and cross-sectional analysis of the growth of the postnatal cranial base angle. Am. J. Phys. Anthropol., 49:171, 1978

Gianelly, A. A.
Force-induced changes in the vascularity of the periodontal ligament. Am. J. Orthod., 55:5, 1969

Gianelly, A. A. und H. M. Goldman
Biologic Basis of Orthodontics. Philadelphia, Lea & Febiger, 1971

Gianelly, A. A. und C. F. A. Moorrees
Condylectomy in the rat. Arch. Oral Biol., 10:101, 1965

Giles, W. B., C. L. Phillips und D. R. Joondeph
Growth in the basicranial synchondroses of adolescent *Macaca mulatta.* Anat. Rec., 199:259, 1981

Gillooly, C. J., Jr., R. T. Hosley, J. R. Mathews und D. L. Jewett

Electric potentials recorded from mandibular alveolar bone as a result of forces applied to the tooth. Am. J. Orthod., 54 : 649, 1968

Gingerich, P. D.
The human mandible: Lever, link or both? Am. J. Phys. Anthropol., 51 : 135, 1979

Girgis, F. G. und J. J. Pritchard
Experimental production of cartilages during the repair of fractures of the skull vault in rats. J. Bone Joint Surg., 403 : 274, 1958

Glasstone S.
Differentiation of the mouse embryonic mandible and squamo-mandibular joint in organ culture. Arch. Oral Biol., 16 : 723, 1971

Glimcher, M. J., E. P. Katz und D. F. Travis
The solubilization and reconstruction of bone collagen. J. Ultrastruct. Res., 13 : 163, 1965

Godard, H.
Les zones de croissance de la mandible. C. R. Assoc. Anat., 43 : 357, 1957

Goland, P. P. und N. G. Grand
Chloro-s-triazines as markers and fixatives for the study of growth in teeth and bones. Am. J. Phys. Anthropol., 29 : 201, 1968

Goldberg, G. und D. H. Enlow
Some anatomical characteristics of the craniofacial skeleton in several syndromes of the head as revealed by the counterpart analysis. J. Oral Surg., 39 : 489, 1981

Goldhaber, P.
The effect of hyperoxia on bone resorption in tissue culture. Arch. Pathol., 66 : 635, 1958

Goldhaber, P.
Oxygen dependent bone resorption in tissue sulture. In: *Parathyroids*. Ed. by R. O. Greep and R. V. Talmage. Springfield, Ill., Charles C Thomas, Publisher, 1961

Goldhaber, P.
Some chemical factors influencing bone resorption in tissue sulture. In: *Mechanisms of Hard Tissue Destruction: a Symposium*. Ed. by R. F. Sognnaes. A. A. A. S. Symposium, 1963

Goldstein, M. S.
Changes in dimension and form of the face and head with age. Am. J. Phys. Anthropol., 22 : 37, 1936

Goldstein, M. S.
Development of the head in the same individuals. Hum. Biol., 11 : 197, 1939

Goodman, H. O.
Genetic parameters of dentofacial development. J. Dent. Res., 44 : 174, 1965

Gordon, H. J.
Human cranial base development during the late embryonic and the fetal periods. Chicago, Univ. of Illinois M. S. (Orthodont.) Thesis, 1955

Gorlin, R. J. und J. J. Pindborg
Syndromes of the Head and Neck. New York, McGraw-Hill Book Co., 1964

Gorlin, R. J., J. Cervenka und S. Pruzansky
Facial clefting and its syndromes. Birth Defects, 7 : 3, 1971

Grabb, W. C., S. W. Rosenstein und K. R. Bzoch
Cleft Lip and Palate. Boston, Little, Brown and Company, 1971

Graber, T. M.
Implementation of the roentgenographic cephalometric technique. Am. J. Orthod., 44 : 906, 1958

Graber, T. M.
Clinical cephalometric analysis. In: *Vistas of Orthodontics*. Ed. by B. S. Kraus and R. A. Reidel. Philadelphia, Lea & Febiger, 1962

Graber, T. M.
A study of cranio-facial growth and development in the cleft palate child from birth to six years of age. In: *Early Treatment of Cleft Lip and Palte*. Ed. by R. Hotz. Berne, Switzerland, Hans Huber, 1964

Graber, T. M.
Orthodontics: Principles and Practice. Philadelphia, W. B. Saunders Company, 1966

Graber, T. M.
Extrinsic control factors influencing craniofacial growth. In: *Control Mechanisms in Craniofacial Growth*. Ed. by J. A. McNamara, Jr. University of Michigan, Center for Human Growth and Development, 1975

Grant, D. und S. Bernick
Formation of the periodontal ligament. J. Periodont., 43 : 17, 1972

Grave, K. C. und T. Brown
Skeletal ossification and the adolescent growth spurt. Am. J. Orthod., 69 : 611, 1976

Greenberg, A.
Life cycle of the human mandible. N.Y. Dent. J., 31 : 98, 1965

Greenspan, J. S. und H. J. Blackwood
Histochemical studies of chondrocyte function in the cartilage of the mandibular condyle of the rat. J. Anat., 100 : 615, 1966

Gregory, W. K.
Our Face from Fish to Man. New York, Putnam, 1929

Gregory, W. K.
Certain critical stages in the evolution of the vertebrate jaws. Internatl. J. Orthod., 17 : 1138, 1931

Greulich, W. W. und S. I. Pyle
Radiographic Atlas of Skeletal Development of the Hand and Wrist. Stanford, Stanford University Press, 1959

Griffiths, D. L., L. Furstman und S. Bernick
Postnatal development of the mouse palate. Am J. Orthod., 53 : 757, 1967

Grobstein, C. und G. Parker
In vitro induction of cartilage in mouse somite mesoderm by embryonic spinal cord. Proc. Soc. Exp. Biol. Med., 85 : 477, 1954

Gugino, C. F.
An Orthodontic Philosophy, 6th Ed. RM/Communicators Division of Rocky Mountain/Associates International Inc., Denver, Colo., 1971

Gussen, R.
The labyrinthine capsule: Normal structure and pathogenesis of otosclerosis. Acta Otolaryngol. (Stockh.), Suppl. 235, 1968a

Gussen, R.
Articular and internal remodeling in the human otic capsule. Am. J. Anat., 122 : 397, 1968b

Gustafsson, M. und J. Ahlgren
Mentalis and orbicularis oris activity in children with incompetent lips. An electromyographic and cephalometric study. Acta Odont. Scand., 33 : 355, 1975

Guth, L.
Regulation of metabolic and functional properties of muscle. In: *Regulation of Organ and Tissue Growth.* Ed. by R. J. Goss. New York, Academic Press, 1973

Hass, A. J.
A biological approach to diagnosis, mechanics and treatment of vertical dysplasia. Angle Orthod., 50 : 279, 1980

Haas, A. J.
Long-term post-treatment evaluation of rapid palatal expansion. Angle Orthod., 50 : 189, 1980

Hall, B. K.
In vitro studies on the mechanical evocation of adventitious cartilage in the chick. J. Exp. Zool., 168 : 238, 1968

Hall, B. K.
Differentiation of cartilage and bone from common germinal cells. J. Exp. Zool., 173 : 383, 1970

Hall, B. K.
The origin and fate of osteoclasts. Anat. Rec., 183 : 1975

Hall, B. K.
Initiation of osteogenesis by mandibular mesenchyme of the embryonic chick in response to mandibular and non-mandibular epithelia. Arch. Oral Biol., 23 : 1157, 1978

Hall, B. K.
Development and Cellular Skeletal Biology. New York, Academic Press, 1978

Hall-Craggs, E. C. B.
Influence of epiphyses on the regulation of bone growth. Nature 221 : 1245, 1969

Hall-Craggs, E. C. B. und C. A. Lawrence
The effect of epiphysial stapling on growth in length of the rabbit's tibia and femur. J. Bone Joint Surg., 513 : 359, 1969

Handelman, C. S. und G. Osborne
Growth of the nasopharynx and adenoid development from one to eighteen years. Angle Orthod., 46 : 243, 1976

Hanson, J. R. und B. J. Anson
Development of the malleus of the human ear. Illustrated in Atlas Series. Quart. Bull. Northwest. Univ. Med. Sch., 36 : 119, 1962

Hanson, J. R., B. J. Anson und T. H. Bast
The early embryology of the auditory ossicles in man. Illustrated in Atlas Series. Quart. Bull. Northwest. Univ. Med. Sch., 33 : 358, 1959

Haralabakis, H. N. und E. G. Dagalakis
Effect of prednisolone and human growth hormone on growth of cranial bones and cranial base synchondroses in rats. Europ. J. Orthod., 2 : 239, 1980

Harkness, E. M. und W. D. Trotter
Growth spurt in rat cranial bases transplanted into adult hosts. J. Anat., 131 : 39, 1980

Harris, J. E.
A cephalometric analysis of mandibular growth rate. Am. J. Orthod., 48 : 161, 1962

Harris, J. E. und C. J. Kowalski
All in the family: Use of familial information in orthodontic diagnosis, case assessment, and treatment planning. Am. J. Orthod., 69 : 493, 1976

Harris, J. E., C. J. Kowalski und S. S. Watnick
Genetic factors in the shape of the cranio-facial complex. Angle Orthod., 43 : 107, 1973

Harris, J. E., C. J. Kowalski und S. J. Walker
Dentofacial differences between "normal" sibs of Cl II and Cl III patients. Angle Orthod., 45 : 103, 1975

Hart, J. C., G. R. Smiley und A. D. Dixon
Saggital growth of the craniofacial complex in normal embryonic mice. Arch. Oral Biol., 14 : 995, 1969

Harvold, E. P.
The asymmetries of the upper facial skeleton and their morphological significance. Eur. Orthod. Soc. Trans., 1951

Harvold, E. P.
The role of function in the etiology and treatment of malocclusion. Am. J. Orthod., 54 : 883, 1968

Harvold, E. P.
Skeletal and dental irregularities in relation to neuromuscular dysfunctions. In: *Patterns of Orofacial Growth and Development.* Report 6. Washington, D. C., Am. Speech and Hearing Assoc., 1971

Harvold, E. P.
Neuromuscular and morphological adaptations in experimentally induced oral respiration. In: *Nasorespiratory Function and Craniofacial Growth.* Ed. by J. A. McNamara, Jr. University of Michigan, Center for Human Growth and Development, 1979

Harvold, E. P. und K. Vargervik
Morphogenic response to activator treatment. Am. J. Orthod., 60 : 478, 1970

Harvold, E. P., G. Chierici und K. Vargervik
Experiments on the development of dental malocclusions. Am. J. Orthod., 61 : 38, 1972

Harvold, E. P., K. Vargervik und G. Chierici
Primate experiments on oral sensation and dental malocclusion. Am. J. Orthod., 63 : 494, 1973

Haskell, B. S.
The human chin and its relationship to mandibular morphology. Angle Orthod., 49 : 153, 1979

Hasund, A. und R. Sivertsen
Dental arch space and facial type. Angle Orthod., 41 : 140, 1971

Hellman, M.
A preliminary study in development as it affects the human face. Dent. Cosmos., 71 : 250, 1927a

Hellman, M.
Changes in the human face brought about by development. Int. J. Orthod. Oral Surg., 13 : 475, 1927b

Hellman, M.
An introduction of growth of the human face from infancy to adulthood. Int. J. Orthod., Oral Surg. Radiol., 18 : 777, 1932

Hellman, M.
The face in its developmental career. Dent. Cosmos., 77 : 685, 1935

Henry, H. L.
Experimental study of external force application of the maxillary complex. In: *Factors Affecting the Growth of the Midface.* Ed. by J. A. McNamara, Jr. University of Michigan, Center for Human Growth and Development, 1976

Herovici, C.
A polychrome stain for differentiating precollagen from collagen. Stain Technol., 38 : 204, 1963

Herring, S. W.
Sutures — A tool in functional cranial analysis. Acta Anat., 83 : 222, 1972

Hertzberg, S. R., Z. F. Muhl und E. A. Begole
Muscle sarcomere length following passive jaw opening in the rabbit. Anat. Rec., 197 : 435, 1980

Hewitt, A. B.
A radiographic study of facial asymmetry. Br. J. Orthod., 2 : 37, 1975

Hildyard, L. T., W. J. Moore und M. E. Corbett
Logarithmic growth of the hominoid mandible. Anat. Rec., 186 : 405, 1976

Hinrichsen, G. J. und E. Storey
The effect of force on bone and bones. Angle Orthod., 38 : 155, 1963

Hinton, R. J.
Changes in articular eminence morphology with dental function. Am. J. Phys. Anthropol., 54 : 439, 1981

Hinton, R. J., and D. S. Carlson
Temporal changes in human temporomandibular joints' size and shape. Am. J. Phys. Anthropol., 50 : 325, 1979

Hinton, W. L.
Form and function in the temporomandibular joint. In: *Craniofacial Biology.* Ed. by D. S. Carlson. University of Michigan, Center for Human Growth and Development, 1981

Hirschfeld, W. J. und R. E. Moyers
Prediction of craniofacial growth: the state of the art. Am. J. Orthod., 60 : 435, 1971

Hirschfeld, W. J., R. E. Moyers und D. H. Enlow
A method of deriving subgroups of a population: A study of craniofacial taxonomy. Am. J. Phys. Anthropol., 39 : 279, 1973

Hixon, E. H.
Prediction of facial growth. Eur. Orthod. Soc. Rep. Congr., 44 : 127, 1968

Hixon, E. H.
Cephalometrics: A perspective. Angle Orthod., 42 : 200, 1972

Hixon, E. H. und S. L. Horowitz:
Nature of Orthodontic Diagnosis. St. Louis, C. V. Mosby Co., 1966

Hoffer, F., Jr. und R. D. Walters
Adaptive changes in the face of the Macaca mulatta monkey following orthopedic opening of the midpalatal suture. Angle Orthod., 45 : 282, 1975

Holdaway, R. A.
Changes in relationship of points A and B during orthodontic treatment. Am. J. Orthod., 42 : 176, 1956

Hooton, E. P.
Up from the Ape, 3rd Ed. New York, Macmillan, 1946

Hopkin, G. B.
The cranial base as an aetiological factor in malocclusion. Angle Orthod., 38 : 250, 1968

Horowitz, S. L.
Modifications of mandibular architecture following removal of the temporalis muscle in the rat. J. Dent. Res., 30 : 276, 1951

Horowitz, S. L.
The role of genetic and local environmental factors in normal and abnormal morphogenesis. Acta Morphol. Neerl. Scand., 10 : 59, 1972

Horowitz, S. L.
Variability of the maxillary complex in common dental malformations. Third Internatl. Orthod. Congr., London, 1975

Horowitz, S. L. und R. Osborne
The genetic aspects of cranio-facial growth. In: Cranio-facial Growth in Man. Ed. by R. E. Moyers and W. M. Krogman. Oxford, Pergamon Press, 1971

Horowitz, S. L. und R. H. Thompson
Variations of the craniofacial skeleton in post-adolescent males and females with special references to the chin. Angle Orthod., 34 : 97, 1964

Horowitz, S. L., R. H. Osborne und F. V. DeGeorge
A cephalometric study of craniofacial variation in adult twins. Angle Orthod., 30 : 1, 1960

Horowitz, S. L., L. J. Gerstman und J. M. Converse
Craniofacial relationships in mandibular prognathion. Arch. Oral Biol., 14 : 121, 1969

Houghton, P.
Rocker jaws. Am. J. Phys. Anthropol., 47 : 365, 1977

Houghton, P.
Polynesian mandibles. J. Anat., 127 : 251, 1978

Houpt, M. I.
Growth of the craniofacial complex of the human fetus. Am. J. Orthod., 58 : 373, 1970

Houston, W. J. B.
The current status of facial growth prediction: A review. Br. J. Orthod., 6 : 11, 1978

Houston, W. J. B.
Relationships between skeletal maturity estimated from hand-wrist radiographs and the timing of the adolescent growth spurt. Europ. J. Orthod., 2 : 81, 1980

Houston, W. J. B. und W. A. B. Brown
Family likeness as a basis for facial growth prediction. Europ. J. Orthod., 2 : 13, 1980

Houston, W. J. B., J. C. Miller und J. M. Tanner
Prediction of the timing of the adolescent growth spurt from ossification events in hand-wrist films. Br. J. Orthod., 6 : 142, 1979

Howells, W.
Mankind So Far. Garden City, New York, Doubleday, 1949

Hoyte, D. A. N.
The relative contribution of sutural and ectocranial deposition of bone to cranial growth in rodents. J. Anat., 92 : 654, 1958

Hoyte, D. A. N.
Resorption and skull expansion in rats. Anat. Rec., 139 : 307, 1961a

Hoyte, D. A. N.
The postnatal growth of the ear capsule in the rabbit. Am. J. Anat., 108 : 1, 1961b

Hoyte, D. A. N.
Facts and fallacies of alizarin staining: The exterior of the infant pig skull. J. Dent. Res., 43 : 814, 1964a

Hoyte, D. A. N.
Facts and fallacies of alizarin staining: The interior of the infant pig skull. Anat. Rec., 148 : 292, 1964b

Hoyte, D. A. N.
The role of the soft tissues in skull growth in rabbits. West Indian Med. J., 14 : 125, 1965a

Hoyte, D. A. N.
The sphenoidal complex in the first three months of its postnatal growth in rabbits: An alizarin study. Anat. Rec., 151 : 364, 1965b

Hoyte, D. A. N.
Experimental investigations of skull morphology and growth. Internatl. Rev. Gen. Exp. Zool., 2 : 345, 1966

Hoyte, D. A. N.
Alizarin red in the study of the apposition and resorption of bone. Am. J. Phys. Anthropol., 29 : 157, 1968

Hoyte, D. A. N.
Mechanisms of growth in the cranial vault and base. J. Dent. Res., 50 : 1447, 1971a

Hoyte, D. A. N.
The modes of growth of the neurocranium: The growth of the sphenoid bone in animals. In: Craniofacial Growth in Man. Ed. by R. E. Moyers and W. M. Krogman. Oxford, Pergamon Press, 1971b

Hoyte, D. A. N.
Basicranial elongation. 2. Is there differential growth within a synchondrosis? Anat. Rec., 1975:347, 1973a

Hoyte, D. A. N.
Basicranial elongation. 3. Differential growth between synchondroses and basion. Proc. 3rd Europ. Anat. Congr., 231, 1973b

Hoyte, D. A. N.
A critical analysis of the growth in length of the cranial base. In: *Morphogenesis and Malformation of Face and Brain*. Ed. by D. Bergsma, J. Langman, and N. W. Paul. The National Foundation, XI: 7, 1975

Hoyte, D. A. N.
Contributions of the spheno-ethmoidal complex to basicranial growth in the rabbit. In: *Development of the Basicranium*. Ed. by J. F. Bosma. DHEW Pub. 76:989, NIH, Bethesda, Md., 1976

Hoyte, D. A. N. und D. H. Enlow
Wolff's law and the problem of muscle attachment on resorptive surfaces of bone. Am. J. Phys. Anthropol., 24:205, 1966

Hughes, P. C. R., J. M. Tanner und J. P. G. Williams
A longitudinal radiographic study of the growth of the rat skull. J. Anat., 127:83, 1978

Hulanicka, B.
Anthroposcopic features as a measure of similarity. Nadbitka Z Nru 86, Materialow 1 Prac Antropologicznych Wroclaw, 115, 1973

Humphrey, T.
Reflex activity in the oral and facial area of the human fetus. In: *Second Symposium on Oral Sensation and Perception*. Ed. by James Bosma. Springfield, Ill., Charles C Thomas, Publisher, 1970

Humphrey, T.
The development of oral and facial motor mechanisms in human fetuses and their relation to craniofacial growth. J. Dent. Res., 50:1428, 1971a

Humphrey, T.
Human prenatal activity sequences in the facial region and their relationship to postnatal development. In: *Patterns of Orofacial Growth and Development*. Report 6. Washington, D. C., Am. Speech and Hearing Assoc., 1971b

Humphry, G.
On the growth of the jaws. Cambridge, Trans. Cambridge Phil. Soc., 1864

Hunter, W. S.
A study of the inheritance of the craniofacial characteristics, as seen in lateral cephalograms of 72 like sexed twins. Eur. Orthod. Soc. Trans., 59:70, 1965

Hunter, W. S.
The dynamics of mandibular arch perimeter change from mixed to permanent dentitions. In: *Craniofacial Biology*. Ed. by J. A. McNamara, Jr. University of Michigan, Center for Human Growth and Development, 1977

Hunter, W. S. und S. Garn
Evidence for a secular trend in face size. Angle Orthod., 39:320, 1969

Hunter, W. S., D. R. Balbach und D. E. Lamphiear
The heritability of attained growth in the human face. Am. J. Orthod., 58:128, 1970

Hurrell, D. J.
The vascularization of cartilage. J. Anat. (Lond.), 73:112, 1934

Hurst, R. V. V., B. Schwaninger, R. Shaye und J. M. Chadha
Landmark identification accuracy in xeroradiographic cephalometry. Am. J. Orthod., 73:568, 1978

Hylander, W. L.
The human mandible: Lever or link? Am. J. Phys. Anthropol., 43:227, 1975

Hylander, W. L.
In vivo bone strain in the mandible of *Galago crassicaudatus*. Am. J. Phys. Anthropol., 46:309, 1977

Hylander, W. L.
Incisal bite force direction in humans and the functional significance of mammalian mandibular translation. Am. J. Phys. Anthropol., 48:1, 1978

Hylander, W. L.
An experimental analysis of temporomandibular joint reaction forces in macaques. Am. J. Phys. Anthropol., 51:433, 1979

Hylander, W. L.
Functional anatomy. In: *The Temporomandibular Joint*, 3rd Ed. by B. G. Sarnat und D. M. Laskin. Springfield, Ill., Charles C Thomas, Publisher, 1980

Hylander, W. L.
Patterns of stress and strain in the macaque mandible. In: *Craniofacial Biology*. Ed. by D. S. Carlson. University of Michigan, Center for Human Growth and Development, 1981

Infante, P. F.
Malocclusion in the deciduous dentition in White, Black and Apache Indian children. Angle Orthod., 45:213, 1975

Ingerslev, C. H. und B. Solow
Sex differences in craniofacial morphology. Acta Odont. Scand., 33:85, 1975

Ingervall, B. und E. Helkimo
Masticatory muscle force and facial morphology in man. Arch. Oral Biol., 23:203, 1978

Ingervall, B. und B. Thilander
The human spheno-occipital synchondrosis. I. The time of closure appraised macroscopically. Acta Odont. Scand., 30 : 349, 1972

Ingervall, B., E. Carlsson und B. Thilander
Postnatal development of the human temporomandibular joint. II. A microradiographic study. Acta Odont. Scand., 34 : 133, 1976

Inoue, N.
A study of the developmental changes in the dentofacial complex during the fetal period by means of roentgenographic cephalometrics. Tokyo Med. Dent. Univ. Bull., 8 : 205, 1961

Isaacson, J. R., R. J. Isaacson, T. M. Speidel und F. W. Worms
Extreme variation in vertical facial growth and associated variation in skeletal and dental relations. Angle Orthod., 41 : 291, 1971

Isaacson, R. J., R. J. Zapfel, F. W. Worms und A. G. Erdman
Effect of rotational jaw growth on the occlusion and profile. Am. J. Orthod., 72 : 276, 1977

Isaacson, R. J., A. G. Erdman und B. W. Hultgren
Facial and dental effects of mandibular rotation. In: *Craniofacial Biology.* Ed. by D. S. Carlson. University of Michigan, Center for Human Growth and Development, 1981

Isaacson, R. J., et al.
Some effects of mandibular growth on the dental occlusion and profile. Angle Orthod., 47 : 97, 1977

Isotupa, K.
Alizarin trajectories in bone growth studies. Proc. Finn. Dent. Soc., 77 : 63, 1981

Isotupa, K., K. Koski und L. Makinen
Changing architecture of growing cranial bones at sutures as revealed by vital staining with alizarin red S in the rabbit. Am. J. Phys. Anthropol., 23 : 19, 1965

Israel, H.
Loss of bone and remodeling-redistribution in the craniofacial skeleton with age. Fed. Proc., 26 : 1723, 1967

Israel, H.
Continuing growth in the human cranial skeleton. Arch. Oral Biol., 13 : 133, 1968

Israel, H.
Age factor and the pattern of change in craniofacial structures. Am. J. Phys. Anthropol., 39 : 111, 1973a

Israel, H.
Recent knowledge concerning craniofacial aging. Angle Orthod., 43 : 176, 1973b

Israel, H.
Dichotomous pattern of craniofacial expansion during aging. Am. J. Phys. Anthropol., 47 : 47, 1977

Jacobs, B. und J. H. Kronman
The zygomatic arch and its possible influence on craniofacial growth and development. Angle Orthod., 47 : 136, 1977

Jacobson, A.
The craniofacial skeletal pattern of the South African Negro. Am. J. Orthod., 73 : 681, 1978

Jane, J. A.
Radical reconstruction of complex cranioorbitofacial abnormalities. In: *Morphogenesis and Malformation of Face and Brain.* Ed. by D. Bergsma, J. Langman, and N. W. Paul. The National Foundation, XI : 7, 1975

Janzen, E. K. und J. A. Bluher
The cephalometric, anatomic and histologic changes in *Macaca mulatta* after application of a continuous action retraction force on the mandible. Am. J. Orthod., 51 : 823, 1965

Jarabak, J. R. und J. R. Thompson
Cephalometric appraisal of the cranium and mandible of the rat following condylar resection. J. Dent. Res., 28 : 655, 1949

Johnson, M. und P. W. Ramwell
Prostaglandin modification of membrane-bound enzyme activity: A possible mechanism of action? Prostaglandins, 3 : 703, 1973

Johnston, L. E.
A statistical evaluation of cephalometric prediction. Master's Thesis, University of Michigan, Ann Arbor, 1964

Johnston, L. E.
A simplified approach to prediction. Am. J. Orthod., 67 : 253, 1975

Johnston, L. E.
The functional matrix hypothesis: Reflections in a jaundiced eye. In: *Factors Affecting the Growth of the Midface.* Ed. by J. A. McNamara, Jr. University of Michigan, Center for Human Growth and Development, 1976

Johnston, M. C.
The neural crest in abnormalities of the face and brain. In: Morphogenesis and Malformation of Face and Brain. Ed. by D. Bergsma, J. Langman, and N. W. Paul. The National Foundation, XI : 7, 1975

Johnston, M. C., et al.
An expanded role of the neural crest in oral and pharyngeal development. In: *Oral Sensation and Perception: Development in the Fetus and Infant.* Ed. by J. Bosma. Washington, D. C., DHEW Pub. No. 73-546, 1973, pp. 37-52

Joho, J. P.
Changes in form and size of the mandible in the orthopaedically treated *Macacus irus* (an experimental study). Eur. Orthod. Soc. Trans., 1968 : 161, 1969

Jones, B. H. und H. V. Meredith
Vertical changes in osseous and odontic portions of human face height between the ages of 5 and 15 years. Am. J. Orthod., 52 : 902, 1966

Jonsson, G. und B. Thilander
Occlusion, arch dimensions, and craniofacial morphology after palatal surgery in a group of children with clefts in the secondary palate. Am. J. Orthod., 76 : 243, 1979

Joondeph, D. R. und L. E. Wragg
Facial growth during the secondary palate closure in the rat. Am. J. Orthod., 6 : 88, 1966

Justus, R. und J. H. Luft
A mechanochemical hypothesis for bone remodeling induced by mechanical stress. Calcif. Tissue Res., 5 : 222, 1970

Kallio, D. M., P. R. Garant und C. Minkin
Ultrastructural effects of calcitonin on osteoclasts in tissue culture. J. Ultrastruct. Res., 39 : 205, 1972

Kanouse, M. C., S. P. Ramfjord und C. E. Nasjleti
Condylar growth in rhesus monkeys. J. Dent. Res., 48 : 1171, 1969

Kardos, T. B. und L. O. Simpson
A new periodontal membrane biology based upon thixotropic concepts. Am. J. Orthod., 77 : 508, 1980

Katz, M. und S. Kvinnsland
Matrix formation in the mandibular condyle of the rat. (35S)-Sulfate incorporation studies. Acta Odont. Scand., 37 : 137, 1979

Kawamura, Y.
Physiology of Mastication. Basel, S. Karger, 1974

Keith, A.
Contribution to the mechanism of growth of the human face. Internatl. J. Orthod., 8 : 607, 1922

Keith, B. S. und J. D. Decker
The prenatal inter-relationships of the maxilla and premaxilla in the facial development of man. Acta Anat., 40 : 278, 1960

Kelling, A. L., P. Zipse und S. A. Miller
A biochemical comparison of development of various facial bones in neonatal rats. Arch. Oral Biol., 24 : 719, 1979

Kelsey, C. C.
Alveolar bone resorption under complete dentures. J. Prosthet. Dent., 25 : 152, 1971

Kerr, W. J. S.
A method of superimposing serial lateral cephalometric films for the purpose of comparison: A preliminary report. Br. J. Orthod., 5 : 51, 1978

Kerr, W. J. S.
A longitudinal cephalometric study of dento-facial growth from five to fifteen years. Br. J. Orthod., 6 : 115, 1979

Kier, E. L.
The infantile sella turcia: New radiologic and anatomic concepts based on a developmental study of the sphenoid bone. Am. J. Roentgenol., 102 : 747, 1968

Kier, E. L.
Phylogenetic and ontogenetic changes of the brain relevant to the evolution of the skull. In: *Development of the Basicranium*. Ed. by J. F. Bosma. DHEW Pub. 76 : 989, NIH, Bethesda, Md., 1976

Kier, E. L. und S. L. G. Rothman
Radiologically significant anatomic variations of the developing sphenoid in humans. In: *Development of the Basicranium*. Ed. by J. F. Bosma. DHEW Pub. 76 : 989, NIH, Bethesda, Md., 1976

Kisling, E.
Cranial Morphology in Down's Syndrome, Vol. 58. Copenhagen, Munksgaard, 1966, S. 106

Klaauw, C. J. van der
Cerebral skull and facial skull. A contribution to the knowledge of skull structure. Arch. Neerl. Zool., 9 : 16, 1946

Klaauw, C. J. van der
Size and position of the functional components of the skull. A contribution to the knowledge of the architecture of the skull, based on data in the literature. Arch. Neerl. Zool., 9 : 176, 1948

Klaauw, C. J. van der
Size and position of the functional components of the skull (continuation). Arch. Neerl. Zool., 9 : 177, 1951

Klaauw, C. J. van der
Size and position of the functional components of the skull (conclusion). Arch. Neerl. Zool., 9 : 369, 1952

Klami, O. und S. L. Horowitz
An analysis of the relationship between posterior dental cross-bite and vertical palatal asymmetry. Am. J. Orthod., 76 : 51, 1979

Klein, D. C. und L. G. Raisz
Role of adenosine 3', 5'-monophosphate in the hormonal regulation of bone resorption: Studies with cultured fetal bone. Endocrinology, 89 : 818, 1971

Knott, V. B.
Ontogenetic change of four cranial base segments in girls. Growth, 33 : 123, 1969

Knott, V. B.
Change in cranial base measures of human males and females from age 6 years to early adulthood. Growth, 35 : 145, 1971

Kodama, G.
Developmental studies of the presphenoid of the human sphenoid bone. In: *Development of the Basicranium.* Ed. by J. F. Bosma. DHEW Pub. 76 : 989, NIH, Bethesda, Md., 1976

Kokich, V. G.
Age changes in the human frontozygomatic sutures from 20 to 95 years. Am. J. Orthod., 69 : 411, 1976

Konjevich, N.
Origin and maturation of the spheno-occipital synchondrosis. University of Illinois M. S. (Orthodont.) Thesis, Chicago, 1963

Koski, K.
Some aspects of the growth of the cranial base and the upper face. Odontol. Tidskr., 68 : 344, 1960

Koski, K.
Cranial growth centers: Facts or fallacies? Am. J. Orthod., 54 : 566, 1968

Koski, K.
Some characteristics of cranio-facial growth cartilages. In: *Cranio-facial Growth in Man.* Ed. by R. E. Moyers and W. M. Krogman. Oxford, Pergamon Press, 1971

Koski, K.
Variability of the cranio-facial skeleton. An exercise in roentgencephalometry. Am. J. Orthod., 64 : 188, 1973

Koski, K.
Cartilage in the face. In: *Morphogenesis and Malformation of Face and Brain.* Ed. by D. Bergsma, J. Langman, and N. W. Paul. The National Foundation, XI : 7, 1975

Koski, K. und L. Makinen
Growth potential of transplanted components of the mandibular ramus of the rat. I. Suom. Hammaslaak. Toim., 59 : 296, 1963

Koski, K. und K. E. Mason
Growth potential of transplanted components of the mandibular ramus of the rat. II. Suom. Hammaslaak. Toim., 60 : 209, 1964

Koski, K. und O. Rönning
Growth potential of transplanted components of the mandibular ramus of the rat. III. Suom. Hammaslaak. Toim., 61 : 292, 1965

Koski, K. und O. Rönning
Pitkan luun rustoisen paan siirrannaisen kasvupotentiaalista rotalla. Suom. Hammaslaak. Toim., 62 : 165, 1966

Koski, K. und O. Rönning
Growth potential of subcutaneously transplanted cranial base synchondroses of the rat. Acta Odont. Scand., 27 : 343, 1969

Koski, K. und O. Rönning
Growth potential of intracerebrally transplanted cranial base synchondroses in the rat. Arch. Oral Biol., 15 : 1107, 1970

Koskinen, L. und K. Koski
Regeneration in transplanted epiphysectomized humeri of rats. Am. J. Phys. Anthropol., 27 : 33, 1967

Koskinen, L., K. Isotupa und K. Koski
A note on craniofacial sutural growth. Am. J. Phys. Anthropol., 45 : 511, 1976

Koskinen-Moffett, L., R. McMinn, K. Isotupa und B. Moffett
Migration of craniofacial periosteum in rabbits. Proc. Finn. Dent. Soc., 77 : 83, 1981

Kowalski, C. J., C. E. Nasjleti und G. F. Walker
Differential diagnosis of adult male black and white populations. Angle Orthod., 44 : 346, 1974

Kowalski, C. J., J. E. Harris und S. J. Walker
The craniofacial morphology of Nubian school children. Angle Orthod., 45 : 180, 1975

Kowalski, C. J., C. E. Nasjleti und G. F. Walker
Dentofacial variations within and between four groups of adult American males. Angle Orthod., 45 : 146, 1975

Kraus, B. S.
Prenatal growth and morphology of the human bony palate. J. Dent. Res., 39 : 1177, 1960a

Kraus, B. S.
The prenatal inter-relationships of the maxilla and premaxilla in the facial development of man. Acta Anat., 40 : 278, 1960b

Kraus, B. S.
Human Dentition before Birth. Philadelphia, Lea & Febiger, 1965

Kraus, B. S., H. Kitamura und R. A. Latham
Atlas of Developmental Anatomy of the Face. New York, Harper and Row, 1966

Kraw, A. G. und D. H. Enlow
Continuous attachment of the periodontal membrane. Am. J. Anat., 120 : 133, 1967

Kreiborg, S., B. L. Jensen, E. Moller und A. Bjork
Craniofacial growth in a case of congenital muscular

dystrophy. A roentgencephalometric and electromyographic investigation. Am. J. Orthod., 74:207, 1978

Kremenak, C. R., D. F. Hartshorn und S. E. Demjen
The role of the cartilaginous nasal septum in maxillofacial growth: Experimental septum removal in beagle pups. J. Dent. Res., 48: (Abst. 32), 1969

Krogman, W. M.
Studies in growth changes in the skull and face of anthropoids. Am. J. Anat., 46:315, 1930

Krogman, W. M.
Principles of human growth. Ciba Found. Sympos., 5:1458, 1943

Krogman, W. M.
The growth periods from birth to adulthood. Syllabus. Third Annual Midwestern Seminar of Dental Medicine, University of Illinois, 1950

Krogman, W. M.
Craniometry and cephalometry as research tools in growth of head and face. Am. J. Orthod., 37:406, 1951a

Krogman, W. M.
The problem of 'timing' in facial growth, with special reference to the period of the changing dentition. Am. J. Orthod., 37:253, 1951b

Krogman, W. M.
The Human Skeleton in Forensic Medicine. Springfield, Ill., Charles C Thomas, Publisher, 1962

Krogman, W. M.
Role of genetic factors in the human face, jaws and teeth: A review. Eugenics Rev., 59:165, 1967

Krogman, W. M.
Growth of head, face, trunk and limbs in Philadelphia White and Negro children of elementary and high school age. Monogr. Soc. Res. Child Develop., Serial No. 136, 35:1, 1970

Krogman, W. M.
Craniofacial growth and development: an appraisal. Yearbook Phys. Anthropol., 18:31, 1974

Krogman. W. M.
Physical anthropology and the dental and medical specialties. Am. J. Phys. Anthropol., 45:531, 1976

Krogman, W. M. und D. D. B. Chung
The craniofacial skeleton at the age of one month. Angle Orthod., 25:305, 1965

Krogman, W. M. und V. Sassouni
Syllabus in Roentgenographic Cephalometry. Philadelphia, Philadelphia Center for Research in Child Growth, 1957

Krompecher, S. und L. Toth
Die Konzeption von Kompression, Hypoxie und konsekutiver Mucopolysaccharidbildung in der kausalen Analyse der Chondrogenese. Z. Anat. Entwicklungsgesch., 124:268, 1964

Kurihara, S. und D. H. Enlow Remodeling reversals in anterior parts of the human mandible and maxilla. Angle Orthod., 50:98, 1980a

Kurihara, S. und D. H. Enlow
An electron microscopic study of attachments between periodontal fibers and bone during alveolar remodeling. Am. J. Orthod., 77:516, 1980b

Kurihara, S. und D. H. Enlow
A histochemical and electron microscopic study of an adhesive type of collagen attachment on resorptive surfaces of alveolar bone. Am. J. Orthod., 77:532, 1980c

Kuroda, T.
A longitudinal cephalometric study on the craniofacial development in Japanese children. Paper presented at the I. A. D. R., New York, 1970

Kuroda, T., F. Miura, T. Nakamura und K. Noguchi
Cellular kinetics of synchondroseal cartilage in organ culture. Proc. Finn. Dent. Soc., 77:89, 1981

Kvam, E., B. Ostball und O. Slagsvold
Growth in width of the frontal bones after fusion of the metopic suture. Acta Odont. Scand., 33:227, 1975

Kvinnsland, S.
Observation on the early ossification of the upper jaw. Acta Odont. Scand., 27:649, 1969

Kvinnsland, S.
The sagittal growth of the upper face during foetal life. Acta Odont. Scand,, 29:717, 1971a

Kvinnsland, S.
The sagittal growth of the lower face during foetal life. Acta Odont. Scand, 29:733, 1971b

Kvinnsland, S.
The sagittal growth of the foetal cranial base. Acta Odont. Scand., 29:699, 1971c

Kvinnsland, S. und S. Kvinnsland
Transplantation studies of the nasal septal cartilage in rats. In: *Factors Affecting the Growth of the Midface.* Ed. by J. A. McNamara, Jr. University of Michigan, Center for Human Growth and Development, 1976

Kvinnsland, S. und G. Rakstang
Proliferation of osteogenic cells in the facial bones of the rat. Europ. J. Orthod., 2:95, 1980

Kylamarkula, S. und O. Rönning
Transplantation of a basicranial sychrondrosis to a sutural area in the isogeneic rat. Europ. J. Orthod., 1:145, 1979

Labelle, C. L. B.
Dental and other bodily dimensions in different orthodontic categories. Angle Orthod., 45 : 65, 1975

Lacroix, P.
The Organization of Bones. London, J. & A. Churchill Ltd., 1952

Laitman, J.T. und E. S. Crelin
Postnatal development of the basicranium and vocal tract region in man. In: *Development of the Basicranium.* Ed. by J. F. Bosma. DHEW Pub. 76 : 989, NIH, Bethesda, Md., 1976

Langman, J.
The influence of teratogenic agents on serum proteins. In: *Congenital Anomalies of the Face and Associated Structures.* Ed. by S. Pruzansky. Springfield, Ill., Charles C. Thomas, Publisher, 1961

Langman, J.
Medical Embryology. Baltimore, Williams & Wilkins Company, 1969

Langman, J., P. Rodier und W. Webster
Interference with proliferative activity in the CNS and its relation to facial abnormalities. In: *Morphogenesis and Malformation of Face and Brain.* Ed. by D. Bergsma, J. Langman and N.W. Paul. The National Foundation, XI : 7, 1975

Larsson, A.
Light microscopic and ultrastructural observations of the calcifying zone of the mandibular condyle in the rat. Anat. Rec., 185 : 171, 1976

Latham, R. A.
Skull growth in the Rhesus monkey *(Macaca mulatta).* J. Anat., 92 : 654, 1958

Latham, R. A.
Observations on the growth of the cranial base in the human skull. J. Anat., 100 : 435, 1966

Latham,, R. A.
The sliding of cranial bodies at sutural surfaces during growth. J. Anat. (Lond.), 102 : 593, 1968

Latham, R. A.
The structure and development of the intermaxillary suture. J. Anat. (Lond.), 106 : 167, 1970a

Latham, R. A.
Maxillary development and growth: The septopremaxillary ligament. J. Anat. (Lond.), 107 : 471, 1970b

Latham, R. A.
Mechanism of maxillary growth in the human cyclops. J. Dent. Res., 50 : 929, 1971a.

Latham, R. A.
The development, structure, and growth pattern of the human mid-palatal suture. J. Anat., 108 : 1, 31-41, 1971b

Latham, R. A.
The sella point and postnatal growth of the human cranial base. Am. J. Orthod., 61 : 156, 1972a

Latham, R. A.
The different relationship of the sella point to growth sites of the cranial base in fetal life. J. Dent. Res., 51 : 1646, 1972b

Latham, R. A.
An appraisal of the early maxillary growth mechanism. In: *Factors Affecting the Growth of the Midface.* Ed. by J. A. McNamara, Jr. University of Michigan, Center for Human Growth and Development, 1976

Latham, R. A.
Malformations of the cranial base in human fetuses. In: *Development of the Basicranium.* Ed. by J. F. Bosma. DHEW Pub. 76 : 989, NIH, Bethesda, Md., 1976

Latham, R. A. und W. R. Burston
The postnatal pattern of growth at the sutures of the human skull. Dent. Pract., 17 : 61, 1966

Latham, R. A. und J. H. Scott
A newly postulated factor in the early growth of the human middle face and the theory of multiple assurance. Arch. Oral Biol., 15 : 1097, 1970

Lavelle, C. L. B.
An analysis of foetal craniofacial growth. Ann. Hum. Biol., 1 : 3, 269-282, 1974

Lavelle, C. L. B.
A study of dental arch and body growth. Angle Orthod., 46 : 361, 1976

Lavelle, C. L. B.
A study of the taxonomic significance of the dental arch. Am. J. Phys. Anthropol. 46 : 415, 1977

Lavelle, C. L. B.
An analysis of the craniofacial complex in different occlusal categories. Am. J. Orthod., 71 : 574, 1977

Lavelle, C. L. B.
A study of the craniofacial skeleton. Angle Orthod., 48 : 227, 1978

Lavelle, C. L. B.
A study of craniofacial form. Angle Orthod., 49 : 65, 1979

Lavelle, C. L. B., R. P. Shellis und D. F. G. Poole
Evolutionary Changes to the Primate Skull and Dentition. Springfield, Ill., Charles C Thomas, Publisher, 1977

Lavergne, J. und N. Gasson
A metal implant study of mandibular rotation. Angle Orthod., 46 : 144, 1976

Lavergne, J. und N. Gasson
The influence of jaw rotation on the morphogenesis of malocclusion. Am. J. Orthod., 73 : 658, 1978

Lebret, L.
Growth changes of the palate. J. Dent. Res., 41 : 1391, 1962

Lecerf, J.-P.
Rapports ontogéniques et phylogéniques entre quelques plans manducatoires et le foramen magnum. Thèse, Univ. de Lille, 1974

Le Diascorn, H.
Anatomie et physiologie des sutures de la face. Thèse, Univ. de Nantes, 1971

Leonard, M. S. und G. F. Walker
A cephalometric study of the relationship between the malar bones and the maxilla in White American females. Angle Orthod., 47 : 42, 1977

Levihn, W. C.
A cephalometric roentgenographic cross-sectional study of the craniofacial complex in fetuses from 12 weeks to birth. Am. J. Orthod., 53 : 822, 1967

Lewis, A. B. und A. F. Roche
Elongation of the cranial base in girls during pubescence. Angle Orthod., 42 : 358, 1972

Lewis, A. B. und A. F. Roche
The saddle angle: Constancy or change? Angle Orthod., 47 : 46, 1977

Liebgott, B.
Factors of human skeletal craniofacial morphology. Angle Orthod., 47 : 222, 1977

Liggett, J.
The Human Face. New York, Stein and Day, Publishers, 1974

Limborgh, J. van
The regulation of the embryonic development of the skull. Acta Morphol. Neerl. Scand., 7 : 101, 1968

Limborgh, J. van
A new view on the control of the morphogenesis of the skull. Acta Morphol. Neerl. Scand., 8 : 143, 1970

Limborgh, J. van
The role of genetic and local environmental factors in the control of postnatal craniofacial morphogenesis. Acta Morphol. Neerl. Scand. 10 : 37, 1972

Limborgh, J. van und H. L. Verwoerd-Verhoef
Effects of artificial unilateral facial clefts of growth of the skull in young rabbits. J. Dent. Res., 47 : 1013, 1968

Limwongse, V. und M. DeSantis
Cell body locations and axonal pathways of neurons innervating muscles of mastication in the rat. Am. J. Anat., 149 : 477, 1977

Linder-Aronson, S.
Naso-respiratory function and craniofacial growth. In: *Naso-respiratory Function and Craniofacial Growth.* Ed. by J. A. McNamara, Jr. University of Michigan, Center for Human Growth and Development, 1979

Linder-Aronson, S.
Respiratory function in relation to facial morphology and the dentition. Br. J. Orthod., 6 : 59, 1979

Linder-Aronson, S. und J. Lindgien
The skeletal and dental effects of rapid maxillary expansion. Br. J. Orthod., 6 : 25, 1979

Linder-Aronson, S. und D. G. Woodside
The growth in the sagittal depth of the bony nasopharynx in relation to some other facial variables. In: *Naso-respiratory Function and Craniofacial Growth.* Ed. by J. A. McNamara, Jr. University of Michigan, Center for Human Growth and Development, 1979

Lindsay, K. N.
An autoradiographic study of cellular proliferation ot the mandibular condyle after induced dental malocclusion in the mature rat. Arch. Oral Biol., 22 : 711, 1977

Linge, L.
Tissue reactions in facial sutures subsequent to external mechanical influences. In: *Factors Affecting the Growth of the Midface.* Ed. by J. A. McNamara, Jr. University of Michigan, Center for Human Growth and Development, 1976

Liskova, M. und J. Hert
Reaction of bone to mechanical stimuli. Folia Morphol. (Warsz.), 19 : 301, 1971

Litt, R. A.
Relapse after total mandibular advancement: A possible solution. Angle Orthod., 48 : 262, 1978

Long, R., R. C. Greulich und B. G. Sarnat
Regional variations in chondrocyte proliferation in the cartilaginous nasal septum of the growing rabbit. J. Dent. Res., 47 : 137, 1968

Long, S. Y.
Delay in the straightening of the basicranium associated with cleft palate in the mouse. In: *Development of the Basicranium.* Ed. by J. F. Bosma. DHEW Pub. 76 : 989, NIH, Bethesda, Md., 1976

Longacre, J. J.
Craniofacial Anomalies: Pathogenesis and Repair. Philadelphia, J. B. Lippincott Company, 1968

Lowe, A. A.
Correlations between orofacial muscle activity and craniofacial morphology in a sample of control and anterior open-bite subjects. Am. J. Orthod., 78 : 89, 1980

Lulla, P. und A. A. Gianelly
The mandibular plane and mandibular rotation. Am. J. Orthod., 70 : 567, 1976

Lundstrom, A.
Importance of genetic and non-genetic factors in the facial skeletaon studied in 100 pairs of twins. Eur. Orthod. Soc. Trans., 1954

Lundstrom, A.
The clinical significance of profile x-ray analysis. Eur. Orthod. Soc. Trans., 31 : 190, 1955a

Lundstrom, A.
The significance of genetic and non-genetic factors in the profile of the facial skeleton. Am. J. Orthod., 12 : 910, 1955b

Lundstrom, A.
The biology of occlusal development: Discussion. In: *Craniofacial Biology,* Ed. by J. A. McNamara, Jr. University of Michigan, Center for Human Growth and Development, 1977

Maier, A.
Occurrence and distribution of muscle spindles in masticatory and suprahyoid muscles of the rat. Am. J. Anat., 155 : 483, 1979

Maj, G. und C. Luzi
Analysis of mandibular growth on 28 normal children followed from 9 to 13 years of age. Eur. Orthod. Soc. Trans., 1962

Maj, G., F. Alleva und F. P. Lucchese
Changes in length and width of the mandibular arch from the mixed dentition to completion of the permanent dentition. Europ. J. Orthod., 1 : 259, 1979

Mann, A. W., III
Craniofacial morphological variations in an adult sample: A radiographic cephalometric study, Br. J. Orthod., 6 : 95, 1979

Manson, J. D.
A Comparative Study of the Postnatal Growth of the Mandible. London, Henry Kimpton, 1968

Manson, J. D. und R. B. Lucas
A microadiographic study of age changes in the human mandible. Arch. Oral Biol., 7 : 761, 1962

Margolis, H. I.
A basic facial pattern and its application in clinical orthodontics. Am. J. Orthod., 39 : 425, 1953

Marshall, D.
Interpretation of the posteroanterior skull radiograph. Assembly of disarticulated bones. Dent. Radiogr. Photogr., 42 : 27, 1969

Mashouf, K. und M. B. Engel
Maturation of periodontal connective tissue in newborn rat incisor. Arch. Oral Biol., 20 : 161, 1975

Massler, M. und J. M. Frankel
Prevalence of malocclusion in children aged 14 to 18 years. Am. J. Orthod., 37 : 751, 1951

Mathews, J. R. und W. H. Ware
Longitudinal mandibular growth in children with tantalum implants. Am. J. Orthod., 74 : 633, 1978

Mauser, C.
A study of the prenatal growth of the human face and cranium. Thesis, West Virginia University, Morgantown, 1975

Mauser, C., D. H. Enlow, D. O. Overman und R. McCafferty
Growth and remodeling of the human fetal face and cranium. In: *Determinants of Mandibular Form and Growth.* Ed. by J. A. McNamara. Monograph 5. Craniofacial Growth Series. Center for Human Growth and Development, University of Michigan, Ann Arbor, 1975

Maxwell, L. C., D. S. Carlson, J. A. McNamara, Jr. und J. A. Faulkner
Histochemical characteristics of the masseter and temporalis muscles of the Rhesus monkey (*Macaca mulatta*). Anat. Rec., 193 : 389, 1979

Maxwell, L. C., J. A. McNamara, Jr., D. S. Carlson und J. A. Faulkner
Histochemistry of fibers of masseter and temporalis muscles of edentulous monkeys (*Macaca mulatta*). Arch. Oral Biol., 25 : 87, 1980

Maxwell, L. C., D. S. Carlson, J. A. McNamara, Jr. und J. A. Faulkner
Effect of shortening or lengthening of the mandible upon the characteristics of masticatory muscle fibers in Rhesus monkeys. In: *Craniofacial Biology.* Ed. by D. S. Carlson. University of Michigan, Center for Human Growth and Development, 1981

McKeown, M.
The allometric growth of the skull. Am. J. Orthod., 67 : 412, 1975

McKeown, M.
The influence of environment on the growth of the craniofacial complex – A study on domestication. Angle Orthod., 45 : 137, 1975

McKeown, M. und A. Richardson
The nature of cranialvault variation and its relation to facial height. Angle Orthod., 41 : 15, 1971

McNamara, J. A., Jr.
Neuromuscular and Skeletal Adaptations to Altered Orofacial Function. Monograph No. 1. Craniofacial growth series. Center for Human Growth and Development, University of Michigan, Ann Arbor, 1972

McNamara, J. A., Jr.
Neuromuscular and skeletal adaptation to altered

function in the orofacial region. Am. J. Orthod., 64 : 578, 1973a

McNamara, J. A., Jr.
Increasing vertical dimension in the growing face: An experimental study. Am. J. Orthod., 64 : 364, 1973b

McNamara, J. A., Jr.
Procion dyes as vital markers in rhesus monkeys. J. Dent. Res. 52 : 634, 1973c

McNamara, J. A., Jr.
The role of muscle and bone interaction in craniofacial growth. In: *Control Mechanisms in Craniofacial Growth.* Ed. by J. A. McNamara, Jr. University of Michigan, Center for Human Growth and Development, 1975

McNamara, J. A., Jr.
An experimental study of increased vertical dimension in the growing face. Am. J. Orthod., 71 : 382, 1977

McNamara, J. A., Jr.
Functional determinants of craniofacial size and shape. Europ. J. Orthod., 2 : 131, 1980

McNamara, J. A., Jr.
Functional determinants of craniofacial size and shape. In: *Craniofacial Biology.* Ed. by D. S. Carlson. University of Michigan, Center for Human Growth und Development, 1981

McNamara, J. A., Jr. und L. W. Graber
Mandibular growth in the Rhesus monkey (*Macaca mulatta*). Am. J. Phys. Anthropol., 42 : 15, 1975

McNamara, J. A., Jr. und L. Graber
Mandibular growth in Macaca mulatta. Am. J. Phys. Anthropol., 42 : 15, 1975

McNamara, J. A., Jr., M. L. Riolo und D. H. Enlow
Growth of the maxillary complex in the rhesus monkey (*Macaca mulatta*). Am. J. Phys. Anthropol., 44 : 15, 1976

McNamara, J. A., Jr. und D. S. Carlson
Quantitative analysis of temporomandibular joint adaptations to protrusive function. Am. J. Orthod., 76 : 593, 1979

McNamara, J. A., Jr., D. S. Carlson, G. M. Yellich und R. P. Hendricksen
Musculoskeletal adaptation following orthognathic surgery. In: *Muscle Adaptation in the Craniofacial Region.* Ed. by D. S. Carlson and J. A. McNamara, Jr. University of Michigan, Center for Human Growth and Development, 1978.

McWilliam, J. und S. Linder-Aronson
Hypoplasia of the middle third of the face: A morphological study. Angle Orthod., 46 : 260, 1976

Mednick, L. W. und S. L. Washburn
The role of the sutures in the growth of the braincase of the infant pig. Am. J. Phys. Anthropol., 14 : 175, 1956

Meikle, M. C.
The role of the condyle in the postnatal growth of the mandible. Am. J. Orthod., 64 : 50, 1973

Meikle, M. C.
In vivo transplantation of the mandibular joint of the rat – An autoradiographic investigation into cellular changes at the condyle. Arch. Oral Biol., 18 : 1011, 1973

Meikle, M. C.
The distribution and function of lysosomes in condylar cartilage: J. Anat., 119 : 85, 1975

Meikle, M. C.
Remodeling. In: *The Temporomandibular Joint,* 3rd Ed. Ed. by B. G. Sarnat and D. M. Laskin. Springfield, Ill., Charles C Thomas, Publisher, 1980.

Melcher, A. M.
Behaviour of cells and condylar cartilage of foetal mouse mandible maintained in vitro. Arch Oral Biol., 16 : 1379, 1971

Meller, S. M., D. P. DePaola, L. H. Barton und R. D. Mandella
Secondary palatal development in the New Zealand white rabbit: A scanning electron microscopic study. Anat. Rec., 198 : 229, 1980

Melsen, B.
Time of closure of the spheno-occipital synchondrosis determined on dry skulls: A radiographic craniometric study. Acta Odont. Scand., 27 : 73, 1969

Melsen, B.
Computerized comparison of histological methods for the evaluation of craniofacial growth. Acta Odont. Scand., 29 : 295, 1971a

Melsen, B.
The postnatal growth of the cranial base in *Macaca rhesus* analyzed by the implant method. Tandlaegebladet, 75 : 1320, 1971b

Melsen, B.
Time and mode of closure of the spheno-occipital synchondrosis determined on human autopsy material. Acta Anat., 83 : 112, 1972

Melsen, B.
The cranial base. Acta Odont. Scand., 32 : (Suppl. 62), 1974

Melsen, B.
Histological analysis of the postnatal development of the nasal septum. Angle Orthod., 47 : 83, 1977

Melsen, B., F. Melsen und M. L. Moss
Postnatal development of the nasal septum studied on human autopsy material. In: *Craniofacial Biology*. Ed. by D. S. Carlson. University of Michigan, Center for Human Growth and Development, 1981

Meredith, H. V.
Serial study of change in a mandibular dimension during childhood and adolescence. Growth, 25 : 229, 1961

Meredith, H. V.
Childhood interrelations of anatomic growth rates. Growth, 26 : 23, 1962

Merow, W. W.
A cephalometric statistical appraisal of dento-facial growth. Angle Orthod., 32 : 205, 1962

Mestre, J. C.
A cephalometric appraisal of cranial and facial relationships at various stages of human fetal development. Am. J. Orthod., 45 : 473, 1959

Michejda, M.
Ontogenic changes of the cranial base in *Macaca mulatta:* Histologic study. Proc. 3rd Internatl. Congr. Primat., Zurich, 1 : 215, 1970

Michejda, M.
The role of the basicranial synchondroses in flexure processes and ontogenetic development of the skull base. Am. J. Phys. Anthropol., 37 : 143, 1972a

Michejda, M.
Significance of basiocranial synchondroses in nonhuman primates and man. Medical Primatology: Proc. 3rd Conf. Exp. Med. Surg. Primates, Lyon, Vol. I. Basel, S. Karger, 1972b, S. 372

Michejda, M. und D. Lamey
Flexion and metric age changes of the cranial base in the *Macaca mulatta.* I. Infant and juveniles. Folia Primatol. (Basel), 14 : 84, 1971

Midy, J.
Trajet et inclinaison des germes dentaires et des dents temporaires et permanentes dans les axes vestibulaires d'orientation au cours de l'ontogenèse humaine. Thèse, Academie de Paris, Univ. Paris VI, 1973

Miller, A. J.
Electromyography of craniofacial musculature during oral respiration in the Rhesus monkey *(Macaca mulatta).* Arch. Oral Biol., 23 : 145, 1978

Miller, A. J. und K. Vargervik
Neuromuscular changes during long-term adaptation of the Rhesus monkey to oral respiration. In: *Naso-respiratory Function and Craniofacial Growth.* Ed. by J. A. McNamara, Jr. University of Michigan, Center for Human Growth and Development, 1979

Mills, J. R. E.
The effect of orthodontic treatment of the skeletal pattern. Br. J. Orthod., 5 : 133, 1978

Mitani, H.
Behavior of the maxillary first molar in three planes with emphasis on its role of providing room for the second and third molars during growth. Angle Orthod., 45 : 159, 1975

Mitani, H.
Unilateral mandibular hyperplasia associated with a lateral tongue thrust. Angle Orthod., 46 : 268, 1976

Miura, F., N. Inoue und S. Kazuo
The standards of Steiner's analysis for Japanese. Bull. Tokyo Med. Dent. Univ., 10 : 387, 1963

Miura, F., N. Inoue, M. Azuma und G. Ito
Development and organization of periodontal membrane and physiologic tooth movements. Bull. Tokyo Med. Dent. Univ., 17 : 123, 1970

Moffett, B. und L. Koskinen-Moffett
A biologic look at mandibular growth rotation. In: *Craniofacial Biology.* Ed. by D. S. Carlson. University of Michigan, Center for Human Growth and Development, 1981

Moffett, B. C., Jr.
The prenatal development of the human temporomandibular joint. Contrib. Embryol. Carneg. Instn., 36 : 19, 1957

Moffett, B. C., Jr.
A research perspective on craniofacial morphogenesis. Acta Morphol. Neerl. Scand., 10 : 99, 1972

Moffett, B. C., Jr., L. C. Johnson, J. B. McCabe und H. C. Askew
Articular remodeling in the adult human temporomandibular joint. Am. J. Anat., 115 : 119, 1964

Moore, A. W.
Head growth of the Macaque monkey as revealed by vital staining, embedding, and undecalcified sectioning. Am. J. Orthod., 35 : 654, 1949

Moore, A. W.
Observations on facial growth and its clinical significance. Am. J. Orthod., 45 : 399, 1959

Moore, A. W.
A critique of orthodontic dogma. Angle Orthod., 39 : 69, 1969

Moore, A. W.
Cephalometrics as a diagnostic tool. J. A. D. A., 82 : 775, 1971

Moore, K. L.
Before We Are Born. Philadelphia, W. B. Saunders Company, 1974

Moore, R. N.
A cephalometric and histologic study of the cranial base in foetal monkeys, *Macaca nemestrina.* Arch. Oral Biol., 25 : 57, 1978

Moore, R. N. und C. Phillips
Sagittal craniofacial growth in the fetal Macaque monkey *Macaca nemestrina.* Arch. Oral Biol., 25 : 19, 1980

Moore, W. J.
Masticatory function and skull growth. J. Zool., 146 : 123, 1965

Moore, W. J.
Skull growth in the albino rat *(Rattus norvegicus).* J. Zool. (Lond.), 149 : 137, 1966

Moore, W. J.
Associations in the hominoid facial skeleton. J. Anat., 123 : 111, 1977

Moore, W. J. und C. L. B. Lavelle
Growth of the Facial Skeleton in the Hominoidea. New York, Academic Press, 1974

Moore, W. J. und T. F. Spence
Age changes in the cranial base of the rabbit *(Cryctolagus cuniculus).* Anat. Rec., 165 : 355, 1969

Moorrees, C. F. A.
Normal variation and its bearing on the use of cephalometric radiographs in orthodontic diagnosis. Am. J. Orthod., 39 : 942, 1953

Moorrees, C. F. A.
Natural head position, a basic consideration in the interpretation of cephalometric radiographs. Am. J. Phys. Anthropol., 16 : 213, 1958

Moorrees, C. F. A.
Dentition of the Growing Child, a Longitudinal Study of Dental Development Between 3 and 18 Years of Age. Cambridge, Harvard University Press, 1959

Moorrees, C. F. A.
Register of longitudinal studies of facial and dental development. International Society of Craniofacial Biology, 1967

Moorrees, C. F. A.
Patterns of dental maturation. In: *Craniofacial Biology.* Ed. by J. A. McNamara, Jr. University of Michigan, Center for Human Growth and Development, 1977

Moorrees, C. F. A., M. E. van Venrooij, L. M. L. Lebret, C. B. Glatky, R. L. Kent, Jr. und R. B. Reed
New norms for the mesh diagram analysis. Am. J. Orthod., 69 : 57, 1976

Moss, M. L.
Postnatal growth on the human skull base. Angle Orthod., 25 : 77, 1955a

Moss, M. L.
Correlation of cranial base angulation with cephalic malformations and growth disharmonies of dental interest. N.Y. Dent. J., 21 : 452, 1955b

Moss, M. L.
Rotations of the cranial components in the growing rat and their experimental alteration. Acta Anat., 32 : 65, 1958a

Moss, M. L.
Fusion of the frontal suture in the rat. Am. J. Anat., 102 : 141, 1958b

Moss, M. L.
Embryology, growth and malformations of the temporomandibular joint. In: *Disorders of the Temporomandibular Joint.* Ed. by L. Schwartz. Philadelphia, W. B. Saunders Company, 1959

Moss, M. L.
Functional analysis of human mandibular growth. J. Prosthet. Dent., 10 : 1149, 1960a

Moss, M. L.
A functional approach to craniology. Am. J. Phys. Anthropol., 18 : 281, 1960b

Moss, M. L.
The functional matrix. In: *Vistas of Orthodontics.* Ed. by B. S. Kraus and R. A. Riedel. Philadelphia, Lea & Febiger, 1962

Moss, M. L.
Functional cranial analysis of mammalian mandibular ramal morphology. Acta Anat., 71 : 423, 1968a

Moss, M. L.
The primacy of functional matrices in orofacial growth. Dent. Pract., 19 : 65, 1968b

Moss, M. L.
The primary role of functional matrices in facial growth. Am. J. Orthod., 55 : 566, 1969

Moss, M. L.
Functional cranial analysis and functional matrix. Am. Speech Hear. Assoc. Rep., 6 : 5, 1971a

Moss, M. L.
Neurotropic processes in orofacial growth. J. Dent. Res., 50 : 1492, 1961b

Moss, M. L.
Ontogenic aspects of cranio-facial growth. In: *Cranio-facial Growth in Man.* Ed. by R. E. Moyers and W. M. Krogman. Oxford, Pergamon Press, 1971c, S. 109

Moss, M. L.
The regulation of skeletal growth. In: *Regulation of Organ and Tissue Growth.* Ed. by R. J. Goss. New York, Academic Press, 1972a

Moss, M. L.
An introduction to the neurobiology of orofacial growth. Acta. Biotheor., 22:236, 1972b

Moss, M. L.
Twenty years of functional cranial analysis. Am. J. Orthod., 61:479, 1972c

Moss, M. L.
New studies of cranial growth. In: *Morphogenesis and Malformation of Face und Brain.* Ed. by D. Bergsma, J. Langman, and N. W. Paul. The National Foundation, XI:7, 1975

Moss, M. L.
Neurotropic regulation of craniofacial growth. In: *Control Mechanisms in Craniofacial Growth.* Ed. by J. A. McNamara, Jr. University of Michigan, Center for Human Growth and Development, 1975

Moss, M. L.
The effect of rhombencephalic hypoplasia on posterior cranial base elongation in rodents. Arch. Oral Biol., 20:489, 1975

Moss, M. L.
Experimental alteration of basi-synchondrosal cartilage growth in rat and mouse. In: *Development of the Basicranium.* Ed. by J. F. Bosma. DHEW Pub. 76:989, NIH, Bethesda, Md., 1976

Moss, M. L.
The role of the nasal septal cartilage in midfacial growth. In: *Factors Affecting the Growth of the Midface.* Ed. by J. A. McNamara, Jr. University of Michigan, Center for Human Growth and Development, 1976

Moss, M. L. und S. N. Greenberg
Functional cranial analysis of the human maxillary bone. Angle Orthod., 37:151, 1967

Moss, M. L. und M. A. Meehan
Functional cranial analysis of the coronoid process in the rat. Acta Anat., 77:11, 1970

Moss, M. L. und L. Moss-Salentijn
The muscle-bone interface: An analysis of a morphological boundary. In: *Muscle Adaptation in the Craniofacial Region.* Ed. by D. S. Carlson and J. A. McNamara, Jr. University of Michigan, Center for Human Growth and Development, 1978

Moss, M. L. und R. M. Rankow
The role of the functional matrix in mandibular growth. Angle Orthod., 38:95, 1968

Moss, M. L. und L. Salentijn
The primary role of functional matrices in facial growth. Am. J. Orthod., 55:566, 1969a

Moss, M. L. und L. Salentijn
The capsular matrix. Am. J. Orthod., 56:474, 1969b

Moss, M. L. und L. Salentijn
Differences between the functional matrices in anterior open and deep overbite. Am. J. Orthod., 60:264, 1971a

Moss, M. L. und L. Salentijn
The logarithmic growth of the human mandible. Acta Anat., 77:341, 1970

Moss, M. L. und L. Salentijn
The unitary logarithmic curve descriptive of human mandibular growth. Acta Anat., 78:532, 1971

Moss, M. L., C. R. Noback und G. G. Robertson
Growth of certain human fetal cranial bones. Am. J. Anat., 98:191, 1956

Moss, M. L., B. E. Bromberg, I. C. Song und G. Eisenman
The passive role of nasal septal cartilage in midfacial growth. Plast. Reconstr. Surg., 41:536, 1968

Moss, M. L., M. A. Meehan und L. Salentijn
Transformative and translative growth processes in neurocranial development of the rat. Acta Anat., 81:161, 1972

Moss, M. L., R. Skalak, G. Dasgupta und H. Vilmann
Space, time and space-time in craniofacial growth. Am. J. Orthod., 77:591, 1980

Moss, M. L., H. Vilmann, G. Dasgupta und R. Skalak
Craniofacial growth in space-time. In: *Craniofacial Biology.* Ed. by D. S. Carlson. University of Michigan, Center for Human Growth and Development, 1981

Moss, M. L., R. Skalak, L. Moss-Salentijn, G. M. Dasgupta, H. Vilmann und P. Mehta
The allometric center. The biological basis of an analytical model of craniofacial growth. Proc. Finn. Dent. Soc., 77:119, 1981

Moss-Salentijn, L.
The human fetus. In: *Development of the Basicranium.* Ed. by J. F. Bosma. DHEW Pub. 76:989, NIH, Bethesda, Md., 1976

Moss-Salentijn, L.
Changes in the morphology and vasculature of a rabbit growth plate following experimental growth rate acceleration. In: *Muscle Adaptation in the Craniofacial Region.* Ed. by D. S. Carlson and J. A. McNamara, J. University of Michigan, Center for Human Growth and Development, 1978

Moss-Salentijn, L.
Experimental retardation of early endochondral ossification in the phalangeal epiphyses of rat. Proc. Finn. Dent. Soc., 77:129, 1981

Moss-Salentijn, L.
Reattachment of the mammalian mylohyoid muscle during late embryonic development. In: *Craniofacial*

Biology. Ed. by D. S. Carlson. University of Michigan, Center for Human Growth and Development, 1981

Moyers, R. E.
Temporomandibular muscle contraction patterns in Angle Class II, Division 1 malocclusions: An electromyographic analysis. Am. J.Orthod., 35 : 837, 1949

Moyers, R. E.
Periodontal membrane in orthodontics. J. A. D. A., 40 : 22, 1950

Moyers, R. E.
Some recent electromyographic findings in the orofacial muscles. Eur. Orthod. Soc. Trans., 32 : 225, 1956

Moyers, R. E.
Role of musculature in malocclusion. Eur. Orthod. Soc. Trans., 37 : 40. 1961

Moyers, R. E.
Development of occlusion. Dent. Clin. North. Am., 13 : 523, 1969

Moyers, R. E.
Some comments about the nature of orthodontic relapse. Orthodoncia, 54 : 215, 1970

Moyers, R. E.
Postnatal development of the orofacial musculature. In: *Patterns of Orofacial Growth and Development.* Report 6. Washington, D. C., Am. Speech and Hearing Assoc., 1971

Moyers, R. E.
A Handbook of Orthodontics, 3rd Ed. Chicago, Year Book Medical Publishers, 1972

Moyers, R. E.
Skeletal contributions to occlusal development. In: *Craniofacial Biology.* Ed. by J. A. McNamara, Jr. University of Michigan, Center for Human Growth and Development, 1977

Moyers, R. E. und F. L. Bookstein
The inappropriateness of conventional cephalometrics. Am. J. Orthod., 75 : 599, 1979

Moyers, R. E. und F. Muira
The use of serial cephalograms to study racial differences in development. I. and II. Trans. VIII Congress of Anthrop. and Ethnol. Sci., Tokyo, 284, 1968

Moyers, R. E., F. Bookstein und K. E. Guire
The concept of pattern in craniofacial growth. Am. J. Orthod., 76 : 136, 1979

Moyers, R. E., J. Elgoyhen, M. Riolo, J. McNamara und T. Kuroda
Experimental production of Class III in rhesus monkeys. Eur. Orthod. Soc. Trans., 46 : 61, 1970

Mugnier, A. und M. Schouker-Jolly
Physio-pathologic des malocclusions dento-maxillaires moyens prophylactiques et thérapeutiques précoces. Pédod. Fr., 5 : 101, 1973

Murad, F., H. B. Brewer, Jr. und M. Vaughan
Effect of thyrocalcitonin on cAMP formation by rat kidney and bone. Proc. Natl. Acad. Sci. U.S.A., 65 : 446, 1970

Muzj, E.
Oro-facial Anthropometrics. Hempstead, Index Publishers, Inc., 1970.

Nahoum, H. I., S. L. Horowitz und E. A. Benedicto
Varieties of anterior open bite. Am. J. Orthod., 61 : 486, 1972

Nanda, R. S.
Rates of growth of several facial components measured from serial cephalometric roentgenograms. Am. J. Orthod., 41 : 658, 1955

Nanda, R. und B. Goldin
Biomechanical approaches to the study of alterations in facial morphology. Am. J. Orthod., 78 : 213, 1980

Nanda, R. S. und R. C. Taneja
Growth of the face during the transitional period. Angle Orthod., 42 : 165, 1972

Nemeth, R. B. und R. J. Isaacson
Vertical anterior relapse. Am. J. Orthod., 65 : 565, 1974

Nishemura, H., R. Semba, T. Tanimura und O. Tanacha
Prenatal Development of the Human Skeleton with Special Reference to Craniofacial Structures: An Atlas. U.S. Gov. Printing Office, Washington, D.C. 1977

Noback, C. R.
Developmental anatomy of the human osseous skeleton during embryonic fetal and circumnatal periods. Anat. Rec., 88 : 91, 1944

Noback, C. R. und G. G. Robertson
Sequences of appearance of ossification centers in the human skeleton during the first five prenatal months. Am. J. Anat., 89 : 1, 1951

Norton, L. A.
Implications of bioelectric growth control in orthodontics and dentistry. Angle Orthod., 45 : 34, 1975

Oberg, T.
Morphology, growth and matrix formation in the mandibular joint of the guinea pig. Trans. Roy. Schools of Dent., Stockholm & Umea, No. 10, 1964

Odegaard, J.
Mandibular rotation studied with the aid of metal implants. Am. J. Orthod., 58 : 448, 1970

Odegaard, J. und A. G. Brodie
On the growth of the human head from birth to the third month of life. Anat. Rec., 103 : 311, 1949

Ohtsuki, F.
Developmental changes of the cranial bone thickness in the human fetal period. Am. J. Phys. Anthropol., 46 : 141, 1977

Ohtsuki, F.
Areal growth in the human fetal parietal bone. Am. J. Phys. Anthropol., 53 : 5, 1980

Opdebeeck, H. und W. H. Bell
The short face syndrome. Am. J. Orthod., 73 : 499, 1978

O'Reilly, M.T.
A longitudinal growth study: Maxillary length at puberty in females. Angle Orthod., 49 : 234, 1979

Orlowski, W. A.
Biochemical study of collagen turnover in rat incisor periodontal ligament. Arch. Oral Biol., 23 : 1163, 1978

Ossenberg, N. S.
Within and between race distances in population studies based on discrete traits of the human skull. Am. J. Phys. Anthropol., 45 : 701, 1976

Oudet, C. und A. G. Petrovic
Variations in the number of sarcomeres in series in the lateral pterygoid muscle as a function of the longitudinal deviation of the mandibular position produced by the postural hyperpropulsor. In: *Muscle Adaptation in the Craniofacial Region.* Ed. by D. S. Carlson and J. A. McNamara, Jr. University of Michigan, Center for Human Growth and Development, 1978

Oyen, O. J. und D. H. Enlow
Structural-functional relationships between masticatory biomechanics, skeletal biology, and craniofacial development in primates. Anthrop. Contempor., 3(2) : 251, 1980

Oyen, O. J. und R. W. Rice
Supraorbital development in chimpanzees (Pan), macaques *(Macaca)*, and baboons *(Papio).* J. Med. Primatol. (Lond.), 9 : 161, 1980

Oyen, O. J. und A. Walker
Stereometric craniometry. Am. J. Phys. Anthropol., 46 : 177, 1977

Oyen, O. J., A. C. Walker und R. W. Rice
Craniofacial growth in the olive baboon *(Papio cynocephalus anubis):* Browridge formation. Growth, 43 : 174, 1979

Oyen, O. J., R. W. Rice und M. S. Cannon
Browridge structure and function in Neanderthals and extant primates. Am. J. Phys. Anthropol., 51 : 83, 1979

Oyen, O. J., R. W. Rice und D. H. Enlow
Cortical surface patterns in human and non-human primates. Am. J. Phys. Anthropol., 54 : 415, 1981

Patten, B. M.
Human Embryology, 3rd Ed. New York, McGraw-Hill, 1968

Patten, B. M.
Embryology of the palate and maxillofacial region. In: *Cleft Lip and Palate.* Ed. by W.C. Grabb, S.W. Rosenstein, and K. R. Bzoch. Boston, Little, Brown and Company, 1971

Perry, H.T.
The temporomandibular joint. Am. J. Orthod., 52 : 399, 1966

Perry, H.T.
Relation of occlusion to temporomandibular joint dysfunction: The orthodontic viewpoint. J. A. D. A., 79 : 137, 1969

Perry, H.T.
Temporomandibular joint and occlusion. Angle Orthod., 46 : 284, 1976

Persson, M.
Mandibular asymmetry of hereditary origin. Am. J. Orthod., 63 : 1, 1973a

Persson, M.
Structure and growth of facial sutures. Odontol. Revy, 24 : 26, 1973b

Persson, M. und W. Roy
Suture development and bony fusion in the fetal rabbit palate. Arch. Oral Biol., 24 : 283, 1979

Persson, M., B. C. Magnusson und B. Thilander
Sutural closure in rabbit and man: A morphological and histochemical study. J. Anat., 125 : 313, 1978

Petit-Maire, N.
Morphogenèse du crane de primates. L'Anthropologie, 75 : 85, 1971

Petrovic, A.
Recherches sur les mécanismes histophysiologiques de la croissance osseuse craniofaciale. Ann. Biol., 9 : 63, 1970

Petrovic, A.
Mechanisms and regulation of condylar growth. Acta Morphol. Neerl. Scand., 10 : 25, 1972

Petrovic, A. und J. P. Charlier
La synchondrose spheno-occipitale de jeune rat en culture d'organes: mise en evidence d'un potential de croissance indépendent. C. R. Acad. Sci. (D), (Paris) 265 : 1511, 1967

Petrovic, A. und J. Stutzmann
Le muscle ptérygoidien externe et la croissance du condyle mandibulaire. Recherches expérimentales chez le jeune rat. Orthod. Fr., 43 : 271, 1972

Petrovic, A., J. P. Charlier und J. Herrman
Les mécanismes de croissance du crane. Recherches sur le cartilage de la cloison nasale et sur les sutures craniennes et faciales de jeunes rats en culture d' organes. Bull. Assoc. Anat. (Nancy), 143 : 1376, 1968

Petrovic, A., C. Oudet und N. Gasson
Effects des appareils de propulsion et de rétropulsion mandibulaire sur le nombre des sarcomeres en série du muscle ptérygoidien externe et sur la croissance du cartilage condylien de jeune rat. Orthod. Fr., 44 : 191, 1973a

Petrovic, A., J. Stutzmann und C. Oudet
Effects de l'hormone somatotrope sur la croissance du cartilage condylien mandibulaire et de la synchondrose sphéno-occipitale de jeune rat, en culture organotypique. C. R. Acad. Sci. (D) (Paris) 276 : 3053, 1973b

Petrovic, A., J. Stutzmann und C. Oudet
Condylectomy and mandibular growth in young rats. A quantitative study. Proc. Finn. Dent. Soc., 77 : 139, 1981

Petrovic, A. G., J. J. Stutzmann und N. Gasson
The final length of the mandible: Is it genetically predetermined? In: *Craniofacial Biology*. Ed. by D. S. Carlson. University of Michigan, Center for Human Growth and Development, 1981

Pettersen, J. C.
An anatomical study of two cases of cebocephaly. In: *Development of the Basicranium*. Ed. by J. F. Bosma. DHEW Pub. 76 : 989, NIH, Bethesda, Md., 1976

Phelps, A. E.
A comparison of lower face changes. Angle Orthod., 48 : 283, 1978

Pierce, R. M., M. W. Mainen und J. F. Bosma
The cranium of the newborn: An atlas of tomography and anatomical sections. Am. J. Orthod., 75 : 693, 1978

Pike, J. B.
A cephalometric investigation of facial profile changes in high angle nongrowing cases. Angle Orthod., 45 : 115, 1975

Pimenidis, M. Z. und A. A. Gianelly
The effect of early postnatal condylectomy on the growth of the mandible. Am. J. Orthod., 62 : 42, 1972

Pimenidis, M. Z. und A. A. Gianelly
Class III malocclusion produced by oral facial sensory deprivation in the rat. Am. J. Orthod., 71 : 94, 1977

Popli, I. K.
Cephalometric appraisal of dentoskeletal pattern in mentally retarded children. Angle Orthod., 47 : 123, 1977

Popovich, F. und G. W. Thompson
Chraniofacial templates for orthodontic case analysis. Am. J. Orthod., 71 : 406, 1977

Popovich, F. und G. W. Thompson
The maxillary interincisal diastema and its relationship to the superior labial frenum and intermaxillary suture. Angle Orthod., 47 : 265, 1977

Popovich, F., G. W. Thompson und S. Saunders
Chraniofacial measurements in siblings of the Burlington Growth Center sample. J. Dent. Res., 56 : A 113, 1977

Poswillo, D. E.
The late effects of mandibular condylectomy. Oral Surg., 33 : 500, 1972

Poswillo, D. E.
Orofacial malformations. Proc. R. Soc. Med., 67 : 343, 1974

Poswillo, D.
Hemorrhage in development of the face. In: *Morphogenesis and Malformation of Face and Brain*. Ed. by D. Bergsma, J. Langman, and N. W. Paul. The National Foundation, XI : 7, 1975

Poswillo, D. E.
Etiology and pathogenesis of first and second branchial arch defects: the contribution of animal studies. In: *Symposium on Diagnosis and Treatment of Craniofacial Anomalies*. Ed. by J. M. Converse, J. G. McCarthy, and D. Wood-Smith. St. Louis, C. V. Mosby Co., 1979

Poswillo, D. E.
Congenital malformations: prenatal experimental studies. In: *The Temporomandibular Joint*, 3rd Ed. by B. G. Sarnat and D. M. Laskin, Springfield, Ill., Charles C Thomas, Publisher, 1980

Poulton, D. R.
Influence of extraoral traction. Am. J. Orthod., 53 : 8, 1967

Powell, S. J. und R. K. Rayson
The profile in facial aesthetics. Br. J. Orthod., 3 : 207, 1976

Powell, T. W. und A. G. Brodie
Laminagraphic study of the spheno-occipital synchondrosis. Anat. Rec., 147 : 15, 1963

Prescott, G. H., D. F. Mitchell und H. Fahmy
Procion dyes as matrix markers in growing bone and teeth. Am. J. Phys. Anthropol., 29 : 219, 1968

Preston, C. B.
Pituitary fossa size and facial type. Am. J. Prothod., 75 : 259, 1979

Preston, C. B. und W. G. Evans
The cephalometric analysis of *Ceropithecus aethiops.* Am. J. Phys. Anthropol., 44 : 105, 1976

Pritchard, J. J.
The control or trigger mechanism induced by mechanical forces which cause responses of mesenchymal cells in general and bone application and resorption in particular. Acta. Morphol. Neerl. Scand., 10 : 63, 1972

Pritchard, J. J., J. H. Scott und F. G. Girgis
The structure and development of cranial and facial sutures. J. Anat. (Lond.), 90 : 73, 1956

Proffit, W. R.
The facial musculature in its relation to the dental occlusion. In: *Muscle Adaptation in the Craniofacial Region.* Ed. by D. S. Carlson and J. A. McNamara, Jr. University of Michigan, Center for Human Growth and Development, 1978

Proffit, W. R. und J. L. Ackerman
Rating the characteristics of malocclusion: A systematic approach for planning treatment. Am. J. Orthod., 64 : 258, 1973

Pruzansky, S.
Congenital anomalies of the face and associated structures. Springfield, Ill., Charles C Thomas, Publisher, 1961

Pruzansky, S.
Anomalies of face and brain. In: *Morphogenesis and Malformation of Face and Brain.* Ed. by D. Bergsma, J. Langmann, and N. W. Paul. The National Foundation, XI : 7, 1975

Pruzansky, S.
Radiocephalometric studies of the basicranium in craniofacial malformation. In: *Development of the Basicranium.* Ed. by J. F. Bosma. DHEW Pub. 76 : 989, NIH, Bethesda, Md., 1976

Pruzansky, S. und E. F. Lis
Cephalometric roentgenography of infants: Sedation, instrumentation, and research. Am. J. Orthod., 44 : 159, 1958

Pruzansky, S. und J. B. Richmond
Growth of the mandible in infants with micrognathia. Am. J. Dis. Child., 88 : 29, 1954

Pucciarelli, H. M.
The influence of experimental deformation of craniofacial development in rats. Am. J. Phys. Anthropol., 48 : 455, 1978

Pucciarelli, H. M.
The effect of race, sex, and nutrition on craniofacial differentiation in rats. A multivariate analysis. Am. J. Phys. Anthropol., 53 : 359, 1980

Rabine, M.
The role of uninhibited occlusal development. Am. J. Orthod., 74 : 51, 1978

Ramfjord, S. P. und R. D. Enlow
Anterior displacement of the mandible in adult rhesus monkeys: Long-term observations. J. Prosthet. Dent., 26 : 517, 1971

Rees, L. A.
The structure and function of the temporomandibular joint. Br. Dent. J., 96 : 125, 1954

Reitan, K.
Tissue behavior during orthodontic tooth movement. Am. J. Orthod., 46 : 881, 1960

Reitan, K.
Bone formation and resorption during reversed tooth movement. In: *Vistas in Orthodontics.* Ed. by B. T. Kraus and R. A. Riedel. Philadelphia, Lea & Febiger, 1962.

Reitan, K.
Biomechanical principles and reactions. In: *Current Orthodontic Concepts and Techniques.* Ed. by T. M. Graber. Philadelphia, W. B. Saunders Company, 1969

Richardson, A.
A comparison of traditional and computerized methods of cephalometric analysis. Europ. J. Orthod., 3 : 15, 1981

Richardson, A. und A. V. Krayachich
The prediction of facial growth. Angle Orthod., 50 : 135, 1980

Richardson, A. S.
Dental development during the first two years of life. J. Can. Dent. Assoc., 33 : 418, 1967

Richardson, E. R.
Racial differences in dimensional traits of the human face. Angle Orthod., 50 : 301, 1980

Richardson, M. E.
Late lower arch crowding: Facial growth or forward drift? Europ. J. Orthod., 1 : 219, 1979

Ricketts, R. M.
Planning treatment on the basis of the facial pattern and an estimate of its growth. Angle Orthod., 27 : 14, 1957

Ricketts, R. M.
Cephalometric synthesis. Am. J. Orthod., 46 : 647, 1960a

Ricketts, R. M.
The influence of orthodontic treatment on facial growth and development. Angle Orthod., 30 : 103, 1960b

Ricketts, R. M.
The evolution of diagnosis to computerized cephalometrics. Am. J. Orthod., 55 : 795, 1969

Ricketts, R. M.
A principle of arcial growth of the mandible. Angle Orthod., 42 : 368, 1972a

Ricketts, R. M.
The value of cephalometrics and computerized technology. Angle Orthod., 42 : 368, 1972b

Ricketts, R. M.
New perspectives on orientation and their benefits to clinical orthodontics – Part I. Angle Orthod., 45 : 238, 1975

Ricketts, R. M.
New perspectives on orientation and their benefits to clinical orthodontics – Part II. Angle Orthod., 46 : 26, 1976

Ricketts, R. M.
The interdependence of the nasal and oral capsules. In: *Naso-respiratory Function and Craniofacial Growth.* Ed. by J. A. McNamara, Jr. University of Michigan, Center for Human Growth and Development, 1979

Ricketts, R. M.
Perspectives in the clinical application of orthodontics. The first fifty years. Angle Orthod., 51 : 115, 1981

Ricketts, R. M., R. J. Schulhof und L. Bagha
Orientation: Sella-nasion or Frankfort horizontal. Am. J. Orthod., 69 : 648, 1976

Ricketts, R. M., R. W. Bench, J. J. Hilgers und R. Schulhof
An overview of computerized cephalometrics. Am. J. Orthod., 61 : 1, 1972

Riedel, R.
The relation of maxillary structures to cranium in malocclusion and in normal occlusion. Angle Orthod., 22 : 142, 1952

Riedel, R.
An analysis of dentofacial relationships. Am. J. Orthod., 43 : 103, 1957

Riedel, R.
A review of the retention problem. Angle Orthod., 30 : 179, 1960

Ringqvist, M.
Histochemical studies of the human masseter muscle. In: *Muscle Adaptation in the Craniofacial Region.* Ed. by D. S. Carlson and J. A. McNamara, Jr. University of Michigan, Center for Human Growth and Development, 1978

Riolo, M. L.
Growth and remodeling of the cranial floor: A multiple microfluoroscopic analysis with serial cephalometrics. M. S. Thesis, Georgetown University, Washington, D. C., 1970

Riolo, M. L. und J. A. McNamara, Jr.
Cranial base growth in the rhesus monkey from infancy to adulthood. J. Dent. Res., 52 : 249, 1973

Riolo, M. L., R. E. Moyers, J. A. McNamara und W. S. Hunter
An Atlas of Craniofacial Growth: Cephalometric Standards from the University School Growth Study, The University of Michigan. Monograph 2. Craniofacial Growth Series. Center for Human Growth and Development, University of Michigan, Ann Arbor, 1974

Robinson, I. B. und B. G. Sarnat
Growth pattern of the pig mandible. A serial roentgenographic study using metallic implants. Am. J. Anat., 96 : 37, 1955

Roche, A. F.
Increase in cranial thickness during growth. Hum. Biol., 25 : 81, 1953

Roche, A. F. und A. B. Lewis
Late growth changes in the cranial base. In: *Development of the Basicranium.* Ed. by J. F. Bosma. DHEW Pub. 76 : 989, NIH, Bethesda, Md., 1976

Roche, A. F., K. Manuel und F. S. Seward
Unusual patterns of growth in the frontal and parietal bones. Anat. Rec., 152 : 459, 1965

Roger-Thooris, M. O.
Relations entre: croissance et variabilité sur le profil cranien. Thèse, Univ. de Nancy, 1973

Romeo, D. A. und R. Nanda
Generation cycle of mesenchymal cells of palatal shelves of rat foetuses. Arch. Oral Biol., 23 : 123, 1978

Rönning, O.
Observations on the intracerebral transplantation of the mandibular condyle. Acta Odont. Scand., 24 : 443, 1966

Rönning, O. und K. Koski
The effect of the articular disc on the growth of condylar cartilage transplants. Eur. Orthod. Soc. Trans., 1969 : 99, 1970

Rönning, O. und K. Koski
The effect of periostomy on the growth of the condylar process in the rat. Proc. Finn. Dent. Soc., 70 : 28, 1974

Rönning, O., K. Paunio und K. Koski
Observations on the histology, histochemistry and biochemistry of growth cartilages in young rats. Suom. Hammaslaak. Toim., 63 : 187, 1967

Rosa, R. A. und M. G. Arvystas
An epidemiologic survey of malocclusions among American Negros and American Hispanics. Am. J. Orthod., 73 : 258, 1978

Rosenstein, S. W.
Pathological and congenital disturbances: The orthodontic viewpoint. J. A. D. A., 82 : 763, 1971

Ross, R. B.
Lateral facial dysplasia (first and second branchial arch syndrome, hemifacial microsomia). In: *Morphogenesis and Malformation of Face and Brain.* Ed. by Bergsma, J. Langman, and N. W. Paul. The National Foundation, XI : 7, 1975

Rubin, R. M.
Facial deformity: A preventable disease? Angle Orthod., 49 : 98, 1979

Rubin, R. M.
Mode of respiration and facial growth, Am. J. Orthod., 87 : 504, 1980

Ruff, R.
Orthodontic treatment in the mixed dentition. Am. J. Orthod., 52 : 502, 1970a

Ruff, R.
Orthodontic treatment in the permanent dentition. Am. J. Orthod., 58 : 597, 1970b

Sakuda, M. und K. Wada
Principal component analysis and craniofacial morphology and individual growth pattern. J. Dent. Res., 58 : 45, 1979

Salentijn, L. und M. L. Moss
Morphological attributes of the logarithmic growth of the human face: gnomic growth, Acta Anat., 78 : 185, 1971

Salyer, K. E., I. R. Munro, L. A. Whitaker und I. Jackson
Difficulties and problems to be solved in the approach to craniofacial malformations. In: *Morphogenesis and Malformation of Face and Brain.* Ed. by D. Bergsma, J. Langman, and N. W. Paul. The National Foundation, XI : 7, 1975

Salzmann, J. A.
The research workshop on cephalometrics. Am. J. Orthod., 46 : 834, 1960a

Salzmann, J. A.
Roentgenographic Cephalometrics. Proceedings Proceedings of the second research workshop. Philadelphia, J. B. Lippincott Company, 1960b

Salzmann, J. A.
Practice of Orthodontics. Philadelphia, J. B. Lippincott Company, 1966

Sarnas, K. V. und B. Solow
Early adult changes in the skeletal and soft-tissue profile. Europ. J. Orthod., 2 : 1, 1980

Sarnat, B. G.
Facial and neurocranial growth after removal of the mandibular condyle in the Macaca rhesus monkey. Am. J. Surg., 94 : 19, 1957

Sarnat, B. G.
Postnatal growth of the upper face: Some experimental considerations. Angle Orthod., 33 : 139, 1963

Sarnat, B. G.
The Temporomandibular Joint, 2nd Ed. Springfield, Ill., Charles C Thomas, Publisher, 1964

Sarnat, B. G.
The face and jaws after surgical experimentation with the septovomeral region in growing and adult rabbits. Acta Otolaryngol., Suppl., 268 : 1970

Sarnat, B. G.
Clinical and experimental considerations in facial bone biology: Growth, remodeling, and repair. J. A. D. A., 82 : 876, 1971a

Sarnat, B. G.
Surgical experimentation and gross postnatal growth of the face and jaws. J. Dent. Res., 50 : 1462, 1971b

Sarnat, B. G.
The postnatal maxillary-nasal-orbital complex: Experimental surgery. In: *Factors Affecting the Growth of the Midface.* Ed. by J. A. McNamara, Jr. University of Michigan, Center for Human Growth and Development, 1976

Sarnat, B. G. und M. B. Engel
A serial study of mandibular growth after the removal of the condyle of the Rhesus monkey. Plast. Reconstr. Surg., 7 : 364, 1951

Sarnat, B. G. und D. Laskin
Temporomandibular Joint: Biologic Basis for Clinical Practice. 3rd Ed. Springfield, Ill., Charles C Thomas, Publisher, 1980

Sarnat, B. G. und H. Muchnic
Facial skeletal changes after mandibular condylectomy in the adult monkey. J. Anat., 108 : 338, 1971a

Sarnat, B. G. und H. Muchnic
Facial skeletal changes after mandibular condylectomy in growing and adult monkeys. Am. J. Orthod., 60 : 33, 1971b

Sarnat, B. G. und A. J. Selman
Growth pattern of the rabbit snout dorsum: A serial cephalometric radiographic study with radio-opaque implants. J. Anat., 124 : 469, 1977

Sarnat, B. G. und P. D. Shanedling
Postnatal growth of the orbit and upper face in rabbits. Arch. Ophthalmol., 73 : 829, 1965

Sarnat, B. G. und M. R. Wexler
Growth of the face and jaws after resection of the septal cartilage in the rabbit. Am. J. Anat., 118 : 755, 1966

Sarnat, B. G., J. A. Feigenbaum und W. M. Krogman
Adult monkey coronoid process after resection of trigeminal nerve motor root. Am. J. Anat., 150 : 129, 1977

Sassouni, V.
Roentgenographic cephalometric analysis of cephalo-facio-dental relationships. Am. J. Orthod., 41 : 734, 1955

Sassouni, V.
Diagnosis and treatment planning via roentgenographic cephalometry. Am. J. Orthod., 44 : 433, 1958

Sassouni, V.
The Face in Five Dimensions. Philadelphia, Philadelphia-Center for Research in Child Growth, 1960

Sassouni, V.
Heredity and Growth of the Human Face. Pittsburgh, University of Pittsburgh, 1965

Sassouni, V. und E. J. Forrest
Orthodontics in Dental Practice. St. Louis, C. V. Mosby Co., 1971

Saunders, S. R., F. Popovich und G. T. Thompson
A family study of craniofacial dimensions in the Burlington Growth Center sample. Am. J. Orthod., 78 : 394, 1980

Savara, B. S. und I. J. Singh
Norms of size and annual increments of seven anatomical measures of maxillae in boys from three to sixteen years of age. Angle Orthod., 38 : 104, 1968

Sawin, P. B., M. Ranlett und D. D. Crary
Morphogenetic studies of the rabbit. XXV. The spheno-occipital synchondrosis of the dachs (chondrodystrophy) rabbit. Am. J. Anat., 105 : 257, 1959

Scammon, R. E., J. A. Harris, C. M. Jackson und D. G. Patterson
The Measurement of Man. Minneapolis, University of Minnesota Press, 1930

Schacter, R. I. und S. Berneck
The development and maturation of the supracrestal fibers in nonhuman primates. Angle Orthod., 46 : 351, 1976

Scheiman-Tagger, E. und A. G. Brodie
Lead acetate as a marker of growing calcified tissues. Anat. Rec., 150 : 435, 1964

Schouker-Jolly, M.
Utilisation d'appareillages extra-oraux récents dans le prognathisme mandibulaire, associe à une hypoplasie maxillaire. Méd. Infant., 6 : 479, 1972

Schudy, F. F.
Cant of the occlusal plane and axial inclinations of teeth. Angle Orthod., 33 : 69, 1963

Schudy, F. F.
Vertical growth vs. anteroposterior growth as related to function and treatment. Angle Orthod., 34 : 75, 1964

Schudy, F. F.
The rotation of the mandible resulting from growth: Its implications in orthodontic treatment. Angle Orthod., 35 : 36, 1965

Schudy, F. F.
The control of vertical overbite in clinical orthodontics. Angle. Orthod., 38 : 19, 1968

Schulhof, R. J. und L. Bagha
A statistical evaluation of the Ricketts and Johnston growth-forecasting method. Am. J. Orthod., 67 : 258, 1975

Schulter, F. P.
Studies of the basicranial axis: A brief review. Am. J. Phys. Anthropol., 45 : 545, 1976

Schwartz, M. F., J. G. McCarthy, P. J. Coccaro, D. Wood-Smith und J. M. Converse
Velopharyngeal function following maxillary advancement. In: *Symposium of Diagnosis und Treatment of Craniofacial Anomalies.* Ed. by J. M. Converse, J. G. McCarthy and D. Wood-Smith. St. Louis, C. V. Mosby Co., 1979

Scott, J. H.
The cartilage of the nasal septum. Br. Dent. J., 95 : 37, 1953

Scott, J. H.
Growth and function of the muscles of mastication in relation to the development of the facial skeleton and of the dentition. Am. J. Orthod., 40 : 429, 1954a

Scott, J. H.
The growth of the human face. Proc. R. Soc. Med., 47 : 91, 1954b

Scott, J. H.
Craniofacial regions: Contribution to the study of facial growth. Dent. Pract., 5 : 208, 1955

Scott, J. H.
Growth at facial sutures. Am. J. Orthod., 42 : 381, 1956

Scott, J. H.
The growth in width of the facial skeleton. Am. J. Orthod., 43 : 366, 1957

Scott, J. H.
The cranial base. Am. J. Phys. Anthropol., 16 : 319, 1958a

Scott, J. H.
The analysis of facial growth. Part. I. The anteroposterior and vertical dimensions. Am. J. Orthod., 44 : 507, 1958b

Scott, J. H.
The analysis of facial growth. Part II. The horizontal and vertical dimensions. Am. J. Orthod., 44 : 585, 1958c

Scott, J. H.
The face in foetal life. Eur. Orthod. Soc. Trans., 37 : 168, 1961

Scott, J. H. und A. D. Dixon
Anatomy for Students of Dentistry, 3rd Ed. Edinburgh and London, Churchill & Livingstone, 1972

Searls, J. C.
A radioautographic study of chondrocytic proliferation in nasal septal cartilage of the newborn rat. Am. J. Anat., 150 : 559, 1977

Searls, J. C.
A comparative radioautographic study of chondrocytic proliferation in nasal septal cartilage of the 5-day-old rat, rabbit, guinea pig, and beagle. Am. J. Anat., 154 : 437, 197.

Sekiguchi, T. und B. Savara
Variability of cephalometric landmarks used for face growth studies. Am. J. Orthod., 61 : 603, 1972

Sellke, T. A. und B. J. Schneider
The effects of reduced attrition on craniofacial and dentoalveolar development in the rat. Angle Orthod., 47 : 313, 1977.

Servoss, J. M.
An in vivo and in vitro autoradiographic investigation of growth in synchondrosal cartilages. Am. J. Anat., 136 : 479, 1973

Seward, S.
Relation of basion to articulare. Angle Orthod., 51 : 151, 1981

Shah, S. M. und M. R. Joshi
An assessment of asymmetry in the normal craniofacial complex. Angle Orthod., 48 : 141, 1978

Shapiro, P. A.
Responses of the nonhuman maxillary complex to mechanical forces. In: *Factors Affecting the Growth of the Midface*. Ed. by J. A. McNamara, Jr. University of Michigan, Center for Human Growth and Development, 1976

Shaw, W. C.
Problems of accuracy and reliability in cephalometric studies with implants in infants with cleft lip and palate. Br. J. Orthod., 4 : 93, 1977

Shea, B T.
Eskimo craniofacial morphology: Cold stress und the maxillary sinus. Am. J. Phys. Anthropol., 47 : 289, 1977

Sherman, M. S.
The nerves of bone. J. Bone Joint Surg., 45 : 522, 1963

Shore, R. C. und B. K. B. Berkovitz
An ultrastructural study of periodontal ligament fibroblasts in relation to their possible role in tooth eruption and intracellular collagen degradation in the rat. Am. J. Orthod., 24 : 155, 1979

Sicher, H.
The growth of the mandible. Am. J. Orthod., 33 : 30, 1947

Sicher, H.
Some aspects of the anatomy and pathology of the temporomandibular articulation. The Bur, 48 : 14, 1948

Sicher, H. und E. L. DuBrul
Oral Anatomy, 5th Ed. St. Louis, C. V. Mosby Co., 1970

Sicher, H. und J. P. Weinmann
Bone growth and physiologic tooth movement. Am. J. Orthod. Oral Surg., 30 : 109, 1944

Siegel, M. I.
The facial and dental consequences of nasal septum resections in baboons. Med. Primat., 1972 : 204, 1972

Silbermann, M. und J. Frommer
Further evidence for the vitality of chondrocytes in the mandibular condyle as revealed by ^{35}S-sulfate autoradiography. Anat. Rec., 174 : 503, 1972a

Silbermann, M. und J. Frommer
Vitality of chondrocytes in the mandibular condyle as revealed by collagen formation. An autoradiographic study with ^{3}H-proline. Am. J. Anat., 135 : 359, 1972b

Silbermann, M. und J. Frommer
The nature of endochondral ossification in the mandibular condyle of the mouse. Anat. Rec., 172 : 659, 1972c

Silbermann, M. und D. Lewinson
An electron microscopic study of the premineralizing zone of the condylar cartilage of the mouse mandible. J. Anat., 125 : 55, 1978

Silbermann, M. und E. Livne
Age-related degenerative changes in the mouse mandibular joint. J. Anat., 129 : 507, 1979

Sillman, J. H.
Relationship of maxillary and mandibular gum pads in the newborn infant. Am. J. Orthod., 24 : 409, 1938

Simon, M. und M. L. Moss
Dinamics of sigmoid notch configuration and its relationship to total normal morphology. Acta Anat., 85 : 133, 1973

Simpson, M. M.
Lip incompetence and its relationship to skeletal and dental morphology. Br. J. Orthod., 3 : 177, 1976

Simpson, M.
An electromyographic investigation of the perioral musculature in Class II Division 1 malocclusion. Br. Orthod., 4 : 17, 1977

Singer, J.
Physiologic timing of orthodontic treatment. Angle Orthod., 50 : 322, 1980

Sirianni, J. E. und L. Newell-Morris
Craniofacial growth of fetal *Macaca nemestrina:* A cephalometric roentgenographic study. Am. J. Phys. Anthropol., 53 : 407, 1980

Sirianni, J. E. und A. L. Van Ness
Postnatal growth of the cranial base in *Macaca nemestrina.* Am. J. Phys. Anthropol., 49 : 329, 1978

Slavkin, H. C.
Overview of research on craniofacial malformations: gene regulations. In: *Symposium on Diagnosis und Treatment of Craniofacial Anomalies.* Ed. by J. M. Converse, J. G. McCarthy, and D. Wood-Smith. St. Louis, C. V. Mosby Co., 1979

Slavkin, H. C.
Developmental Craniofacial Biology. Philadelphia, Lea & Febiger, 1979

Smiley, G. R.
A histological study of the formation and development of the soft palate in mice and man. Arch. Oral Biol., 20 : 297, 1975

Smiley, G. R. und W. E. Koch
A comparison of secondary palate development with different *in vitro* techniques. Anat. Rec., 181 : 711, 1975

Smith, R. J.
Mandibular biomechanics and temporomandibular joint functions in primates. Am. J. Phys. Anthropol., 49 : 341, 1978

Smith, R. J.
Misuse of hand-wrist radiographs. Am. J. Orthod., 77 : 75, 1980

Smith, R. J. und J. Frommer
Condylar growth gradients: Possible machanism for spiral or arcial growth of the mandible. Angle Orthod., 50 : 274, 1980

Sognnaes, R. F.
Calcification process. J. A. D. A., 62 : 516, 1961

Solomon, W. R.
Allergic responses in the upper respiratory system. In: *Naso-respiratory Function and Craniofacial Growth.* Ed. by J. A. McNamara, Jr. University of Michigan, Center for Human Growth and Development, 1979

Solow, B.
The pattern of craniofacial associations. A morphological and methodological correlation and factor analysis study on young male adults. Acta Odontol. Scand., 24 (Suppl. 46) : 1966

Solow, B.
Automatic processing of growth data. Angle Orthod., 39 : 186, 1969

Solow, B.
Factor analysis of cranio-facial variables. In: *Craniofacial Growth in Man.* Ed. by. R. E. Moyers and W. M. Krogman. Oxford, Pergamon Press, 1971

Solow, B. und E. Greve
Craniocervical angulation and nasal respiratory resistance. In: *Nasorespiratory Function und Craniofacial Growth.* Ed. by J. A. McNamara, Jr. University of Michigan, Center for Human Growth und Development, 1979

Solow, B. und A. Tallgren
Head posture and craniofacial morphology. Am. J. Phys. Anthropol., 44 : 417, 1976

Solow, B. und A. Tallgren
Dentofacial morphology in relation to craniocervical posture. Angle Orthod., 47 : 157, 1977

Speidel, T. M., R. J. Isaacson und F. W. Worms
Tongue-thrust therapy and anterior dental open bite. Am. J. Orthod., 62 : 287, 1972

Spyropoulos, M. N.
The morphogenetic relationship of the temporal muscle to the coronoid process in human embryos and fetuses. Am. J. Anat., 150 : 395, 1977

Srivastava, H. C. und D. C. Vyas
Postnatal development of rat soft palate. J. Anat., 128 : 97, 1979

Stanley, R. B. und R. A. Lathan
The regression pattern of Meckel's cartilage in normal mandibular development. IADR Abstr., 1973 : 216, 1973

Steiner, C. C.
Cephalometrics for you and me. Am. J. Orthod., 39 : 729, 1953

Steiner, C. C.
Cephalometrics in clinical practice. Angle Orthod., 29 : 8, 1959

Stenstrom, S. J. und B. L. Thilander
Effects of nasal septal cartilage resections on young guinea pigs. Plast. Reconstr. Surg., 45 : 160, 1970

Steuer, L.
The cranial base for superimposition of lateral cephalometric radiographs. Am. J. Orthod., 16 : 493, 1972

Stewart, R. E. und H. K. Kawamoto, Jr.
Acrocephalosyndactyly (Apert's syndrome): a cause for reconsideration of its pathogenesis. In: *Symposium on Diagnosis and Treatment of Craniofacial Anomalies.* Ed. by J. M. Converse, J. G. McCarthy, and D. Wood-Smith. St. Louis, C. V. Mosby Co., 1979

Stockli, P. W. und H. G. Willert
Tissue reactions in the temporomandibular joint resulting from anterior displacement of the mandible in the monkey. Am. J. Orthod., 60 : 142, 1971

Storey, A. T.
Physiology of a changing vertical dimension. J. Prosthet. Dent., 1 : 912, 1962

Storey, E.
Growth and remodeling of bone and bones. Am. J. Orthod., 62 : 142, 1972

Storksen, K., S. Aukland und S. Kvinnsland
Matrix formation in craniofacial cartilages of the rat. Acta Odont. Scand., 37 : 29, 1979

Stramrud, L.
External und internal cranial base: A cross-sectional study of growth and of association in form. Acta Odont. Scand., 17 : 239, 1959

Strong, R. M.
The order, time and rate of ossification of the albino rat skeleton. Am. J. Anat., 36 : 313, 1925

Stutzmann, J. und A. Petrovic
Particularités de croissance de la suture palatine sagittale de jeune rat. Bull. Assoc. Anat. (Nancy), 148 : 552, 1970

Stutzmann, J. und A. Petrovic
Intrinsic regulation of the condylar cartilage growth rate. Europ. J. Orthod., 1 : 41, 1979

Stutzmann, J. J. und A. G. Petrovic
Experimental analysis of general and local extrinsic mechanisms controlling upper jaw growth. In: *Factors Affecting the Growth of the Midface.* Ed. by J. A. McNamara, Jr. University of Michigan, Center for Human Growth and Development, 1976

Subtelny, J. D.
Longitudinal study of soft tissue facial structures and their profile characteristics, defined in relation to underlying skeletal structures. Am. J. Orthod., 45 : 481, 1959

Subtelny, J. D.
The soft tissue profile, growth and treatment changes. Angle Orthod., 31 : 105, 1961

Subtelny, J. D.
Oral respiration: Facial maldevelopment and corrective dentofacial orthopedics. Angle Orthod., 50 : 147, 1980

Subtelny, J. D. und M. Sakuda
Muscle function, oral malformation and growth changes. Am. J. Orthod., 52 : 495, 1966

Subtelny, J. D. und J. Subtelny
Oral habits – Studies in form, function, and therapy. Angle Orthod., 43 : 347, 1973

Swindler, D. R., J. E. Sirianni und L. H. Tarrant
A longitudinal study of cephalofacial growth in *Papio cynocephalus* and *Macaca nemestrina* from three months to three years. Symp. IVth Int. Cong. Primat. Vol. 3 Craniofacial Biology of Primates. Basel, S. Karger, 1973

Symons, N. B. B.
Studies on the growth and form of the mandible. Dent. Rec., 71 : 41, 1951

Symons, N. B. B.
The development of the human mandibular joint. J. Anat., 86 : 326, 1952

Symons, N. B. B.
A histochemical study of the secondary cartilage of the mandibular condyle in the rat. Arch. Oral Biol., 10 : 579, 1965

Szego, C. M.
The role of cyclic AMP in lysosome mobilization and their nucleotropic translocation in steroid hormonal target cells. Adv. Cyclic Nucleotide Res., 1 : 541, 1972

Takagi, Y.
Human postnatal growth of vomer in relation to base of cranium. Ann. Otol. 73 : 238, 1964.

Takeuchi, Y., B. S. Savara und R. J. Shadel
Biennial size norms of eight measures of the temporal bone from four to twenty years of age. Angle Orthod., 50 : 107, 1980.

Tanner, J. M.
Growth at Adolescence, 2nd Ed. Oxford, Blackwell, 1962

Taylor, R. G.
Craniofacial growth during closure of the secondary palate in the hamster. J. Anat., 125 : 361, 1978

Ten Cate, A. R.
Development of the periodontium. In: *Biology of the Periodontium.* Ed. by A. H. Melcher and W. H. Bowen. New York, Academic Press, 1969

Ten Cate, A. R.
Formation of supporting bone in association with periodontal ligament organization in the mouse. Arch. Oral Biol., 20 : 137, 1975

Ten Cate, A. R. und D. A. DePorter
The degradative role of the fibroblast in the remodeling and turnover of collagen in soft connective tissue. Anat. Rec., 182 : 1, 1975

Ten Cate, A. R., C. Mills und G. Solomon
The development of the periodontium. A transplantation and autoradiographic study. Anat. Rec., 170 : 365, 1971

Ten Cate, A. R., E. Freeman und J. B. Dicker
Sutural development: Structure und its response to rapid expansion. Am. J. Orthod., 71 : 622, 1977

Terk, B.
Modifications apportées chez le rat, à l'évolution des dents, par l'hydrocéphalie expérimentale étude en orientation vestibulaire. Thèse, Acad. Paris, Univ. Paris VI., 1973

Tessier, P. J.
Ostéotomies totales de la face. Syndrome de Crouzon. Syndrome d'Apert. Oxycéphalies. Scaphocéphalies. Turriecéphalies. Ann. Chir. Plast., 12 : 273, 1967

Tessier, P., J. Delaire, J. Billet und H. Landais
Considérations sur le développement de l'orbite; ses incidences sur la croissance faciale. Rev. Stomatol., 63 : 1-2, 27-39, 1964

Teuscher, U.
A growth-related concept for skeletal Class II treatment. Am. J. Orthod., 74 : 258, 1978

Thesleff, I.
Use of organ culture techniques in craniofacial developmental biology. Proc. Finn. Dent. Soc., 77 : 159, 1981

Theunissen, J. J. W.
Het fibreuze periosteum. Thesis, Katholieke Univ. te Nymegen, 1973

Thilander, B.
Innervation of the temporomandibular joint capsule in man. Trans. Roy. Schools Dent. Stockholm, 7 : 9, 1961

Thilander, B.
The structure of the collagen of the temporomandibular joint disc in man. Acta Odont. Scand., 22 : 135, 1964

Thilander, B. und B. Ingervall
The human spheno-occipital synchondrosis. II. A histological and microradiographic study of its growth. Acta Odont. Scand., 31 : 323, 1973

Thilander, B., G. E. Carlsson und B. Ingervall
Postnatal development of the human temporomandibular joint, I. A. histological study. Acta Odont. Scand., 34 : 117, 1976

Thompson, D. W.
On Growth and Form, 2nd Ed. London, Cambridge University Press, 1952

Throckmorton, G. S., R. A. Finn und W. H. Bell
Biomechanics of differences in lower facial height. Am. J. Orthod., 77 : 410, 1980

Thurow, R. C.
Cephalometric methods in research and private practice. Angle Orthod., 21 : 104, 1951

Thurow, R. C.
Atlas of Orthodontic Principles. St. Louis, C.V. Mosby Co., 1970

Thurow, R. C.
Fifty years of cephalometric radiology. Editorial. Angle Orthod., 51 : 89, 1981

Todd, T. W.
Prognathism; a study in development of the face. J. A. D. A., 19 : 2172, 1932

Tomarin, A. und A. Boyde
Facial and visceral arch development in the mouse embryo: A study by scanning electron microscopy. J. Anat., 124 : 563, 1977

Tommasone, D., R. Rangel, S. Kurihara und D. Enlow
Remodeling patterns in the facial and cranial skeleton of the human cleft palate fetus. Kalevi Koski Festschrift, Proc. Finish Dent. Soc. (Special Issue), 77 : 171, 1981

Tonna, E. A.
Topographic labelling method using (^{3}H)-proline autoradiography in assessment of ageing paradental bone in the mouse. Arch. Oral Biol., 21 : 729, 1976

Tonna, E. A. und E. P. Cronkite
Cellular response to fracture studied with tritiated thymidine. J. Bone Joint Surg., 43 : 352, 1961

Tonna, E. A. und L. Pentel
Chondrogenic cell formation via osteogenic cell progeny transformation. Lab. Invest., 27 : 418, 1972

Tracy, W. E., B. S. Savara und J. W. A. Brant
Relation of height, width, and depth of the mandible. Angle Orthod., 35 : 269, 1965

Trelstad, R. L.
The developmental biology of vertebrate collagens. J. Histochem. Cytochem., 21 : 521, 1973

Trouten, J., D. Enlow, M. Rabine und A. Phelps
Factors involved in the morphologic determinants of open bite and deep bite. Angle Orthod., in press.

Turley, P. K., P. A. Shapiro und B. C. Moffett
The loading of bioglass-coated aluminium oxide implants to produce sutural expansion of the maxillary complex in the pigtail monkey *(Macaca nemestrina)*. Arch. Oral Biol., 25 : 459, 1980

Turpin, D. L.
Growth and remodeling of the mandible in the *Macaca mulatte* monkey. Am. J. Orthod., 54 : 251, 1968

Tweed, C. H.
The Frankfort-mandibular plane angle in orthodontic diagnosis, classification, treatment planning, and prognosis. Am. J. Orthod. Oral Surg., 32 : 175, 1964

Tweed, C. H.
The Frankfort-mandibular incisor angle (FMIA) in orthodontic diagnosis, treatment planning and prognosis. Angle Orthod., 24 : 121, 1954

Tyler, M. S.
Epithelial influences on membrane bone formation in the maxilla of the embryonic chick. Anat. Rec., 192 : 225, 1978

Tyler, M. S. und B. K. Hall
Epithelia influences on skeletogenesis in the mandible of the embryonic chick. Anat. Rec., 188 : 229, 1977

Tyler, M. S. und W. E. Koch
In vitro development of palatal tissues from embryonic mice: Differentiation of the secondary palate from 12-day mouse embryos. Anat. Rec., 182 : 297, 1975

Urist, M. R. und B. S. Strates
Bone morphogenetic protein. J. Dent. Res., 50 : 1392, 1971

Urist, M. R., B. Silverman, K. Buring, F. Dubuc und J. Rosenberg
The bone induction principle. Clin. Orthop., 53 : 243, 1967

Utley, R. K.
The activity of alveolar bone incident to orthodontic tooth movement as studied by oxytetracyline-induced fluorescence. Am. J. Orthod., 54 : 167, 1968

Vaes, G.
On the mechanism of bone resorption. The action of parathyroid hormone on the excretion and synthesis of lysosomal enzymes and on the extracellular release of acid by bone cells. J. Cell Biol., 39 : 676, 1968

Vaes, G.
Inhibitory actions of calcitonin on resorbing bone explants in culture and on their release of lysosomal hydrolases. J. Dent. Res., 51 : 362, 1972

van Beek, H.
The transfer of mesial drift potential along the dental arch in *Macaca irus:* An experimental study of tooth migration rate related to the horizontal vectors of occlusal forces. Europ. J. Orthod., 1 : 125, 1979

van der Linden, F. P. G. M.
Interrelated factors in the morphogenesis of teeth, the development of the dentition and craniofacial growth. Schweiz. Monatsschr. Zahnheilkd., 80 : 518, 1970

van der Linden, F. P. G. M.
A study of roentgenocephalometric bony landmarks. Am. J. Orthod., 59 : 111, 1971

van der Linden, F. P. G. M.
Control mechanisms regulating the development of the dentition. In: *Control Mechanisms in Craniofacial Growth.* Ed. by J. A. McNamara, Jr. University of Michigan, Center for Human Growth and Development, 1979

van der Linden, F. P. G. M.
Changes in the position of teeth in relation to ruga points. Am. J. Orthod., 74 : 142, 1978

van der Linden, F. P. G. M.
Changes in the dentofacial complex during and after orthodontic treatment. Europ. J. Orthod., 1 : 97, 1979

van der Linden, F. und H. S. Duterloo
Development of the Human Dentition. Hagerstown, Md., Harper and Row Publishers, 1976

van der Linden, F. P. G. M. und D. H. Enlow
A study of the anterior cranial base. Angle Orthod., 41 : 119, 1971

Van Ness, A. L.
Implantation of cranial base metallic markers in nonhuman primates. Am. J. Phys. Anthropol., 49 : 85, 1978

Van Ness, A. L., O. M. Merrill und J. R. Hansel
Cephalometric roentgenography for nonhuman primates utilizing a surgically implanted head positioner. Am. J. Phys. Anthropol., 43 : 141, 1975

Van Wyk, J. J., L. E. Underwood, R. N. Marshall und R. C. Lister
The somatomedins: a new class of growth-regulating hormones. (With an introduction by Stanley M. Garn.) In: *Control Mechanisms in Craniofacial Growth*. Ed. by J. A. McNamara, Jr. University of Michigan, Center for Human Growth and Development, 1975

Vargervik, K.
Morphological evidence of muscle influence on dental arch width. Am. J. Orthod., 76 : 21, 1979

Vermeij-Keers, C.
Transformation in the facial region of the human embryo. Advances in Anatomy, Embryology and Cell Biology, 46 : 5, 1972

Verwoerd-Verhoef, H. L.
Schedelgroei onder invloed van aangezichtaspleten. Academisch proefschrift, Universiteit van Amsterdam, 1974

Vidic, B.
The morphogenesis of the lateral nasal wall in the early prenatal life of man. Am. J. Anat., 130 : 121, 1971

Vig, P. S.
Respiratory mode and morphological types: Some thoughts and preliminary conclusions. In: *Naso-Respiratory Function and Craniofacial Growth*. Ed. by J. A. McNamara, Jr. University of Michigan, Center for Human Growth and Development, 1979

Vig, P. S. und A. B. Hewitt
Asymmetry of the human facial skeleton. Angle Orthod., 45 : 125, 1975

Vig, P. S., D. M. Sarver, D. J. Hall und D. W. Warren
Quantitative evaluation of nasal airflow in relation to facial morphology. Am. J. Orthod., 79 : 263, 1981

Vignery, A. und R. Baron
Dynamic histomorphometry of alveolar bone remodeling in the adult rat. Anat. Rec., 196 : 191, 1980

Vilmann, H.
The growth of the cranial base in the albino rat revealed by roentgencephalometry. J. Zool. (Lond.), 159 : 283, 1969

Vilmann, H.
The growth of the cranial base in the Wistar albino rat studied by vital staining with alizarin red S. Acta Odont. Scand., 29 (Suppl. 59), 1971

Vilmann, H.
Osteogenesis in the basioccipital bone of the Wistar albino rat. Scand. J. Dent. Res., 80 : 410, 1972

Vilmann, H.
Growth of the cranial base in the rat. In: *Development of the Basicranium*. Ed. by J. F. Bosma. DHEW Pub. 76 : 989, NIH, Bethesda, Md., 1976

Vinkka, H., L. Odont und K. Koski
Variability of the craniofacial skeleton. II. Comparison between two age groups. Am. J. Orthod., 67 : 34, 1975

Vinkka, H., L. Odent, D. Odent, K. Koski und J. A. McNamara
Variability of the craniofacial skeleton. III. Radiographic cephalometry of juvenile *Macaca mulatta*. Am. J. Orthod., 68 : 1, 1975

Voorhies, J. W. und J. W. Adams
Polygonic interpretations of cephalometric findings. Angle Orthod., 21 : 194, 1951

Walker, G.
The composite vectorgram: A key to the analysis and synthesis of craniofacial growth. J. Dent. Res., 50 : 1508, 1971

Walker, G.
A new approach to the analysis of craniofacial morphology and growth. Am. J. Orthod., 61 : 221, 1972

Walker, G. und C. J. Kowalski
A two-dimensional coordinate model for the quantification, description, analysis, prediction and simulation of craniofacial growth. Growth, 35 : 119, 1971

Walker, G. und C. J. Kowalski
On the growth of the mandible. Am. J. Phys. Anthropol., 36 : 111, 1972a

Walker, G. und C. J. Kowalski
Use of angular measurements in cephalometric analysis. J. Dent. Res., 51 : 1015, 1972b

Walker G. F. und C. J. Kowalski
Early diagnosis and growth estimation of prognathism. J. Dent. Res., 56 : B193, 1977

Walters, R. D.
Facial changes in the *Macaca mulatta* monkey by orthopedic opening of the midpalatal suture. Angle Orthod., 45 : 169, 1975

Ward, S. C. und S. Molnar
Experimental stress analysis of topographic diversity in early hominid gnathic morphology. Am. J. Phys. Anthropol., 53 : 383, 1980

Warren, D. W.
Aerodynamic studies of upper airway: Implications for growth, breathing and speech. In: *Naso-respiratory Function and Craniofacial Growth*. Ed. by J. A. McNamara, Jr. University of Michigan, Center for Human Growth and Development, 1979

Washburn, S. L.
The effect of facial paralysis on the growth of the skull of rat and rabbit. Anat. Rec., 94 : 163, 1946a

Washburn, S. L.
The effect of removal of the zygomatic arch in the rat. J. Mammal., 27 : 169, 1946b

Washburn, S. L.
The relation of the temporal muscle to the form of the skull. Anat. Rec., 99 : 239, 1947

Watson, E. H. und G. H. Lowery
Growth and Development of Children. Chicago, Year Book Medical Publishers, 1967

Weidenreich, F.
The special form of the human skull in adaptation to the upright gait. Z. Morphol. Anthropol., 24 : 157, 1924

Weidenreich, F.
The brain and its role in the phylogenetic transformation of the human skull. Trans. Am. Phil. Soc., 31 : 321, 1941

Weidenreich, F.
Apes, Giants, and Man. Chicago, University of Chicago Press, 1946a

Weidenreich, F.
Generic, specific, and subspecific characters in human evolution. Am. J. Phys. Anthropol., 31 : 413, 1946b

Weinmann, J. P.
Adaption of the periodontal membrane to physiologic and pathologic changes. Oral Surg., 8 : 977, 1955

Weinmann, J. P. und H. Sicher
Bone and Bones, 2nd, Ed. St. Louis, C. V. Mosby Co., 1955

Weinstein, S., D. C. Haack, L. Y. Morris, B. B. Snyder und H. E. Attaway
On an equilibrium theory of tooth position. Angle Orthod., 33 : 1, 1963

West, E. E.
Facial patterns in malocclusion. J. Dent. Res., 31 : 464, 1952

West, E. E.
Analysis of early Class I, Division 1 treatment. Am. J. Orthod., 43 : 769, 1955

Wexler, M. R. und B. G. Sarnat
Rabbit snout growth after dislocation of nasal septum. Arch. Otolaryngol., 81 : 68, 1965

Whitaker, L. A. und J. a. Katowitz
Nasolacrimal apparatus in craniofacial deformity. In: *Symposium on Diagnosis und Treatment of Craniofacial Anomalies.* Ed. by J. M. Converse, J. G. McCarthy, and D. Wood-Smith. St. Louis, C. V. Mosby Co., 1979

Wisth, P. J.
Nose morphology in individuals with angle Class I, II or III occlusions. Acta Odont. Scand., 33 : 53, 1975

Woo, J. K.
On the asymmetry of the human skull. Biometrika, 22 : 324, 1931

Woo, J. K.
Ossification and growth of the human maxilla, premaxilla and palate bones. Anat. Rec., 105 : 737, 1949

Wood, N. D., L. E. Wragg, O. G. Stuteville und R. G. Oglesby
Osteogenesis of the human upper jaw. Proof of the nonexistence of a separate premaxillary centre. Arch. Oral Biol., 14 : 1331, 1969

Woodside, D. G.
Distance, velocity and relative growth rate standards for mandibular growth for Canadian males and females age three to twenty years. Toronto, Canada, American Board of Orthodontics Thesis, 1969

Woodside, D. G. und S. Linder-Aronson
The channelization of upper and lower anterior face heights compared to population standard in males between ages 6 to 20 years. Europ. J. Orthod., 1 : 25, 1979

Worms, F. W., L. H. Meskin und R. J. Isaacson
Open-bite. Am. J. Orthod., 59 : 589, 1971

Weight, D. M. und B. C. Moffett
The postnatal development of the human temporomandibular joint. Am. J. Anat., 141 : 235, 1974.

Wright, H. V., K. Kjaer und C. W. Asling
Roentgen cephalometric studies on skull development in rats. II. Normal and hypophysectomized males; sex differences. Am. J. Phys. Anthropol., 25 : 103, 1966

Whylie, W. L.
Assessment of antero-posterior dysplasia. Angle Orthod., 17 : 97, 1947

Whylie, W. L. und E. L. Johnson
Rapid evaluation of facial dysplasia in the vertical plane. Angle Orthod., 22 : 164, 1952

Young, R. W.
The influence of cranial contents on postnatal growth of the skull in the rat. Am. J. Anat., 105 : 383, 1959

Young, W. F.
The influence of the growth of the teeth and nasal septum on growth of the face. In: *Report of 36th Con-*

gress. Ed. by G. E. M. Hallett. Eur. Orthod. Soc., London, 1959, p. 385

Youssef, E. H.
The development of the skull in a 34 mm human embryo. Acta Anat., 57 : 72, 1964

Youssef, E. H.
The condrocranium in the albino rat. Acta Anat., 64 : 586, 1966

Youssef, E. H.
Development of the membrane bones and ossification of the chondrocranium in the albino rat. Acta Anat., 72 : 603, 1969

Youdelis, R. A.
The morphogenesis of the human temporomandibular joint and its associated structures. J. Dent. Res., 45 : 182, 1966

Zengo, A. N., C. A. L. Bassett, R. J. Pawluk und G. Prountzos
In vivo bioelectric potentials in the dentoalveolar complex. Am. J. Orthod., 66 : 130, 1974

Zuckerman, S.
Age changes in the basicranial axis of the human skull. Am. J. Phys. Anthropol., 13 : 521, 1955

Zwarych, P. D. und M. B. Quigley
The intermediate plexus of the periodontal ligament: history und further investigation. J. Dent. Res., 44 : 383, 1965

Sachregister

A

Achondroplasie 375
Ackermann, J. L. 423
Acrocephalie 375
Adenylat-Cyclase 294
alkalische Phosphate 294
altersbedingte Veränderungen im Gesicht 24, 27
ANB-Winkel 301, 323, 324
   Gesicht 210, 211, 214, 222
   Gonion 36, 158, 176, 256, 258, 411
   Interzisal- 328
   Mandibularebene 309, 324, 325
   Schädelbasis 260
   SN-MP 323
   SNA und SNB 310, 323
Angle-Klassifikation 242
Anoxie 131
antegoniale einziehung 128, 178, 258, 465
A-Poglinie 311, 328
appositionelles Wachstum 391
Arcus zygomaticus 58, 104, 180, 182
Articulare 351
Atwood, D. A. 463
Azuma, M. 209, 223, 227, 229, 233

B

Bang, S. 196, 203, 219, 302
Basion 260, 351
Beresford, W. A. 446
bimaxilläre Protrusion 242, 284, 286
biochemische Remodellation 54, 438

biomechanische Kräfte 289, 291, 296, 422, 429
Bjork, A. 311
Bjork-Analyse 311, 338
Bogen-Analyse = Sassouni-Analyse 342
Bolton-Punkt
Branchialmembran 362
Bregma 273, 350
Broadbent, B. Holly 313
Brudon, William L. 31, 33

C

Calvaria 98, 144, 152
Cebocephalie 375
Chondroblasten 134, 141, 152
Cohen, B. 204, 207, 211, 217
Conchae 164
Condylion 351
Copula 367
Corpus der Mandibula 42, 60, 176, 228
Crouzonsche Erkrankung 375

D

Dacryon 350
Dentin, sklerotisches 438
Diploë 386
Dorsum sellae 146, 153, 361
Downs, W. B. 311
Downs-Analyse 329
Duterloo, H. S. 305

E

Elektromyographische Untersuchungen	454
Enlows Analyse	346

F

Fetus
- Augen 353
- Calvaria 384
- Conchae
- Entwicklung der Ohren 353
- Kondylen 386
- Mandibula 360, 364, 368, 389
- Maxilla 360, 368, 377
- pterygoide Fosaa und Ebenen 385
- Sella turcica 385

Fibroblasten 25
FMA 324
Foramen caecum 367
- magnum 148, 152, 154, 210, 304, 317
- mandibulare 130
- rotundum 385
Fordycesche Flecken 370
Fossa cranialis 15, 142, 148, 153, 154, 160, 206, 228, 254, 260, 262, 264, 284, 286
- endocranialis 142, 144, 206
- glenoidalis 260
- jugularis 33, 386
- lingualis 98
- pterygoidea 385
Frankfurter Ebene 216, 273, 310, 321
Frankfurter Horizontale FH 320, 321
Frederickson, R.G. 418, 423
Frontotemporale 350

G

Gaston, L.G. 418, 424
Gaumen 102
Gehirn 200-220, 223, 232, 234, 279-283

genetische Kontrolle 117, 142, 150, 222, 289, 291
Gianelly, A.A. 243, 245
Glabella 16, 20, 273, 282, 349
glycolytische Enzyme 294
Gnathion 273, 310, 351
Goldman, H.M. 243, 245
Gonion 351
Gussen, R. 448

H

Harris, D.B. 188-192
Hasenscharte 375
Havers, Clopton 441
Havers'sches System (s.a. Osteon) 54, 395, 430, 438, 440
Hooker, Davenport 453
Humphrey, Tryphema 453
Hunter, W.S. 347
Hyoidbogen 356, 358, 361, 362, 364, 366
- -knochen 364, 365
- -muskeln 364

Hyperplasie 232
Hypertelorismus 375
Hypoplasie, maxilläre 232

I

Implantatmarkierungen 52, 56, 408
Inzisivi, Position der 100, 326, 327
- inferiore 351
- mandibulare 104, 174
- superiore 351
Infradentale 351
Ischäymie 132

J

Jugum sphenoidale 146

K

Kaumuskulatur 141, 356, 362, 364

Kinn 18, 26, 27, 174, 273, 297, 301, 323
Knochen 391, 400
    Alveolar 66, 100, 104, 176
    Articular- 130
    Basal- 176
    Bündel- 395, 446
    chondroider 396, 432, 448
    ‚convoluted' 441
    derber Faser- 393, 431, 441
    endostaler 39, 52, 54, 393, 431, 441
    ethmoidaler 164, 182, 384
    feiner Faser- 395, 431
    Hyoid- 364, 365
    lacrimaler 164, 182, 197, 382
    lamellärer 395, 433
    Nasal – 164, 361, 381
    nichtlamellärer 395, 433
    nichtvaskulärer 433, 436
    periostaler 39, 54, 58, 393, 410, 430, 433
Knochenapposition 39, 49, 54, 82, 408
Knochendrift 39, 49, 68, 80
Knochenresorption 39, 50, 54, 56, 408
Knorpel 114, 150, 289, 391, 398
    Eigenschaften 400
    laryngealer 358
    Meckelscher 130, 356, 357, 370, 386
    primärer und sekundärer 130, 132
Knorpel, Reichert' 366
    tyroider 361
Kondylen 42, 58, 66, 68, 128, 130
    Funktion der 130
    kapsuläre Schicht der 132
    Praechondroblasten der 134
    Struktur der 132
    Wachstumskontrolle der 138, 140, 158
Kopfform, brachycephale 16, 23, 240, 244, 246, 279, 284
    dinarische 18, 20, 252, 274
    dolichocephale 16, 22, 240, 244, 279
Koski, K. 134, 152
Kräfte, Dauer der 423
    leichte 168, 172, 423
    mechanische 289, 290, 295

    orthopädische 102, 172, 423, 402, 426
    schwere 102, 172, 423
Kramer, I. R. H. 205, 207, 211, 217
Kraw, A. G. 412, 425, 428
Kuroda, T. 261, 284, 286, 347

L

Langman, J. 357, 359, 368, 374
Larynx 365
Latham, R. A. 116, 170
Leeuwenhoek, A. van 441
Lewis, A. B. 271, 349
Lippen, Spalte 18, 240, 276, 358, 368
    und Kiefer 370, 374
    und Gaumen 374
Lysosome 292

M

Malleus 130, 356, 364, 386
Malokklusion, anatomische
    Voraussetzungen für 238, 266
    Klasse I 242
    Klasse II 242, 258, 262, 321
    A und B Typen 286
Malokklusion
    Klasse II verglichen mit
    Klasse III 266
    Tendenz zu 237, 244, 264, 282
    Klasse III 244, 246, 321
    Klassifizierung von 242
Mandibula 27, 34, 58, 60
    alveoläres Wachstum in 174
    endochondrales Wachstum in 132
    Protrusion 18, 260
    Retrusion 18, 254, 260, 262
    Rotation 132, 134, 158, 176, 254-258, 264, 282
    Spalte 34
    Verlagerung 46, 88, 90, 96, 138
Mandibularbogen 88, 174, 356, 362
    -ebene 321

Matrix, funktionelle 42, 46, 52, 64, 68, 74, 100, 116, 117, 138, 150, 168, 186, 222, 291, 293-296
Mauser, Candace 353, 365-370
Maxilla 18, 20, 36, 58, 74
   Wachstum der 36, 58, 86, 98, 102, 112-118, 164-173, 180-186
   phylogenetische Veränderungen 204, 212, 216-218
   Rotation der 102, 170, 220, 272, 305
Maxilläre Hyperplasie 232
   Hypoplasie 232
   Nerven 230
   Sinus 80, 164, 204, 377
McCafferty, R. 377, 382
McNamara, J. A. 142, 211, 213, 232, 347
Meckelscher Knorpel 130, 356, 357, 361, 364, 370, 386
Merow, William W. 308
mesiale Drift 102, 168
Metopion 273, 350
Mikrognathie 375
Molaren, letzte 122, 158
   Beziehung der 88, 242, 246, 250, 254, 260, 262, 264, 270
Mongolismus 375
Moore, K. L. 363
Moss, M. L. 117, 132
Moyers, R. E. 347, 449
M. digastricus 364
M. hyoideus 364
M. stylopharyngus 365
M. tensor tympani 364
Myofibroblasten 114, 418, 423

N

Nasion 78, 222, 260, 273, 350
nasomaxillärer Komplex 98, 208, 222, 377
Nekrose 436

Nerven, kranielle 146
   faziale 360, 364
   glossopharyngeale 358, 365, 366
   hypoglossale 365, 367
   mandibuläre 366, 367
   maxilläre 230
   olfaktorische 216, 224
   sensorische 295
   Trigeminus 356, 365, 367
   Vagus 358, 365, 367
neuromuskuläre Funktionen 450, 452, 459
Normen der Kephalometrie 317

O

offener Biß 272
okklusale Homeostase 446, 459, 460
Okklusionsebene 258, 264, 270
Okklusion, normale 242
Opisthion 351
Orbita 162, 164, 180, 208, 212, 279, 302, 317
Orbitale 351
orbitale Achse 22, 200, 210, 240, 273
   Rotation 202, 212, 216
Ossifikation, endochondrale 361, 391, 405, 407
Osteoblasten 294, 429
Osteoklasten 294, 429
Osteoide 64, 433
Osteon 377, 395, 416, 430, 438
Overman, D. O. 377-381

P

Partner-Analyse (Enlow) 346
Patten, B. M. 353, 355, 361, 364, 377
Perochondrium 391
Periost 52, 392
Pharynxbogen 356, 362
Piezoeffekt 292, 293, 296, 422, 428
PM-Ebene 83, 206, 228, 269, 346
Pogonoion 273, 274, 350
Porion 351

Proc. coronoidues 104, 124, 125
Prognathismus 322
Proteoglykane 25, 293, 398, 400, 412, 418

R

Ramus 18, 36, 42, 58, 60, 158, 228, 254, 262, 267
Ramus-Corpus-Winkel 128, 158, 176, 178, 256-258, 466
Reichert'-Knorpel 364
Remodellation 42, 44, 48, 50, 58, 60, 62, 80, 406
   biochemische 54, 436
   Havers'sche 54, 436
   unterschiedliche Arten von 54, 436
Richardson, Elisha 286
Ricketts, R. N. 311
Ricketts-Analyse 336

S

Sarnat, B. G. 116
Sassouni, V. 311
Sassouni-Analyse 342
saure Phosphatase 293
Schädelbasis 76, 78, 142, 146, 154, 164
  -grube 16, 98, 148, 153, 154, 160, 206
  -messung 313
Scott, J. H. 116
Sella 76, 78, 260, 304, 351
Sella-Nasion 94, 226, 320
Sella turcica 92, 146, 317
Sinus, ethmoidales 164, 377
  frontalis 16, 162, 284, 286
  maxillaris 86, 154, 204, 216, 377
  sphenoidalis 150
SNA-Winkel 310, 321, 324
SNB-Winkel 310, 321, 324
SN-MD-Winkel 324
Speekurve 266, 267, 270, 272
Stapes 356, 388

Steiner, S.C. 311
Steiner-Analyse 331
Supramentale 350
supraorbitale Wülste 16-25, 30, 32, 186, 210, 273, 282, 284, 304
Suturen, Anteil an Mißbildungen 375
  auf der Schädelbasis 146, 156
  ethmofrontale 160, 170
  ethomomaxilläre 160, 170
  frontoethmoidale 160, 170
  frontolacrimale 160, 170
  frontomaxilläre 160, 170
  frontotemporale 160, 170
  frontozygomatische 104, 160, 170
  lacrimale 164, 166, 170, 172
  metopische 36
  nasofrontale 170
  palatinale 170
  sphenoethmoidale 170, 350
  sphenofrontale 154, 160
  vomerine 170
  zygomaxilläre 170
  zygotemporale 160, 170
Synchondrose, spheno-occipitale 92, 148, 150, 153, 154, 351
Syndrome 374, 375
  Aspert- 375
  Downs 375
  Hurler 375
  Pierre Robin 375
  Treacher Collins 375

T

Temporale 350
TMJ 131
Trisomie 21
Tuba Eustachii 365
Tweed-Dreieck 335
Tweed-Analyse 334

U

Überbiß 104, 174, 242, 272, 298, 326
Uvula bifida 373

V

V-Prinzip	56, 123, 125, 126, 162, 168, 180, 182, 465
Vertex	350
Vomer	163, 380
Voorhies, J.W.	330

W

Wachstum, balanciertes	81, 82, 106, 236
unbalanciertes	82, 83, 174, 232, 236
Wachstumsrichtungen	232
Wachstumszentren	42, 62, 66, 68, 132, 148
Wangenknochen	16, 20, 180, 186, 252, 282
Wolffs Gesetz	291, 295
Wylie-Analyse	333

Z

Zahnbasis	273
Zahndrift	80, 102, 138, 168, 174
zahnlose Mandibula	463
Zitrat-Cyclus	293
Zygion	274, 351
Zygoma	104, 180, 182

C. Philip Adams

Kieferorthopädie mit herausnehmbaren Geräten

Behandlungsmöglichkeiten und technische Verfahren

Herausnehmbare Apparaturen stellen in der modernen kieferorthopädischen und orthodontischen Behandlung einen fest integrierten Bestandteil dar.

Auf wissenschaftlicher Grundlage – verknüpft mit seinem reichen Erfahrungsschatz – beschreibt der Autor detailliert die Planung, technische Herstellung und Anwendung herausnehmbarer kieferorthopädischer Apparaturen. Dabei geht der Bezug zu festsitzenden Behandlungsmethoden nicht verloren.

Nach einleitender Darstellung der grundlegenden Wirkungsprinzipien kieferorthopädischer Behelfe beschäftigen sich fünf Kapitel mit verschiedenen Plattengeräten. Gliederungsgrundlage dafür ist die Richtung der angestrebten Zahnbewegung im konkreten, bebilderten Fallbeispiel.

Intermaxilläre und extraorale Verankerungsmöglichkeiten werden vorgestellt, unter ausdrücklichem Verzicht auf vorgefertigte Hilfsteile.

Das umfangreichste Kapitel ist den funktionskieferorthopädischen Geräten gewidmet. Dazu zeigen eindrucksvolle Fallbeispiele mit Modellsituation, Profilaufnahmen und Fernröntgendurchzeichnungen die Therapiemöglichkeiten auf.

Ihrem Stellenwert entsprechend nimmt auch die labortechnische Herstellung der behandelten Apparaturen breiten Raum ein; im Anhang werden noch spezielle werkstoffkundliche Aspekte verdeutlicht.

Als gelungene Verbindung zwischen theoretischen Hintergrund und praktischer Umsetzung ist dieses klassische Werk von zentraler Bedeutung für Kliniker und Techniker gleichermaßen.

Inhalts-Übersicht
1 Wirkungsweise kieferorthopädischer Geräte
2 Aufbau herausnehmbarer Geräte
3 Labiolinguale und bukkolinguale Zahnbewegung
4 Mesiale und distale Zahnbewegung
5 Rotation und Wurzelbewegung
6 Expansion und Kontraktion
7 Intermaxilläre und extraorale Züge
8 Funktionskieferorthopädische Geräte
9 Labortechnische Verfahren
Anhang: Werkstoffe zur Herstellung herausnehmbarer Geräte, Literatur, Sachregister

264 Seiten, 251 s/w Abb., z.T. in Abbildungsserien, Format 17,5 x 24,5 cm, Leineneinband mit Goldprägung und Schutzumschlag, ISBN 3 87652 815 1

Quintessenz Verlag · Ifenpfad 2–4 · Postfach 42 04 52 · D-1000 Berlin 42

Die aktuelle Buchserie zum Thema

Kieferorthopädie

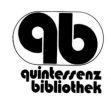

Band 1
van der Linden
Gebißentwicklung

220 Seiten, 91 Abbildungen (zum größten Teil in Serien), Kunstdruckpapier, Format 17,5 x 24,5 cm, flexibler Kunststoffeinband, ISBN 3 87652 100 9, Bestell-Nr. 2100.

Das Werk beschreibt die normale Gebißentwicklung von Beginn der Zahnbildung bis zum vollständigen, bleibenden Gebiß. Im Mittelpunkt stehen die kritischen Augenblicke der verschiedenen Entwicklungsphasen, die für einen normalen Ablauf der physiologischen Vorgänge entscheidend sind. Das Werk enthält die Informationen, die man braucht, um beurteilen zu können, ob sich das Gebiß eines Kindes günstig entwickelt oder ob es zu Anomalien kommen wird.

Band 2
van der Linden
Gesichtswachstum und faziale Orthopädie

240 Seiten, 117 Abbildungen (zum größten Teil in Serien), Offsetpapier, Format 17,5 x 24,5 cm, flexibler Kunststoffeinband, ISBN 3 87652 105 X, Bestell-Nr. 2105.

Das Buch Gesichtswachstum und faziale Orthopädie wurde in der Absicht geschrieben, die für den Zahnarzt wichtigen Kenntnisse auf diesem Gebiet in klarer und übersichtlicher Form darzustellen. Besonderer Wert wurde auf das Wissen gelegt, das der Zahnarzt benötigt, um zuverlässige Diagnosen stellen, Rat erteilen und erforderlichenfalls Behandlungen durchführen zu können.

Band 3
van der Linden / Boersma
Diagnose und Behandlungsplanung in der Kieferorthopädie

368 Seiten, 71 Abbildungen, Format 17,5 x 24,5 cm, flexibler Kunststoffeinband, ISBN 3 87652 106 X, Bestell-Nr. 2110.

Das Buch Diagnose und Behandlungsplanung in der Kieferorthopädie wurde hauptsächlich für Studenten der Zahnmedizin und praktizierende Zahnärzte verfaßt. Es ist nach dem Grundsatz vorgegangen worden, daß ein Zahnarzt in der Lage sein muß, sowohl einfache kieferorthopäische Behandlungen selbst duchzuführen, als auch komplexe Situationen zu erkennen, bei denen die Überweisung an einen Spezialisten erforderlich ist. Darüber hinaus sollte der Zahnarzt allgemeine Kenntnisse über die von Kieferorthopäden angewandten Diagnose- und Behandlungsverfahren haben.

Quintessenz Verlag · Ifenpfad 2–4 · Postfach 42 04 52 · D-1000 Berlin 42